Harold J. Reilly e Ruth Hagy Brod

# *Il manuale della salute di Edgar Cayce*

Terapie senza farmaci
per la salute, la serenità e il benessere

*Traduzione di Mario Monti*

EDIZIONI MEDITERRANEE

Finito di stampare nel mese di maggio 2010

ISBN 978 - 88 - 272 - 2080 - 1

*A Betty,*
*che so essermi stata mandata*
*da Edgar Cayce*
*per aiutarmi a proseguire il lavoro*
*che ha reso possibile questo libro.*

H.J.R.

*A Albert,*
*amato marito, amico e compagno*
*che rende tutto possibile.*

R.H.B.

«*Così, dunque, lo spirito, l'anima, gli* elementi *delle forze* attive, *usano queste parti del corpo fisico come loro tempio durante un'esperienza terrena*». (311-4)

«*Perché ogni cura proviene dall'Unica Fonte. E sia che si applichino cibi, o esercizio, o medicine o perfino il bisturi, si tratta sempre di portare alla coscienza le intime forze del corpo, aiutandole a riprodursi: ossia di dare la coscienza delle Forze Creatrici, o Divine*». (2696-1)

«*... almeno una settimana al mese dovrebbe essere dedicata ad abbellire, preservare e correggere il corpo, se vogliamo mantenere giovane ed efficiente il corpo mentalmente e fisicamente. Questo non significa che il soggetto debba dedicarvi una sola settimana e niente altro*». (3420-1)

EDGAR CAYCE

# *Indice*

## Terza Parte

## IL MANUALE DI BELLEZZA CAYCE-REILLY



## Quarta Parte

## LONGEVITÀ: AGGIUNGE VITA AI VOSTRI ANNI

# *Premessa*

Harold Reilly, uno dei principali fisioterapisti americani, ha aiutato piú persone di quanti altri conosca, a fare un uso pratico dei dati contenuti nelle letture fisiche di Edgar Cayce. Una spiegazione di questo è l'uomo stesso, perché il dott. Reilly è una delle persone piú positive, pratiche e attive che abbia mai incontrato. Ispira fiducia e mette naturalmente in pratica ciò che insegna. È amichevole, entusiasta e possiede un meraviglioso senso dell'umorismo. Una conversazione con il dott. Reilly è persuasiva, una sua cura ci convince che il nostro corpo può fare molto di piú di quanto ci aspettiamo da esso. Ispira il rispetto di noi stessi.

Un'altra ragione del successo del dott. Reilly nell'aiutare gli altri a far uso delle letture di Edgar Cayce è che la sua filosofia della salute era già in accordo con la filosofia della salute espressa in quelle letture quando il suo nome fu fatto per la prima volta in quelle letture stesse. Cosa sorprendente, il suo nome venne menzionato parecchi anni prima che i due uomini si incontrassero di persona. Questo legame, a livello mentale come a livello spirituale, indusse centinaia di persone a cercare Harold Reilly sia nel suo istituto, nel Rockefeller Center, sia nella sua fattoria nel New Jersey. Esse lo trovarono anche nei suoi libri, *Il segreto di una migliore salute* (1), e *Lo fa facilmente* (2), e poi nei libri di molti altri che scrissero su di lui e sulla sua opera condotta in base alle letture di Edgar Cayce, due dei quali furono *Vi è un fiume*, di Thomas Sugrue (3), e *Edgar Cayce, il profeta dormiente*, di Jess Stearn (4).

Tanto Edgar Cayce quanto Harold Reilly erano piú interessati a fare star bene la gente e a trovare le cause delle malattie che a curare i sintomi. Nelle letture, i principali suggerimenti relativi all'esercizio, alla dieta, agli impacchi, all'idroterapia sono spesso trattamenti di cui l'individuo stesso, piuttosto che un'altra persona, si assume le responsabilità. Anche i trattamenti che dovevano essere somministrati da un'altra persona — come massaggi, clisteri, impacchi, ecc. — erano terapie che miravano ad aiutare il corpo a curarsi da solo. In questo libro troverete incoraggiamenti e, cosa ancora piú importante, modi specifici con cui ritrovare la stabilità fisica, mentale ed emotiva, e un nuovo atteggiamento verso la vita.

(1) Harold J. Reilly, *The Secret of Better Health.* New York: Carlyle House, 1941.

(2) Harold J. Reilly, *Easy Does It.* New York: Thomas Nelson & Sons, 1957.

(3) Thomas Sugrue, *There is a River.* New York: Holt. Rinehart & Winston, 1942.

(4) Jess Stearn, *Edgar Cayce, the Sleeping Prophet.* Garden City. N.Y.: Doubleday & Co., 1967; New York: Bantam Books, 1968.

Edgar Cayce parlava dell'importanza della dieta a base di mele, degli impacchi di olio di ricino, dei bagni di vapore con oli speciali per speciali disturbi, di specifici massaggi e di una varietà di importanti diete. Ma Harold Reilly per primo cominciò a insegnare a mettere insieme i vari trattamenti. Fu lui a incoraggiare e ispirare i pazienti a persistere finché capirono di poter ottenere risultati fantastici.

È questo un libro pratico. Vi sono esposti i particolari delle cure con materiale di sostegno tratto dal mondo scientifico, che finora ha confermato molti concetti fondamentali delle letture di Edgar Cayce. Harold Reilly ha cominciato a lavorare con questi concetti piú di quarantacinque anni fa.

Probabilmente non leggerete questo libro cominciando dal principio e proseguendo fino alla fine. Forse cercherete anzitutto quello di cui avete particolare bisogno. Se è cosí, scoprirete che il dott. Reilly e la signora Brod hanno sistemato tutto il materiale sotto precisi titoli di capitolo e che i loro riferimenti sono guide preziose sia per i vari problemi, sia per le cure Cayce-Reilly.

Quando avrete cominciato a far funzionare il vostro corpo come desiderate, dovrete tornare indietro e leggere tutto il libro. Troverete una quantità di materiale che può esservi utile e che potrete condividere con i vostri amici. Scoprirete che le tre persone che hanno messo insieme questo libro — il dott. Harold Reilly, Betty Billungs, sua assistente, e Ruth Hagy Brod, che ha cercato il materiale e ha aiutato il dott. Reilly a scriverlo — lo hanno fatto ovviamente con gioia. È evidente che queste tre persone credono nel modo piú sincero in ciò di cui scrivono e che le loro esperienze personali, insieme a quelle di centinaia di altri, confermano le loro conclusioni.

La famosa frase con cui Edgar Cayce, uscendo da uno stato di trance, diede inizio a migliaia di letture psichiche: « Sí, abbiamo un corpo », comincia ad avere un reale significato in questo libro. L'uomo deve cominciare nel punto in cui è. Se non può guarire se stesso, come può essere veicolo di guarigione per gli altri? Sono qui, perfettamente fusi, gli ingredienti per ottenere quell'equilibrio fisico, mentale, emotivo e spirituale che tutti cercano.

Hugh Lynn Cayce

# *Ringraziamenti*

Il portare a termine questo libro ha richiesto un lavoro di tre anni, che sarebbe stato impossibile senza il devoto aiuto di molti che credono nella sapienza spirituale, mentale, emotiva e fisica delle letture di Cayce e ne sono stati ispirati.

Gli autori vogliono cogliere questa occasione per ringraziare coloro che hanno condiviso le loro esperienze personali e i tanti amici e colleghi che li hanno assistiti nel loro lavoro.

Desideriamo esprimere la nostra gratitudine ai seguenti per il loro particolare aiuto:

Hugh Lynn Cayce per la sua intelligente Premessa e le sue rievocazioni;

Gladis Davis Turner, Lucille Hahn, Hugh Lynn, dott. Pat Reilly e Dorothy Reilly per averci aiutato a ricostruire la storia di Edgar Cayce e della nostra famiglia;

J. Everett Irion, Violet Shelley e il gruppo editoriale e amministrativo della ARE a Virginia Beach;

I collaboratori volontari: Rhoda Boyko, che assistette per due anni la signora Brod nel ricercare e ricopiare gli estratti dai Cayce Medical Circulating Files, e suo marito Rudolph Boyko, che la aiutò; Albert T. Brod per il suo assiduo lavoro di copiatura, controllo, correzione e lettura; Andrew Grossman, che ci dedicò gran parte del suo tempo;

La disegnatrice Jacqueline Mott, che aggiunse le ultime illustrazioni a quelle eseguite da Ray Cullis;

E i dottori William A. McGarey, John Joseph Lalli ed Edith Wallace per avere riveduto il manoscritto e per le loro utili critiche e i loro suggerimenti.

Uno speciale riconoscimento per la loro significativa direzione e per il loro coraggio nel combattere a favore dei diritti del consumatore alla salute, all'aria, all'acqua, al cibo non viziati, va ai seguenti presidenti di comitati e sottocomitati, insieme con l'apprezzamento degli atti delle loro riunioni:

Senatori Richard S. Schweiker (R.–Pa), Gaylord Nelson (D.–Wis.), William Proxmire (D.–Wis.), Philip A. Hart (D.–Mich.) e il Congressista James J. Delaney (D.–N.Y.);

Dott. Roger J. Williams, direttore del Clayton Foundation Biochemical Institute, dell'Università del Texas, con il nostro profondo apprezzamento e rispetto per il suo grande libro *La nutrizione contro la malattia* (*Nutrition Against Disease*, New York, Pitman Publishing Co., 1971), da cui abbiamo tratto molte citazioni.

Estendiamo i nostri ringraziamenti anche a:

E.M. Abrahamson e A.W. Pezet, *Il corpo, la mente e lo zucchero* (*Body, Mind and Sugar,* New York, Pyramid Books, 1951);

Ted Burke, *Recipes for Rejuvenation* (*Ricette per ringiovanire*), Harper's Bazaar, marzo 1973;

Cathryn Elwood, *Sentire come un milione* (*Feel like a Million,* New York, Pocket Books, 1965);

Frank Glenn e Arthur J. Okenaka, *Study of a 167 Year-Old-Man* (*Studio di un uomo di 167 anni*), Journal of the American Geriatrics Society, luglio 1964;

Signora Edward Henderson, direttrice della American Geriatrics Society ed editrice del *Journal*;

Joseph P. Hrachovec, *Rimanere giovani e vivere piú a lungo* (*Keeping Young and Living Longer*, Los Angeles, Calif., Shebourne Press, 1972);

William A. McGarey, *Edgar Cayce e la Palma Christi* (*Edgar Cayce and the Palma Christi*, Edgar Cayce Foundation e Medical Research Bulletins della Edgar Cayce Foundation;

La Metropolitan Life Insurance Co., per le sue tavole di peso e di longevità;

Atti della Conferenza sull'Invecchiamento, offerta dall'Huxley Institute, New York, 6 marzo 1972;

Corinne H. Robinson, *Alimentazione normale e terapeutica* (*Normal and Therapeutic Nutrition*, New York, MacMillan Publishing Co., Inc., 1972);

Neil Solomon, *La verità sul controllo del peso* (*The Truth about Weight Control,* New York, Stein & Day, 1972);

Jess Stearn, *Edgar Cayce, il profeta dormiente* (*Edgar Cayce, the Sleeping Prophet*, Garden City, N. Y., Doubleday & Co.; New York, Bantam Books, 1968);

C.M. Taylor e O.F. Pye, *Basi dell'alimentazione* (*Foundations of Nutrition*, New York, MacMillan Publishing Co., Inc., 1966);

Renee Taylor, *Segreti della salute nell'Hunza* (*Hunza Health Secrets*, New York, Award Books, 1969);

Carlson Wade, *Minerali magici: chiave per una salute migliore* (*Magic Minerals: A Key to Better Health*, New York, Parker Publishing Co., 1967);

Maurice Zolotow, *Biografia di Marilyn Monroe* (*Marilyn Monroe: A Biography*, New York, Harcourt, Brace & Co., 1960).

# *Introduzione*

## Chi era Edgar Cayce?

Sebbene trentasei libri diffusi in milioni di copie e innumerevoli articoli su giornali e riviste siano stati scritti su Edgar Cayce, per alcuni di voi questo può essere il primo incontro con un uomo che è stato chiamato « il profeta dormiente di Virginia Beach », « l'uomo piú misterioso d'America », « veggente religioso » e « medico telepatico o chiaroveggente ». Chi era?

Dipende dagli occhi con cui lo guardiamo. Un buon numero dei suoi contemporanei conobbe l'Edgar Cayce in « stato di veglia » come un buon fotografo professionista. Un altro gruppo (per lo piú fanciulli) lo ammirò come caldo e amichevole insegnante di scuola domenicale. La sua famiglia lo conobbe come marito e padre meraviglioso.

L'Edgar Cayce « dormiente » fu una figura interamente diversa: un sensitivo conosciuto da migliaia di persone di ogni ceto che avevano ragioni per essergli grate. In realtà molte di loro credevano che lui solo avesse salvato o cambiato le loro vite quando tutto sembrava perduto. L'Edgar Cayce « dormiente » era un diagnostico, un profeta e un devoto sostenitore della scienza biblica.

Fin da fanciullo, in una fattoria presso Hopkinsville, nel Kentucky, dove era nato il 18 marzo 1877, Edgar Cayce mostrò poteri di percezione che sembravano estendersi oltre i naturali confini dei cinque sensi. All'età di sei o sette anni disse ai suoi genitori di poter vedere, e parlar loro, « apparizioni », spesso di parenti morti di recente. I suoi genitori attribuirono questo alla fervida immaginazione di un fanciullo solitario che era stato influenzato dal drammatico linguaggio delle riunioni religiose, molto popolari in quella zona. Piú tardi, dormendo con la testa appoggiata sui libri di scuola, sviluppò una certa forma di memoria fotografica che lo aiutava a fare rapidi progressi nella scuola del paese. Tuttavia questa dote scomparve, ed Edgar poté solo portare a termine la settima classe prima di dover andare al lavoro.

A ventun anni era divenuto commesso di un'impresa di vendita all'ingrosso di articoli di cancelleria. In questo periodo fu colpito da una graduale paralisi dei muscoli della gola, che minacciava di fargli perdere la voce. Poiché i medici non riuscivano a trovare la causa fisica di questo disturbo, fu tentata l'ipnosi, che però non ebbe un effetto durevole. Come estrema risorsa Edgar pregò un amico di aiutarlo a rientrare nello stesso sonno ipnotico che, da fanciullo, gli aveva permesso di memorizzare i libri di scuola. L'amico gli diede la suggestione necessaria, e, giunto a una trance autoindotta, Edgar poté affrontare il suo problema. Parlando in uno stato di incoscienza, egli raccomandò medicamenti e una terapia a base di massaggi che gli restituirono la voce e ristabilirono il suo sistema.

Un gruppo di medici di Hopkinsville e di Bowling Green si valse di questo talento unico per diagnosticare i propri pazienti. Si accorsero subito che bastava dare a Cayce il nome e l'indirizzo di un paziente, dovunque fosse, perché egli potesse venire in contatto, telepaticamente, con la mente e col corpo di quell'individuo come se fossero stati entrambi nella stessa stanza. Egli non aveva bisogno di altre informazioni relativamente a qualsiasi paziente.

Un giovane medico, il dott. Wesley Ketchum, presentò una relazione su questa procedura non ortodossa a una società di ricerca clinica di Boston. Il 9 ottobre 1910, il *New York Times* vi dedicò due pagine di titoli e di illustrazioni. Da quel giorno in poi i malati di tutto il paese cercarono l'aiuto dell'« uomo meraviglioso ».

Quando Edgar Cayce morí, il 3 gennaio 1945, a Virginia Beach, lasciò le relazioni stenografiche documentate delle diagnosi telepatico-chiaroveggenti da lui date su piú di seimila persone nel corso di quarantatré anni. Nel 1932 si era formata una società di ricerca psichica, l'Association for Research and Enlightenment Inc., per custodire e ricercare questi dati. La sua biblioteca, a Virginia Beach, contiene le copie di 14.246 letture psichiche di Edgar Cayce, registrate stenograficamente. Fra queste, 8.976, ossia circa il 64 per cento, descrivono i disturbi fisici di varie migliaia di persone e suggeriscono trattamenti per le loro malattie.

Per un gran numero di medici, lo studio di questi moduli di trattamento per una quantità delle principali malattie parve suggerire l'opportunità di controllare le teorie di Edgar Cayce. A questo scopo le letture fisiche sono state messe a disposizione di una clinica di Phoenix, nell'Arizona, condotta da cinque medici. Mediante rapporti scritti e conferenze annuali, l'informazione sui risultati dei trattamenti venne fatta conoscere a piú di 250 medici e osteopati.

Le letture di Edgar Cayce costituiscono uno dei piú vasti e impressionanti documenti di percezione psichica provenienti da un solo individuo. Insieme alle loro relazioni e alla corrispondenza, sono state elencate alfabeticamente sotto migliaia di voci e messe a disposizione di psicologi, medici, studiosi, scrittori e ricercatori che continuano a venire, sempre piú numerosi, a esaminarle.

L'associazione continua a elencare e a catologare le informazioni, a prendere l'iniziativa di ricerche e di esperimenti, e a promuovere conferenze, seminari e lezioni.

I quarantacinque anni di esperienze cliniche del dott. Harold J. Reilly con queste letture costituiscono un'impagabile aggiunta a questi studi.

*« Parlatene al dott. Reilly. Egli ha sperimentato migliaia di casi. È l'unico che faccia esattamente quello che l'informazione suggerisce e ottenga veri risultati, in accordo o meno con quello che altri hanno detto ».* (Rapporti 5162-1). EDGAR CAYCE.

# *Chi è Harold J. Reilly?*

Per piú di trent'anni il Reilly Health Institute, nel Rockefeller Center, fu la Mecca della salute per personaggi di primo piano: capi di Stato come il defunto Segretario di Stato Edward Stettinius, l'ex Ministro della Giustizia Herbert Brownell, il congressista James Delanay e l'ex Governatore Nelson A. Rockefeller; grandi uomini di affari come il defunto David Sarnoff, il capitano Eddie Rickenbacker, L. Victor Weil e Jack Kriendler, proprietario del 21 Club; e industriali come George Meany, David Dubinsky, Alex Rose e il defunto John L. Lewis. Questi sono solo alcuni dei tanti notabili che ripararono i danni dovuti alla responsabilità e alla tensione sotto la direzione e le cure del dott. Harold J. Reilly, fondatore e direttore dell'istituto.

Attrici famose furono rimesse in forma, abbellite e tenute in buona salute al Reilly Institute. Dan Topping vi portò sua moglie, la defunta Sonja Henie, per essere rimodellata secondo le necessità della carriera cinematografica; Gloria Swanson, Mae West, Gypsy Rose Lee, Shirley Booth, Glynis Johns, Dorothy Sarnoff, Leslie Caron e Joan Fontaine andarono al Reilly per essere messe nelle migliori condizioni. Figure internazionali come il duca e la duchessa di Windsor, l'imperatrice Madre d'Egitto e Cobina Wright e sua figlia, trovarono al Reilly le stesse risorse, le stesse specialità e terapie delle grandi case di cura europee.

Le pareti dell'istituto erano coperte dalle fotografie di grandi personalità dello spettacolo, fra cui Bob Hope, Eddie Albert, Phil Baker, Burgess Meredith, Bert Lahr, George Jessel, Paul Whiteman, Vincent Lopez, Harry Salter, Fred MacMurray, Walter Huston, Boris Karloff, Hume Cronyn e l'attrice sua moglie Jessica Tandy, Mickey Rooney e Paul Douglas. Vi erano anche quelle di stelle del Metropolitan: Beniamino Gigli, Helen Jepson, Rose Bampton, John Charles Thomas, Charles Kuhlman e Greta Stuckgold, nonché dell'impresario del Metropolitan, Gatti-Casazza.

La dedica sulla foto di Bob Hope diceva: « Dopo il magnifico trattamento di Harold J. per diciotto anni, sono sicuro che tutti dovrebbero vivere la vita di Reilly ».

« Oh, non vi è nulla di cosí brutto che Reilly non possa aggiustarlo », scrisse Burgess Meredith sulla sua fotografia.

E Eddie Albert: « Devo al dott. Reilly se ho potuto godere la vita dal 1935 a tutt'oggi ».

Molti scrittori e poeti — Robert Frost, John Erskine, Bob e Millie Considine, Morey Bernstein e Fannie Hurst — espressero eloquentemente la loro ammirazione e il loro apprezzamento in dediche su fotografie o sui loro libri.

Ad esempio, Maurice Zolotow, autore della *Biografia di Marilyn Monroe* (5), scrisse: « A Harold J. Reilly, che mi avrebbe fatto voluttuoso come Marilyn Monroe se fossi stato una donna ». Jess Stearn, sulla prima edizione del suo libro *Edgar Cayce, il profeta dormiente* (6), scrisse: « Al mio caro amico e Mentore Harold J. Reilly, senza il quale questo libro sarebbe stato molto peggiore ». E Thomas Sugrue mise questo autografo al suo libro *Vi è un fiume* (7); « A Harold J. Reilly, il miglior medico sulla faccia della terra: anche alcuni angeli artritici devono ricorrere alle sue cure. Ma soprattutto sono orgoglioso che egli sia stato amico di Edgar Cayce e che sia mio amico ».

« Costruttore di felicità e di gente piú efficace », lo definí il reverendo Norman Vincent Peale, mentre Hugh Lynn Cayce, nel suo libro *Avventura interiore* (8), scrisse: « A Harold, che ha aiutato tante persone a iniziare questa avventura interiore quale la concepí Edgar Cayce ».

Tutti questi riconoscimenti furono ben meritati perché il dott. Harold J. Reilly era allora, e lo fu per molti anni, uno dei principali esponenti della terapia fisica naturale, senza farmaci. Egli è riconosciuto come uno dei principali fisioterapisti mondiali, e medici vengono da tutte le parti del globo a studiare con lui. Ma non tutti i suoi clienti furono celebrità. Molti erano semplici esseri umani sofferenti, mandati a lui da uno o piú dei tremila medici, osteopati e dentisti che gli avevano già mandato i loro parenti.

L'imponente curriculum professionale del dott. Reilly comprende otto lauree fra cui il dottorato in scienze della Eastern Reserve University, e quelli in fisioterapia dell'Ithaca College e della Van Norman University della California. Inoltre è membro del College of Sports Medicine e dell'Emerson University Research Council, diplomato del National Board of Physical Therapy e direttore di fisioterapia e di riabilitazione della Edgar Cayce Foundation.

È stato quattordici volte presidente della Società dei Fisioterapisti dello Stato di New York, e presidente del Consiglio dei Fisioterapisti Abilitati di quello stesso Stato e presidente onorario del Physiotherapy Grievance Committee, stabilito dal Consiglio dei reggenti dell'Università dello Stato di New York. È laureato in quattro Stati e nel Canada.

Il dott. Reilly è nato nella zona inferiore orientale di New York nel 1895 ed è cresciuto nella sezione Van Ness del Bronx, il maggiore di sette fratelli e sorelle, i quali divennero tutti fisioterapisti a eccezione di una sorella. A dodici anni organizzò un club ginnastico e atletico nel seminterrato della casa familiare. Nel 1916, dopo essersi licenziato al National Electric Institute, entrò immediatamente nell'esercito statunitense e prestò servizio sul confine messicano col 102° genio, insegnando ju jitsu e lotta libera. Lasciato l'esercito, si laureò all'Ithaca College e all'Eastern Reserve University. Fu anche diplomato alla American School of Neuropathy e alla American School of Chiropractise, e portò a termine due anni di studio in osteopatia.

(5) Maurice Zolotow, *Marilyn Monroe: A Biography*. New York: Harcourt, Brace & Co., 1960.

(6) Stearn, *op. cit.*

(7) Sugrue, *op. cit.*

(8) Hugh Lynn Cayce, *Venture Inward*, New York: Harper & Row, 1964.

Per parecchi anni il dott. Reilly studiò a Battle Creek, nel Michigan, con il dott. John Harvey Kellogg, inventore dei cereali da colazione e del gabinetto elettrico, e pioniere della medicina preventiva. Nella sua varia carriera il dott. Reilly diresse anche una casa di cura per alcolizzati e tossicodipendenti nella Sullivan County. Nel 1924 fondò in New York il Physicians Physiotherapy Service, al 1908 di Broadway, e nel 1935 aprí il famoso Reilly Health Institute nel Rockefeller Center.

Nonostante le sue imponenti credenziali e i suoi titoli, il dott. Reilly è conosciuto soprattutto per la sua inconsueta e stretta amicizia con Edgar Cayce, il « profeta dormiente » di Virginia Beach, che cominciò a mandare dei casi al dott. Reilly nel 1930, quasi due anni prima che i due uomini si incontrassero. A quel tempo, Reilly non aveva mai sentito parlare di Edgar Cayce e non sospettava che i clienti gli fossero mandati da un sensitivo.

Quando Cayce morí, nel 1945, aveva mandato piú di un migliaio di pazienti al dott. Reilly e aveva fatto centinaia di volte il suo nome nelle letture in stato di trance nelle quali faceva diagnosi e prescriveva trattamenti per una grande varietà di disturbi.

Jess Stearn, nella biografia di Edgar Cayce, che fu ispirata dal dott. Reilly e scritta in gran parte nella sua fattoria, lo definisce « un magazzino portatile della terapia pratica di Cayce ». Certo egli è l'indiscutibile autorità vivente sui segreti della salute nelle « letture » di Cayce. Per la maggior parte le dozzine dei libri su Cayce, che totalizzano milioni di dollari di vendite, celebrano la rara perizia del dott. Reilly, la sua comprensione dei trattamenti di Cayce e il suo successo nell'applicarli. Il dott. Reilly non è solo un « maestro » delle teorie di Cayce, *ma le ha clinicamente controllate e vagliate in quarantacinque anni di attiva pratica.* La conclusiva fusione dei poteri psichici di Cayce, che attingevano a qualche fonte di « conoscenza universale », con le esperienze empiriche e scientifiche di Reilly ha prodotto un tesoro inestimabile di guide di salute che sembrano funzionare se appropriatamente seguite. Oggi esse sono state rese accessibili a migliaia di lettori che cercano qualche via di salvezza nel contaminato labirinto della vita moderna.

Nonostante gli ipertoni di mistero, sempre presenti quando un chiaroveggente della fama di Cayce viene coinvolto, non vi sono grandi misteri nella profonda affinità fra i due uomini, l'uno scienziato psichico e l'altro fisico. Essi condividevano un'identica filosofia della salute: secondo le parole del dott. Reilly, « la medicina e la maggior parte dei medici mirano a curare una malattia specifica. Le "letture" di Cayce e la terapia di Reilly mirano a produrre un corpo sano che curerà da solo la malattia. Noi cerchiamo di capire la natura e di operare con la natura. Solo allora il corpo potrà curarsi da solo ».

Quando il dott. Reilly chiuse il Reilly Health Institute, nel 1965, e si « ritirò » nella sua fattoria nel New Jersey, fece dono del suo equipaggiamento fisioterapico alla Association for Research and Enlightenment (ARE) di Virginia Beach, vi stabilí una clinica fisioterapeutica, addestrò i suoi terapisti e accettò di esserne il supervisore, carica che mantenne a lungo. Fondò anche il Dipartimento di Fisioterapia nella Clinica ARE di Phoenix, nell'Arizona, e ne addestrò il personale. Tuttavia non fu facile, per il dott. Reilly, rimanere a riposo. Quando alcuni pazienti che aveva curato — ad esempio David Dubinsky, che era stato un « regolare Reilly » per piú di quarant'anni — insistettero per avere il loro trattamento settimanale, il dott. Reilly accettò di venire a New York un giorno alla settimana e di condividere un edificio con un altro medico nel Capitol Theatre Building. Ma il tempo trascorso a New York si estese a due e poi a tre giorni settimanali, e presto il dott. Reilly si trovò a lavorare come quando dirigeva l'Istituto.

Quando il Capitol Theatre Building venne demolito, il dott. Reilly si concesse quello che sperava fosse il suo secondo ritiro, ma questo non durò piú a lungo del primo perché, con la pubblicazione di *Edgar Cayce, il profeta dormiente* e di altri libri, un continuo flusso di uomini e donne provenienti da tutte le parti del paese cominciò a far pellegrinaggi alla sua fattoria del New Jersey.

Lo aiutò nel lavoro la sua instancabile assistente, la signorina Betty Billings. È questa una laureata dell'Università del North Carolina, dove ottenne il diploma in scienze dell'alimentazione. Fu interna al Dayton Miami Calley Hospital, nell'Ohio, e operò come dietologa clinica al Duke University Hospital e al New York Hospital-Cornell Medical Center. Ha anche una laurea in fisioterapia.

La signorina Billings conobbe il dott. Reilly circa sedici anni fa, quando andò da lui a cercare aiuto per sua madre paralizzata, dopo aver esaurito tutte le cure ortodosse. Fu cosí impressionata dal trattamento da lui applicato alla madre, che lasciò il New York Hospital-Cornell Medical Center, dove lavorava come dietologa, e si uní al gruppo Reilly del Rockefeller Center. Da allora ha sempre lavorato col dott. Reilly, ed entrambi sono molto richiesti come conferenzieri e consulenti.

Il dott. Reilly dice di lei: « Ho sempre avuto la sensazione che Betty Billings mi sia stata inviata da Edgar Cayce... La nutrizione è importantissima nella terapia di Cayce, ma io ero piuttosto debole nelle tecniche di contare i grammi di ogni cosa, di ideare precise razioni quotidiane, di tener dietro a tutte le nuove ricerche in questo campo cosí complesso. Penso che Cayce volesse che lavorassimo insieme ».

Il dott. Reilly, come Edgar Cayce, è specializzato in « rifiuti medici », ossia in coloro che hanno perso ogni speranza di essere curati dalle terapie convenzionali a base di farmaci. I suoi successi nel trattare questi pazienti « disperati » hanno esteso la sua fama tanto che l'afflusso dei pazienti alla fattoria fu superiore alle sue possibilità e a quelle della signorina Billings. Di conseguenza dovette annunciare di essere costretto a limitare la sua pratica ai soli membri dell'ARE.

« Volevo scoraggiare i pazienti, specialmente quelli che non avrebbero preso sul serio la terapia », spiegò. « E inoltre, se non capiscono la filosofia di Cayce sull'unità del corpo, della mente e dello spirito, e se la loro coscienza non si intona al livello necessario, occorre troppo tempo per ottenere i buoni risultati; e a volte non si hanno addirittura ».

Il dott. Reilly esprime cosí la sua opinione sul suo lavoro:

« La filosofia fondamentale di tutta la mia attività è che mi considero un insegnante e un interprete delle letture di Cayce; perché queste letture furono date a singoli individui, e io ho dovuto ricorrere a tutte le mie conoscenze e le mie esperienze per interpretare quello che lui intendeva e insegnare agli altri quello che dovevano fare ».

In questo è riuscito meravigliosamente. Sembra dunque opportuno chiudere questa Introduzione con le parole di Nelson A. Rockefeller:

« È un grande professionista e un meraviglioso essere umano ».

PRIMA PARTE

# IL CORPO FISICO È IL TEMPIO

Nota al lettore,

nella traduzione sono state mantenute le unità di misura originali, ma per facilitare l'applicazione delle terapie ai lettori italiani, riportiamo qui di seguito un breve schema semplificativo:

| **Unità di Lunghezza** | **Unità di Peso** | **Unità di Volume** |
|---|---|---|
| 1 piede (foot) = 30,48 cm | 1 oncia = 28,349 grammi | 1 pollice cubo = 16,387 $cm^3$ |
| 1 pollice (inch) = 25,4 mm | 1 pound = 0,4536 kg | 1 pinta = 0,568 litri |
| 1 yard = 0,9144 m | 1 stone = 6,350 kg | 1 imperial gallon = 4.546 litri |
| 1 miglio (mile) = 1,609 Km | 1 cwt = 50,80 kg | 1 $cm^3$ = 0,061 pollici cubi |
| 1 cm 0,0328 piedi | 1 ton = 1,016 tonnellate | 1 litro = 1,76 pinte |
| 1 m = 1,093 yards | 1 grammo = 0,03527 once | |
| 1 Km = 0,62137 miglia | 1 kg = 2,205 pounds | |
| | 1 tonnellata = 0,9842 tons | |

Gradi Centigradi = $(F-32)\frac{5}{9}$ Gradi Fahrenheit = $\frac{9}{5}C+32$

0° C = 32° F

100° C = 212° F

capitolo 1

# *La prevenzione: chiave per essere sani per tutta la vita*

*« ...ogni forza, ogni guarigione di qualsiasi natura è un cambiamento di vibrazioni dall'interno: l'intonarsi di ciò che è divino nel tessuto vivente di un corpo con le Energie Creative. Solo questo significa guarire. Sia che ciò venga raggiunto con l'uso di farmaci, col bisturi o con altro, si tratta sempre dell'intonarsi della struttura atomica della forza vivente cellulare con la sua eredità spirituale ».* (1967-1)

*« Perché, in quanto la mente è l'artefice — o in quanto un uomo pensa di esserlo — quella mente, quel corpo, quell'anima si espandono per appagare le proprie esigenze ».* (2396-2)

EDGAR CAYCE

*« ...sulla salute, non sulla malattia, deve fissarsi la nostra mira ».*

ROGER J. WILLIAMS, dottore in scienze e alimentazione

Un uomo di quarantadue anni chiese a Edgar Cayce: « Quanto a lungo potrò vivere in questa incarnazione? ». (866-1).

« Fino a centocinquant'anni », rispose il profeta dormiente di Virginia Beach.

Ad altri che lo interrogavano, Cayce rispose che, se una persona vivesse in modo saggio e opportuno, non si preoccupasse troppo e avesse un'ottimistica visione della vita, potrebbe vivere fino a 120 o 121 anni.

A uno che gli chiedeva: « Dunque è anche vero che si può mantenere la gioventú? », Cayce rispose: « Si può mantenere la gioventú finché si vuole se si è disposti a pagare il *prezzo necessario* ».

« Volete dire che bisogna considerare la dieta e l'applicazione delle conoscenze ottenute dall'intimo? », continuò l'altro insistendo, per avere piú precise spiegazioni.

« Certo », rispose Cayce. (900-465).

L'opinione di Cayce circa la longevità e la giovinezza potenziali si accorda con le leggi naturali dell'universo quali le troviamo nel regno animale. Secondo il biologo, l'arco della vita di una specie è da otto a dieci volte l'età in cui è capace di riprodursi. Teoricamente, dunque, l'uomo dovrebbe vivere almeno dai 120 ai 150 anni.

Gli scienziati che si occupano di geriatria e di longevità in tutti i paesi del mondo dicono che la lunghezza media della vita umana dovrebbe essere di 140 anni. Gli studiosi delle cellule credono che, poiché è possibile tenere in vita indefinitamente certe cellule in un ambiente che offra le condizioni di nutrizione ottimali, potrebbe essere teoricamente possibile che l'uomo vivesse in continuità.

Il dott. Augustus B. Kinzel, già presidente del Salk Institute per le scienze biologiche, predice che « il sogno dell'uomo di non invecchiare mai si avvererà e che un progresso notevole sarà evidente già nel 1980 ».

Anche un ex presidente della conservatrice Medical Association, il defunto dott. Edward L. Bortz, del Lankenau Hospital di Filadelfia, pensava che non vi fossero ragioni per cui, a partire dal 2000, non dovessimo vivere almeno fino a 100 anni.

In realtà vi sono luoghi in cui uomini e donne, attualmente, sono vivi, e capaci di riprodursi, ben oltre il secolo, in particolare ad Abkhazia, nella regione del Caucaso nell'Unione Sovietica; a Vilcabamba nell'Ecuador; e nella terra degli Hunza, uno Stato indipendente nel Pakistan occidentale.

Piú avanti, nel capitolo 16, discuteremo nei particolari il tenore di vita di questi notevoli popoli, e altri aspetti della ricerca su questo fascinoso argomento insieme con alcune guide Cayce-Reilly per vostro uso personale. Per ora basterà dire che il loro tenore di vita si accorda con le ricette di Cayce per la longevità e il prolungamento della gioventú.

Paradossalmente, mentre la scienza si dà da fare per donarci degli anni in piú, la gente è sempre piú colpita da malattie croniche e degenerative. Il dott. Max Bircher-Benner, uno dei grandi pionieri della medicina e grande campione della medicina preventiva, disse molti anni fa: « Il regno degli incurabili si è ampliato in modo allarmante. E cosí pure la capacità dei medici di prolungare artificialmente la durata della vita. Ma non era intenzione del Creatore che l'uomo vivesse con l'aiuto delle stampelle e che il pianeta si mutasse in un immenso ospedale » (1).

Io fui in corrispondenza col dott. Bircher-Benner fino alla sua morte nel 1939, e sostenemmo in comune una stessa filosofia della salute, in particolare l'importanza della medicina preventiva. Dopo tutto, pochi di noi accetterebbero di rimanere in vita qualche anno di piú come invalidi e di peso per noi e per le nostre famiglie. Non basta aggiungere degli anni alla vita. L'importante è quanta vita è rimasta negli anni che contano.

A questo proposito, la scienza medica moderna, nonostante le sue imponenti conquiste nel combattere le infezioni e nel curare le malattie, non è stata egualmente fortunata nel prevenire i mali e nel mantenerci sani. Quello che tutti noi vogliamo è la salute, non cure migliori. Poiché abbiamo rinnovato la nostra amicizia con i Cinesi, potremmo imitare un loro antico costume e pagare i medici quando stiamo bene invece di quando siamo malati.

Oggi l'uomo e la donna moderni (e i loro figli) sono una specie in pericolo. La salute della popolazione americana subisce un graduale deterio-

(1) Max Bircher-Benner, *La prevenzione delle malattie incurabili* (*The Prevention of Incurable Disease*, Greenwood, S.C.: Attic Press, 1969).

ramento. C'è bisogno di ospedali sempre piú numerosi e piú vasti, di piú numerose scuole di medicina che forniscano sempre piú numerosi medici e nuovi farmaci, e la ricerca diviene sempre piú costosa. Nel 1971, l'allora presidente Richard M. Nixon chiese agli ufficiali federali di tracciare un programma che avrebbe fatto degli Americani il popolo piú sano del mondo. Il rapporto rivelò che, sebbene gli Americani spendessero piú denaro per la cura della salute di qualsiasi altra nazione, la loro salute complessiva era peggiore di quella di qualsiasi altro paese industrializzato. Noi abbiamo piú casi di cancro, malattie di cuore, diabete, disordini mentali, artriti e difetti di nascita di ogni altra nazione industrializzata nel mondo intero. Siamo al cinquantesimo posto nella media della vita. Gli Americani sono meno sani di quanto fossero venti anni fa, e la media della vita si è abbassata. Il presidente incaricò il suo segretario per la sanità, l'istruzione e il benessere, Elliot L. Richardson (già ministro della giustizia) di « trovare quello che è necessario per rendere il paese piú sano di ogni altro ».

Egli doveva solo guardarsi attorno e osservare la vita quotidiana dei cittadini. Noi siamo circondati da ogni lato da nemici nascosti, tanto piú malignamente ingannatori e pericolosi in quanto vanno attorno in punta di piedi, travestiti in modo attraente e sono silenziosi. I sette piú mortali fra questi, nel nostro attuale tenore di vita, sono nascosti nell'aria che respiriamo; nell'acqua che beviamo; nei metodi con cui il cibo viene prodotto, spedito, lavorato e venduto; nella cucina familiare dove la grande dieta americana viene programmata e attuata; nella dipendenza dall'automobile, che ci ha immobilizzato in malattie di cuore e altre malattie mortali quando non ci uccide o ci storpia in mezzo a una strada, e nella sua compagna di delitti, la televisione; nell'amichevole farmacia dell'angolo accanto, che ci ha trasformato in una nazione di succhiatori di pillole e ha abituato i nostri figli alle medicine; e nel « lavoro », con le sue tensioni e insicurezze mortali, la sua competizione, le sue rovinose pause per prendere un caffè e i suoi pranzi di affari.

Non dobbiamo soccombere a questi nemici. Se vogliamo fare uno sforzo per disciplinarne l'uso, sono per noi disponibili misure protettive. « Un'oncia di prevenzione vale libbre di rimedi », e questo per quello che riguarda la salute come in altri aspetti della vita.

Ma adesso un medico, il dott. Bircher-Benner, ci dice: « Fratelli miei, la vostra vita è indirizzata male. Cercate di riconoscere i pericoli che minacciano la vostra salute e imparate a evitarli prima che sia troppo tardi. La prevenzione è possibile purché la prendiate sul serio; avrà successo se sarete forti e decisi » (2).

Dopo cinquantacinque anni di pratica con i malati, riportando salute, forza e vitalità in migliaia di individui, ho imparato che la gente si prende maggior cura della sua auto o della sua falciatrice che del suo corpo e della sua salute. Non ho fatto che sentire la stessa magra scusa: « Ma non ho tempo per fare esercizio, per seguire una dieta, per fare tutte quelle cose che secondo voi dovrei fare ».

(2) Ivi, pag. X.

Io rispondo invariabilmente: « Non avete il tempo per star bene, ma troverete quello per esser malato, non è vero? ».

Meno cera per lucidare l'automobile e piú olio di arachide per il corpo dovrebbe essere la regola per una popolazione piú forte e piú sana.

Sebbene io sia un fisioterapista, la mia specializzazione per piú di cinquantacinque anni è stata di curare e ricostruire l'uomo completo: l'uomo che riflette nel suo corpo e nella sua mente l'impatto che il mondo esterno ha su di lui. Ho detto piú volte che lo stesso sangue che fluisce negli intestini attraversa il nostro cervello; ma posso rovesciare l'espressione e dire che il sangue che fluisce nel cervello, in cui siamo preoccupati, ansiosi e impauriti, fluisce negli intestini, dove la tensione ci fa star male.

Molti venivano al Reilly Health Service nel Rockefeller Center con la stessa lamentela: « Quando facevo il servizio militare ero in magnifica forma. Mi sentivo sempre bene. Adesso sono giú di forma e mi sento continuamente stanco e intossicato. Potete rimettermi nello stato in cui ero? ».

Avrei potuto rispondere semplicemente: « Sí, basta che riprendiate a far ginnastica, a fare ogni tanto un bagno di vapore con un'essenza tonica e magari un massaggio e vi troverete nella stessa buona forma che vi davano una vita e un esercizio regolari quando eravate nell'esercito ».

Ma dobbiamo ricordare che un uomo sotto le armi non ha preoccupazioni circa l'aumento di stipendio, o l'umore in cui troverà sua moglie tornando a casa dal lavoro, o la possibilità di prendersi un colpo di pistola, o la necessità di pagare l'ipoteca. Non deve prendere decisioni, che sono già state prese per lui. Quindi può rilassarsi, e il rilassamento, insieme alla libertà da ogni responsabilità e da ogni tensione, è in gran parte responsabile delle buone condizioni fisiche in cui si trova.

Il problema di riportare questi uomini nelle condizioni di « benessere » non è semplicemente quello di una migliore alimentazione e di fare esercizio. È necessario anche un orientamento psicologico nell'intera area di vita, e un adattamento che tutti sono costretti a fare se devono partecipare alla società come cittadini responsabili, e se devono mantenere se stessi e non dipendere da altri o dallo Stato.

Oggi tutti, uomini o donne, vivono come soldati su un fronte economico di competizione in cui bisogna essere continuamente all'erta per mantenere la sicurezza, avere una casa e una famiglia e mettere da parte qualche cosa per il futuro.

Il curioso è che, se non fosse per il corpo, non sarebbe necessario fare tutto questo. Se non fosse per il corpo, non dovremmo condurre questa lotta che dura tutta la vita.

Se avessimo solo una mente, e non un corpo, il mondo economico scomparirebbe. Non avremmo bisogno di una casa né di cibo con cui alimentare il corpo, né di vesti per coprirlo, né di cosmetici per abbellirlo, né di un'automobile per portarlo in giro. Il matrimonio non sarebbe necessario perché il sesso non esisterebbe nel senso fisico della parola e non porterebbe alla nascita di figli. Quello che provoca l'economia, il matrimonio, la politica e le guerre è il corpo.

Ma un fatto che mi ha sempre meravigliato è che il corpo, causa di questi motivi di lotta, di tensione e di lavoro, non solo è trascurato ma addirittura maltrattato e offeso. Sembrerebbe che gli antichi Greci, i quali rispettavano il corpo e ne facevano oggetto di culto, fossero piú vicini di noi a un atteggiamento ragionevole verso la vita quotidiana. Essi riconoscevano almeno che il corpo è il punto focale della vita in questo mondo.

È il corpo quello che ci fa stare qui, in questo mondo tridimensionale. E quindi il corpo deve essere tenuto in armonia e in equilibrio — in altre parole: sano — cosí che attraverso il corpo le parti di noi stessi che non sono fisiche ma ci danno le massime soddisfazioni e fanno di noi degli esseri umani — ossia la mente e lo spirito — possano funzionare abbastanza bene per raggiungere il massimo potenziale.

Nella vita moderna, noi facciamo di tutto per mettere il corpo fuori di equilibrio piuttosto che in equilibrio. Lo sovraccarichiamo fino al punto di esaurirlo nei nostri sforzi di far denaro e ottenere successo. Ogni parte del corpo maltrattata, eccessivamente affaticata o trascurata deve essere presa in considerazione per le condizioni generali del corpo stesso.

Se vi è una cosa che le letture di Edgar Cayce dimostrano, è che l'uomo non può essere diviso in parti, ognuna con una struttura e un sistema suoi propri, capace di essere capita e trattata indipendentemente dalle altre parti.

Edgar Cayce non fece che constatare infinite volte che tutto quello che facciamo e pensiamo è direttamente correlato a ciò che siamo come esseri umani completi; che ciò che mangiamo ha un'influenza su ciò che pensiamo, e che ciò che mangiamo e ciò che pensiamo influiscono insieme su ciò che facciamo, su ciò che sentiamo e su quello che sembriamo. Traggo un esempio dal Caso 288-38, dove è detto: « ...Quello che pensiamo e quello che mangiamo, combinati insieme, *fanno* quello che *siamo*, fisicamente e mentalmente ».

E in un'altra lettura (2528-2) Cayce dice: « Solo quando la legge è coordinata, in spirito, in mente e in corpo, l'entità è capace di raggiungere lo scopo per il quale intraprende un'esperienza materiale o fisica ».

È stato un mio eccezionale privilegio avere conosciuto Edgar Cayce e lavorato con lui. Attraverso di lui abbiamo avuto accesso all'infinita saggezza che questo grande essere umano e sensitivo attingeva alle sue « universali fonti » di conoscenza. Penso che questa saggezza non fu mai cosí urgentemente necessaria come ai nostri giorni, in mezzo al caos ecologico interno ed esterno che l'uomo, la scienza e la tecnologia hanno provocato.

Lo scopo di questo libro è di insegnare come star bene seguendo le naturali terapie senza farmaci, gli atteggiamenti mentali e l'armonia spirituale che Edgar Cayce prescrisse nelle sue quindicimila letture per circa seimila individui. Bisogna ricordare che la maggioranza di coloro i quali cercarono aiuto da Cayce e da me erano « rifiuti medici », anime scoraggiate e senza speranza che avevano provato tutto ciò che la medicina ortodossa e non ortodossa poteva offrire loro. Rivolgendosi a Cayce, molti si rivolgevano a un'ultima corte di appello. Cayce poté diagnosticare la loro malattia cadendo in trance, sebbene non avesse mai visto il soggetto, che poteva trovarsi a migliaia di miglia di distanza. E poi poteva prescrivere le terapie capaci di salvarlo. Molti si ripresero con quelle che sembravano cure miracolose, altri no. Per quanto il metodo fosse strano e paranormale, non vi era nulla di misterioso in quelle terapie, che includevano l'osteopatia, una nutrizione opportuna, esercizio, massaggi, idroterapia ed elettroterapia, impacchi esterni, rimedi e formule fondati su cibi naturali, erbe e, talora, anche medicine e interventi chirurgici. Per ottenere i risultati erano necessarie tenacia e armonia mentale e spirituale, come spiegò lo stesso Cayce:

« Assumete quindi quell'atteggiamento di intime forze costruttive e creative. Perché ogni guarigione, di qualsiasi natura, deve sorgere entro di voi. Nel corpo fisico vi è la capacità di ricreare e riprodurre se stesso, e le possibilità di assimilare ciò da cui questa ricreazione può essere tratta ». (1663-1)

« Perché ogni guarigione, mentale o materiale, consiste nel mettere in armonia ogni atomo del corpo, ogni riflesso delle forze cerebrali, con la coscienza del divino che si trova in ogni atomo, in ogni cellula del corpo ». (3384-2)

Nella seguente lettura (528-9), Cayce mette in rilievo l'importanza della tenacia e della persistenza:

« ...il corpo non deve, non dovrebbe, perdere il coraggio di andare avanti, ma deve operare con pazienza sapendo che ogni guarigione, ogni aiuto, devono sorgere da un pensiero costruttivo, da un'applicazione costruttiva e, soprattutto e prima di tutto, da una costruttiva ispirazione spirituale. Servitevi... delle malattie come di pietre da guado per una migliore e piú vasta comprensione ».

Negli ultimi quindici anni della vita di Edgar Cayce (1930-1945), mi sono dedicato a circa un migliaio di casi mandatimi da lui. Sembravano esservi enormi differenze, da individuo a individuo, nelle letture, anche se i loro sintomi rientravano nella stessa classificazione medica. (In questo, come in molti altri casi, Cayce precedeva di gran lunga il suo tempo riconoscendo l'individualità biochimica di ogni persona; argomento, questo, che considereremo piú particolarmente in altri capitoli). Devo confessare che spesso non capivo alcuni aspetti della terapia. Ma, applicando i trattamenti nella sequenza suggerita da Cayce a migliaia di pazienti nei miei quarantacinque anni di esperienza clinica, cominciai a rendermi conto della filosofia soggiacente e dei principi impliciti. Questi principi sono fondati sulla struttura di base e sui processi del corpo, della mente e dello spirito umani.

Mi divenne subito chiaro che, quali che fossero le terapie o le combinazioni di terapie da lui prescritte, egli mirava a quattro scopi fondamentali: miglioramento e normalizzazione delle funzioni di assimilazione, eliminazione, circolazione e rilassamento. Riportate all'equilibrio normale queste quattro attività fondamentali, il corpo comincia a guarire da solo i disordini che manifesta come sintomi del male. In realtà tanto Cayce che io ci occupammo sempre delle cause e non dei sintomi, e per questo le sue letture raramente usavano definizioni mediche. Come fisioterapista io non facevo diagnosi, ma, nella pratica clinica, trovai che una vasta percentuale delle diagnosi mediche con cui i pazienti mi arrivavano si riferivano ai sintomi di un collasso delle funzioni corporee. In ogni caso, quale che fosse la definizione del male, quando l'atteggiamento del paziente era giusto e il trattamento veniva seguito con persistenza e tenacia cosí da portare alla normalità l'assimilazione, l'eliminazione, la circolazione e il rilassamento, ne risultava il completo o parziale ristabilimento.

Voglio fare un acronimo dei quattro scopi vitali menzionati: ne deriva la parola CARE (Circolazione, Assimilazione, Rilassamento, Eliminazione). In questo libro cercherò di farvi conoscere i principi, i metodi e le istruzioni particolareggiate per servirvi del manuale pratico della CARE di Cayce per una salute migliore: perché ho trovato che questa è la chiave non solo per guarire i malati, ma anche per creare e mantenere un sereno, energetico e produttivo stato di vibrante salute, capace di prolungare una giovanile *joie de vivre* nella mezza età, senza malanni. Quali che siano le prove e le tribolazioni che la vita ci riserva, si è piú pronti a superarli in buona salute che non malati.

Per me, le letture di Cayce sono vive oggi come quando Cayce era in vita. Negli anni seguiti alla sua morte (1945), ho continuato a usare molte delle sue terapie e dei suoi rimedi con ripetuti successi. La differenza principale è che, quando Cayce era vivo, si potevano avere da lui precisi suggerimenti per ogni individuo. Con una serie di domande si potevano conoscere anche le ragioni dei trattamenti diversi indicati per persone che sembravano avere la stessa malattia. Spesso anche la formula per l'unguento di un massaggio era specifica sia per la quantità sia per la durata dell'applicazione, e in molti casi egli prediceva anche i risultati che ci si poteva aspettare. Una caratteristica propria del lavoro di Cayce era che ogni essere umano riceveva da lui un complesso di terapie individualmente orchestrato per riportare l'armonia nel corpo, nella mente e nello spirito. Altre volte si limitava a mandare a me i pazienti lasciandomi libero di decidere quello di cui avevano bisogno.

Non abbiamo piú Cayce come fonte di informazione personale. Adesso coloro che hanno avuto l'esperienza, la preparazione, l'addestramento scientifico e la capacità di un'interpretazione esatta, devono servirsi delle sue letture nel miglior modo possibile per guarire i malati e per farle conoscere a quelli che stanno bene, affinché possano mantenersi in salute per tutta la vita.

Le terapie e i rimedi di Cayce sono fuori del tempo: risalgono i secoli passati e spesso si proiettano nel futuro anticipando di molti anni scoperte scientifiche e ricerche per confermarle. Cayce attingeva alle « fonti universali dell'intelligenza » e riceveva da esse le leggi naturali dell'universo. La sapienza ricevuta da Cayce riconobbe la divina capacità del corpo, della mente e dello spirito umani di curare se stessi. Per questo funziona oggi, se interpretata opportunamente, come quando Cayce era in vita.

L'infinita sapienza contenuta nelle letture di Cayce deve essere continuamente ricercata, applicata ed esplorata per trovarvi i possibili rimedi che contiene. Vi è ancora molto da apprendere da esse: molte cose che non abbiamo ancora pienamente capito e che devono ancora essere usate.

Ma con lo studio, l'esperienza e la ricerca clinica di quarantacinque anni, mi è stato possibile dedurre, dai consigli da lui dati a singoli individui, certi principi generali che, nell'esperienza clinica, possono guarire i malati e servire come guida per la miglior salute di tutti.

Ho scelto quelle procedure, terapie e rimedi che possono servire a un uso domestico purché si osservino i parametri descritti per ognuno e si consulti il proprio medico o un medico orientato ai metodi di Cayce, per un'analisi diagnostica. Come disse lo stesso Cayce, la sua opera sarebbe stata di insegnamento dapprima agli individui, poi ai gruppi e infine alle masse. È nostra speranza che *Il manuale di Edgar Cayce per ottenere la salute mediante una terapia senza farmaci* insegni i fondamenti di una splendida salute, di una piena gioventú, del controllo del peso, della prevenzione delle malattie, della fertilità sessuale, e di una vita lunga, felice e produttiva.

capitolo 2

# *Il lavoro con Cayce*

*« L'uomo che è (o era) presidente dei fisioterapisti americani (*), che è stato familiare per molti anni con le letture di Cayce e che è ancora in attività, è il dott. H.J. Reilly, R.C.A. Bldg., 1250 Sixth Avenue, N.Y.C.*

*« Spero che abbiate l'occasione di andare nel suo ufficio e di vederlo. Questo vi darebbe un'idea del luogo che dovreste cercare nelle vostre vicinanze, qualora egli non abbia da consigliarvi qualcuno che sia membro della sua associazione.*

GLADYS DAVIS TURNER
(in una lettera che accompagna la lettura 3008-1)

Edgar Cayce entrò nella mia vita in una fredda giornata di vento nel gennaio del 1930. Al Reilly Physician's Service eravamo nel bel mezzo del nostro turbinoso lavoro dopo le feste. I clienti si affollavano dandosi un gran da fare per sbarazzarsi dei loro eccessi e del loro peso riparando i danni dei pranzi natalizi e di capodanno. Mia sorella Dorothy, uno dei cinque che lavoravano con me, mi chiamò col citofono. Io ero occupatissimo e chiesi bruscamente se non poteva rivolgersi al nostro fratello, il dott. Pat. Ma ella insistette perché venissi nella stanza di ricevimento.

« C'è qui una certa signora L.S. con delle carte che vuol farti vedere. Dice che l'ha mandata Edgar Cayce di Virginia Beach ».

Non avevo mai sentito parlare di Edgar Cayce, ma supposi che fosse uno delle centinaia di medici, osteopati, dentisti, chiroterapisti o naturopati che ci mandavano regolarmente pazienti per trattamenti fisioterapici.

A quel tempo eravamo stabiliti al 1908 di Broadway, a New York, al secondo piano di un edificio di legno all'angolo nord-orientale della Sessantatreesima Strada. Non era una sede fantastica, nulla di simile al lussuoso Reilly Health Service nel Rockefeller Center, che sarebbe divenuto famoso negli anni seguenti. Ma era un ginnasio e casa di cura bene equipaggiato, con molto spazio all'interno e sulla terrazza a tetto per gli esercizi, e una corte per il giuoco della palla. Avevamo uno dei piú elaborati centri idroterapici della città: bagni di acque minerali all'europea, docce scozzesi, semicupi, una varietà di bagni a vapore, stanze per massaggi, gabinetti elettrici, elettroterapia, tutto ciò che fosse necessario per un completo servizio fisioterapico.

(*) Il dott. Reilly è stato presidente dei fisioterapisti dello Stato di New York, non di quelli degli Stati Uniti.

Quando entrai nella stanza vidi un'attraente donna dai capelli rossi che osservava le fotografie dei massimi esponenti dell'industria, degli affari, della politica, dell'opera, del teatro e della radio che coprivano le pareti, tutte dedicate a me con espressioni di apprezzamento o simili.

La signora (5439) aveva un'aria e un portamento che mi fecero pensare a una stella del teatro. Le chiesi se era un'attrice. Ella sorrise e mi parve compiaciuta. Mi disse che la sua passione era scrivere, specialmente per il teatro, e che sperava di scrivere una buona commedia un giorno o l'altro. Sembrava molto piú giovane della sua età, che, come seppi poi, era di quarantadue anni.

« Mi ha mandato Edgar Cayce di Virginia Beach », mi disse tendendomi un fascio di fogli. « Dice che dovrei fare dei massaggi e dell'elettroterapia ».

« Non ne ho mai sentito parlare », risposi. Con l'arroganza della gioventú accettavo come naturale il fatto che egli avesse sentito parlare di me, chiunque fosse. « Fatemi vedere ».

Le carte che mi porgeva avevano questa intestazione:

« Lettura psichica data da Edgar Cayce nel suo studio al 115 West 35° Strada, Virginia Beach, Va., oggi, 11 gennaio 1930, su richiesta fatta dalla stessa Signora (5439) ». (Seguiva il nome della donna).

Poi si leggeva:

« Presenti: Edgar Cayce: Signora Cayce, Conduttrice; Gladys Davis, Stenografa. Ora della lettura, le 4 pomeridiane. Ora legale orientale. Signora (5439) di Central Park West, New York City.

Seguivano le seguenti istruzioni date a Edgar Cayce dalla signora Cayce:

« Farete una lettura fisica e mentale per questo corpo, con suggestioni per il miglioramento di entrambi, e risponderete alle domande che vi rivolgerò in proposito ».

Dapprima pensai che si trattasse di una specie di scherzo o che la signora (5439) e Cayce fossero pazzi. Tuttavia la curiosità mi spinse a continuare la lettura. Non ero del tutto ostile all'idea di un paziente mandatomi da un sensitivo, perché nel tempo avevamo avuto, fra la nostra clientela, un gran numero di astrologi, sensitivi, chiromanti, numerologi e altri cultori dell'occulto, e spesso avevamo ricevuto raccomandazioni da loro. Ma in tutta la mia esperienza non avevo mai letto una diagnosi o indicazione di terapia come quella che stavo leggendo.

Quando la signora (5439) mi disse che Cayce dava quelle che lei chiamava « letture » mentre era in trance a Virginia Beach e lei si trovava a New York, rimasi veramente perplesso. Anche oggi, dopo quarantacinque anni, è difficile spiegare che cosa mi fece indugiare, in quel pomeriggio tumultuoso, a leggere quanto segue, ma lo feci. Cayce diceva:

« Sí, abbiamo qui il corpo, la signora [5439]. Lo troviamo in ottime condizioni sotto molti aspetti, fisicamente e mentalmente. Vi sono piuttosto condizioni da cui il corpo fisico dovrebbe trarre ammonimento, e, correggendo quello che attualmente è inferiore nel funzionamento fisico, provocare una migliore condizione nel fisico e fornire il canale attraverso il quale il mentale e lo spirituale possano manifestarsi; *perché il corpo fisico è veramente il tempio attraverso il quale lo sviluppo della mente, dello spirito e dell'anima deve manifestarsi e nella manifestazione avviene l'accrescimento* ». (Il corsivo è nostro).

Rilessi la frase « perché il corpo fisico è veramente il tempio attraverso il quale lo sviluppo della mente, dello spirito e dell'anima deve manifestarsi », trovando in essa un'eco delle mie piú profonde convinzioni, a cui avevo dedicato la mia vita come fisioterapista. Spesso ricordavo ai miei pazienti che « lo stesso sangue che attraversa i vostri intestini e i vostri piedi passa per il vostro cervello ». Le mie parole non erano poetiche e spirituali come il linguaggio di Cayce, ma io intendevo dire la stessa cosa.

La diagnosi cominciava con un'analisi del rifornimento sanguigno. Cayce trovava che l'emozione di paura stava creando una condizione « che deve essere eliminata » dal sistema:

« ...Vi sono molti canali attraverso i quali vengono fatte le eliminazioni. Prima di tutto, il sistema respiratorio. *Non* solo quello della deossidazione attraverso il respiro o attraverso le chiarificazioni del flusso sanguigno mentre esso fluisce ai polmoni per ottenere l'ossigeno necessario con cui portare avanti certe condizioni... ma anche quello dell'intero organismo esteriore... attraverso i vari pori del sistema [e quello della circolazione linfatica] ».

« Anche quello nel fegato, o attraverso il canale di alimentazione. *Questi*, attualmente, soffrono di piú... perché, come si è visto, il rifornimento sanguigno fluisce due volte attraverso il fegato verso ogni altra parte del sistema, e nel lobo sinistro, ossia nel piú piccolo lobo di esso, troviamo le condizioni che rappresentano disordini provocati dalla milza e da questo lobo, o parte di lobo, del fegato: perché il fegato essendo insieme escretore e secernitore nel suo funzionamento agisce sul sistema in piú di due modi ».

La lettura di Cayce proseguiva spiegando come il collasso da eliminarsi nel sistema respiratorio della donna, nel fegato e nei reni aveva influito sul suo sistema nervoso, creando « disordini, non malattia », che si concludevano in una ipercloridia.

« Questa... fa sorgere le sensazioni di pesantezza nella testa, oppressione nella gola, la cattiva funzione del tessuto che produce muco nei bronchi, nelle cavità nasali, nell'antro, e di quelle condizioni in cui i tessuti molli vengono coinvolti. Questi sono solo sintomi, non cause e nemmeno reazioni. Piuttosto *avvertimenti* di disordini o disagi che minacciano il fisico [il corpo] ».

Dopo questa precisa diagnosi dei sintomi della signora (5439) e della loro causa, il chiaroveggente addormentato continuava con una discussione sulle forze mentali che operavano nella paziente.

« La paura è il maggiore spettro per gli elementi umani, perché nella paura avvengono quelle condizioni che distruggono la vitalità di ciò che abbiamo assimilato ».

Il consiglio che le dava, colpiva con inquietante esattezza i suoi piú segreti desideri:

« Gli sviluppi mentali dovrebbero svolgersi nella direzione di dirigere commedie, scrivere commedie, scrivere libri, scrivere canzoni perché questo può dare uno sfogo al sé per manifestare ciò che il corpo, l'essere mentale, può considerare un ideale. Trovare un ideale. Non perdere il sé nell'individuale né negli interessi accentrati sul sé, ma piuttosto in ciò che il corpo, il corpo mentale, il corpo spirituale, può considerare un ideale. Sono pronto per le domande:

D. 1. Quali libri può leggere il corpo per migliorare i suoi talenti letterari?

R. 1. Tacito, o Platone o simili, perché l'entità era collegata con Platone e l'avvicinarsi e l'allontanarsi di esso significa molto.

D. 2. Devo scrivere insieme a qualche altro o devo scrivere da sola?

R. 2. La paura appare qui, quando l'entità tenta di scrivere da sola; ma scriva da sola, e tenga questo presso il sé come un ideale, quando lo fa. Non abbia paura di esprimere realmente questi figli del corpo mentale che fluiscono nella meditazione, perché essi, con l'abitudine, cresceranno e non distruggeranno il sé: verranno solo offerti per amore del Creatore o del corpo stesso.

D. 3. Il corpo è necessario per gli affari di suo marito? È consigliabile per lei tornare agli affari?

R. 3. Sarebbe consigliabile che almeno nella sua capacità di dare consigli il corpo lo veda molto piú di quanto ha fatto recentemente; ma tornare da lui significherebbe attutire i tentativi propri del sé, e la personalità e l'*individualità* proprie del sé ne soffrirebbero...

D. 5. Gli affari avranno successo senza il corpo?

R. 5. Con il suo *avviso* e con il suo *consiglio* avranno successo.

D. 6. Quale atteggiamento dovrebbe assumere verso suo marito?

R. 6. Non semplicemente quello di una tolleranza doverosa, ma quello del giovamento; perché l'uno è *necessario* all'altro come in tutte le condizioni in cui vi sono due poli ». (5439-1)

Fui d'accordo con la sua interpretazione secondo la quale i sintomi provenivano da una condizione tossica, provocata, almeno in parte, da cause emotive e da un'eliminazione difettosa.

La signora (5439) non presentava un problema di salute eccezionalmente arduo, e certo la prescrizione di un trattamento a base di massaggi e di elettroterapia era opportuna nella nostra routine terapeutica.

Mi resi immediatamente conto che, con i massaggi, avremmo aumentato la sua circolazione. La terapia di drenaggio avrebbe alleviato la pressione nel cervello. Nel massaggio avremmo dovuto stare particolarmente attenti all'addome per stimolare il fegato e la milza, e avremmo dovuto operare sulle gambe per normalizzare e stimolare in esse la circolazione, stimolando cosí la circolazione in tutto il corpo.

Quanto al muco eccessivo, questo si presenta spesso quando la dieta non è giusta o quando vi è irritazione. È il modo naturale di cercar di guarire o di proteggere i tessuti perché non si infiammino eccessivamente. Alcuni cibi producono piú muco di altri (vedi il capitolo 5 sulla dieta e la nutrizione).

Il trattamento prescritto da Cayce richiedeva una elettroterapia con raggi ultravioletti, infrarossi, verde giallastro e arancione. Noi non ci rivolgemmo alla cromoterapia o terapia dei colori, ma usammo i raggi infrarossi e due tipi di raggi ultravioletti (l'uno ultravioletto puro e l'altro con il completo spettro solare prodotto da lampade ad arco). Mi interessai soprattutto all'uso dei raggi, che, secondo Cayce, avrebbe « livellato la circolazione alleviando questa condizione nel sistema nervoso centrale ».

Nella lettura fui colpito da una quantità di concetti che non solo toccavano una corda corrispondente alle mie stesse idee, ma rappresentavano un pensiero che, a quel tempo, non era generalmente accettato nel campo medico. Oggi, però, quelle idee sono divenute luoghi comuni.

Per esempio un'intera sezione era dedicata alle ansietà e alle paure della signora (5439) circa gli affari di suo marito. Ella aveva lavorato con lui in quello che, come seppi in seguito, era stato un affare di grande successo, ma poi si era in parte ritirata, e provava un senso di colpa perché nell'impresa si erano palesate alcune difficoltà. Un'altra parte della lettura era dedicata ai suoi desideri frustrati di attività letteraria, particolarmente nel campo teatrale. Cayce affermava che tutte queste tensioni, paure ed emozioni erano largamente responsabili dei disordini fisici. Nel 1930 la psicosomatica era un'idea nuova. Solo alcuni medici pionieri collegavano le condizioni emotive, mentali e spirituali dei loro pazienti con il loro stato di salute o di malessere, che Cayce interpretava letteralmente come mancanza o disturbo del benessere.

Arrivai anch'io alla stessa conclusione. Da giovane avevo insegnato ju jitsu e pugilato nell'esercito, prestando servizio sul confine messicano col 22° reggimento e poi nella guerra mondiale. Addestravo i soldati e li condizionavo fisicamente per farne dei « commandi ». Atleta io stesso, avevo fatto molto pugilato e avevo imparato presto che cosa significhi « dover combattere » e quale effetto le emozioni e le paure abbiano sulle condizioni fisiche e sul rendimento.

Ricordo un fatto divertente che fu per me una buona lezione in fatto di malattie psicosomatiche. Per vari anni ho avuto in cura Beniamino Gigli, il grande tenore italiano del Metropolitan. Quando l'autista di Gigli lo portò da me, egli aveva un eccesso di peso e soffriva di artrite tanto da dover annullare alcuni impegni. Io lo aiutai a rimettersi in forma, portandolo da 245 libbre a piú romantiche 195, e, dopo una cura di pochi mesi, non mancò mai a un solo impegno. Divenimmo amici — andavo in Italia con lui ogni due anni — ed egli voleva che abbandonassi la pratica e lavorassi solo con lui seguendolo nell'esercizio, nei massaggi, nella dieta e rafforzando la sua disciplina.

Un giorno seppi che Gigli doveva dare un concerto alla Carnegie Hall, e mi assicurai un annuncio pubblicitario che occupava tutto il retro del programma. Era intitolato: « Perché Gigli non viene mai meno a un impegno » ed esponeva tutto quello che avevo fatto per lui. Quando Gigli vide il programma, andò sulle furie come non avevo mai visto. Sebbene avesse un ben noto temperamento, le sue rabbie e i suoi cattivi umori non duravano mai a lungo. Ma questa volta tempestò come un uragano e, quel che è peggio, si prese un grave raffreddore. La rabbia aveva provocato un processo chimico creando acidi che lo avevano reso vulnerabile: e adesso era malato. Mancavano due giorni al concerto, e lui minacciava di annullarlo.

« Farete la figura dell'idiota davanti al mondo intero, voi e il vostro annuncio », mi gridò.

In tutta la vita non ho mai lavorato cosí duramente come in quei due giorni, ma lo rimisi in salute in tempo per salvare la reputazione di entrambi.

Gigli e il suo raffreddore mi tornarono a mente quando meditai sulla lettura fatta da Cayce per la signora S. (5439).

Nei mesi che seguirono il suo felice trattamento, ricevetti altri pazienti mandatimi da Cayce, ma dovevano passare due anni prima che ci incontrassimo. A volte i pazienti arrivavano con le letture, altre volte solo con un foglietto che indicava la terapia che doveva essere applicata. Talora le indicazioni erano molto precise, fino a indicare il genere di olio o la miscela di oli da usarsi per i massaggi e le precise dosi. Altre volte non vi erano indicazioni specifiche, lasciando al mio giudizio l'intera modalità del trattamento o l'applicazione dell'agente terapeutico.

Durante questi anni, in molte conferenze tenute davanti a medici o profani, ho detto piú volte che ogni tipo di cura ha guarito qualcuno, ma nessun tipo ha mai guarito tutti. La mia esperienza è stata eclettica, e ho una mente aperta. Ma non ne ho mai incontrato una eguale nella vasta schiera di terapie prescritte da Cayce. Esse comprendevano l'osteopatia, la chiroprassi, l'esercizio, la medicina convenzionale, le diete piú sofisticate, ogni forma conosciuta di idroterapia, di elettroterapia e perfino di chirurgia; e usava una straordinaria quantità di erbe, oli, raggi, colori e applicazioni originali da lui inventate.

Dove aveva imparato a conoscere il valore di tante diverse terapie per individui diversi, poiché non ve n'erano due eguali? Era una cosa inquietante, perché con tutta la mia conoscenza ed esperienza, trovavo impossibile migliorare i suoi suggerimenti. Trovavo anche difficile capire come un uomo potesse addormentarsi e dare consigli egualmente buoni o migliori di quelli che potevo dare io in stato di veglia.

Via via che uomini e donne continuavano a venire da me con letture o indicazioni di Cayce, io mi interessavo sempre piú alla fonte. Come aveva saputo il mio nome? Come aveva saputo del tipo di trattamenti che noi applicavamo e avevamo le possibilità di applicare? La mia curiosità aumentava perché, sebbene nessuno di noi lo programmasse coscientemente, un traffico a doppio binario diveniva sempre piú intenso fra il Reilly Physician's Service ed Edgar Cayce di Virginia Beach.

Una delle mie pazienti favorite era Clara Belle Walsh. Bionda, di proporzioni wagneriane, alta quasi sei piedi. Clara Belle era l'erede di una grande e vecchia famiglia del Kentucky, internazionalmente famosa come padrona di casa ospitale, patrona del teatro e della musica e intima amica della regina Maria d'Inghilterra.

Aiutò molti grandi attori e artisti, e ricordo in particolare di avere incontrato Vincent Lopez, allora sconosciuto, nel suo appartamento del Plaza Hotel, dove ella teneva corte quando era a New York.

Un giorno ci fece casualmente sapere, con un tono che non ammetteva dubbi, che Lopez (secondo una lettura di Cayce) era la reincarnazione di Leonardo da Vinci. Leonardo era mancino, e per questo Vincent Lopez dirigeva sempre con la mano sinistra.

La signora Walsh aveva una penosa indisposizione. Le sue gambe erano elegantemente affusolate, ma il ginocchio sinistro era artritico e aveva un'escrescenza. A volte il ginocchio premeva sull'escrescenza causando gonfiore e dolori terribili. Quando succedeva questo, ella mi mandava a chiamare e io correvo al Plaza per applicare impacchi che riducessero il gonfiore e per liberare il ginocchio bloccato. Questo le dava immediato sollievo. Una volta ero fuori città quando il ginocchio si bloccò per quattro o cinque giorni provocando una terribile infiammazione. Ella chiamò il medico del Plaza, che le diede dei farmaci, ma nemmeno il piú forte narcotico ebbe effetto su di lei. Soffriva atrocemente. Quando il medico del Plaza chiamò uno specialista, questi suggerí di aprire il ginocchio o, se necessario, amputare la gamba al ginocchio.

Tornato in città, trovai un fascio di messaggi urgenti da parte di Clara Belle. Corsi al Plaza e l'infermiera mi disse che la mia paziente era in stato incosciente, sotto l'anestesia che le avevano dato per tentare un massaggio. L'infermiera non voleva lasciarmi entrare nella stanza. Le spiegai che conoscevo benissimo le condizioni della signora Walsh e che l'avevo curata molte volte nel passato. Frattanto l'anestesia aveva perso la sua efficacia ed ella cominciò a gridare per il dolore. Appena udí la mia voce, chiese che mi si lasciasse entrare. Le feci degli impacchi, perché a quel punto il massaggio era impossibile, e, dopo aver tolto l'infiammazione, potei darle sollievo. Nei tre giorni che seguirono dovetti visitarla tre volte al giorno.

Dopo questo attacco, Clara Belle rimase preoccupata e un poco spaventata, e scrisse a Edgar Cayce sperando di avere una cura piú duratura. « Sono ricorsa a medici, alcuni dei quali volevano operarmi e altri suggerivano trattamenti con siero. Finora H.J. Reilly, del Reilly Physician's Service, mi ha aiutato piú di ogni altro medico. Credo che lo conosciate perché gli avete mandato molti pazienti ».

Ma io non lo conoscevo: non ci eravamo ancora incontrati. La signora Walsh mi portò la lettura fatta su di lei da Cayce, e il trattamento da lui prescritto coincideva con quello che ella aveva già ricevuto. Questa continua evidenza del nostro accordo nella filosofia e nella terapia, aumentò il mio desiderio e la mia decisione di incontrare questo sensitivo geniale di Virginia Beach, ma la mia vita era piena di gente e il tempo era scarso. Dovetti aspettare a lungo il grande momento.

La mia curiosità nei riguardi di Cayce avrebbe potuto essere soddisfatta molto prima se avessi saputo che due patroni del Reilly Health Service, il signor David Kahn e sua moglie, erano stati intimi amici e sostenitori di Edgar Cayce per molti anni. David Kahn, infatti, era ancora un ragazzo a Lexington, nel Kentucky, quando incontrò per la prima volta il sensitivo.

Un giorno, disteso sul tavolo del massaggio, David descrisse il suo primo incontro con Cayce, che era venuto a Lexington per curare una vicina paralizzata. David fu scelto per dare le indicazioni che occorrevano a Cayce quando cadeva in trance e per farlo svegliare. A quel tempo, David aveva solo quindici anni, ma mi disse che quell'incidente cambiò la sua vita inducendolo a dedicare una gran parte delle sue energie al lavoro di Cayce.

La vicina, la signora De Laney, migliorò notevolmente dopo che Cayce ebbe diagnosticato l'origine del suo male come un vecchio trauma alla spina dorsale in seguito a un incidente da molto tempo dimenticato. Vennero prescritti e somministrati un trattamento osteopatico e una particolare medicazione, e la signora De Laney si riprese notevolmente. Il « miracolo » fece una profonda impressione sul giovane e impressionabile David.

L'entusiasmo, l'amore e la devozione di David e Lucille Kahn per Edgar Cayce e per il suo lavoro di guaritore, divennero, per questa meravigliosa coppia, un impegno di tutta la vita, che cominciò nei primi del 1900, quando David incontrò per la prima volta Cayce, e continuò in comune dopo che David e Lucille si furono sposati nel 1927.

A sua volta Cayce li considerò come membri della sua famiglia. In una lettera scritta nel caso 1294, Cayce dice: « Abbiamo avuto la cara visita di Lucille e di David. Spero solo che questa cordialità non si raffreddi, ma li penso e li sento come se fossero della mia famiglia, e non potrei amarli di piú se fossero del mio stesso sangue ».

Poiché centinaia e forse migliaia di letture furono date in casa Kahn, David ebbe una conoscenza di prima mano delle tante cure condotte con la tecnica diagnostica non ortodossa di Cayce e dei successivi trattamenti. Bisogna ricordare che a quel tempo (1931-32), quando io stavo provando un cosí forte interesse per Cayce, nessuno dei piú diffusi libri sul sensitivo e « profeta dormiente di Virginia Beach » era stato scritto, e le sue letture non erano state ancora codificate e ordinate alfabeticamente per divenire un cosí ricco magazzino di materiale per gli scrittori, gli studiosi, gli scienziati e gli appassionati. Eccettuati alcuni occasionali articoli su giornali, la principale fonte di informazione fu orale. In David Kahn, Cayce trovò una potente tromba che squillava per chiunque fosse stato disposto ad ascoltare per cinque minuti le meraviglie di Cayce e delle sue cure.

Al tempo in cui ebbi David Kahn sul tavolo dei massaggi e cercavo di rilassarlo, egli era un affaccendato e fortunato uomo d'affari la cui fede nelle diagnosi di Cayce, nei suoi trattamenti, nelle sue profezie, nella sua filosofia e nella sua spiritualità era la pietra angolare della sua vita.

Non dovetti insistere molto per indurre David Kahn a parlarmi della storia di Cayce: una storia narrata cosí bene e tante volte che non ho bisogno di ripeterla qui. Se tuttavia vi è tra voi qualcuno che non ha ancora letto la biografia di Cayce, lo rimando a *La mia vita con Edgar Cayce* (1) di David e a *I miei anni con Edgar Cayce* (2) di Mary Ellen Carter, e agli scritti di altri due amici e pazienti: Tom Sugrue (3) e Jess Stearn (4).

Seppi cosí che Cayce aveva curato sua moglie stessa, Gertrude, malata di tubercolosi, facendole inalare fumi di acquavite dalle braci di un vecchio barilotto di quercia, e con la somministrazione di un certo narcotico in dosi non ortodosse; e che aveva salvato gli occhi di suo figlio Hugh Lynn, bruciati dal lampo di una macchina fotografica, con impiastri di acido tannico. Cayce trattava con successo l'incurabile psoriasi con aggiustamenti osteopatici e una semplice miscela di zolfo, crema di tartaro e sali di Rochelle oltre ad abbondanti dosi di tisane di verbasco e zafferano e acqua di olmo. Un misterioso male che imperversava nel mezzogiorno — in seguito identificato con la pellagra — venne superato con una dieta di rape; malattie di cuore furono ridiagnosticate come tossiemia e scomparvero miracolosamente quando al soggetto vennero somministrati una serie di lassativi, bagni di sudore, massaggi e idroterapia; tumori vennero eliminati con una dieta di uva e applicazioni giornaliere di empiastri di uva; impacchi di olio di ricino guarirono ossa fratturate, curarono malattie del fegato e della vescica e alleviarono l'epilessia; l'olio di arachide portò sollievo all'artrite; vennero date tre mandorle al giorno per prevenire tumori e cancri; una dieta di mele per tre giorni era un'abituale cura purificante di Cayce, che eliminò piú peccati del corpo di quanti ne abbia suggeriti a Eva il serpente dell'Eden. Lo scleroderma si ammorbidí e guarí con il trattamento di Cayce. Le guarigioni che si raccontavano sembravano vere cure miracolose.

Quanto piú ascoltavo tanto piú ero ansioso di conoscere quell'uomo che, senza alcuno studio né addestramento, aveva aiutato migliaia di persone da quando aveva cominciato a dar letture nel 1901. Mi immaginavo Cayce come una persona autoritaria, con occhi penetranti, gesti maestosi e la testa avvolta da un turbante. Ma l'Edgar Cayce che conobbi nel 1932 era un uomo alto, leggermente curvo, con grandi occhi, un volto aperto e modi estremamente dolci. Sembrava il parroco di qualche tranquilla chiesa di campagna, o appunto l'insegnante di scuola domenicale che fu per tutta la vita.

Ci incontrammo a desinare, e, appena ci fummo seduti a tavola, trasse un pacchetto di sigarette, ne accese una e tirò una boccata, ovviamente aspirando. Dovette cogliere il mio sguardo di disapprovazione e di sorpresa perché disse, quasi scusandosi: « È una foglia naturale ». (Le letture dicono che la foglia naturale è meno dannosa dei miscugli comunemente messi in vendita nei pacchetti di tabacco). E aggiunse: « D'altra parte non posso fare a meno di fumare ».

(1) David Kahn e Will Oursler, *My Life with Edgar Cayce*, Garden City, N.Y.: Doubleday & C., 1970.

(2) Mary Ellen Carter, *My Years with Edgar Cayce: The Personal Story of Gladys Davis Turner*, New York: Harper & Row, 1972.

(3) Thomas Sugrue, *There is a River* (Vi è un fiume), New York: Holt, Rinehart & Winston, 1942.

(4) Jess Stearn, *Edgar Cayce, the Sleeping Prophet*, Garden City, N.Y.: Doubleday & Co., 1967; New York: Bantam Books, 1968.

Era quello l'unico punto di netta differenza fra noi. Io non approvo il fumo.

Poi ordinammo il desinare. Notai che non faceva molta attenzione alle regole di dieta da lui stesso prescritte nelle letture. Cayce confessò di non essere uno specialista dell'alimentazione. « In realtà io non ho alcuna conoscenza medica. Io sono solo un canale dell'informazione che viene attraverso di me nelle letture ».

Era davvero modesto. Sebbene non avesse mai avuto un addestramento formale, aveva studiato le letture per piú di trent'anni, e al tempo in cui lo incontrai non era piú l'ignorante ragazzo di campagna che era stato da giovane quando aveva cominciato a usare le sue notevoli doti di chiaroveggenza. Aveva studiato ed era giunto a sapere molte cose.

Cosí cominciò un lavoro in comune che dura da quarantacinque anni: i quindici anni meravigliosi in cui Edgar Cayce visse su questo piano, e i trent'anni dopo la sua morte, nella mia pratica quotidiana di terapia naturale e senza farmaci da cui migliaia di persone affermano di essere state beneficate.

Nel novembre del 1933, Edgar Cayce, suo figlio Hugh Lynn e la sua segretaria Gladys Davis (divenuta poi Gladys Davis Turner) vennero a farmi visita a Sun Air Farm, una mia casa di cura di campagna che era attiva a Oak Ridge, nel New Jersey settentrionale. Fu la prima di molte altre visite simili e, stando a Hugh Lynn, suo padre le desiderava con ansia ed era felice di fare lunghe passeggiate nei boschi. Hugh Lynn Cayce ricordò quei tempi scrivendo alla signora Brod.

« Dopo le varie sedute che papà teneva dando letture a una quantità di persone a New York, stando in casa di David e Lucille Kahn o talora di qualche altro membro della ARE, facevamo visita al dott. Reilly nella sua Sun Air Farm. Vi furono molte di queste visite: a volte eravamo papà, mamma, Gladys Davis e io; altre volte andava con qualsiasi altro fosse con lui in quel momento a New York.

« Le letture non stancavano papà quanto il parlare con la gente dopo di esse. I pazienti insistevano nel descrivere i loro sintomi in ogni particolare, che papà non aveva alcun bisogno di ascoltare... Egli si sentiva cosí molto stanco e coglieva ogni occasione per allontanarsi... In tal modo l'amicizia fra mio padre e il dott. Reilly si faceva sempre piú intima.

« Gli piacevano in particolare i cibi preparati dalla signora Reilly... Era una cuoca eccellente, e cosí pure sua madre, che chiamavamo Ama. Avevano condotto dei ristoranti... A mio padre piacevano soprattutto i pasticci... e io ricordo ancora quanto erano grandi... assumevano proporzioni enormi e papà ne era ghiotto: li ricopriva di salsa di carne, il che era contrario a qualsiasi dieta prescritta... comprese quelle suggerite da papà nelle letture, alle regole dietetiche di Reilly e perfino a quelle della signora Reilly... Tuttavia tutti gustavamo con gioia i deliziosi cibi che ci venivano serviti... Papà elogiava la signora Reilly e Ama, sapendo che avrebbero superato se stesse nei loro trionfi culinari, e io ero pronto a unirmi a lui nel lodare entusiasticamente i padroni di casa.

« A papà piaceva anche parlare con quelli che erano là per i trattamenti. Essi non sapevano che lui era un sensitivo, e questo gli faceva piacere... naturalmente in quei tempi egli non era famoso come sarebbe divenuto in seguito, ed essi gli parlavano dei loro problemi e dei loro affari rendendolo felice di stare con loro e parlare con loro... Gli piaceva fare lunghe passeggiate nei boschi con gente di ogni tipo, ammirando le betulle e i faggi che circondavano il lago... Lo ricordo conversare con le personalità piú diverse che Reilly aveva in cura... alcuni di loro avevano problemi a causa del bere... altri erano persone famose e sarebbero rimasti molto stupiti nel sapere di aver parlato con un sensitivo.

« Papà era modestissimo, e io credo che questa fosse una delle ragioni principali dell'amicizia di papà col dott. Reilly: incontrare la strana gente che Reilly ospitava nel Reilly Health Service al Rockefeller Center di New York, e spesso alla Farm. Erano personalità famose... A volte tornava dopo aver trascorso un'intera giornata là, sperimentando tutto quello che veniva offerto in fatto di fisioterapia: bagni, bagni di vapore, massaggi, lampada solare; e quando tornava a casa era tutto eccitato per aver visto qualche comico famoso o qualche personaggio del cinematografo. Vi era sempre là qualche grossa personalità di Broadway... Papà era un grande ammiratore del teatro ed era felice di incontrare ogni tanto qualche figura di quell'ambiente ».

Come ricorda Hugh Lynn, suo padre si sentiva esaurito dopo aver trascorso due o tre settimane in città facendo letture, e allora andava a riposarsi a Sun Air Farm. A volte aveva un raffreddore o una congestione.

« Papà, come molti sensitivi, aveva una sorprendente capacità di ripresa. Poteva essere gravemente malato e, un attimo dopo, perfettamente sano. Aveva il potere di autosuggestionarsi nello stato inconscio o di accogliere, in questo stato, la suggestione di altri che gli fosse vicino e a cui fosse stato detto di suggestionarlo per aumentare la circolazione in date parti del suo corpo. Ho visto io stesso succedere questo.

« Nelle letture date a Sun Air Farm, includeva, al principio o alla fine, l'istruzione di aumentare la circolazione del corpo per eliminare la congestione o il raffreddore. E io potevo veder mutare il colore nella particolare parte del corpo a cui si rivolgeva la suggestione, per l'affluire del sangue. Era un eccellente soggetto nell'accettare inconsciamente la suggestione. Poteva cambiare tutto il flusso dell'energia nervosa ».

Ma Cayce non cambiò mai il suo tenore di vita per conformarsi ai suoi stessi suggerimenti circa la salute. Hugh Lynn dice che a suo padre piaceva mangiare certi cibi con i quali era cresciuto nel Kentucky. « Gli piacevano certe cose che mia madre gli preparava, ad esempio il maiale. Papà diceva a tutti di non mangiare maiale, ma ne era ghiotto, specialmente dei piedi di maiale. Amava la selvaggina e la raccomandava. Beveva caffè e raccomandava di farlo con moderazione. Raccomandava la moderazione nel fumo. Molti gli facevano domande circa il fatto che lui fumava: credo che in quei primi tempi, quando papà raccomandava la moderazione, il tabacco non fosse trattato come oggi. Bisogna ricordare che papà era cresciuto in una piantagione di tabacco. Era un accanito fumatore.

« Sí, papà mangiava tutto quello che voleva e a volte ne soffriva. Provava irritazioni, dolori di stomaco e congestioni. Ma allora si metteva in stato di trance e si liberava completamente di qualsiasi disturbo che potesse avere.

« Papà diceva sempre che, se non riusciva a far sorgere le sue vibrazioni sopra una fetta di carne, vi era in lui qualche cosa che non andava ».

A Sun Air Farm, Gladys Davis ebbe una notevole esperienza psichica. Fece un sogno che si realizzò. Gladys ha, piú o meno sistematicamente, preso nota dei suoi sogni fin dal 1924, un anno dopo essere divenuta la segretaria privata di Cayce. Essa dice.

« Alla fine di gennaio del 1934, Edgar Cayce, Hugh Lynn Cayce e io trascorrevamo il fine settimana in casa dei Ladd a Long Island. Erano entrambi cari amici e seguaci di Cayce. La sera della domenica la signora Ladd mi parlava delle difficoltà finanziarie di suo marito; il suo lavoro non era sicuro ed essi stavano per lasciare la loro casa. Nell'andare a letto ricordo di avere desiderato di fare qualche cosa per aiutare la famiglia Ladd. Quella notte fece un freddo terribile e io mi trovavo molto a disagio. Il mattino dopo fui svegliata da questo sogno:

« Udivo un colpo alla porta. Dicevo: " Avanti ". Il signor Ladd era lí con un secchio di carbone in mano e, indosso, una giacca sportiva. (Io lo avevo visto sempre in abiti da città). Entrò e accese il fuoco in una piccola stufa a carbone che era nella stanza, dicendo: " Adesso la stanza sarà calda e voi potrete alzarvi " ».

La signorina Davis riferí il sogno a Cayce e a Hugh Lynn tornando in treno a New York, il mattino stesso, e convenne con loro che il sogno doveva essere stato provocato dal suo disagio. « Tuttavia ricordo di aver notato la stranezza che la camera fosse diversa da quella che occupavo, la quale aveva due radiatori su due pareti opposte ».

Nei primi di aprile del 1935, la signorina Davis era ospite a Sun Air Farm. « La domenica mattina », ella racconta, « udii un colpo alla porta, dissi: " Avanti ", ed ecco il signor Ladd, in giacca sportiva e con un secchio di carbone in mano, che diceva: " Ho pensato che vi avrebbe fatto piacere accendere un po' di fuoco nella vostra stufa per attenuare il freddo, mentre vi vestite ". Notai che la stanzetta era esattamente la stessa che avevo sognato piú di un anno prima ».

Nel gennaio di quell'anno Ladd era divenuto amministratore di Sun Air Farm.

Durante la sua prima visita a Sun Air Farm, Cayce mi diede una lettura sulla mia vita, che cominciò alle 11,50 del mattino, il 12 novembre del 1933, e finí alle 12,40: un periodo molto lungo. Erano presenti mia moglie e mia figlia e cosí pure mio fratello, il dott. Reilly e signora, Pat e sua moglie. La lettura è troppo lunga per essere riportata qui, ma certe osservazioni si riferivano al mio lavoro futuro. Cayce notava che: « da parte di Giove vi sono cose che si riuniscono intorno al corpo [al soggetto]; e individui facoltosi, che hanno alte posizioni e potere negli affari e in tutte le attività della vita », e questa era una buona descrizione della mia clientela, specialmente di coloro che avrebbero sostenuto il Reilly Health Service nel Rockefeller Center (che allora era solo una speranza).

La lettura continuava: « Quindi coloro che sono in condizione da essere influenzati dall'ira, o dal temperamento, o da intime attività che hanno avuto influenze dannose nelle loro esperienze, saranno portati ad associarsi col corpo [soggetto]. Non coloro che hanno alienazioni mentali, ma coloro che hanno una mente debole per la debolezza del corpo fisico. Troviamo che essi saranno massimamente attratti dall'entità a causa della capacità propria dell'entità di favorire queste relazioni e queste associazioni... » (438-1).

Cayce disse che, tra le mie incarnazioni, ero stato un gladiatore romano nell'arena, che avevo servito con i soldati di Nerone e che « l'entità aveva la capacità di dominare nei giuochi dell'arena », cosa che sembra spiegare i miei interessi, fin dalla fanciullezza, per l'atletica e il condizionamento. Io mi sono sempre domandato il perché della mia inclinazione, dato che nessuno della mia famiglia, prima di me, era stato particolarmente portato all'atletica e alla terapia: « Per questo i giuochi dei Romani, i bagni dei Romani, le vesti dei Romani sono stati, per l'entità attuale... di un particolare interesse; e molto può essere raggiunto dall'entità attuale, seguendo quelle linee di pensiero pertinenti alla particolare attività dell'entità nel passato »; anche questa è una possibile spiegazione dei miei precoci interessi per l'idroterapia.

Cayce disse che, in Egitto, appresi le nozioni dell'arte della guarigione e di quella della musica: « Allora l'entità, mediante queste attività, fece molto bene ai malati, e aiutò coloro che potrebbero essere chiamati i medici di quell'epoca a stabilire luoghi di ritiro e condizioni che potessero essere utili agli individui e ai gruppi per purificare i loro corpi e le loro menti con l'attività del loro corpo e la classificazione dei cibi in quel periodo » (438-1).

Questo può forse spiegare il mio eccezionale successo con i musicisti a partire dall'epoca di questa lettura.

Le letture parlano di altre due incarnazioni: l'una come membro dei seguaci di Eric il Rosso, « quando l'entità faceva parte del gruppo che fece il primo tentativo di un insediamento permanente nella terra conosciuta come Vineland sulle coste di Rhode Island e parte delle terre a Nord del Massachusetts. Allora l'entità era forte nel corpo, nella mente e nelle attività di terra e di mare, e si chiamava Osolo Din ».

Un'altra incarnazione sarebbe avvenuta nell'Atlantide. Si diceva molto altro sul mio carattere, le mie emozioni e la mia vita spirituale, il tutto con molta esattezza e acutezza nel descrivermi quale sono adesso e quali sono state le radici delle mie attuali caratteristiche nelle mie precedenti incarnazioni. In ogni caso, la lettura stabilisce oltre ogni dubbio che io ero predestinato a guarire attraverso la fisioterapia e la terapia senza farmaci, e che avrei compiuto questo lavoro in molte vite future come avevo fatto in quelle passate.

Nel periodo in questione potei far domande circa qualche cosa che mi faceva passare notti insonni. Stavo negoziando un terreno per ampliare il Reilly Health Service Institute in Rockefeller Center, che era allora in costruzione. David Kahn e un ricco cliente che aveva lavorato in stretta vicinanza con gli ufficiali del RCA mi aiutavano. Il mio cliente mi aveva aperto un fido in banca perché io non disponevo dei 125.000 dollari necessari per erigere un tale stabilimento. Comunque avevamo trovato un ostacolo dopo l'altro nel trattare con i finanziatori e gli amministratori della costruzione.

Al tempo in cui Cayce faceva le letture sulla mia vita, avevo negoziato per piú di due anni e mi sentivo molto scoraggiato. In realtà stavo per lasciar cadere tutto. Chiesi a Cayce: « È consigliabile che continui nei miei sforzi per fondare uno stabilimento in Radio City? ».

« È consigliabile continuare », mi rispose. « Troviamo che questo culminerà verso la fine dell'anno venturo, quando le influenze degli sforzi di altri dall'esterno saranno attratte verso l'attività dell'entità e porteranno migliori rapporti ».

Seguivano altre parole di guida e di rassicurazione. Incoraggiato dalla lettura, persistetti. Quattordici mesi dopo, nel dicembre del 1934, mi fu mandato il contratto per la firma. Era compreso in esso tutto ciò per cui mi ero dato da fare. Tuttavia durante le negoziazioni e le progettazioni per il mio stabilimento, avevo trovato che lo spazio di cui avevo bisogno era ancora piú grande di quanto avessi previsto. Mi occorreva un altro migliaio di piedi quadri di terreno. Dovevo cercare di cambiare i termini del contratto o lasciarlo come era?

Con la fiducia generata in me dalla lettura di Cayce, tentai la possibilità massima e chiesi un terreno piú vasto. Quelli del Rockefeller accettarono la mia richiesta rendendomi un uomo felice e confermando le grandi doti di precognizione di Edgar Cayce.

Sono sempre stato profondamente grato a Cayce e ho cercato di esprimere questa gratitudine in modo concreto. Se in qualsiasi momento una persona aveva avuto una lettura in cui il tipo di lavoro che doveva essere eseguito nel mio istituto andava oltre le possibilità finanziarie del paziente, io gli offrivo volentieri, gratuitamente, tutti i trattamenti necessari. E ho fatto onore a questo impegno per tutta la vita dell'Istituto.

Negli anni seguiti alla morte del mio amico, ho cercato di onorare la sua memoria facendo pieno uso di molti suggerimenti da lui dati per il corpo e la mente. E ho insistito perché chiunque volesse venire trattato da me divenisse membro dell'ARE (Association for Research and Enlightenment). Faccio questo non solo per il mio interesse di sostenere l'organizzazione ma perché l'atteggiamento del paziente è della massima importanza. Se il paziente non è in armonia mentalmente e spiritualmente, i risultati possono essere molto deludenti. L'atteggiamento è di importanza vitale per ottenere il successo con i trattamenti di Cayce. La parola chiave è « armonia ». Cayce e io avevamo un comune punto di vista. Noi non curiamo malattie, ma trattiamo e curiamo persone e diamo loro insegnamenti. Credo che questa citazione da una delle sue letture compendi questa filosofia della guarigione:

> « ...ogni forza, ogni guarigione di qualsiasi natura è il cambiamento delle vibrazioni dall'interno, l'armonia del divino che è nel tessuto vivente di un corpo, con l'Energia Creativa. Solo questo significa guarire. Sia che si ottenga con l'uso di farmaci, col bisturi o con altro, esso consiste nell'armonia della struttura aotmica della forza cellulare vivente con la sua eredità spirituale ». (1967-1)

capitolo 3

# *La filosofia della guarigione secondo Cayce*

*« Certo gli atteggiamenti spesso influenzano le condizioni fisiche del corpo. Nessuno può odiare il suo vicino senza avere disturbi di stomaco o di fegato. Nessuno può essere geloso e abbandonarsi all'ira senza avere una cattiva digestione o disturbi di cuore »*. (4021-1)

*« ...noi amministriamo quelle attività che portano a una normale reazione attraverso queste parti, stimolandole a una attività proveniente dal corpo stesso, piuttosto che far dipendere il corpo da rifornimenti che rubano a parti del sistema la capacità di produrre attività in altre parti, o far ricevere al sistema elementi di reazioni chimiche fornite senza risvegliare le attività del sistema stesso per una condizione piú normale »*. (1968-3)

*« Tranquillità e meditazione per mezzo minuto o un minuto porteranno forza: il corpo la vedrà fisicamente fluire verso il sé tranquillo, sia che cammini, o stia fermo o riposi. È anche bene che, quando è solo, mediti in silenzio, come il corpo ha fatto »*. (311-4)

EDGAR CAYCE

L'atteggiamento del paziente è di primaria importanza per ottenere successo con la terapia « Cayce CARE ». Molto prima che la medicina ufficiale avesse generalmente accettato il concetto di malattia psicosomatica, Cayce aveva riconosciuto l'unità del corpo, della mente e dello spirito.

Alcuni di voi ricorderanno il famoso canto di Adelaide nello spettacolo musicale *Guys and Dolls* (Fantocci e bambole) in cui ella attribuisce il suo raffreddore alla frustrazione causatale dal suo innamorato. Molti anni prima di questo successo di Broadway, Cayce disse a un uomo di 36 anni: « ...quando sorge in voi un'inquietudine o uno scatto d'ira, essi influiscono sul sistema cosí da bloccare il flusso della circolazione nei canali eliminatori. Cosí potete prendervi un brutto raffreddore per esservi arrabbiato, o per avere maledetto qualcuno, perfino se si tratta di vostra moglie ». (849-75)

E ad altri disse:

« Perché l'ira può distruggere il cervello al pari di ogni malattia. Perché è essa stessa una malattia della mente. (3510-1)

D. 4. Qualche altro consiglio?

R. 4. Solo per quel che riguarda gli atteggiamenti. È indicato per molte persone e va benissimo qui: non arrabbiatevi e non maledite alcuno, mentalmente o a voce. Questo porta piú veleno di quanto possa essere creato perfino dal mangiare cibi guasti. (470-37)

D. 7. Lavoro troppo per la mia salute?

R. 7. Se il corpo si immagina di lavorare troppo, lavora veramente troppo. Ma se voi considerate il lavoro come un giuoco e una buona occasione, esso non è eccessivo. (1968-6)

D. 5. Come posso evitare di preoccuparmi tanto per la salute di mia moglie?

R. 5. Perché preoccuparvi quando potete pregare? Sappiate che il vostro potere è molto limitato. Il potere della Forza Creativa è infinito. (2981-1)

Ecco alcuni esempi dell'intuizione di Cayce circa gli effetti delle emozioni e degli atteggiamenti sul corpo:

« Certo gli atteggiamenti spesso influiscono sulle condizioni fisiche del corpo. Nessuno può odiare il suo vicino senza avere disturbi di stomaco o di fegato. Nessuno può essere geloso o abbandonarsi all'ira senza avere una cattiva digestione o disturbi di cuore. (4021-1)

« Perché gli intimi poteri devono essere spiritualizzati. Non che il corpo non sia disposto spiritualmente, ma deve essere disposto spiritualmente per ottenere un sufficiente controllo sul potere della mente nel corpo cosí da provocare le vibrazioni delle strutture atomiche per produrre le forze che dànno salute invece di accogliere la continua suggestione " sono malato e rimarrò malato ". Queste reazioni devono essere condotte per suggestione e per applicazione. Perché sappiate che, come è stato detto all'inizio, è necessario dominare la terra. L'uomo è fatto, fisicamente, dagli elementi che sono nella terra. Cosí, se non vi è un coordinamento degli elementi dell'ambiente in cui l'animale-uomo opera, egli è fuori dell'armonia, e alcune parti ne soffrono. Egli deve controllare e comandare questi elementi. Deve sottomettere, usare, controllare questi ambienti e le loro influenze, non esserne controllato ». (3455-1)

« ...tenete la mente in questa condizione con i mezzi che sono stati messi in evidenza per lo sviluppo delle forze fisiche, mentali e spirituali; mantenendo questi contatti in modo da risvegliare nel fisico le sue capacità di ricreare in se stesso ciò che è necessario per lo sviluppo delle forze dell'anima e dello spirito attraverso l'uomo mentale; sempre ricordando che il fisico deve essere tenuto in modo tale che il mentale possa manifestarsi... ». (249-10)

« ...lo spirito è del Creatore, e il tuo corpo è il tempio di quello spirito manifesto nella terra per difenderlo o usarlo nel tuo proprio ego, o nel tuo compiacimento, o nella tua gloria, o nella gloria di Colui che ti ha dato la vita e l'immortalità, se vuoi preservare quella vita e quello Spirito di Lui ». (2448-2)

« ...è necessario tenere il corpo in armonia e puro come è necessario tenere un giusto atteggiamento mentale e giusti propositi e desideri spirituali, e, soprattutto, mantenere tutti e tre coerentemente; e non essere una cosa in una situazione e un'altra in un'altra... Operate bene fisicamente, mentalmente e spiritualmente e otterrete il meglio ». (5203-1)

Il dott. John A. Schindler, di Monroe, nel Wisconsin, autore del diffusissimo libro *Come vivere 365 giorni all'anno* (1), afferma che dal 35 al 50 per cento dei malati sono malati perché sono infelici. Il suo calcolo può dover essere riveduto alla luce dell'importante opera sulla tensione condotta dal dott. Hans Selye, direttore dell'University of Montreal's Institute of Experimental Medicine and Surgery. Il dott. Selye sottopose dei ratti a una varietà di tensioni: freddo, fatica, frustrazione, rumore, veleno, odio, ansietà e paura: esperimenti che rivoluzionarono il pensiero medico. « Quale che fosse la natura della tensione, ne risultò lo stesso tipo di intimo collasso. La pressione del sangue aumentò. All'autopsia i ratti presentarono un imponente ingrossamento delle importantissime ghiandole surrenali, contrazione del timo e delle ghiandole linfatiche e ulcere peptiche » (2).

L'United States Office of Vital Statistics nel Dipartimento della Sanità, Istruzione e Benessere classifica le seguenti come malattie psicosomatiche: colite ulcerosa, ipertensione, costipazione cronica, mal di testa, esaurimento, artrite, insonnia, male di schiena, e una quantità di altre malattie comprese l'asma e le allergie.

Moderne e piú esoteriche tecniche di ricerca con la fotografia Kirlian — un processo sviluppato dai Russi per fotografare i campi di bioenergia in un organismo vivente e attorno a esso (che Edgar Cayce poteva vedere e chiamava « aura ») — postulano adesso che la malattia si presenti nel campo di energia del paziente prima che i sintomi divengano palesi nel corpo.

Una quantità di noti e rispettati scienziati americani opera in questo campo di ricerca, fra i quali il dott. William Tiller, fisico della Stanford University; la dott.ssa Thelma Moss, alla U.C.L.A.; i dottori Stanley Krippner e Montague Ullman del Laboratorio del Sogno al Maimonides Hospital di New York City; e i dottori Gerald Jampolsky di Tiburon, in California, e Gary Pook, che hanno sviluppato il primo processo di cinematografia Kirlian negli Stati Uniti.

Esaminiamo adesso i mezzi usati da Cayce per ottenere la normalizzazione dell'assimilazione, dell'eliminazione, della circolazione e del rilassamento. Nonostante la sua mancanza di istruzione formale, la terminologia di Cayce, quando era in trance, e la comprensione dei processi corporei erano esatte dal punto di vista medico. Le sue letture fisiche di solito contenevano una analisi del sistema sanguigno e del sistema nervoso, lo stato degli organi e delle loro funzioni, le cause dei sintomi e le prescrizioni per eliminarle. Quando esistevano problemi mentali, emotivi e spirituali, egli li analizzava e li riferiva ai disturbi fisici.

Richiesto di come poteva fare la diagnosi di una persona distante mille miglia e che non aveva mai visto, Cayce rispose:

« L'informazione data o ottenuta da questo corpo [lui stesso] è tratta dalle fonti da cui la suggestione [che veniva data verbalmente a Cayce da chi dirigeva la lettura] può ricavare la sua informazione.

(1) John A. Schindler, *How to Live 365 Days a Year*. New York: Prentice Hall, 1954.
(2) Hans Selye, « How to Avoid Harmful Stress » (Come evitare la dannosa tensione), *Today's Health* (luglio 1970).

« In questo stato di trance la mente conscia diviene sottomessa alla mente subconscia, superconscia o dell'anima; e può comunicare e comunica con menti della stessa natura, e la forza subconscia o dell'anima diviene universale. Da ogni mente subconscia si può ottenere informazione, sia da questo piano, sia dalle impressioni lasciate dagli individui che sono già trapassati...

« Attraverso le forze dell'anima, attraverso le menti di altri presenti o già trapassati, attraverso il soggiogamento delle forze fisiche in questo modo, il corpo [Edgar Cayce] ottiene l'informazione ». (3744-2)

La spiegazione di Cayce, secondo cui la giusta diagnosi e la conoscenza guaritrice stanno nel subconscio del malato, non è molto lontana dalla tecnica usata da chi pratica la psicoanalisi e la psichiatria di Freud e di Jung per trattare i pazienti. Cayce lo esprime cosí:

« Ogni guarigione procede dal divino che è nell'intimo... Cosí, se si vuole correggere disturbi fisici o mentali, è necessario cambiare l'atteggiamento e far sí che le forze vitali divengano costruttive e non distruttive. L'odio, la malizia, la gelosia creano solo dei veleni nella mente, nell'anima e nel corpo ». (3312-1)

E a proposito della capacità del corpo di curare se stesso, ha detto:

« ...entro ogni essere fisico esistono gli elementi con cui gli organi... sono resi capaci in se stessi di fornire ciò che è necessario per riempire e ricostruire ». (3124-1)

Ogni giorno il nostro corpo deve fabbricare milioni di nuove cellule. La nostra salute e la nostra gioventú dipendono dalla nostra capacità di farlo. Quando non possiamo piú farlo, invecchiamo e moriamo. Possiamo vedere che anche in questo Cayce anticipava di molto il pensiero medico attuale ed era perfettamente al livello delle ultime ricerche sulle cellule.

Il dott. Roger Williams dice: « È conoscenza comune che le cellule del nostro corpo traggono il loro rifornimento di materiali grezzi in gran parte dalla circolazione del sangue. Non è cosí generalmente noto che ognuno di noi ha un suo proprio modello di circolazione, e che il rifornimento di una conveniente quantità di ossigeno e di circa una quarantina di sostanze nutrienti a miliardi di cellule in tutto il corpo è un'impresa logistica imponente » (3).

Poiché dobbiamo dipendere dal cibo, dall'acqua e dall'aria per nutrire queste cellule e dalla capacità del nostro corpo di metabolizzare tali elementi e nutrirle mediante il rifornimento di sangue, è facile anche per il profano capire perché un'assimilazione, eliminazione, circolazione e rilassamento sufficienti siano cosí importanti e interdipendenti per la salute.

(3) Roger J. Williams, *L'alimentazione contro la malattia* (*Nutrition Agaist Disease.* New York: Pitman Pub. Co., 1971, pag. 32; Bantam Books, 1973).

**Assimilazione**

Consideriamo dapprima l'assimilazione. Cayce precedeva di molto il suo tempo nel capire l'importanza della nutrizione come causa, cura e prevenzione dei mali:

« Dovrebbe esservi un avvertimento per tutti i corpi [relativamente all'assimilazione e alla eliminazione]... perché se l'assimilazione e l'eliminazione fossero tenute piú vicine al *normale* nella famiglia umana, i giorni potrebbero essere estesi a qualsiasi periodo desiderato; *perché il sistema è costruito da ciò che assorbe*, e può portare risuscitazioni finché le eliminazioni non sono di ostacolo ». [Corsivo nostro] (311-4)

Nel campo della dieta e della nutrizione, Cayce ha dimostrato di essere buon profeta come in altri campi piú noti e fascinosi. La ricerca scientifica corrente in biologia e biochimica ha confermato l'essenziale esattezza di molte sue teorie. Disgraziatamente la pratica medica non si è ancora messa in pari con la ricerca.

Cayce si interessò dei cibi e delle bevande, delle combinazioni in cui dovevano essere ingeriti e delle loro interazioni chimiche nei processi digestivi; del come e del dove i cibi si erano formati ed erano giunti sulla tavola; del metodo con cui erano stati cucinati; e delle condizioni emotive, mentali e spirituali al momento del pasto. Egli capí anche le differenze fra dieta, nutrizione e assimilazione. La dieta è lo schema di quello che si deve mangiare; la nutrizione è lo studio di ciò che avviene al cibo, nel corpo, dopo che è stato mangiato; e l'assimilazione, nella sua concezione, è la capacità dell'individuo di utilizzare il cibo e l'attività del corpo nei complicati processi metabolici di digestione e di eliminazione del materiale non digeribile.

La vostra nutrizione, nel coinvolgere molti fattori, ha un grande effetto sulla vostra personalità, sia che siate Caspar o Millie Milquetoast, o Superman, o Glamour Gloria.

Quello che avviene al cibo dopo che lo avete inghiottito (assimilazione) dipende in gran parte dagli altri tre ingredienti del complesso CARE di Cayce: circolazione, rilassamento ed eliminazione.

Nel corso degli anni, io ho trattato molte donne e alcuni uomini che avevano sviluppato una osteoporosi nell'ultimo periodo della vita. L'osteoporosi è un inconveniente che consiste nell'assottigliarsi delle ossa che diventano porose e decalcificate. Molti di questi pazienti erano stati bevitori di latte per tutta la vita o comunque avevano seguito una buona dieta, ma a un certo momento — di solito, nelle donne, dopo la menopausa — avevano perso la capacità di assorbire il calcio. In questi casi molti sono stati aiutati da una dieta ricca di calcio accompagnata da esercizio quotidiano e massaggi. L'aumentata circolazione li aiuta ad assorbire il calcio. L'esercizio e gli equivalenti dell'esercizio, come il massaggio, che stimola la circolazione, hanno un'importanza vitale nell'assimilazione del cibo, argomento che approfondiremo nei capitoli successivi. Cayce specificò anche certi esercizi da compiersi per stimolare l'Assimilazione. (Vedi capitolo 7).

Tutti riconosciamo l'importanza del rilassamento per la digestione. Se mangiamo quando siamo stanchi, adirati, eccitati, sotto tensione o altra emozione, i cibi piú nutrienti ci daranno un'indigestione, e, se ci abituiamo a questo, ne deriverà infine un'ulcera. Troppo cibo mangiato troppo rapidamente ha ucciso parecchie persone. Ho detto sempre alle mie clienti dell'istituto: « Un modo eccellente per restare vedove è quello di servire a vostro marito un buon cibo, bene equilibrato, ben cucinato e servito in modo attraente, e poi discutere con lui o tormentarlo mentre mangia ».

E dico ai miei tanti finanziatori: « Non portate i vostri affari a colazione con voi. È una pessima compagnia che procurerà l'ulcera; e non portateli a desinare: potrebbero procurarvi l'intera famiglia delle ulcere o un divorzio ».

D. 4. Perché vi sono difficoltà nella digestione?
R. 4. Molte cose che si potrebbero digerire facilmente, se mangiate quando il corpo è adirato, possono riuscire indigeste. E questo sia nel corpo di un bambino come in quello di un vecchio di 105 anni. In ogni età, mangiare quando si è adirati produce veleno, come in qualsiasi altra cosa che si faccia quando si è adirati ». (3172-2)

## Eliminazione

Cayce ha dato questa informazione:

« ...Purificate il corpo come la mente di quelle cose che sono state ostacolate. *Le cose che ostacolano fisicamente sono le scarse eliminazioni. Procurate migliori eliminazioni nel corpo.* Per questo l'osteopatia e l'idroterapia sono quasi la base di tutti i trattamenti necessari per le incapacità fisiche ». [Corsivo nostro] (2524-5)

La parola eliminazione è un termine di vasta portata. Noi eliminiamo attraverso gli intestini, attraverso la pelle e i polmoni. Tuttavia, se considerate un buon numero di letture di Cayce, troverete che tutti questi canali di eliminazione sono studiati a fondo. In queste letture egli spiega, con prodigiosa esattezza medica e intelligenza, come le devastazioni si accumulano nel corpo.

« ...ogni attività, sia la pulsazione del cuore o il movimento di una mano, l'uso della vista, della parola, l'andare a passeggio o altro, è *uso* di energia nel corpo, e questa energia lascia quelle che potremmo chiamare ceneri, o, piú comunemente, *scorie.* Poiché la circolazione passa attraverso il sistema, l'attività naturale è quella che si svolge secondo l'attività dei corpuscoli; *queste [scorie] sono immesse nei canali non solo del canale alimentare come le scorie del cibo che si formano nel corpo...* La reazione nervosa e muscolare portata nel rifornimento del sangue, deve essere, attraverso l'attività del fegato e dei polmoni, liberata attraverso l'uno o l'altro di questi canali... È liberata nel respiro, attraverso l'attività del fegato, come funzionamento escretorio di secrezione; in altre parole le secrezioni sono attività del sistema e, venendo immesse nel sangue con l'attività del pancreas, del condotto biliare, della milza, tutte... portano via scorie come nel resto del sistema. Se i canali di eliminazione sono coordinati fra loro, le scorie sono portate via in modo *regolare* ». [Corsivo nostro] (480-8)

Molta gente vive prendendosi casualmente delle costipazioni croniche, senza rendersi conto della loro serietà e di quali malattie possano portare. Il dott. Max Bircher-Benner, pioniere della medicina preventiva famoso in tutto il mondo (probabilmente conosciuto in America soprattutto per il suo alimento organico svizzero per la colazione), citava continuamente il professor Elie Metchnikoff, dell'Istituto Pasteur, il quale chiamava « uccisore di uomini » l'intestino crasso.

« Ma non solo », fa notare il dott. Bircher-Benner, « i veleni sono portati spesso nel sangue, ma le membrane mucose, che sono una sorta di barricate, permettono ai germi di passare. È questa l'origine dell'accumularsi del bacillus coli nei reni e nel condotto biliare... Diventano necessarie operazioni serie come la rimozione della cistifellea; e il male non ha mai termine » (4).

Quanto ai rimedi, il dott. Bircher-Benner (e io sono con lui) scredita l'uso dei lassativi, che è fortemente aumentato dopo la sua morte avvenuta nel 1939. « La quantità di lassativi che viene cosí largamente usata da milioni di persone costipate non è affatto innocua. Essi non eliminano mai i pericoli inerenti a ogni costipazione: l'autointossicazione e le sue incurabili conseguenze. La facilità del loro uso distoglie i medici e i pazienti dall'applicare misure drastiche che curerebbero effettivamente. A questo proposito possiamo citare le parole di Nietzsche: « Quelle che sembrano scorciatoie significano sempre un pericolo per il genere umano. Appena ode la felice notizia di una scorciatoia, l'uomo lascia la sua strada e smarrisce la via » (5).

Prima di descrivere i rimedi usati da Cayce per trattare l'eliminazione — non una scorciatoia, ma una vera guarigione — vorrei mettere in evidenza il parallelismo tra la filosofia e la sapienza del grande medico Bircher-Benner e Cayce, l'uomo semplice che aveva raggiunto la sua conoscenza mediante le sue doti di sensitivo. Entrambi sono morti, ma la loro opera non solo vive ma diventa ogni giorno piú viva e rilevante.

Il grande centro di cura che il dott. Bircher-Benner fondò in Svizzera per applicare le sue teorie è oggi piú popolare che mai e le massime celebrità del mondo vi si affollano per ringiovanire (6). Similmente le letture mediche e salutari di Cayce attraggono sempre piú medici, osteopati, terapisti di ogni genere e pazienti alla clinica di Phoenix e a Virginia Beach. E io credo che abbiamo ancora una miniera d'oro di informazioni salutari sepolta in quelle letture, dalle quali abbiamo estratto solo poche pepite.

In qual modo Cayce superò il problema dell'eliminazione?

(4) Bircher-Benner, *The Prevention of Incurable Disease* (La prevenzione della malattia incurabile), pag. 23.
(5) Ivi, pag. 25.
(6) Vedi Ted Burke « Recipes for Rejuvenation » (Ricette per ringiovanire), *Harter's Bazaar* (marzo 1973), pag. 154.

In casi di estrema tossiemia egli raccomandò un digiuno controllato per purificare completamente il corpo: o tre giorni a dieta di mele, o quattro giorni a dieta di uva, o cinque a dieta di arance: tutte verranno descritte con istruzioni nel capitolo 11.

Se non controindicate, noi diamo sempre irrigazioni giornaliere del colon, seguite da impacchi di olio di ricino per migliorare l'eliminazione e stimolare la cistifellea, la milza e gli organi della digestione. Cayce era un grande difensore delle irrigazioni del colon:

« Fate un'irrigazione del colon ogni tanto o fatevela somministrare scientificamente. Una irrigazione del colon vale circa quattro o sei clisteri ». (3570-1)

Al capitolo 11 parleremo delle irrigazioni del colon e dei clisteri dando istruzioni.

Cayce era anche molto incline a ogni forma di idroterapia e massaggio per l'eliminazione come per la circolazione:

« Perché l'idroterapia e il massaggio sono misure insieme preventive e curative. Perché la purificazione del sistema permette alle forze corporee stesse di funzionare normalmente ed eliminare cosí i veleni, le congestioni e le condizioni che diverrebbero acute nel corpo ». (257-254).

Per promuovere l'eliminazione attraverso i reni, Cayce consigliava di bere acqua, da sei a otto bicchieri al giorno.

« Dovrebbe esserci piú acqua presa nel sistema in modo piú consistente, cosí che il sistema, specialmente nei sofferenti di fegato e di reni, possa funzionare piú nominalmente [normalmente?], producendo cosí il giusto modo per eliminare le scorie del sistema, perché, come vediamo, vi sono molti canali di eliminazione nel sistema. Per questa ragione ogni canale dovrebbe essere tenuto in quell'equilibrio in cui la condizione non è portata a una condizione accentuata in alcuna delle condizioni del funzionamento di eliminazione: senza sovraffaticare i polmoni, senza sovraffaticare il fegato, senza sovraffaticare i reni, senza sovraffaticare il sistema respiratorio, ma mantenendo tutti in un eguale stato...

« La mancanza di questa acqua nel sistema crea, dunque, l'eccesso di quelle eliminazioni che dovrebbero nominalmente [normalmente] essere purificate attraverso il canale alimentare e attraverso i reni sulla base della circolazione capillare... [Questo porta, a volte], congestione o una condizione menomata » (257-11).

Molti pazienti inviatimi da Cayce presentavano prescrizioni e istruzioni per bagni di « sudore » e di « vapore ». Il bagno di vapore è una leggera suffumigazione in cui si usano sostanze chimiche, oli o farmaci che vaporizzano facilmente. Di solito li somministriamo in un gabinetto elettrico, ma daremo istruzioni per un uso domestico nel capitolo 10. Cayce spesso raccomandava che fossero usati, per provocare il vapore, atomidina (« iodio atomico »), olmo, nocciuolo o eucaliptus, con balsamo o olio di pino.

L'eliminazione attraverso la pelle ha molta importanza perché la pelle normalmente compie circa un ventesimo del lavoro dei reni. Quando l'eliminazione attraverso la pelle è accelerata, può compiere praticamente un decimo del consueto lavoro dei reni. La stimolazione attraverso la pelle è dunque importante per l'eliminazione, perché può aiutare la funzione dei reni e impedire che essi vengano sovraccaricati. I bagni di vapore vengono usati non solo per la pelle, ma anche per inalazione, aiutando cosí l'eliminazione attraverso i polmoni.

Gran parte dell'eliminazione avviene attraverso i polmoni, per mezzo di profondi respiri. Quando fate un profondo respiro, specialmente se lo esalate completamente, spingendo fuori dai polmoni l'aria residua, contribuite ad affrettare l'eliminazione di biossido di carbonio, che è il prodotto finale della fatica. I rifiuti delle proteine vengono pure eliminati attraverso i polmoni sotto forma di biossido di carbonio. Il flusso sanguigno raccoglie parte delle scorie di acido e le trasforma in gas, che è scambiato con ossigeno nei polmoni. Cayce dava molta importanza ai respiri profondi, e imitava anche alcune pratiche di respiro usate nello yoga, incorporandole e combinandole con esercizi di tensione e di piegamento della tradizione yoga (vedi capitoli 6 e 7).

Prima di lasciare l'argomento dell'eliminazione, ricordiamo che Cayce usava anche il cibo e la dieta come terapia per aiutare questa condizione:

« Troviamo che questi cibi sono il meglio per eliminare forze del corpo attraverso il canale alimentare; ossia le verdure provocheranno una migliore eliminazione. Come parte della dieta (al mattino o alla sera) usate anche fichi secchi, uva, albicocche o pere. Vi accorgerete che tutti sono validissimi per aiutare il corpo in questo senso ».

## Circolazione

L'importanza di una buona circolazione è evidente anche per il profano quando si pensa che togliere il sangue dal cervello solo per pochi minuti provoca il coma; con qualche minuto in piú (da sei a otto per l'esattezza), il cervello viene permanentemente danneggiato. Il pauroso prevalere dell'arteriosclerosi — con i suoi tristi compagni: paralisi, attacchi di cuore, senilità e altri disturbi mortali — dovrebbe ammonirci a far di tutto per mantenere una buona circolazione. La circolazione e le capacità del sangue di portare glucosio possono essere aiutate in modo prodigioso dall'esercizio, che spesso era prescritto da Cayce il quale lo fece in piú di mille e trecento letture. Dove appariva una seria patologia (e bisogna ricordare che molti di coloro che andavano da Cayce erano individui gravemente malati che si erano fatti curare dalla medicina ufficiale e ne erano stati congedati senza speranza), egli prescriveva gli equivalenti dell'esercizio: massaggi, idroterapia, osteopatia, chiroprassi e altre terapie di manipolazione che dovevano essere praticate da esperti. Ecco quello che diceva di un buon rifornimento sanguigno, che è uno stato cosí dipendente da una buona circolazione:

« ...non vi è condizione nel corpo che non possa essere fatta risalire al rifornimento del sangue, perché il flusso sanguigno non solo ricostituisce le forze del corpo, ma prende le forze usate e le elimina attraverso i loro propri canali in varie parti del sistema ». (283-2).

Fra parentesi devo far notare qui che, nel discutere il rifornimento del sangue, Cayce segnò un altro successo nella precognizione: « Può venire il giorno in cui potremo prendere una goccia di sangue e diagnosticare le condizioni di qualsiasi corpo fisico ». (283-2).

Oggi un piccolo campione di sangue è messo in computer che analizzano, diagnosticano e danno una completa serie di analisi come Cayce aveva predetto.

In un'altra lettura, Gladys Davis Turner cita le parole di Cayce: « ...[il sangue è] il criterio attraverso il quale si può trovare la maggior parte delle condizioni che esistono nel sistema ». (108-2) (7).

Nello spiegare le sue preferenze per l'osteopatia, Cayce mette in chiaro l'importanza della circolazione:

« Come *sistema* per trattare le malattie umane, l'osteopatia... è piú benefica della maggior parte delle misure che si possono prendere. Perché? In ogni misura preventiva o curativa, la condizione che deve essere prodotta è di aiutare il sistema a conquistare il suo equilibrio normale. È noto che ogni organo riceve impulsi da altre parti del sistema per le forze suggestive [sistema nervoso simpatico] e per quelle circolatorie [sistema cerebro spinale e lo stesso rifornimento sanguigno]. Esse percorrono il sistema con un'attività strettamente parallela in ogni singola parte del corpo.

« Quindi la stimolazione dei gangli da cui nascono gli impulsi — sia simpaticamente che funzionalmente — deve aiutare il corpo a raggiungere l'equilibrio ». (902-1)

È interessante notare che, quando studiavo la terapia manipolativa nel 1916 e 1917, avrei potuto prendere il mio diploma in osteopatia prima di ottenere il dottorato in fisioterapia. Ma l'osteopatia, che è stata fondata da un medico del Kansas, il dott. Andrew Taylor Still, nel 1878 o 1879, era cosí poco considerata che io disprezzai quel diploma e mi sottoposi agli esami per ottenere il dottorato in massoterapia, allora riconosciuto dai medici. Anche qui vediamo al lavoro le capacità precognitive di Cayce, perché oggi la medicina osteopatica non solo è riconosciuta nella maggior parte degli Stati, ma l'ex Governatore di New York, Nelson A. Rockefeller, e l'ex Presidente Ricard M. Nixon hanno avuto regolari trattamenti dal dott. Kenneth W. Riland, noto osteopata. Il dott. Riland ha viaggiato in tutto il mondo con i suoi famosi clienti, e ha perfino accompagnato l'ex Presidente in Cina e nell'Unione Sovietica.

(7) Gladys Davis Turner « *The Body Is the Temple* » (Il corpo è il tempio), *Searchlight* (luglio 1957).

## Rilassamento

« ...la forza nervosa del corpo... è, per l'uomo mentale, lo stesso attributo che la circolazione è per l'uomo fisico ». (34-5)

Milioni di persone, nel cosiddetto mondo civile, soffrono lo « shock del futuro ». L'ultimo mezzo secolo ha tremendamente aumentato la velocità, la quantità e l'estensione degli stimoli sensoriali che colpiscono il cervello. I nostri sensi della vista, dell'udito, dell'olfatto, del gusto e del tatto sono assaliti dall'inquinamento fatto dall'uomo, in qualsiasi momento di veglia o di sonno. L'aumento della tensione nella vita moderna — con l'aggiungersi degli sforzi competitivi, delle preoccupazioni e dell'insicurezza perfino nei cosiddetti svaghi — viene discusso fino alla nausea con giusto allarme in tutti i mezzi di diffusione e riempie di pazienti gli studi degli psichiatri. Le conseguenze possono essere notate nell'aumento dei disturbi mentali, dell'uso della droga e dell'alcoolismo, e in una popolazione di succhiatori di pillole che vive a base di tranquillanti, di stimolanti e di sonniferi, ingoiati come confetti in cerca di pace per la mente e per l'anima.

Il dott. Hans Selye (al quale mi sono già riferito in questo capitolo), i cui studi sulla tensione sono stati accolti e lodati in tutto il mondo, attribuisce alla tensione un gran numero di malattie fisiche e mentali. « Le ghiandole senza condotto, specialmente la pituitaria e le surrenali, cercano di mantenere un ambiente stabile nel corpo. A ogni minaccia, a ogni tensione, queste ghiandole reagiscono immediatamente. La risposta è esattamente quella di un ratto sottoposto a estrema fatica o di un dirigente che si adiri col suo segretario. Aumentano la pressione sanguigna e il contenuto di zucchero nel sangue, piú abbondante è l'acido nello stomaco e le arterie sono tese ».

Il dott. Selye chiama questo « reazione di allarme »: « negli animali sotto tensione emotiva, i grassi vengono tolti dai depositi del corpo, versati nel sangue e depositati sulle pareti delle arterie. Presumibilmente la stessa cosa avviene nell'uomo producendo quegli estremi mortali che sono l'arteriosclerosi e le malattie della coronaria » (8).

Altri disturbi provocati dalla tensione sono le malattie della pelle, comprese la psoriasi e l'eczema; le malattie del sistema respiratorio; la sterilità; il diabete, la colite, le ulcere e altri disturbi gastrointestinali; l'abbassamento dello stomaco e degli intestini; le malattie ghiandolari; i dolori di schiena e muscolari; e l'artrite, per nominarne solo alcuni.

Sebbene gli inizi del ventesimo secolo — quando Cayce viveva e cominciava il suo lavoro — sembrino, nella rievocazione, un'epoca piú tranquilla e serena, la sua generazione dovette attraversare due guerre mondiali e la peggior depressione nella storia di questo paese. Cayce fu sensibilissimo all'effetto della tensione sui suoi connazionali, e, secondo Gladys Davis Turner, non liquidò mai una malattia come semplice « questione di nervi ». Ogni sua

(8) Hans Selye, *The Stress of Life* (La tensione della vita), New York: McGraw Hill, 1956.

lettura conteneva una particolareggiata analisi dei due sistemi nervosi, e veniva data una particolare importanza al loro delicato meccanismo:

« La tensione tra il fisico e il mentale, con gli attributi spirituali dell'individuo, trova espressione non solo nel cervello stesso, ma nel sistema [nervoso] simpatico per la manifestazione cerebrale delle forze dell'anima nel corpo ». (4566-1)

« L'attività della forza mentale o dell'anima, nel corpo, può controllare interamente il [corpo] fisico attraverso l'azione dell'equilibrio nel sistema simpatico, perché il sistema nervoso simpatico è per le forze dell'anima e dello spirito quello che il sistema cerebro-spinale è per le forze fisiche di un'entità... ». (571-3)

Cayce raccomandava spesso, in condizioni nervose, che le proprietà ricostruttrici fossero portate nel sistema attraverso la vibrazione piuttosto che attraverso altri mezzi, e a questo fine inventò (mentre era in trance) due applicazioni: la batteria a pile e l'apparecchio a impendenza, dando precise istruzioni per la loro costruzione:

« Le vibrazioni sono di aiuto nel produrre questa vibrazione necessaria non solo per la coordinazione del sistema ghiandolare, ma per la capacità dei nervi stessi di essere ringiovaniti... Questo opera direttamente sul sistema ghiandolare: la tiroide, le surrenali e il timo, su *tutte* le ghiandole del corpo; rendendole cosí capaci di reagire come forze assimilatrici.

« Perché questo è il processo o attività delle ghiandole: secernere ciò che permette al corpo, in modo totalmente fisico, di riprodursi ». (1475-1)

L'applicazione delle pile fu prescritta in 609 casi per malattie come l'artrite, la sclerosi multipla, la paralisi, il morbo di Parkinson, la sordità nervosa e la non coordinazione del sistema nervoso, in cui era necessario per il corpo ricostruire tessuti e restaurare le funzioni perdute. L'apparecchio a impendenza fu raccomandato soprattutto come strumento di rilassamento in casi di tensione nervosa, scarsa circolazione, insonnia, nevrastenia, debilitazione, eccetera.

Sarebbe troppo complicato e occuperebbe troppo spazio spiegare come questi apparecchi erano costruiti e operavano, ma basterà dire che la batteria a pile produceva una corrente elettrica molto bassa che non poteva essere sentita ma poteva essere misurata. Era ottenuta con soluzioni che potevano essere cloruro d'oro, nitrato d'argento, atomidina o canfora a seconda delle richieste individuali e delle prescrizioni di Cayce. Veniva collegata al corpo mediante piatti la cui collocazione variava a seconda dei bisogni e dei disturbi individuali. A volte venivano date specifiche istruzioni per il collocamento e talora Cayce mandava i pazienti da me perché insegnassi loro come usare l'apparecchio.

L'apparecchio a impendenza era un congegno che aveva due poli di acciaio in una cassetta di acciaio foderata di vetro e di carbone di legna, che doveva essere messa in ghiaccio per trenta minuti e poi collegata con fili al polso e alla caviglia opposta cosí stimolando il rilassamento di chi l'usava: in realtà lo faceva immediatamente addormentare. Serviva specialmente per l'insonnia.

Per un certo periodo, dal 1933 al 1935, le applicazioni vennero fatte nella mia casa di cura nel New Jersey sotto la supervisione di un parente della famiglia Cayce, e poi sotto quella di Robert Ladd.

La mia collega, Betty Billings, lo usava con grande successo su sua madre, che era paralizzata e soffriva di degenerazione dei nervi della spina dorsale. La signora Billings aveva trascorso molti anni sopra una sedia a rotelle e soffriva molto per l'estrema freddezza delle mani e dei piedi. L'apparecchio a impendenza sembrava migliorare drammaticamente la sua circolazione. « Dopo solo due giorni ella era cosí calda da far pensare alla famiglia che avesse la febbre », riferí la signorina Billings.

Effettivamente è stato molto difficile fare un accertamento scientifico delle applicazioni perché non abbiamo sufficienti dati clinici. La mia opinione è che, se e quando le applicazioni vengono esaminate per scopi di ricerca, questo dovrebbe essere fatto in un centro di ricerca medicalmente controllato dove il paziente si reca per ricevere il trattamento e questo viene applicato da professionisti qualificati. La risposta a questa terapia di Cayce è ancora affidata al futuro e spero che un giorno o l'altro verrà data.

La teoria su cui si fondavano i due apparecchi fu poco capita quando Cayce la espose, ma molti progressi sono stati compiuti in tempi moderni, dopo la sua morte, sull'uso dell'elettricità nelle cure, e gli scienziati hanno trovato che vi sono grandi poteri risanatori nelle vibrazioni a bassa frequenza. Dovranno essere fatte ulteriori ricerche perché è evidente che Cayce ha anticipato l'elettromedicina come ha fatto tante altre anticipazioni in questo campo.

La rivista *Newsweek* (8 novembre 1971) riferí che ricerche all'Università di Pennsylvania hanno usato con successo corrente elettrica diretta per accelerare la guarigione di un paziente che aveva un osso fratturato.

*The Wall Street Journal* del 27 marzo 1972 portava un servizio in prima pagina su « una quantità di progetti di ricerca in corso », molti dei quali condotti su pazienti umani, implicanti l'applicazione di segnali elettrici al sistema nervoso per eliminare il dolore, vincere l'insonnia, guarire l'asma e le ulcere e ridurre la pressione del sangue. Secondo questo servizio l'elettromedicina potrà presto porsi come il principale approccio a molte malattie.

Alla Temple University di Filadelfia, un neurochirurgo ha impiantato uno « stimolatore di colonna », un eliminatore elettrico di dolore, a un negoziante reso incapace dallo spostamento di una vertebra. Il dott. C. Norman Shealy, del Pain Rehabilitation Center di La Crosse, nel Visconsin, e il dott. William Sweet del General Hospital del Massachussets, che progettò l'apparecchio, oggi hanno ricerche in corso in quindici centri medici e riferiscono che per l'85 per cento tutti i pazienti opportunamente scelti sono stati aiutati a superare i loro dolori. (Naturalmente questo implica una chirurgia superiore).

Apparecchi elettrici per favorire il sonno sono stati usati e venduti ormai da molto tempo nell'Unione Sovietica, nel Giappone, nell'India e nell'Europa occidentale. Cosí è possibile confermare in qualche modo l'affermazione di molti che usano l'apparecchio a impendenza di Cayce, secondo i quali esso « fa dormire ».

Hugh Lynn Cayce racconta questa divertente storia circa l'apparecchio a impendenza e il sonno. Al tempo in cui questo avvenne, l'apparecchio veniva fabbricato da Marsden Godfrey, intimo amico di Cayce a Norfolk, nella Virginia. « Un giorno papà ricevette una lettera da una donna che si era procurata l'apparecchio e che diceva: " Signor Cayce, prima di avere l'apparecchio da voi raccomandato, dormivo parte della notte, e adesso non dormo affatto. Sono divenuta cosí nervosa. Che cosa devo fare? ".

« Neanche papà sapeva che cosa fare, e cosí le disse di rimandarci l'apparecchio, e, quando esso arrivò al negozio di Marsden, decisero che la miglior cosa da fare era una lettura. La fecero, e venne suggerito che Godfrey usasse un magnete per rimuovere la rabbia che vi aveva messo.

« Risultò che Godfrey aveva avuto una violenta discussione con sua moglie quando stava costruendo l'apparecchio e la vibrazione della loro ira era stata accolta dall'apparecchio stesso. Misero il magnete sul congegno e lo rimandarono alla donna, la quale in seguito affermò che funzionava magnificamente.

« Questa è una storia incredibile ma ne abbiamo il completo resoconto. Naturalmente non potevamo spiegare alla donna quello che non funzionava nell'apparecchio, perché la spiegazione era piú difficile da accettare che non il suo non funzionamento primitivo ».

Il dott. McGarey scrive nel *Medical Research Bulletin* (9) circa l'opera condotta dai dottori Wheeler e Wolcott nell'Università dei Missouri, riportata in *Neuroelectric Research*:

« Questi uomini hanno fatto un notevole lavoro di rigenerazione dei tessuti guarendo vecchie ulcere croniche che duravano da anni. Nella discussione delle loro idee e della direzione in cui il loro lavoro li avvia, essi fanno osservazioni molto interessanti. Essi affermano, per esempio, che " contrariamente al dogma, la corrente elettrica costante non limita i suoi effetti fisiologici ai soli punti risolutivi, ma piuttosto è capace di causare sottili e indefiniti cambiamenti durante un prolungato periodo di applicazione " ».

Cayce suggerí che deboli correnti elettriche fossero applicate al corpo in periodi ricorrenti e continui, e che l'amperaggio fosse simile a quello prescritto nel lavoro condotto nell'Università del Missouri di cui abbiamo parlato. La sua interpretazione dei « cambiamenti sottili e indefiniti » a cui accenna Wheeler è discussa in termini diversi nella seguente lettura data a una donna di 67 anni sofferente di senilità e debilitazione. Le era stato detto di usare una batteria a pile:

« E mentre le vibrazioni elettriche vengono somministrate, sappiate che la Vita stessa, con certezza, è la Forza Creativa di Dio, e tuttavia le sue manifestazioni nell'uomo sono di natura elettrica, o vibratoria.

(9) Vol. II, n. 9 (maggio 1972).

« Sappiate dunque che la forza naturale che è chiamata elettrica o elettricità è la stessa forza che adoriamo come creativa, o Dio in azione.

« Vedendo questo, sentendo questo, conoscendo questo, troverete che non solo il corpo viene rivitalizzato, ma che creando in ogni atomo del suo essere la conoscenza dell'attività di questa Forza Creativa, o Principio riferito allo spirito, alla mente e al corpo, tutti e tre vengono rinnovati. Perché essi sono come la trinità nel corpo, come la trinità nei principi delle forze vitali stesse, come il Padre, il Figlio e lo Spirito: il Corpo, la Mente e lo Spirito, sono un solo Spirito, un solo Dio, una sola Attività. Dunque vedeteLo e conosceteLo in queste influenze ». (1299-1)

Nel discutere ulteriormente le loro idee, Wheeler e Wolcott fanno notare che il compito degli effetti biomagnetici in un lavoro di questo genere non può essere separato dai fenomeni bioelettrici. Essi affermano inoltre che:

« È noto, ad esempio, che la maggioranza dei processi biologici è fondata su reazioni chimiche e che le proprietà chimiche implicate in queste reazioni risultano dal combinarsi e dal moto degli elettroni e dei nuclei atomici, che sono, a loro volta, determinati da interazioni del campo elettrico e magnetico di particelle elementari. Come risultato, i principi della chimica sono la conseguenza delle scienze dell'elettrodinamica e della fisica dei quanti. Negli organismi viventi questi effetti sembrano amplificati dalle proprietà semiconduttrici attribuite alle strutture biologiche. Questi effetti influiscono adesso fortemente sulle nostre ricerche cliniche e di base in corso.

« Crediamo che una delle piú umane qualità dell'uomo sia la sua preoccupazione circa i misteri della concezione, della crescita, della malattia, dell'invecchiamento e della morte. La tecnologia moderna rivela che alcune antiche ipotesi intuitive erano notevolmente esatte, specialmente in... aree concernenti l'elettricità e altri fenomeni fisici. Di conseguenza parte della nostra ricerca è adesso diretta verso l'integrazione di particolari prodotti della scienza passata e presente, e verso l'ulteriore sviluppo di una guida teorica per la piú profonda comprensione delle piante e degli animali viventi ».

Il potere guaritore del rilassamento è stato drammaticamente accentuato nei recenti esperimenti condotti dal dott. Elmer Green, capo del Laboratorio di Psicofisiologia nel Dipartimento di ricerca della Fondazione Menninger. Egli ha usato « l'addestramento di biofeedback » o « feedback autogeno » nell'addestrare i soggetti a produrre onde cerebrali alfa in uno stato di meditazione o di tranquillo rilassamento. Quando erano in questo stato, i suoi soggetti riuscivano a curare emicranie, a controllare la pressione del sangue, a elevare o abbassare la temperatura di un dito, e a controllare i processi corporei involontari mediante il rilassamento.

Cayce raccomandava spesso la meditazione per il suo valore terapeutico e spirituale.

Nel caso seguente egli consigliò in questo modo un commesso viaggiatore di 28 anni a cui la sua vita disordinata procurava disturbi digestivi, dolori di schiena, mal di testa e altri sintomi:

D. 1. Come posso superare la tensione nervosa che a volte mi sopraffà?

R. 1. Chiudendo gli occhi e meditando nell'intimo, cosí che affiori — attraverso il sistema nervoso — quell'elemento necessario che produce lungo la *pineale* (non dimenticate che questa corre dai calcagni al sommo della testa), il quale calmerà tutte le forze nervose, agendo come vero nutrimento, come vera forza vitale. La quiete, la meditazione, per mezzo minuto o un minuto, porteranno forza: il corpo la vedrà *fisicamente fluire* dal sé tranquillo, sia che cammini, o stia fermo o riposi. Sarà anche bene che *spesso,* quando siete solo, *meditiate* in silenzio, come ha fatto il corpo ». (311-4)

È stato recentemente pubblicato un libro eccellente sull'approccio di Cayce alla meditazione: *Meditazione: un passo avanti con Edgar Cayce* (10). Vi sono altre ottime opere su questo argomento di Cayce stesso e di Elsie Sechrist. Naturalmente i libri di Edgar Cayce « La ricerca di Dio », pubblicati dalla ARE Press, sono indispensabili per chiunque voglia seguire la via di Cayce verso l'illuminazione spirituale attraverso la preghiera e la meditazione. A quanto è stato detto, la differenza fra la preghiera e la meditazione è che, con la preghiera, « si parla a Dio », con la meditazione « si ascolta Dio » in noi stessi.

I dottori Herbert Benson e Robert K. Wallace della Harvard Medical School, che hanno condotto esperimenti di meditazione in rigorose condizioni di laboratorio, hanno verificato le affermazioni degli entusiasti secondo i quali la meditazione diminuisce il consumo di ossigeno, rallenta il ritmo cardiaco, aumenta la resistenza della pelle, e fa avvenire altri cambiamenti fisiologici che portano a un completo riposo. La generale accettazione, da parte dei medici moderni, dei benefici della meditazione, mette in evidenza un'altra precognizione di Cayce, che la sostenne molto prima che gli Americani avessero sentito parlare di yoga e di altri esercizi di controllo della mente e del corpo.

Cayce e io siamo d'accordo sull'importanza dell'esercizio, specialmente all'aria aperta, come aiuto al rilassamento. Il miglior modo per liberarsi di emozioni distruttive è di fare una lunga passeggiata o di eliminare gli impulsi ostili con qualche esercizio vigoroso, come il tennis, la palla, l'esercizio al sacco. I bagni possono essere molto rilassanti o stimolanti a seconda della temperatura (vedi capitolo 10). E naturalmente anche i massaggi e le manipolazioni possono rilassare o stimolare. Cayce raccomandava spesso di partecipare a uno sport rilassante — non uno di quelli che lasciano frustrati o tesi a causa del punteggio — come pure alla musica, all'arte, al teatro o a qualche hobby che dia un senso di pace e di soddisfazione. Il dott. Selye mette in evidenza l'importanza di un cambiamento di attività per alleviare la tensione.

Soprattutto, Cayce sosteneva l'equilibrio in tutte le cose, come nella lettera che mi scrisse il 3 giugno 1933:

« Certo non voglio rispondere no circa il vostro stare qui (in Virginia Beach) il 15, 16, 17 e 18. Pur sapendo che la vostra casa di cura e il

(10) M.E. Penny Baker, *Meditation: A Step Beyond with Edgar Cayce*, con prefazione di Hugh Lynn Cayce. Garden City, New York: Doubleday 1973.

vostro lavoro richiedono, in questo periodo, tutte le vostre energie, sono sicuro che voi predicate e dimostrate, a coloro che vengono a voi per sollievo, che " solo lavoro e nessuno svago stordiscono "...
« Certo sono ansioso di vedervi al Congresso... ».

E nelle sue letture avvertiva:

« ...amministrate il tempo in modo che vi sia un periodo regolare per sostenere il fisico come per sostenere il mentale e lo spirituale. Come la ricreazione e il riposo sono necessari per il fisico cosí vi è necessità di ricreazione e di riposo per il mentale ». (3691-1)

« Non vogliate strafare a spese del corpo fisico o mentale... La tendenza... è di fare tutto o nulla. Siate una volta tanto un uomo di secondo piano e vedrete come starete meglio. Lavorate come giocate, e giocate come lavorate ». (279-2)

capitolo 4

# *Alcuni casi nel lavoro con Cayce*

« *Sappi che nel sé vi è tutto il potere salutare che può essere attuato per il corpo. Perché ogni guarigione deve provenire dal Divino. Chi cura le tue malattie? La fonte che alimenta tutto l'Universo* » (4021-1)

« *La* Mente *è sempre il costruttore. Ciò che nutre il corpo-mente diviene gradualmente tale* ». (3102-1)

« *Mantieni l'atteggiamento mentale di essere costruttivo nei pensieri. Nessuna animosità né alcun sentimento dolente per il sé o a causa di altri sono diversi o migliori sotto alcun rispetto, godendo di cose che dovrebbero essere tue. Perché in qualsiasi stato ti trovi, questo serve alla gloria della Forza Creativa* ». (578-13)

« *Il corpo non deve perdere il coraggio di procedere, ma operando in pazienza sa che ogni guarigione, ogni aiuto, devono sorgere da un pensiero costruttivo, da un'applicazione costruttiva e soprattutto e prima di tutto da un'ispirazione spirituale costruttiva... Valetevi dei disturbi del corpo come di pietre da guado verso una piú alta, migliore e piú grande comprensione* ». (528-9)

EDGAR CAYCE

La signora W., una donna di circa quarant'anni, di Hastings-on-Hudson, New York, fu avvertita da tre specialisti che doveva sottoporsi all'asportazione della cistifellea perché era piena di calcoli. Disperata ella si rivolse a Cayce, che la mandò a me con precise istruzioni: nessuna operazione ma irrigazioni del colon, drenaggio, massaggio e impacchi di olio di ricino. Gradualmente, dopo circa sei visite, i dolori cessarono. Quindici anni dopo incontrai la signora W. ed ella si disse felice di avere ancora la cistifellea senza piú calcoli.

La signora W. fu solo una delle centinaia di donne e uomini mandatimi da Cayce per una terapia senza farmaci, e sofferenti di un vasto spettro di disturbi. Come ho già messo in evidenza, Cayce non applicava etichette diagnostiche in linguaggio medico sui suoi pazienti: essi venivano da medici che avevano già definito le loro condizioni. Per lo piú si trattava di acidosi, anemia, artrite, astenia, edema angioneurotico, effetti secondari (di raffreddori, operazioni, e incidenti), condizioni susseguenti, blefarite, pressione sanguigna (alta o bassa), pressione cerebrale, bronchite, catarro, coliche, coliti, congestioni (di ogni genere), raffreddori, diabete, dermatiti, eczema, edema, epilessia, ghiandole endocrine scarsamente coordinate, tic facciali, fibromi, disturbi alla cistifellea, calcoli biliari, febbre da fieno, mali di testa, mali di cuore, emorroidi, erpete, iperacidità, disordini ai reni (calcoli, cattivo funzionamento e cattivo coordinamento), disturbi al fegato, lupus eritematoso, emicrania, nevrastenia, obesità, paralisi, morbo di Parkinson, disordini pelvici, flebiti, poliomieliti, difficoltà della gravidanza, prostatiti, psoriasi, porpora emorragica, reumatismi, sciatica, scoliosi, effetti secondari di shock, sinusite, stenosi, sicosi, tremiti, tubercolosi, ulcere e molte altre malattie.

## Caso 274

Il seguente è un esempio classico dell'errato valore delle etichette diagnostiche, e una delle mie favorite storie vere. Uno scienziato (274) di 34 anni scrisse a Cayce nel marzo del 1933 elencando i sintomi e i disturbi che lo perseguitavano fin dall'infanzia:

« ...da bambino l'itterizia, poi la risipola; in seguito, ogni tanto, disturbi alle seguenti parti: fegato, stomaco, intestini, prostata, pelle, gola, cavità nasale, gengive, rapida caduta dei capelli, mali di testa giornalieri, dolori di orecchie, reumatismi, i quali tutti mi hanno lasciato in uno stato critico di nervosismo, di debolezza sessuale, di preoccupazione e di depressione che influiscono sulla mia efficienza mentale (vuoti di memoria, inquietudine di mente e di sviluppo spirituale, scarso potere di concentrazione)...

« Il mio peso diminuisce in continuità. Ho seguito diete, trattamenti di chiropratica, guaritori, nutrizione particolare e non so che altro con scarso o nessun successo ».

La diagnosi di Cayce, consistente in una sola parola, compendiava tutti i sintomi elencati nella lettera: « *Tossiemia* ».

L'uomo fu inviato al Reilly Health Service per il seguente trattamento che purificava il suo sistema, e tutti i suoi mali scomparvero. La prescrizione di Cayce per il trattamento era questa:

« Cominciare, nelle presenti condizioni, e preparare un gallone e mezzo di acqua distillata aggiungendo, nell'ordine dato:

| | |
|---|---|
| Scorza di ciliegio selvatico | 30 gr. |
| Radice di salsapariglia | 30 gr. |
| Radice di romice giallo | 15 gr. |
| Radice di lappa | 15 gr. |
| Rapa indiana | 10 grani |
| Camomilla | 7 gr. |
| Scorza di corniolo | 7 gr. |
| Scorza di frassino spinoso | 7 gr. |

« Ridurre bollendo lentamente fino a che sia ristretto a un quarto.

« Sciogliere due dramme di balsamo di tolú in 3 once di alcool di frumento e aggiungere alla soluzione come preservativo e per stimolare l'attività

« Le dosi saranno di mezzo cucchiaino da tè 4 volte al giorno prima dei pasti e prima di andare a letto.

« Dopo 3-5 giorni sarà necessario applicare clisteri per alleviare il disturbo attraverso il canale alimentare. Questi clisteri (che dovrebbero essere fatti come irrigazioni del colon) devono essere praticati (dopo i 5 giorni) 2 volte la prima settimana — chiaro? — ossia uno il lunedí e l'altro il sabato, chiaro?

« Poi saltare due settimane prima di farne 1 o piú, ma continuare a prendere le proprietà medicinali per tutto questo periodo, chiaro?

« Poi cominceremo con complete *manipolazioni*, o massaggi, che seguiranno bagni di sudore, i quali — preferibilmente — saranno medicati, chiaro? Oppure cosí:

« Prima che il corpo entri nel gabinetto per il bagno di sudore, massaggiare *nel* corpo le proprietà dell'olio di oliva, tintura di mirra e olio di sassafrasso, in parti eguali (scaldando l'olio di oliva e aggiungendo gli altri ingredienti). Questo sarà massaggiato *su tutto* il corpo e specialmente lungo il sistema cerebro-spinale, attraverso le spalle sopra la testa e tutte le parti del corpo.

« Non elevare la temperatura del gabinetto oltre il necessario per provocare la traspirazione generale, chiaro?

« Il bagno sarà seguito da un massaggio generale con la stimolazione di questi oli o proprietà combinati in questo modo:

| | |
|---|---|
| Olio bianco russo | ½ lt. circa |
| Alcool rosso | ½ lt. circa |
| Olmo riccio | ½ lt. circa |

« Questo sarà massaggiato su tutte le parti del corpo, braccia, collo, torso, gambe, piedi, mani: per tutto il corpo, chiaro? Poi dovrebbe esserci il massaggio generale che segue questo.

« Questi bagni di sudore saranno presi solo una volta la settimana, nel modo detto; naturalmente si continuerà con le proprietà medicinali per tutto il periodo.

« Seguite questo per ora; e dopo il quinto di questi trattamenti daremo altre istruzioni in questa direzione.

« Durante questo periodo bisognerà bere, naturalmente — specialmente quando si fanno i bagni di sudore — molta acqua in ogni momento. Bere almeno 6-10 bicchieri d'acqua al giorno. Non parlo di birra o altre cose, ma *acqua*! Se sono desiderate altre bevande, non saranno dannose, ma devono essere prese con *i cibi,* non in altri momenti.

« Quanto alla dieta darò solo una traccia, che può essere modificata o cambiata a seconda dei gusti; ma questa può essere usata come indicazione generica:

« Al mattino si può prendere per prima cosa un poco di tè o di caffè; una piccolissima quantità, non piú di mezza tazzina.

« Dopo venti o trenta minuti si possono prendere agrumi o frutta cotta, o cereali; ma quando prendete frutta cotta o cereali, non prendete succo di agrumi. Il succo di agrumi è preferibile agli altri due.

« In seguito si può prendere un po' di torta o crostini (torta di riso, o di grano saraceno o simili) con poco miele, chiaro?

« Ogni tanto si può prendere un uovo con un po' di prosciutto ben rosolato.

« Potete fare qualche cambiamento, naturalmente.

« Questi cibi dovrebbero essere presi fra le sette e mezzo e le otto del mattino, o prima.

« Verso le nove e mezzo o le dieci prendete del latte col malto e con dentro un uovo, chiaro? Potete aggiungervi qualche goccio di rum o di acquavite di frumento, ma non troppo: solo quanto basta a togliere il sapore dell'uovo. Non usate il bianco dell'uovo: solo il rosso, chiaro?

« A mezzogiorno sono preferibili i *succhi* di carne o di vegetali, che si possono accompagnare ogni tanto con cracker di grano o di segale integrali. Non pane bianco né cracker bianchi, specialmente con questi particolari cibi.

« La sera, cena a base di verdure e anche carne; e, almeno tre volte alla settimana, fegato o trippa di vitello, e piedini di maiale. Potete cambiare, ma, almeno tre volte la settimana, questi dovrebbero far parte del menu serale ». (274-2)

Il caso 274 scrisse a Cayce, il 18 luglio 1933, di essere felice ed entusiasta della sua lettura: « Seguo le prescrizioni aggiungendovi qualche esercizio leggero sotto la guida del dott. Reilly. Sarò lieto di farvi conoscere i miei progressi ».

Nella stessa lettera chiedeva: « È necessario qualche lassativo? E in tal caso quale è il migliore per me? ».

Cayce rispose: « Stiamo preparando il sistema in modo che non sia necessario. I lassativi sono delle proprietà prese come tonico generale o per armonizzare il sistema, nei cibi e nei clisteri, almeno per ora... Lasciateci fare anzitutto questo, e poi potremo fare altre domande ». (274-2)

Vorrei commentare due aspetti di questa lettura. Si noti che, nella dieta, Cayce specificò che, aggiungendo l'uovo al latte con malto, bisognava mettere solo il tuorlo e non la chiara. Questo è molto significativo perché al tempo in cui fu data la lettura, il 1933, la ricerca non aveva ancora stabilito che la chiara d'uovo cruda distrugge la biotina, un'importante componente della vitamina B, e questa, a sua volta, influisce sull'intera catena B dell'alimentazione.

Nella risposta alla domanda sui lassativi, vi è un preciso parallelo fra le parole di Cayce e le opinioni del dott. Bircher-Benner, che ho citato nel precedente capitolo, e il parere generale della medicina attuale, che sconsiglia l'uso dei lassativi come palliativo piuttosto che come cura.

Avemmo anche dei fallimenti. La maggior parte dei pazienti, come ho detto, aveva tentato metodi ortodossi senza alcun miglioramento; cosí non potevamo aspettarci il cento per cento dei successi. In alcuni casi i pazienti non seguivano il consiglio dato nelle letture o non persistevano nella terapia.

## Caso 1684

Ricordo un caso in particolare. Cayce mi aveva mandato il presidente di una grande azienda pubblicitaria, un uomo molto ricco, con vaste tenute in Florida che lo avrebbero reso ancora piú ricco: il tipo abituato a dare ordini e non a riceverne.

Aveva una pressione sanguigna pericolosamente alta, e la lettura avvertiva che « se non si prendono alcuni provvedimenti per le necessarie correzioni, queste potrebbero improvvisamente cessare di funzionare... o la pressione, che fa parte delle condizioni disturbanti sulle arterie, può divenire cosí intensa che le pareti delle arterie potranno cedere o permettere infiltrazioni ».

Il rimedio proposto da Cayce era questo:

« Non prendere farmaci, ma piuttosto fare dell'attività... *all'aperto*... passeggiando, giocando a golf, cavalcando: tutto questo, a un certo momento, dovrebbe far parte dell'attività; oppure, combinati con l'idroterapia... e il massaggio, la palla, il cavallo elettrico, la bicicletta, come parte dell'esercizio.

« Nella dieta evitare i fritti e l'eccesso di grassi, che non sono facilmente assimilabili ». (1684-1).

Credo che la maggior parte dei cardiologi converrebbe che il consiglio era giusto. Gli somministrammo bagni ossigenati e leggeri massaggi secondo le istruzioni di Cayce.

Per anni egli aveva fatto massaggi e manipolazioni molto energici. Venne da me quattro o cinque volte e fu sottoposto a massaggi leggeri per il rilassamento. Protestò: « Sono abituato ad avere massaggi molto vigorosi. Ne sento la mancanza. Se non potrò averli, smetterò di venire ».

Io gli dissi: « Non potrete averli qui, perché io non desidero venire al vostro funerale: da principio devo limitarmi all'idroterapia e al massaggio leggero. Siete venuto qui con una lettura di Cayce, che vi mette in guardia. A che serve perdere il tempo, se chiedete consigli e poi non li seguite? ...Vedo che vorreste tornare alle vostre abitudini, ma non so quanto durerete ».

Egli tornò a fare massaggi vigorosi altrove, e, tre o quattro mesi dopo, morí di un colpo.

A volte perfino i piú vicini e fedeli a Cayce non poterono beneficiare della sua guida e dei suoi consigli. Questo avvenne con il suo piú caro amico, David Kahn, che probabilmente fece affluire a Cayce piú clienti di qualsiasi altro. Nonostante la sua profonda fede nei trattamenti di Cayce e il fatto che la famiglia Kahn e i suoi amici consultavano religiosamente il veggente, quando David ebbe una lettura per quella che risultava essere un'occlusione intestinale, e Cayce raccomandò un'operazione chirurgica, Kahn chiese:

« Non vi è altra via? ».

« Sí» , rispose Cayce in trance, « ma voi non fareste quello che è necessario ».

Un altro esempio fu il caso di Tom Sugrue, famoso scrittore e giornalista, che scrisse la diffusissima e ufficialmente autorizzata biografia di Edgar Cayce, *Vi è un fiume*. Tom era stato compagno di college del figlio maggiore di Cayce, Hugh Lynn, ed era considerato come un membro della famiglia. Tuttavia quando fu colpito da artrite deformante, la magia di Cayce non poté resistere all'impetuosa impazienza del giovane giornalista irlandese. I trattamenti consigliati da Cayce erano lunghi e difficili: oltre a manipolazioni, esercizio e idroterapia giornalieri comprendevano l'applicazione della pila che invia nel sistema impulsi elettrici a basso voltaggio. Cayce disse che la batteria a pile poteva richiedere sette anni per cambiare completamente il sistema.

Sugrue, invece, tentò la nuova terapia ancora sperimentale della febbre alta, che bruciò le sue estremità nervose lasciandolo paralizzato e immobile per il resto della vita. In seguito egli tentò trattamenti col cortisone, e l'uso prolungato del farmaco minò i suoi reni.

Io trattai Tom per anni, compreso il tempo da lui impiegato nello scrivere *Vi è un fiume*. Spesso gli dissi: « Tom, mi domando se saresti lo scrittore che sei se non fossi costretto a star seduto », rimproverandolo per la sua irrequietudine. Quando seguí regolarmente la terapia, mostrò qualche migliaramento e dopo un anno e mezzo di trattamenti tre volte la settimana riuscii a liberargli le braccia cosí che poteva farsi la barba e nutrirsi da solo.

Non volevo che smettesse i trattamenti, e, quando ricevette un assegno da Harper per andare in Israele, gli dissi che avrei addestrato qualcuno per continuare i trattamenti durante il viaggio. L'editore era disposto a mandare con Tom uno dei suoi giovani aiutanti, e io insegnai al futuro compagno di Tom le manipolazioni, i massaggi e gli esercizi passivi che avrebbero dovuto impedire un nuovo irrigidimento. Disgraziatamente il giovanotto era diabetico: sulla nave, nel viaggio di andata, ebbe una crisi e dovette essere rimandato a casa. Tom proseguí da solo. In una incredibile avventura, si trovò a condurre le sue interviste in una sedia a rotelle tra l'esercito arabo e quello israeliano. Gli Arabi credettero che quell'uomo in carrozzella fosse un simulatore che voleva ingannarli ed è un miracolo se non lo fucilarono sul posto. Nonostante il suo handicap, il viaggio ebbe molto successo e si concluse con *Aspettate il mattino* (1), la storia della lotta di Israele per ottenere l'indipendenza.

Tom aveva già scritto *La palizzata della Casa bianca* (2) e *Straniero sulla terra* (3).

Cayce aveva mandato Tom a vivere a Clearwater Beach, in Florida, dove la dolce acqua di mare parve aiutarlo. Tom tentò il veleno di cobra, un trattamento allora nuovissimo, senza alcun giovamento, ed era irritato e impaziente. Per quanto fosse produttivo, Tom voleva, piú che altro, liberarsi

(1) Thomas Sugrue, *Watch on the Morning*, New York: Harper, 1950.

(2) Thomas Sugrue, *Starling of the Whitehouse*, New York: Simon & Schuster, 1942.

(3) Thomas Sugrue, *Stranger in the Earth*. New York: Holt, Rinehart & Winston, 1948.

della sedia a rotelle. Sentí parlare di una nuova operazione, ancora sperimentale a quel tempo, che implicava l'impianto di un nuovo osso iliaco. Io temevo che non potesse sopportare l'operazione, perché i suoi reni erano stati indeboliti dalla terapia col cortisone. Ma non dissi nulla, perché non volevo mettergli in testa pensieri negativi. Tragicamente, dopo l'operazione, i suoi reni non funzionarono a dovere, ed egli morí di avvelenamento uremico. Aveva solo quarantasei anni.

## Caso 1511

Questo caso riguardava una donna di 28 anni, sofferente di abbassamento di stomaco e non coordinamento del sistema nervoso, e che aveva avuto recentemente un aborto. A quanto sembrava aveva anche una brutta allergia che colpiva la sua testa, il naso, la gola e la cavità nasale. Nella lettura fatta su di lei il 5 gennaio 1932, Cayce prescriveva un adattamento osteopatico e una dieta generale.

Nel 1938 la madre della donna scrisse a Cayce che sua figlia aveva sofferto per quattro anni « quella che chiamiamo febbre da fieno in mancanza di un altro nome ».

Tuttavia, diversamente dalla febbre da fieno stagionale, la sua allergia persisteva per tutto l'anno e la tormentava con crisi mattutine di starnuti che a volte duravano per ore. Era passata da un medico all'altro senza alcun risultato.

Cayce rispose che doveva « andare dal dott. Reilly per alcuni trattamenti... [egli] ha già risolto parecchi di questi casi, e sono sicuro che le darà... quell'aiuto che desidera ». La lettura raccomandava trattamenti osteopatici, massaggio, depurazione e una nuova dieta. La donna rimase due settimane in cura. La trattai con l'eliminazione e la dieta di Cayce; e sua madre scrisse a Cayce: « Mia figlia ha tratto molto beneficio seguendo le istruzioni... che le avete dato [il 10 aprile 1938] ».

Ella migliorò tanto da poter portare a termine una nuova gravidanza.

A volte i pazienti non possono essere seguiti fino alla fine, cosa frustrante e che non permette di documentare la cura. Negli anni Trenta, un uomo che soffriva di quella che era stata diagnosticata come leucemia, venne da noi circa una dozzina di volte per un trattamento con raggi ultravioletti attraverso vetro verde. Egli migliorò a ogni trattamento nonostante lo scetticismo di tutti circa il valore della terapia, ma, appena si sentí meglio, partí per ignota destinazione.

## Caso 4873

La signora B. B. S. scrisse a Cayce: « Ho delle emorroidi sanguinanti... Mi è anche stato detto dai chirurghi... che mi si è scheggiato un pezzetto di osso nella caviglia destra... cinque mesi fa, mentre pensavo che si trattasse solo di una brutta distorsione; mi accorgo che la scheggia si è conficcata in un nervo ».

Quanto alle emorroidi, Cayce disse: « Un esercizio molto utile... sarà quello di inchinarsi con le mani alzate sopra la testa, portando poi le mani il piú possibile vicino al suolo. Fatelo per due o tre minuti al mattino e alla sera ». (4873-1)

Diede anche istruzioni particolareggiate per preparare la miscela per il massaggio — tintura di mirra e olio di oliva — da praticarsi sulla caviglia offesa.

« Per diminuire la tendenza alla contrazione dove vi è stato il danno della parte strutturale della zona inferiore destra del femore o della tibia, usate un massaggio con parti eguali di tintura di mirra e olio di oliva. Questo provocherà l'assorbimento della maggior parte del tessuto che si è inspessito nel naturale tentativo di adattarsi da solo a condizioni innaturali. Con questo non sarà necessaria la rimozione per mezzo di un'operazione ». (4873-1).

In una lettura successiva, Cayce ripeté le istruzioni date nella prima lettura:

« Le attività del massaggio dovrebbero avvenire una volta al giorno. Scaldate la mirra e aggiungete l'olio. Questo non significa di farla bollire, ma scaldatela e mischiate, perché questo opererà meglio di un unguento (mentre nell'altro modo rimarrebbe in una soluzione del tutto diversa) ». (4873-1)

## Caso 3558

Cayce riportava commoventi successi con i bambini. Il piccolo F. N., di 5 anni, soffriva per la scarsa coordinazione del sistema nervoso. Questo si manifestava negli occhi strabici, l'udito difettoso, la crescita ritardata, l'insonnia, e un'estrema suscettibilità ai raffreddori, alla tosse e ad attacchi di corea, detta anche ballo di san Vito.

Cayce raccomandò trattamenti osteopatici, bagni caldi seguiti da massaggi con burro di cacao, e una dieta controllata consistente in frumento integrale, siliconi abbondanti e abbondanti verdure.

La madre portò il bambino da me ed espresse la sua ansia per le strettezze economiche della famiglia. Io le dissi che avrei trattato il bambino due volte la settimana per solo cinque dollari a ogni trattamento. Ella era cosí preoccupata perché le istruzioni di Cayce fossero seguite alla lettera che gli scrisse per controllare con lui la mia offerta. Cayce le rispose con la seguente lettera in data 16 agosto 1944:

« ...considero una vera fortuna che voi possiate avere una cosí meravigliosa collaborazione del dott. Reilly, date le circostanze. Sono sicuro che vostro figlio ha bisogno dei trattamenti, e se sono gravosi per voi e per vostro marito, siete molto fortunata per averli ottenuti, e, naturalmente, convengo cordialmente che, se il dott. Reilly vuol portare avanti la cura, faremo il meglio che potremo per esservi di aiuto.

« È meraviglioso che il bambino abbia mostrato un miglioramento, e spero che in seguito otterrete risultati molto concreti... ».

Il trattamento continuò per un anno e otto mesi. Il miglioramento fu graduale ma continuo. Alcuni anni dopo, la madre rispose a un questionario mandato da Gladys Davis Turner: « Il primo importantissimo risultato del trattamento, fin dall'inizio, fu la sua capacità di addormentarsi in un'ora ragionevole per un bambino della sua età [le sette o le sette e mezzo del pomeriggio]. In precedenza non si addormentava prima delle 11 o delle 12 sebbene andasse a letto all'ora solita.

« I suoi occhi, adesso, sono perfetti, e perfetta è anche la vista... Il suo udito è completamente normale.

« Adesso fa l'ultimo anno delle scuole superiori, è un discepolo eccellente, giuoca a pallacanestro nella squadra, è alto 6 piedi e 4 pollici, e pesa 185 libbre. È in buona salute eccetto il fatto che prende facilmente raffreddori. Se dicessi di piú... sembrerebbe una vanteria ».

## Caso 448

Uno dei miei primi casi nel lavoro con Cayce riguardava un uomo di circa 45 anni, paralizzato sul lato sinistro. Cayce descrisse cosí la causa della sua condizione:

« Quanto al *sistema nervoso,* troviamo qui la sede o causa dei disordini esistenti... Nel passato... quando per forti sforzi fisici e mentali il corpo perse il controllo dell'attività delle forze muscolari per una reazione delle cellule nel flusso sanguigno diretto al cervello, un intasamento nella parte destra dei centri brachiali provocò la desensibilizzazione della parte *sinistra* del corpo. Di conseguenza la paresi o paralisi... cominciò dapprima nelle zone superiori e poi nelle inferiori, e l'intero lato sinistro ha sofferto dello sforzo ». (448-1)

I trattamenti di Cayce prescrissero l'uso di applicazioni radioattive, manipolazione ed esercizio passivo. La miscela del massaggio era bizzarra: circa 2 litri di benzina pura, 15 grammi di gomma di canfora, 30 grammi di olio di cedro e 8 grammi di olio di senape. Ma a quel tempo ero cosí impressionato dalle notevoli capacità di Cayce che seguivo le sue istruzioni alla lettera.

A una delle domande postegli, Cayce rispose:

« Abbiate fede; siate pazienti e restate in un atteggiamento di aspettativa. Non fate le applicazioni meccanicamente, ma piuttosto con l'attesa e la certezza che con le applicazioni verrà il sollievo dalla fonte che *tutto* rifornisce: Dio ». (448-1)

Il signor B., il paziente, scrisse a Cayce: « Il dott. H.J. Reilly mostrò a mia moglie le zone da massaggiare. Sebbene non possa vedere alcun cambiamento, sento che il trattamento ha migliorato le mie condizioni e che alla fine opererà come è stato detto ». Sei settimane piú tardi, il signor B. scrisse ancora: « Vi sono stati molti piccoli segni di miglioramento ».

### Caso 1030

Un altro caso di paralisi fu quello di una donna di 28 anni che aveva un braccio paralizzato. Molti medici avevano consigliato un'operazione. Quando la donna interrogò Cayce in proposito, egli rispose, in una lettura, che un'operazione sarebbe stata piú dannosa che utile.

Il trattamento per il quale la mandò al mio istituto era il seguente: « ...massaggio generale... su tutto il sistema, *specialmente* nelle zone lungo il sistema cerebrospinale, facendo seguire del calore [non troppo forte] con un bagno di sudore e massaggio ».

Il massaggio generale, dopo il bagno di sudore e la doccia, doveva essere fatto con oli combinati per *quel* corpo preferibilmente in questo modo: a 120 grammi di olio bianco russo di base, aggiungere — *nell'ordine dato* — 30 grammi di olio di oliva; 30 grammi di olio di gaultheria; 15 grammi di tintura composta di benzoino; e 30 grammi di acqua di rose. Poi sarebbe seguito un massaggio con alcool di frumento (non alcool per massaggi, ma alcool di frumento). Questo doveva essere praticato lungo il sistema cerebrospinale e sull'addome, specialmente sulla zona del diaframma.

Questo trattamento doveva essere fatto quattro volte la settimana per tre settimane, poi riposo per una settimana e mezzo o due settimane. Poi ricominciare. (1030-1). Tale ciclo di trattamenti doveva essere alternato durante i periodi di riposo con trattamenti di diatermia praticati due volte la settimana:

« Vorremmo avere trattamenti di diatermia, ossia forze elettriche per stimolare il corpo stesso nelle aree indicate per il massaggio.

« E dovremmo trovare che, nel secondo o terzo periodo, o ripresa, di questi trattamenti, le condizioni saranno quasi totalmente eliminate ». (1030-1)

### Caso 5288

Una donna di 43 anni scrisse a Cayce disperata dopo che tre ospedali e molti medici erano stati incapaci di diagnosticare la sua « sconcertante malattia ». Un medico aveva detto che i sintomi erano molto simili a quelli di un lupus eritematoso diffuso e che l'unico trattamento era il riposo e il tenersi lontano dal sole. Essa lo aveva fatto per mesi, e l'eruzione che le sfigurava la pelle era ancora su tutto il suo volto e il suo collo.

Cayce descrisse esattamente tutti i sintomi da lei sperimentati insieme all'esantema: nausea, mal di testa, debolezza, scarsa eliminazione e disturbi degli organi sensori.

Il disturbo, disse, proveniva da un collasso dei normali canali di eliminazione, e i veleni, che avrebbero dovuto essere eliminati attraverso il sistema respiratorio o i reni, venivano espulsi attraverso la pelle.

Il trattamento implicava l'applicazione di un dispositivo a onde corte per vuotare la cistifellea e stimolare le forze centrali nei reni, e, due volte la settimana, un massaggio leggero e rilassante. Doveva prendere internamente una volta al giorno da tre a cinque gocce di elisir di pepsina lattata in mezzo cucchiaino da tè di latte di bismuto in mezzo o tre quarti di bicchiere d'acqua.

Piú tardi la donna scrisse a Cayce: « Quando il dott. Reilly mi diede la prima terapia, era sicuro [me lo disse poi] che avrei avuto un collasso nervoso. Adesso sto tanto meglio che egli non teme piú nulla di simile ».

Nella sua malattia vi era un vasto elemento di tensione emotiva e mentale. Suo marito era stato in prigione ed ella aveva fatto grandi sacrifici per riaverlo a casa. E, quando tornò, era mentalmente malato.

« La preoccupazione, la tensione, la costante attesa provocarono, ne sono sicura, il mio male nel quale i medici scorsero una malattia sconosciuta. Nessun medico, fra tutti quelli che mi curarono, mi chiese mai se ero preoccupata o avevo problemi ».

Oggi i medici cercherebbero immediatamente cause psicosomatiche per una malattia della pelle, ma non quarant'anni fa. Cayce, invece, trattava l'intera persona, non i soli sintomi, e già sosteneva la dottrina che « la malattia comincia nella mente ».

## Caso 3040

La signora « EMA », di Garden City, New York, era una donna di 52 anni, la quale aveva subíto tante operazioni che sembrava non fosse rimasto in lei quasi nulla delle sue normali funzioni corporee. Col passar degli anni, i medici, nel tentativo di eliminare forti dolori alla colonna vertebrale, frequenti attacchi di indigestione, e gravi mali di testa, le avevano tolto l'appendice e l'ovaia destra, la cistifellea, il fondo dell'utero (per gravi tumori) e le tonsille. Aveva subíto operazioni per la sospensione dell'utero e del rene destro, e un'operazione al diaframma, ma tutto inutilmente. Ella diveniva sempre piú debole e perdeva peso; era divenuta allergica a vari cibi e sostanze, che le causavano intensi dolori e pressione agli occhi per giorni e giorni; aveva perso le unghie delle mani; soffriva di dolori artritici alle giunture, di coliti spastiche ricorrenti, di indigestione, di dilatazione, e di attacchi apparentemente alla cistifellea.

Il trattamento prescritto da Cayce fu il seguente:

« Dapprima:

« Come già dimostrato all'Istituto di Reilly useremo i raggi ultravioletti con luce verde — circa due volte la settimana — per venti minuti. Questo rende necessario che la luce sia distante almeno alcuni piedi dal corpo, da otto a dieci, ma la luce verde solo diciotto o venti pollici, e questa cosí da includere l'area dalla gola e dai polmoni fino al termine della spina dorsale, e da coprire l'intera area spinale durante i venti minuti, chiaro? Per questo particolare corpo, non usare i raggi ultravioletti *senza* il vetro verde fra gli stessi e il corpo.

« Ogni settimana, immediatamente dopo questo trattamento, fare un completo massaggio con una combinazione in parti eguali di olio di arachide e olmo riccio. È bene che questi siano mischiati subito prima dell'uso, chiaro? Massaggiare questa miscela sulla spina: tutto il corpo l'assorbirà. E poi, non troppo rudemente, ma con dolcezza, impastare questo nelle attività del canale alimentare, ossia con un delicato impastamento, cosí che vi sarà un aiuto per il generale movimento peristaltico attraverso il canale alimentare. Quindi impastare l'addome, compreso lo stomaco stesso, delicatamente, chiaro?

« Poi state attenta alla dieta. Non mischiate mai troppi amidi. Dovrebbero essere presi molti succhi di frutta, e inoltre crescione, barbabietole e cime di rapa in gran quantità.

« Queste, come ci risulta, se seguite, saranno le migliori forze per questo corpo.

« Per il sistema ghiandolare generale, prenderete internamente una goccia di atomidina in mezzo bicchiere d'acqua ogni mattina per cinque giorni, prima della colazione, chiaro? Interrompete per cinque giorni e poi riprendete. Continuate a ripetere questo processo per almeno alcuni mesi ». (3040-1)

Questo caso fu interessante perché era uno di quelli in cui non potevo seguire alla lettera le indicazioni date nella lettura senza qualche pericolo per il paziente, e dovetti usare il mio giudizio nell'interpretare e modificare la lettura stessa. Quando la paziente scrisse a Cayce, egli approvò il mio giudizio, e lo scambio di lettere mostra il crescere della fiducia reciproca fra di noi.

Le differenze consistevano nella durata e nella collocazione dei raggi. La signora « EMA » (3040) scrisse a Cayce:

« Sono stata dal dott. H.J. Reilly per il massaggio di olio di arachide e olmo riccio, ma egli dice che sarebbe impossibile tenere i raggi alla distanza di 8-10 piedi dal corpo e il vetro verde piú vicino (18-20 pollici). Egli ha messo i raggi alla distanza di circa due piedi e il vetro verde immediatamente davanti ai raggi ultravioletti. Che ne pensate? Sarà esatto e vantaggioso?

« Il dott. Reilly dice che di solito viene indicato quante volte deve essere praticato questo trattamento. Nella vostra lettura si dice che devo avere i raggi per 20 minuti, ma io li ho avuti solo per 3 minuti, perché egli teme che possano bruciarmi la pelle... ».

Cayce rispose il 22 giugno 1943:

« Ho ricevuto la vostra lettera del 18. Spero che riuscirete ad avere l'atomidina. Quanto al trattamento con i raggi lasciate che il dott. Reilly lo diriga. Se non può tenere i raggi abbastanza lontani, è giusto che il tempo sia abbreviato, perché una bruciatura sarebbe molto pericolosa e sono sicuro che un periodo piú lungo vi brucerebbe. Siate certa che otterrete il beneficio, ma cercate di avere l'atomidina ».

Il 27 gennaio 1959, la signora « EMA », in una lettera a Gladys Davis, scrisse: « Molti anni fa ebbi una lettura in cui mi era stato consigliato di prendere una goccia di atomidina per 5 giorni e poi di sospendere per 5 giorni. È meraviglioso come questo abbia migliorato le cattive condizioni delle mie dita e delle mie unghie. Ho preso le gocce periodicamente ogni volta che sembravo averne bisogno ».

E il 9 aprile 1968 scrisse ancora alla signora Davis, pregandola di aiutarla nel procurarsi l'atomidina: « Molti anni fa ebbi una lettura in cui mi veniva prescritta l'atomidina... Questo mi diede molto beneficio agli occhi ». A quanto sembrava, la signora « EMA » era ancora viva e vegeta. *L'atomidina non deve essere mai presa se non dietro la direzione di un medico.* Se usata esternamente è perfettamente innocua e salutare.

## Caso 3274

L. R. di Bayshore, L. I. era una donna di 50 anni che aveva avuto quattro colpi prima di chiedere aiuto a Cayce. Non era rimasta paralizzata, ma soffriva di diabete, alta pressione, problemi di menopausa, edema molto accentuato, dolori al braccio sinistro, flebite alla gamba sinistra e pellicola sugli occhi.

Nella sua lettera a Cayce disse che i medici non erano concordi sulle cause dei suoi mali e fino allora nessuno le aveva dato aiuto: « I medici hanno detto che il dolore al braccio dipende dalla coronaria. Altri hanno affermato che si tratta di nevrite o di una forma di reumatismo. Finora nessuno è riuscito a ridurre il gonfiore né gli intensi dolori. Io rimango seduta per gran parte della notte. Se mi sdraio il dolore aumenta... devo prendere continuamente dei sedativi ».

Cayce indicò una dieta per il diabete, con molti topinambur (fonte naturale di insulina), e irrigazioni del colon con sale e soda, e poi con glicotimolina per correggere il « prolasso del colon » in cui Cayce scorgeva una delle principali cause del suo male, e « ...leggero massaggio o rilassamento osteopatico delle tensioni nella terza cervicale e sulla parte superiore della colonna, [che] riporteranno la pressione quasi alla normalità in sei o otto settimane, e troveremo che il resto del corpo risponderà; i disturbi del canale alimentare, dei reni, della vescica... saranno superati con la purificazione del sistema ». (3274-1)

Riuscimmo ad abbassare la pressione del sangue da 230 a 150. Ella scrisse a Cayce: « Nessun medico era riuscito a far questo ». Riuscimmo anche a ridurre l'edema e la flebite. I dolori al braccio continuarono. Poiché non vedemmo la paziente dopo alcuni mesi, non possiamo riferire dei suoi progressi, ma negli anni che seguirono continuammo ad avere grandi successi nel ridurre la pressione con la terapia di Cayce e nel controllare gli edemi col massaggio.

## Caso 3032

I successi di Cayce nel curare la psoriasi hanno ricevuto considerevole pubblicità perché questo disturbo che sfigura la pelle è generalmente considerato incurabile dalla medicina ortodossa. Sebbene, personalmente, mi sia fatto una regola di non curare pazienti con disturbi della pelle (soprattutto a causa dei pregiudizi della clientela in un vasto istituto) accettai un caso e feci notevoli ricerche sull'approccio di Cayce a questa imbrazzante e sconcertante aberrazione.

Per quanto non si sia mai trovata ufficialmente una causa della psoriasi, la teoria di Cayce era che provenisse da un inspessimento delle pareti intestinali, e che vi fosse per lo piú implicata una scarsa circolazione di linfa nel canale alimentare.

Nel caso 5016 una donna di 25 anni chiese: « La psoriasi dipende sempre dalla stessa causa? ».

Cayce rispose:

« No, ma per lo piú dipende da una mancanza di coordinazione appropriata nei sistemi di eliminazione. A volte la pressione, in queste aree, può disturbare l'equilibrio fra il cuore e il fegato o tra il cuore e i polmoni. Ma è sempre causata da una condizione di scarsa circolazione della linfa nel canale alimentare e dall'assorbimento di queste attività nel corpo ».

Il trattamento comprendeva tutti i principi del programma CARE di Cayce, si valeva di tutte le modalità discusse in questo libro: dieta, eliminazione per purificazione interna e uso di speciali erbe, tisane e acque, osteopatia, idroterapia, stimolazione della circolazione mediante massaggi, e, in alcuni casi, elettroterapia.

Il seguente estratto dal caso 5016-1 è tipico dei casi di psoriasi e del trattamento prescritto.

Una madre sconvolta scrisse nei primi del 1944: « Ho una figlia che da alcuni anni soffre di disturbi di pelle. Nessun medico finora le è stato di aiuto, e nemmeno noi, che siamo medici naturopatici... Vorrei che le deste subito una lettura, cosí che io possa seguire le vostre istruzioni durante i mesi estivi e lei possa essere guarita in settembre prima di tornare in collegio. La sua malattia era cosí grave che ella dovette sospendere il lavoro scolastico... ».

Cayce rispose:

« Quando vi è un inspessimento delle pareti dell'intestino tenue, e dei veleni vengono assorbiti nel sistema che cerca di eliminarli attraverso la circolazione superficiale, troviamo che vi sono anche pressioni esistenti nelle aree della sesta e settima dorsale, che sconvolgono il coordinamento della circolazione attraverso i reni e il fegato. Questo contribuisce al disturbo causando le abrasioni che avvengono a volte come macchie rosse, e, altre volte, formando un'apparente acne o punti neri sulle abrasioni o nell'area delle abrasioni, chiaro?

« ...Cosí, facendo applicazioni per la guarigione, noi intendiamo anzitutto correggere, mediante pratiche osteopatiche, queste sublussazioni sul giusto lato della sesta e della settima dorsale e poi coordinare la terza cervicale, la nona dorsale e le lombari, con tale correzione. Sono solo richiesti circa dodici adattamenti, se fatti in modo appropriato, che coordinano le forze muscolari nelle aree in cui il sistema simpatico e quello cerebro-spinale si coordinano nella maggior misura.

« Dovranno essere applicati due volte la settimana per le prime sei settimane del trattamento. In seguito potranno essere piú distanziati.

« Dopo i primi sei adattamenti osteopatici (non prima), si cominci a prendere internamente un composto preparato in questo modo:

| | |
|---|---|
| zolfo | un cucchiaio da tavola |
| sali di Rochelle | un cucchiaio da tavola |
| cremore di tartaro | un cucchiaio da tavola |

« Mischiateli bene con un mortaio e un pestello. Prendetene un cucchiaino da tè ogni mattina, in acqua o asciutti, finché l'intera quantità non sia esaurita.

« Poi cominciate con un tè di zafferano: un pizzico di zafferano americano in una tazza di acqua bollente, oppure messo in una tazza e versandovi sopra l'acqua bollente lasciate riposare per trenta minuti, filtrate e bevete, ogni sera prima di andare a letto.

« Ogni tanto, circa due o tre volte la settimana, bevete acqua di olmo: un pizzico di olmo macinato (preso tra il pollice e l'indice) in una tazza di acqua calda (non bollente). Agitate bene e lasciate riposare per trenta minuti. Bevetela preferibilmente al mattino piuttosto che nell'ora in cui prendete lo zafferano.

« Eliminate i grassi, i dolci e la pasticceria. Prendete molta frutta e verdure ».

L'inspessimento delle pareti intestinali permette alle tossine di passare nel sistema circolatorio e nel flusso linfatico della pelle. Cosí, quando i sistemi della linfa e del sangue sono incapaci di eliminare questi veleni, viene prodotta la reazione infiammatoria della pelle, conosciuta come psoriasi. Uno studio delle letture di Cayce indica che la causa iniziale che fa scattare questa malfunzione può essere emotiva, nervosa, o un improprio funzionamento dei reni, del fegato o di ogni altra parte del sistema eliminatorio, cosí che il sistema emuntorio è incapace di eliminare le tossine appena assorbite; la circolazione diviene allora sovraccarica e le tossine entrano nel flusso linfatico della pelle in sufficiente quantità per produrre la congestione e la reazione infiammatoria che è caratteristica delle chiazze rosse squamose della pelle e del loro prurito.

In altre letture, Cayce accentuò la necessità di rendere alcalino il sistema mediante la dieta:

« Nella dieta preferiremo i cibi non acidi, ossia preferiremo i cibi *a reazione alcalina* facendo consistere un pasto al giorno in soli *vegetali crudi,* che possono essere conditi con olio ». (745-1)

I rimedi a base di erbe, come gli infusi di zafferano, di camomilla o di verbasco, dovevano promuovere la guarigione di lesioni delle pareti intestinali.

L'eliminazione veniva eccitata con irrigazioni del colon, clisteri, miscela di zolfo, sali di Rochelle e cremor di tartaro, e, ogni tanto, con l'uso di lassativi vegetali come infusi di buccia di senna, lassativi salini e lassativi minerali come latte di magnesia e, naturalmente, i sempre presenti impacchi di olio di ricino.

Tuttavia, in generale, Cayce preferiva stimolare l'eliminazione con l'uso di cibi adatti.

Il massaggio con olio di oliva e di arachide, e l'idroterapia — specialmente bagni di vapore — erano prescritti per aiutare la circolazione e l'eliminazione, e in alcuni casi era raccomandato l'uso di raggi violetti.

Per il sollievo esterno e il trattamento di lesioni, spesso consigliava l'applicazione di unguenti Resinol e Cuticura.

« La sera, dopo il bagno, applicherete unguenti Cuticura seguiti da Resinol, entrambi applicati l'uno dopo l'altro. Applicateli specialmente sulle aree delle abrasioni. Non applicateli sui capelli ma intorno ai margini e su tutte le parti del corpo in cui la pelle è irritata. Se liberiamo il sistema dalla condizione, i disturbi saranno eliminati ». (2455-2)

Cayce mi mandò il mio primo caso di psoriasi nei primi degli anni Quaranta. Era una donna che aveva sofferto di psoriasi per ventidue anni, fin da quando era una ragazzina di tredici. Di solito Cayce raccomandava una serie di trattamenti osteopatici per i pazienti sofferenti di psoriasi, prima di iniziare altre terapie. Per qualche ragione, in questo caso, cominciò con irrigazioni del colon preparate con « un cucchiaino raso di sale da tavola e mezzo cucchiaino di bicarbonato di sodio per litri 1,8 d'acqua... Nell'ultima risciacquata mettere un cucchiaio di glicotimolina come antisettico intestinale ». (3032). Il resto del trattamento comprendeva docce, massaggi generali, infusi di zafferano, latte di bismuto ed elisir di pepsina lattata in acqua. Dopo tre mesi di questo trattamento, cominciarono i raggi violetti.

La paziente scrisse a Cayce: « Sono stata dal dott. Reilly... mi sento già meno affaticata e considerevolmente meglio. È meraviglioso! ...Vi sono momenti in cui mancano le parole per esprimere i nostri sentimenti, e nel ringraziarvi, signor Cayce, mi trovo in uno di questi momenti ».

Spesso mi trovo nelle condizioni di questa grata paziente. Col passare degli anni, provo sempre un brivido quando sento parlare di un'altra cura ispirata da Cayce e ho la certezza che il suo lavoro e la sua bontà siano ancora vivi. Poco importa se questo avviene durante la mia pratica o altrimenti.

L'estate scorsa, la mia collaboratrice, la signora Brod, tornò da una riunione nazionale della Società di Ricerca Psichica del New Jersey, eccitata da un'intervista che aveva avuto con i genitori di una ragazzina curata di psoriasi con il trattamento di Cayce, che ho descritto. La ragazza e la sua famiglia erano trasfigurate dall'esperienza straordinaria.

La giovane paziente aveva manifestato la psoriasi a circa otto anni, ed era coperta da capo a piedi dalle lesioni del male. Passò da medico a medico senza alcun giovamento. Era cosí sfigurata che non le era possibile condurre alcun genere di vita normale. I suoi studi e la sua personalità ne erano influenzati e la sua vita e la vita della famiglia erano completamente dominate da questa tragedia.

Un giorno, quando la bambina aveva circa undici anni, e i suoi genitori avevano aperto una nuova libreria in una città del New Jersey, entrò nel negozio una donna e chiese una copia di un libro di cui aveva sentito parlare alla radio la sera prima. Non conosceva il titolo del libro né molte notizie su di esso eccetto il fatto che conteneva una cura per la psoriasi consigliata da un sensitivo di nome « Casey ». I genitori, interessati, rintracciarono il libro. Era *il profeta dormiente*, la vita di Edgar Cayce narrata da Jess Stearn. Scrissero immediatamente alla ARE, si iscrissero all'organizzazione e consultarono l'archivio sulla psoriasi. Dovettero faticare a lungo e con tenacia per trovare un osteopata disposto a seguire il trattamento, e non sapevano come procurarsi le erbe per gli infusi, in particolare il verbasco, una comune erba selvatica che cresce ai lati delle strade. Tuttavia persistettero e furono piú che compensati quando, dopo la prima serie di trattamenti osteopatici, non apparvero piú nuove lesioni. Quando fu presa la combinazione di sali di Rochelle, le lesioni passarono dal rosso a un rosa pallido e in tre mesi la piccola paziente, divenuta una bella bambina di undici anni, fu guarita e non ebbe piú ricadute. (Vedi « Fonti di rifornimento » alla fine del libro, per potersi procurare le erbe necessarie e la miscela di sali di Rochelle).

## Caso 2924

Un altro paziente che guarí di una lunga malattia fu E.D. G., un uomo di 50 anni che viveva nel Massachusetts. Aveva risentito gli effetti negativi di lavorare al freddo, curando gli alveari nei dodici anni in cui era stato allevatore di api.

Egli scrisse: « Credo di essermi preso un raffreddamento cronico alla schiena con considerevoli influenze sull'udito ». Oltre ai dolori di schiena, soffriva di cuore, di affanno, di mal di testa e di perdita della memoria. Un trattamento medico aveva lenito questi mali per due anni, ma quell'uomo temeva che potessero tornare e per questo si rivolse a Cayce.

Cayce prescrisse trattamenti idroterapici che comprendevano un calore moderato e asciutto, poi un bagno di vapore, preferibilmente con olmo riccio, seguito da un massaggio generale e almeno due irrigazioni del colon dopo due settimane.

Il paziente venne a New York cosí che potessi dare l'avvio al suo trattamento e insegnargli a impiantare un'attrezzatura per l'uso domestico di un bagno di vapore. Sua moglie scrisse a Cayce: « Stiamo adesso seguendo il trattamento come meglio possiamo a casa, e siamo lieti dei buoni risultati ottenuti già in questo breve tempo ».

### Caso 3286

Il caso 3286, nel quale io fui implicato solo di sfuggita, è un esempio drammatico dell'importanza della pazienza e della tenacia per ottenere uno dei miracoli di Cayce. Ci vollero dodici anni per portarlo a termine. Ecco la storia.

La giovane donna, seriamente menomata dalla poliomielite fin dall'infanzia, aveva venticinque anni quando ricevette la prima lettura di Cayce (11 ottobre 1943). Egli prescrisse l'applicazione quotidiana della pila con oro, argento e iodina alternatamente. Questa doveva essere seguita da un massaggio con la combinazione di questi oli: olio bianco russo, olio di aghi di pino, olio di oliva, olio di arachide, olio di sassafrasso. « Siate persistente, siate scrupolosa, siate istante [insistente] nella preghiera », le disse.

Cayce la mandò da me per istruzioni nell'uso dell'applicazione e del massaggio. Io la vidi due volte.

Nel novembre del 1955, la devota segretaria di Cayce, Gladys Davis Turner, stava facendo una revisione dei casi. Scrisse alla signorina 3286 chiedendole un resoconto delle sue esperienze con l'applicazione della pila.

Giunse la risposta: la pila e il massaggio erano stati usati fedelmente per piú di un anno, ma « quanto ai risultati complessivi della lettura... non ho assolutamente niente da dire né in un senso né nell'altro. Se avete notizie di altri che sono stati aiutati nella polio, sarò molto lieta di saperle ».

Gladys rispose riferendo la storia della scheda (2778) di una donna trentenne le cui gambe erano state paralizzate dalla polio quando aveva un anno. Per camminare doveva usare grossi e solidi tiranti e stampelle. La lettura di Cayce prescriveva l'applicazione della pila, il massaggio e la cabina calda. Dopo tre mesi poteva reggersi da sola e, dopo due anni, usava i tiranti solo dalle ginocchia in giú e un bastone per tenersi in equilibrio. « Sulla base dei soli suoi progressi, vorrei incoraggiarvi a riprendere la vostra lettura e a seguire il trattamento », scrisse Gladys alla signorina 3286.

Piú tardi, la signorina 3286 rispose che, in seguito alla lettera di Gladys, aveva ripreso la cura, questa volta con sua madre e sua sorella che le facevano il massaggio. « Mi dicono che sto divenendo piú dritta. La mia spina dorsale sembra essersi raddrizzata... Credo di poter alzare il braccio sinistro piú di prima... Mi sono potuta alzare dalla sedia a rotelle... un poco piú del solito ».

### Caso 2966

A una donna di 55 anni che soffriva di tumori uterini e insonnia, Cayce raccomandò da venti a venticinque trattamenti idroterapici sotto la mia direzione:

« L'idroterapia dovrebbe comprendere bagni di vapore... una volta con atomidina e una volta con olmo riccio alternatamente... seguiti da un massaggio generale... dopo spruzzi di acqua calda e fredda... Per il massaggio generale useremmo una combinazione di due parti di olio bianco russo.. e una di olio di pino. E usate il normale olio di pino, non pece né olio di aghi di pino, ma olio di legno di pino, chiaro?

« Fare un sufficiente esercizio all'aria aperta ogni giorno. Camminare è l'esercizio migliore oltre a quello che si può ottenere con l'idroterapia e il massaggio ». (2966-1)

Disse che i tumori non richiedevano necessariamente un'operazione perché « a quanto ci risulta, sono accumuli di linfa ». Due mesi dopo la lettura dell'aprile 1943, ella scrisse: « Adesso non penso piú all'operazione... Mi sono ripresa in modo eccellente. Attribuisco questo in gran parte ai diciassette trattamenti ricevuti nell'istituto Reilly ».

## Caso 2774

Una donna di 48 anni sofferente di glaucoma ebbe i trattamenti di Cayce dal dott. George N. Coulter, un medico osteopatico, e da me per idroterapia e massaggio.

Il dott. Coulter scrisse, quando il 2774 tornò da lui dopo i miei trattamenti fisioterapici, che « il suo miglioramento era stupefacente. I suoi dolori si erano molto attutiti ed ella si comportava come un'altra persona ».

## Caso 1841

Una donna di 53 anni fu consigliata da un chirurgo di sottoporsi immediatamente a una grave operazione (isterectomia). David Kahn riuscí a persuadere la sua amica a consultare Cayce per una lettura prima dell'operazione.

La lettura, nel marzo del 1939, diagnosticò « disturbi ghiandolari [che] ...producono la formazione di globuli di linfa... nelle aree pelvica o digestiva... ». Cayce disse che nessuna operazione era necessaria se ella seguiva i trattamenti, che comprendevano due periodi di atomidina presa per sette giorni « per purificare il sistema », sospesa per cinque giorni, e ripresa per sette. Dopo l'atomidina, la paziente doveva iniziare bagni di vapore con olio di pino, massaggio completo e alcuni adattamenti osteopatici per sei o otto settimane. Raccomandò anche docce pelviche e una dieta che evitasse i cibi fritti, il pane bianco, le patate e la carne rossa.

Kahn scrisse a Cayce pochi mesi dopo: « Senza dubbio avrete saputo dalla signora 1841 che è guarita al cento per cento... ».

La donna non ha mai subíto quell'operazione « urgente ».

CASO 4020

Un poliziotto di 38 anni, di New York, soffriva da anni di dolori alla schiena (giuntura sacroiliaca) e lungo la gamba, e aveva cercato rimedi presso molti medici, ospedali e perfino nella Mayo Clinic.

Dopo il suo ritorno da Rochester, nel Minnesota, scrisse a Cayce una lettera angosciata: « Alla Mayo Clinic, i medici dicono che i miei sintomi e certe prove di laboratorio puntano in una direzione, ma i raggi X non rivelano nulla... Mi hanno detto di tornare fra sei mesi o un anno, se le mie condizioni si aggraveranno.

« Io sono sposato e ho una figlia di diciannove mesi. Vi scrivo disperato. Il mio lavoro è in pericolo. Vi è una forte possibilità che debba ritirarmi con una pensione annuale di solo mille dollari, assolutamente inadeguata per sostenere la mia famiglia...

« Signor Cayce, vorrete impiegare le vostre meravigliose doti per aiutarmi? ».

Cayce lo volle e lo fece. Raccomandò un trattamento di idroterapia una volta la settimana, che comprendeva onde corte, bagni di vapore e massaggio generale.

Gli scrisse:

« Andate in ogni modo dal dott. Reilly o dal signor Eigen e mostrate loro la lettura. Sono perfettamente abituati a questo lavoro e hanno trattato una gran quantità di persone con meravigliosi risultati. Sono sicuro che, se non li conoscete già, li troverete pronti a venirvi incontro e piacevolissimi ».

SECONDA PARTE

# SALUTE DOMESTICA E ISTITUTI DI BELLEZZA

capitolo 5

# *I principi di Cayce sulla dieta e sull'alimentazione*

« *Quello che pensiamo e quello che mangiamo, combinati insieme,* fanno *quello che* siamo, *fisicamente e mentalmente* ». (288-38)

« *Ricordati della dieta che è stata considerata opportuna. Mangia nel momento opportuno e mangia il giusto cibo, lasciando alle forze digestive il tempo di agire prima di divenire forze mentali e accordarsi con la mente...* ». (137-30)

« *Il corpo non dovrebbe mai assorbire cibi nel sistema quando è sotto tensione, quando è stanco, eccitato, furioso, chiaro? Né prendere mai alcun cibo che non si trovi in accordo con se stesso...* ». (137-30)

« *In realtà il corpo deve mangiare, e deve mangiare lentamente; tuttavia quando è preoccupato, eccessivamente impegnato, o quando non può trarre vantaggio dal cibo, ma mangia per passare il tempo o per riempirlo in qualche modo, questo non è bene, perché il cibo* non *sarà digerito e il corpo se ne accorge* ». (900-393)

« *Specialmente a questo corpo non dovrebbe essere dato cibo quando è sovraccarico in qualsiasi modo, perché è in condizioni di rabbia, o di tensione, o di depressione di qualunque natura... Preferibilmente si prenda acqua o siero di latte: in queste condizioni non addolcire mai il latte* ». (243-7)

EDGAR CAYCE

Il carro si fermò davanti all'ufficio del dott. Wesley Ketchum, a Hopkinsville, nel Kentucky. Era pieno di paglia e su di essa giaceva il corpo inerte di Homer Jenkins, un uomo che lavorava nella locale fabbrica di mattoni.

« È svenuto d'un tratto », disse il carrettiere al medico. « Un minuto prima stava lavorando... un minuto dopo era steso a terra. Laggiú al cantiere abbiamo pensato che voi ci avreste capito qualche cosa ».

Il dott. Ketchum lo esaminò e lo auscultò con lo stetoscopio. Fece tutte le prove e le domande possibili secondo il miglior metodo diagnostico, ma non poté trovare in quell'uomo niente che non funzionasse organicamente. Era un rompicapo.

Allora chiamò al telefono il suo amico e segreto collega, Edgar Cayce, e gli espose il caso. « Vorrei che vedeste quello che si può fare », gli disse. « Non capisco che male abbia ».

Cayce si allentò il colletto e la cravatta, si sdraiò stendendosi bene e ascoltò le parole del dott. Ketchum mentre cadeva in trance.

« Il corpo soffre per cattiva alimentazione », disse al medico. « Troppo maiale e farina di avena ». Il trattamento consisteva in un cambiamento di dieta, aggiungendovi una buona quantità di verdure, come cime di rapa.

Nel riportare il caso nel *Profeta dormiente*, Jess Stearn scrisse: « Era il primo caso di pellagra che Ketchum avesse mai visto e lo aiutò a diagnosticare e a curare altri casi che avevano reso perplessi i medici locali.

« Ancora una volta il merito di Cayce non fu riconosciuto. Uno dei medici di Hopkinsville, i cui pazienti erano stati aiutati dalla dieta di Cayce, a base di cime di rapa, lesse una nota sulla sua diagnosi della pellagra alla Kentucky Medical Society, senza fare alcuna menzione di Cayce né di Ketchum ».

Nel 1924, i Cayce vivevano a Dayton, nell'Ohio, e furono invitati dalla futura moglie di David Kahn, Lucille Kahn (per caso avevano entrambi lo stesso cognome), ad assistere, nel teatro locale, alla rappresentazione di *Sancho Panza*, nella quale ella recitava. Essi andarono e si divertirono.

« Adesso che avete visto il nostro spettacolo », disse a Cayce la signorina Kahn, « vorrei vedere il vostro ». Aveva sentito parlare del grande Edgar Cayce fin dal suo primo incontro con David, che era uno dei piú intimi amici e grandi ammiratori del « Giudice », ma non lo aveva mai visto dare una lettura. I Cayce furono lieti di ospitare in casa loro la graziosa piccola attrice che aveva conquistato il cuore di David.

La lettura fu data per un bambino che stava morendo di inedia perché non poteva trattenere nulla nello stomaco.

Lucille osservò Cayce cadere in trance e sbigottí nell'udirlo diagnosticare le condizioni del piccolo. Ma quando egli passò al trattamento e consigliò ai genitori di metterlo a una dieta di sole banane fu spaventata.

« Volete proprio dire ai genitori di nutrire quel piccolo con banane? », chiese incredula. Bisogna ricordare che a quel tempo le banane erano considerate un cibo quanto mai indigesto e decisamente letale per i bambini piccoli.

« Ero cosí preoccupata per quel bambino che, anche dopo aver lasciato Dayton per continuare il nostro giro, persistei a chiedere del piccolo e come stava », confessò Lucille. « Rimasi meravigliata quando mi dissero che i genitori avevano riscontrato un grande miglioramento ».

Naturalmente oggi la dieta di banane, sostenuta dal dott. Valentine Haas, è un trattamento tipico per bambini celiaci.

Con gli anni ho avuto il privilegio e la gioia di testimoniare molte notevoli guarigioni ottenute con i principi dietetici di Cayce combnati con altre terapie. Per esempio le diete di mele e di uva hanno provocato molti miglioramenti non meno drammatici di quelli delle due storie che ho appena riferito. Tuttavia, poiché queste sono state usate unitamente a irrigazioni del colon, impacchi di olio di ricino e varie tecniche idroterapiche per un totale programma di riciclaggio, le discuterò nel capitolo 11, « Purificazione interna ». In questo capitolo considereremo alcune idee di Cayce su quella che egli chiamava « dieta normale », che può andar bene per chiunque ed essere il miglior modo di usare il cibo per creare una migliore salute.

Naturalmente, in questo capitolo, non potremo addentrarci in ogni particolare della scienza di Cayce, sulla nutrizione e sulla dieta. Questo richiederebbe piú di un libro e, difatti, tre libri di questo genere sono stati pubblicati e sono reperibili nei centri ARE della vostra città o a Virginia Beach: *Idee di Edgar Cayce sulla dieta e la salute* (1), *Ricettario per una dieta* (2) e *La dieta normale* (3). Sono libri economici e vale la pena averli a disposizione. Speriamo tuttavia di darvi a grandi linee, in questo panorama, le idee di Cayce sull'alimentazione e sulla dieta.

« Quello che pensiamo e quello che mangiamo... *fanno* quello che *siamo,* fisicamente e mentalmente ». (288-38)

La semplice frase pronunciata da Edgar Cayce molti anni fa, riassume gran parte della scienza e della conoscenza accumulate negli ultimi sessant'anni dalla ricerca chimica, biologica e medica sulla nutrizione. A quel tempo queste poche parole davano corpo a concetti veramente rivoluzionari. Bisogna ricordare che Cayce trattò la pellagra con cime di rapa verso il 1909-1910. Allora poco si sapeva, e ancor meno era accettato dalla medicina, sulla relazione fra il cibo e la salute, e la parola « psicosomatica » non era stata ancora inventata.

Nel correlare la nutrizione con la salute e le deficienze di dieta con la malattia, Cayce era molto piú avanti del suo tempo. L'importanza e la validità delle sue teorie sulla nutrizione si palesano e aumentano col passar degli anni, via via che le ricerche di laboratorio confermano le informazioni che egli riceveva dalle « Fonti Superiori ». È significativo, per me, che quasi ognuna delle novemila letture contenga consigli e guide sulla dieta come parte della terapia complessiva.

Cayce considerava la dieta un fattore cosí importante della terapia, che spesso indicava interi menu per un paziente. È importante ricordare, quando si traggono principi generali dalle letture, che diete specifiche erano raccomandate per individui con esigenze di nutrizione e patologie altamente individualizzate. Anche allora la dieta era solo una parte della terapia generale, che poteva includere osteopatia, massaggi, esercizio, idroterapia, elettroterapia; e, come egli stesso dichiarava, tutto questo poteva portare cambiamenti nel valore nutritivo e nel grado di assimilazione nel corpo. Anche qui Cayce anticipava le piú avanzate ricerche sulla nutrizione.

Il dott. Roger Williams, autore di *Individualità biochimica* (4) e di *Tu sei straordinario* (5), ha fatto vaste ricerche per provare che gli esseri umani non sono identici fra loro. Come egli scrive in un altro dei suoi libri: « Dal punto di vista pratico, non possiamo trascurare i fatti di individualità biochimica. Necessariamente, per ragioni che implicano l'ereditarietà, ogni individuo ha bisogni nutritivi che differiscono quantitativamente da quelli dei suoi simili relativamente a ogni singolo nutrimento. Alcuni individui,

(1) Anne Read, Carol Ilstrup e Margaret Gammon, *Edgar Cayce on Diet and Health*, edito da Hugh Lynn Cayce, New York: Paperback Library, 1969.

(2) Anne Read e Carol Ilstrup, *A Diet-Recipe Guide*, Virginia Beach, Va.: Edgar Cayce Foundation e ARE Press, 1967.

(3) Margaret Gammon, *The Normal Diet*. Virginia Beach, Va.: ARE Press 1957.

(4) Roger J. Williams, *Biochemical Individuality: the Basis for the Genetotrophic Concept*. Austin: University of Texas Press, 1969.

(5) Roger J. Williams, *You Are Extraordinary*. New York: Random House, 1967; Pyramid, 1971.

per quel che riguarda alcuni specifici alimenti, possono averne bisogno da due a dieci volte piú di altri » (6).

Il dott. Williams dice anche: « Parlando dell'inizio di una malattia, io propongo il motto: " Nel dubbio, tentate anzitutto con l'alimentazione " » (7).

« Le piú fondamentali armi nella lotta contro la malattia sono le piú ignorate dalla medicina moderna: i numerosi nutrimenti di cui le cellule del nostro corpo hanno bisogno. Se le cellule del nostro corpo sono sofferenti — come accade durante una malattia — vi è ogni probabilità che lo siano perché sono nutrite in modo inadeguato...

« La cattiva alimentazione cellulare, che è la base di tutte le cattive nutrizioni, è probabilmente *alle radici di dieci volte tante malattie quante le malattie di deficienza clinicamente definite che abbiamo elencato.*

« *Poiché ogni cellula e ogni tessuto del nostro corpo richiedono nutrimento, e ogni parte può essere soggetta a una nutrizione difettosa in vari gradi, il numero di mali che possono sorgere a causa di una nutrizione imperfetta è vastissimo.* Una difettosa alimentazione cellulare, di un tipo o di un altro, può essere la causa fondamentale della maggior parte delle malattie non infettive: malattie che attualmente sono poco controllate dalla scienza medica » (8).

« La nutrizione clinica non viene ancora insegnata nella maggior parte delle scuole mediche », ci ricorda N.S. Scrimshaw del M.I.T., « e non è adeguatamente praticata in nessuna di esse ».

« Ci si può solo aspettare », dice il dott. W.H. Sebrell, della Columbia, « che questa tristemente debole educazione dell'alimentazione clinica produca, come dice il dott. Frederick Stare di Harvard, " dei medici non bene addestrati a identificare la cattiva nutrizione se non per evidenti mancanze o eccessi di peso, cosa che chiunque può fare " ».

Le critiche e gli avvertimenti circa il pericoloso stato di alimentazione in questo paese non provengono solo dai maniaci del cibo o da medici di eccezione, che da piú di un secolo predicano il vangelo di un cibo puro, naturale e non adulterato. Forse il loro zelo quasi fanatico e le affermazioni polemiche di una scuola su un'altra hanno indebolito la credibilità delle loro idee. In ogni caso i loro sforzi combinati non hanno potuto competere con la gigantesca corporazione degli industriali e con la loro pubblicità a base di milioni di dollari.

Noi spendiamo 125 miliardi di dollari all'anno per il cibo. Siamo dunque la meglio nutrita nazione del mondo? Abbiamo i piú grandi supermarket, traboccanti delle piú numerose varietà di cibi che siano disponibili per qualsiasi altro popolo. Questo significa forse che siamo ben nutriti?

Nel dicembre del 1972, il senatore Richard S. Schweiker (R.–Pa.) presiedette una serie di udienze del Comitato Scelto del Senato per l'Alimentazione e le Necessità Umane. Dopo aver ascoltato la testimonianza dei princi-

(6) Roger J. Williams, *Nutrition Against Disease.* New York: Pitman, 1971, pag. 49.
(7) Ivi, pag. 123.
(8) Ivi, pag. 45.

pali medici e dietisti, egli concluse che « gli Americani sono divenuti una nazione di analfabeti per quello che riguarda l'alimentazione ».

Il dott. Jean Mayer, dell'Università di Harvard, di origine francese, consulente dei presidenti degli Stati Uniti, per l'alimentazione, disse al comitato che i prodotti americani di pasta bianca non sarebbero nemmeno chiamati pane nel suo paese di origine.

Il dott. Mayer chiese, per i settori pubblico e privato, di spendere almeno 100 milioni di dollari all'anno per una pubblica educazione alimentare. Egli fece notare che questa spesa sarebbe stata solo l'uno per cento della spesa totale per il cibo, e molto inferiore a quanto oggi si spende per la pubblicità di cibi che « troppo spesso rappresentano una grave minaccia all'educazione alimentare ».

Il dott. Mayer e altri esperti testimoniarono inoltre che « oggi, in America, vi è una cattiva alimentazione molto estesa. Solo una parte di essa è attribuibile alla povertà (sebbene, se il costo del cibo continua a salire col ritmo attuale, il problema sarà sempre piú difficile). Anche fra coloro che possono permettersi un'alimentazione appropriata, vi è un uso eccessivo e malsano di grassi, di zucchero e di alcool ».

La pubblicità « ha glorificato in modo non proporzionato ai loro contributi nutritivi alcuni cibi lavorati », disse Robert Choate, noto critico dei prodotti con calorie « vuote » (calorici ma scarsamente nutrienti) e del loro commercio.

Nelle udienze si affermò che i ragazzi erano stati trasformati, dalla pubblicità televisiva, « in agenti pubblicitari domestici di cibi di rifiuto ».

Il dott. Georges Christakis, della Mount Sinai School of Medicine di New York, fece un appello per una educazione alimentare nelle scuole e perché medici e dentisti si interessassero al problema.

Le industrie alimentari furono esortate a sentire la responsabilità di produrre cibi nutrienti.

I fabbricanti si preoccupano piú dell'apparenza dei cibi che delle loro proprietà nutritive, e non ci si può aspettare che le migliaia di additivi chimici a cibi incapaci di nutrire un insetto o un topo, sostengano la vita e le energie di esseri umani.

In un'altra sessione davanti al comitato, il dott. Abraham E. Nizel, della Tufts University Scholl of Dental Medicine, e un gruppo di altri dentisti ed esperti dell'alimentazione, affermarono che il deperimento dei denti è il male prevalente nel paese. La spesa annuale per sole cure dentarie è di cinque miliardi di dollari e la causa principale del problema è lo zucchero.

Il dott. George M. Briggs, professore di alimentazione all'Università della California, direttore del *Journal of Nutrition Education*, e consulente dei National Institutes of Health, disse: « La tipica dieta americana è un disastro nazionale. Se la dessi ai maiali o alle vacche senza aggiungervi vitamine o altri supplementi, distruggerei l'industria dell'allevamento ». Il dott. Briggs, che dal 1962 è stato membro del Research Advisory Committee of the National Livestock and Meat Board, e fu delegato alla recente Conferenza della Casa Bianca sul Cibo, l'Alimentazione e la Salute, aggiunse quanto segue riguardo alla dieta americana:

« Si manifesta in molti modi diversi: fame ed evidenti deficienze nutritive, numerosi casi di anemia, aumento di infezioni, mancanza o eccesso di peso, gravi problemi dentari, riduzione della crescita, inutili problemi nella gravidanza e con i bambini, accorciamento della vita, e perfino problemi mentali e di comportamento nei fanciulli e nei vecchi.

« Diabete, malattie di cuore, alcoolismo, assenteismo e altri problemi si riferiscono in parte alla inadeguata o errata nutrizione. Questo è molto dispendioso per la nostra nazione, venendoci a costare trenta miliardi di dollari all'anno, quasi il cinquanta per cento della nostra spesa complessiva per la sanità ».

Il dott. Briggs citò le statistiche del Dipartimento dell'Agricoltura, le quali mostrano che nel 1970 noi abbiamo mangiato piú « cibi con calorie " vuote " che non cibi tradizionali, ossia quelli contenenti in quantità superiore nutrimenti adatti ». I cibi con calorie « vuote » comprendono lo zucchero da tavola, i grassi e gli oli come la margarina, i grassi per pasticceria, il lardo, il burro, gli oli per cucinare e per insalata, la farina bianca, lo zucchero di grano, e il riso macinato, per un totale di 264 libbre per persona.

Nello stesso periodo le cifre USDA mostrano che l'Americano medio ha consumato solo 259 libbre dei dodici tipi di cibo che, secondo il dott. Briggs, potrebbero contribuire a tenerlo fisicamente sano, mentalmente vigile, sobrio, disciplinato, attivo nel lavoro.

« Questi dodici cibi tradizionali comprendono la carne, il pollame, il pesce, le uova, il latte, il formaggio, i gelati, tutte le frutta, le patate e altri vegetali, tutti i cereali, gli arachidi e i fagioli, che contengono i quarantacinque nutrimenti essenziali. Oggi, invece, piú di metà delle calorie che ingeriamo provengono dallo zucchero, dai grassi e dalla farina bianca », concluse il dott. Briggs.

La signorina Betty Billings, in un discorso pronunciato durante una « Settimana di Armonia » a Virginia Beach, nell'agosto del 1973, mise in evidenza che « Cayce quasi sempre consigliava pane di grano e cereali integrali ». Nella lettura 826-5, data nel luglio del 1935, Cayce disse:

« ...come è generalmente noto, in ogni paese vi è cibo preparato, per cosí dire, dalla natura o dalle forze creative, per far sviluppare il corpo di coloro che vivono in quel particolare ambiente. E in quanti paesi vi è *frumento*? Esso costituisce, e dovrebbe costituire, la maggior parte di ciò che deve rifornire non solo il calore del corpo ma lo sviluppo di esso per un giusto equilibrio nelle influenze mentali sulle forze fisiche dell'uomo nella sua attività.

Prendete cereali integrali o succhi di agrumi, ma non nello stesso pasto ». (1523-17)

« Il grano integrale, macinato o frantumato... non cotto troppo a lungo per non distruggere la forza delle vitamine... aggiungerà al corpo le giuste dosi di ferro e silicone, e le vitamine necessarie per creare il rifornimento di sangue necessario per la resistenza del sistema ». (840-1)

Egli considerò il grano integrale cosí importante che, se una persona aveva ulcere allo stomaco o nel tratto digestivo, le consigliava di cuocere il grano integrale e poi filtrarlo; o, se la condizione non era troppo acuta, consigliava cereali cotti, senza coperchio, per un lungo periodo di tempo: diceva che questo avrebbe disfatto la cellulosa, o fibra. Si può supporre che questo fosse molto necessario alla persona per la quale fu fatta la seguente lettura circa una dieta adeguata:

« Quanto alla dieta... mangiate soprattutto cibi bene equilibrati che portano il maggior quantitativo di ferro nelle loro reazioni, come in quelle di tutte le forze vegetali... prendete quelle del frumento o dell'avena, preferibilmente nel grano integrale rullato, non inacidito prima della rullatura, ma rullato, e ridotto in una farinata. Questa farà bene per il corpo, ma dovrebbe essere ben cotta... almeno per tre o quattro ore, in recipienti doppi, preferibilmente non di alluminio ». (505-1)

L'anno scorso, un distintissimo chirurgo inglese e studioso del cancro, il dott. Denis T. Burkitt, parlò a un gruppo di duecento medici a Los Angeles. Li stupí dicendo: « Durante i miei vent'anni di pratica chirurgica in Africa, non ho incontrato un solo caso di infiammazione del colon nota come diverticulite, nessuna appendicite, né obesità, né diabete, né ernie, né polipi del colon. Queste condizioni, molto comuni negli Stati Uniti, sono quasi sconosciute fra i nativi rurali dell'Africa. Non si tratta di un capriccio geografico, perché gli Africani che vivono nelle città e seguono diete occidentali cominciano presto a presentare una patologia degli intestini come quella degli Inglesi che vivono in queste città e seguono una dieta rigorosamente occidentale ».

Il dott. Burkitt trovò che gli Africani seguono una dieta ricca di crusca. Sgretolano il grano fra due pietre senza eliminarne alcuna parte. Posso aggiungere qui che, se conoscessero la composizione delle varie pietre usate, potrebbero frammischiare in egual tempo alla loro dieta molti minerali. Per esempio, il defunto dott. Michael Walsh trovò che gli Indiani del Messico avevano un'assimilazione di calcio equivalente a otto quarti di latte al giorno. Questo calcio era ottenuto dalle pietre friabili usate per macinare il grano delle tortillas. Per tornare alle sue ricerche, egli disse anche: « Nella dieta di questi rurali africani, non vi è zucchero raffinato ». Egli crede nella possibilità che i grandi quantitativi di carboidrati raffinati, ingeriti dall'uomo occidentale, abbiano una parte fondamentale nel provocare il cancro del colon.

Un articolo del *The Wall Street Journal* del 26 ottobre 1973, sottolineava nel titolo l'importanza di questa ricerca: « *Nuove ricerche indicano che la dieta è colpevole nel cancro n. 1 degli Stati Uniti* ». Il sottotitolo diceva: « Il bue, il grasso e la farina raffinata accusati da vari studi sulle malattie del colon e del retto ».

L'articolo afferma che « il tumore maligno (del colon e del retto) è già il piú comune negli Stati Uniti, superando il cancro dei polmoni e quello della mammella, ed è secondo solo al cancro dei polmoni per quello che riguarda la mortalità.

« Se le stime preliminari sono esatte, 99.350 Americani saranno colpiti dal male il prossimo anno, contro gli 86.000 di cinque anni fa. Le morti saliranno a 48.000 contro le 44.000 di cinque anni fa. Questo non è dovuto solo all'aumento della popolazione. La media del cancro colon-rettale è salita al 46,8 per 100.000 Americani dal 43, per 100.000 nel 1968 e dal 39,3 per 100.000 nel 1947 ».

Il dott. John Yudkin, autorità inglese, direttore del Dipartimento dell'Alimentazione nell'ospedale di St. Elizabeth a Londra, avverte che lo zucchero raffinato è non meno pericoloso dell'eroina. Gli Americani oggi consumano annualmente una media di 120 libbre di zucchero e di dolcificanti, con un incremento pauroso.

Il dott. Yudkin sostiene: « Biologicamente l'uomo non ha avuto il tempo di divenire un mangiatore di zucchero. Lo zucchero raffinato fu introdotto nella dieta umana solo duecento anni fa. Ma l'Americano medio consuma in due settimane circa 25 volte lo zucchero che i nostri antenati ingerivano (nella frutta e in altre forme naturali) in un anno ».

Lo zucchero, insieme ai grassi, è adesso considerato il primo fattore negli alti livelli di colesterolo e di trigliceridi che si trovano nelle nazioni piú industrializzate e che portano a disturbi cardiovascolari e al diabete.

Il Dipartimento dell'Agricoltura degli Stati Uniti afferma che il consumo dello zucchero, pro capite, è salito dalle 77,4 libbre del 1911 alle 101,6 del 1971, e ha raggiunto nel 1975 le 125 libbre annuali. Inoltre gli esperti che hanno testimoniato davanti al comitato Schweiker, riferirono che gli Americani mettono nel loro cibo la metà dei cucchiai di zucchero di un tempo, ma ne ingeriscono molto di piú in cibi voluttuari come bibite, gomma da masticare, dolci, paste, gelati e cereali zuccherati. Ma quegli scienziati sostengono che ancora piú pericoloso è quello zucchero che si può trovare nei cibi piú impensabili, come cereali in scatola, carne tritata, salse piccanti, e in quasi tutti i cibi in scatola. Il quantitativo di zucchero usato nei cibi preparati è aumentato del 50 per cento in un solo periodo di quattro anni negli anni Sessanta.

Il dott. Mayer disse al comitato del Senato che anche l'aumento di cereali ad alto tasso di zucchero, di spuntini e di bibite « può essere un fattore delle crescenti probabilità di diabete in soggetti geneticamente vulnerabili ». Egli mise in evidenza il fatto che molte persone mangiano zuccheri senza saperlo, compresi i diabetici e coloro che possono diventarlo mangiando zucchero.

Le diete di Cayce sarebbero state approvate dall'American Heart Association, dagli studiosi del cancro, dai sostenitori del basso tenore di grassi e di colesterolo, e dall'intero corpo medico allarmato dall'eccesso di grassi, zuccheri e amidi nella dieta americana. Egli ammoniva:

« Non usate lardo né grassi nel cucinare, né con i vegetali... ». (303-11)

« Guardatevi dai cibi fritti. Non consumate patate fritte, carni fritte, pesce fritto né altro di simile ». (926-1)

« Guardatevi dalle patate bianche, dai grassi di ogni genere. Nessuna carne se non pollame, agnello e pesce. Nessun fritto. Niente pane bianco. Poca pasticceria ». (2415-2)

« ...le carni bollite, arrostite o allo spiedo sono molto migliori di quelle fritte, di ogni genere ». (416-6)

« ...astenetevi dal troppo grasso o da eccessivi cibi cucinati nel grasso... maiale, montone, bue o pollame... Ma usate piuttosto le parti magre e quelle carni che contribuiscono alle forze che rigenerano il corpo... ». (303-11)

Metteva in guardia contro il consumo eccessivo di carne rossa, prosciutto, bistecche poco cotte e arrosti:

« Le carni siano di preferenza pollame, agnello e pesce... La pancetta rosolata a colazione può essere presa ogni tanto ». (1710-4)

« ...nessuna carne cruda e pochissimo maiale. Solo pancetta. Non usate lardo né grassi nel cucinare i vegetali... ». (303-11)

« Molto pollame, ma preparato in modo da poter usare buona parte della struttura ossea... cosí da ottenere l'assimilazione di calcio nel sistema... Masticate dunque il collo del pollo. E mangiate anche midollo di bue... ». (1523-8)

« Astenetevi dai cibi pesanti. Usate quelli che rigenerano il corpo, come succo di carne di bue (vedi pag. 113), brodo di bue, fegato, pesce, agnello, potete prendere tutto, ma non fritti ». (5269-1)

« Ogni selvaggina è preferibile ad altre carni se preparata in modo adatto. Nel cucinare il coniglio, state attenti che il tendine delle due zampe sinistre sia rimosso perché è questa la parte che può provocare la febbre ». (2514-4)

« Almeno una o due volte la settimana dovreste mangiare prodotti marini, specialmente mitili, ostriche, gamberi, aragoste... ». (275-24)

Le letture di Cayce rivelavano la sua preferenza per gli zuccheri naturali dei frutti, il miele, lo zucchero biondo, e talora, in casi specifici, raccomandava la saccarina. Quando e se veniva usato zucchero da tavola, Cayce preferiva lo zucchero di barbabietola a quello di canna. Pur non conoscendo le ragioni di questa preferenza, possiamo supporre che egli si rendesse conto, in modo precognitivo, che nel futuro si sarebbe data una nuova importanza alla presenza di zinco nella dieta, e lo zucchero di barbabietola ha un alto contenuto di zinco.

« Guardati, nella dieta, dagli zuccheri e dagli amidi che li producono ». (119-1)

« Non combinare alcun amido con alcuna quantità di dolci. Non prendere cibi che causino grande quantità di reazioni alcooliche. Questo non si riferisce all'alcool ma ai dolci, e certi amidi producono un tipo di fermentazione che è alcoolica e produce grassi eccessivi per il corpo ». (1125-2)

« Perché in tutti i corpi quanto minori sono le attività nell'esercizio fisico o nell'attività manuale, tanto piú abbondanti devono essere i cibi a reazione alcalina. Le energie e le attività possono bruciare gli acidi, ma coloro che conducono una vita sedentaria e non attiva non possono ingerire dolci o eccessivi amidi, che devono essere bene equilibrati ». (798-1)

D. 5. Che cosa c'è di particolarmente errato nella mia dieta?

R. 5. La tendenza a troppi amidi, pasticcerie, pane bianco, dovrebbe essere quasi interamente eliminata... Essi non sono buoni per il corpo sotto qualsiasi forma. (416-18)

« State attenti a non eccedere nei prodotti di pasticceria, nelle torte, nei dolci, specialmente cioccolata, o nelle acque ricche di carbonato. Tutte queste sono nocive al corpo ». (5218-1)

D. 15. Suggerite gli zuccheri migliori per il corpo.

R. 15. Gli zuccheri di barbabietola sono i migliori per tutti, oppure gli zuccheri di canna non raffinati. (1131-2)

« Tieni lontano il corpo dai troppi dolci, pur ingerendo dolci bastanti per formare alcool sufficiente al sistema; bisogna cioè badare al tipo dei dolci piuttosto che ai dolci. I succhi d'uva — e quindi le gelatine e i dolci di tale tipo — fanno bene. Si possono prendere le cioccolate *semplici*, non quelle di qualsiasi tipo che contengano amidi di grano; e nemmeno quelle che contengono troppo zucchero di canna. Lo zucchero d'uva, o di barbabietole, o i dolci di questo tipo possono essere presi ». (487-11)

« La saccarina può essere usata. Lo zucchero biondo non è nocivo. La cosa migliore sarebbe usare zucchero di barbabietola ». (307-6)

D. Quale tipo di dolci può essere ingerito dal corpo?

R. Miele, specialmente tolto dall'alveare; o marmellate fatte con zucchero di barbabietola e con zucchero di canna. Mai in quantità eccessive, naturalmente, ma le forze dei dolci di contribuire all'opportuna attività attraverso l'azione del flusso gastrico sono necessarie come gli elementi che fabbricano il corpo; queste, infatti, diventano costruttori del corpo provocando una opportuna fermentazione (se si può chiamare cosí) nelle attività digestive. Quindi due o tre volte la settimana il miele sul pane o sul cibo fornirà il necessario per l'intero sistema ». (808-3)

Cayce era un acceso sostenitore del consumo alimentare di vegetali freschi:

« Includete spesso nella dieta vegetali crudi preparati in vario modo, non semplicemente in insalata, ma tritati, grattugiati e combinati con gelatina ». (2445-1)

« Mangiate spesso vegetali crudi come sedano, lattuga, carote e crescione. Preparateli spesso... con gelatina. Non gettate via il succo quando li grattugiate o preparate, ma mettete il succo nella gelatina per aumentare le vitamine necessarie ». (3413-1)

« [Non mangiate] troppe patate, ma piuttosto con la buccia... Molte cipolle, crude o cotte. Molti legumi... piselli, fagioli e simili ». (480-52)

Vengono date particolareggiate istruzioni per preparare i vegetali conservando le loro vitamine:

« Mangiate ogni giorno almeno un piatto di vegetali crudi come cavolo, lattuga, sedano, carote, cipolle e simili. Quando è la loro stagione si possono usare i pomodori.

« Preferite i vegetali che crescono sopra la terra: almeno tre di questi contro uno di quelli che crescono sotto terra. E almeno un vegetale con foglie per ogni vegetale in baccello ». (2602-1)

« Nella dieta normale... usate almeno tre vegetali che crescono sopra la terra contro uno che cresce sotto terra ». (3373-1)

« ...I vegetali producono materia grigia piú in fretta della carne e dei dolci ».

D. 10. Mi farebbe bene mangiare vegetali come granturco, pomodori e simili?

R. 10. Il granturco e i pomodori sono eccellenti. Nei pomodori, maturati sulla pianta, vi sono piú vitamine che in ogni altro vegetale. (900-386)

Cayce si esprimeva in completo accordo con le migliori teorie moderne sulla nutrizione, rendendosi conto dell'importanza delle vitamine, dei minerali e degli enzimi nel creare e mantenere la salute. Di rado li prescriveva in forma di supplementi, eccetto in malatti molto gravi, gravidanza o altre situazioni particolari. Preferiva che i suoi pazienti li derivassero dai cibi, specialmente frutti e vegetali freschi, crudi, maturati al sole, cereali e pane integrale, carni magre, pesce e pollame, e derivati dal latte.

Esaminiamo alcuni dei suoi commenti sulle vitamine e i minerali. È interessante notare che egli spesso usava i cibi come medicine, e che di solito prescriveva una grande varietà di cibi che la maggior parte degli esperti dell'alimentazione suggerisce per la nostra miglior protezione perché tutte le sostanze nutrienti formano una « catena di vita » e sono necessarie a vicenda per compiere il loro lavoro.

D. 12. In quale relazione le vitamine sono con le ghiandole? Particolari vitamine influiscono su particolari ghiandole?

R. 12. Su questo bisognerebbe scrivere un libro.

« Sono cibi per le ghiandole stesse. Le vitamine sono quello da cui le ghiandole prendono le necessarie influenze per rifornire le energie che rendono capaci i vari organi del corpo di riprodursi. Non si considererà mai che l'unghia dell'alluce viene riprodotta dalla stessa ghiandola che rifornisce il petto, la testa o la faccia? O che la cuticola viene rifornita dalla stessa fonte che rifornisce gli organi del cuore? Queste sostanze sono prese dalle ghiandole che controllano i cibi assimilati, e di qui i necessari elementi o vitamine per rifornire le varie forze che permettono a ogni organo e a ogni funzione del corpo di continuare nelle sue forze creative o generative, chiaro?

« Queste cominciano con la vitamina A, che rifornisce alcune porzioni ai nervi, alle ossa, al cervello stesso; non tutto il rifornimento di questa area, ma questo fa parte delle funzioni di A.

« B e $B^1$ riforniscono le capacità delle energie o delle forze motrici dei nervi e del sangue bianco, come pure l'energia dei nervi bianchi nella forza nervosa stessa, il cervello per se stesso e la capacità dei riflessi simpatici o involontari in tutto il corpo. Questo comprende tutta questa energia, sia che moviate le dita dei piedi, o ascoltiate, o battiate le ciglia, o altro. In queste [vitamina B] abbiamo il rifornimento del chilo e la sua capacità di controllare l'influenza dei grassi, che è necessaria (e questo corpo non ne ha mai avuta abbastanza) per portare avanti la riproduzione degli oli che prevengono la rigidità delle giunture o impediscono che le giunture divengano atrofizzate o asciutte, o scricchiolino. A volte il corpo ha avuto qualche scricchiolío.

« Nella C troviamo ciò che rifornisce le necessarie influenze alle flessioni di ogni tipo in tutto il corpo, sia quelle di un muscolo o di un tendine, o una reazione del cuore, o una contrazione di un rene, del fegato, o l'aprire o chiudere la bocca, o il battito di un ciglio, o la secrezione della saliva o le forze muscolari del volto. Tutte queste energie sono rifornite dalla C, non che essa sia il solo rifornimento, ma una parte di esso. È ciò da cui vengono presi e immagazzinati i necessari rifornimenti per le parti strutturali del corpo e prelevate quando è necessario. E quando... [la mancanza di C] diviene dannosa, o il corpo ne avverte la deficienza, è necessario supplirla nelle proporzioni opportune; altrimenti le condizioni diventano tali che avvengono cattive eliminazioni per la mancata coordinazione del funzionamento escretorio del canale alimentare, come pure del cuore, del fegato e dei polmoni, in conseguenza dell'espulsione delle forze che fanno parte della porzione strutturale del corpo.

« La G (9) rifornisce le energie generali, o le forze simpatiche del corpo stesso.

« Questi sono i principi ». (2072-9)

« Quanto alla dieta nei periodi di convalescenza, aggiungeremo costantemente sempre piú vitamina $B^1$ in tutte le forme in cui può essere presa: nel pane, nei cereali, nei vegetali che possono essere preparati per il corpo, nella frutta, eccetera. Siate sicuri che, ogni giorno, vi sia $B^1$ sufficiente per l'aggiunta di energie vitali. Questa vitamina non è immagazzinata nel corpo come la A, la D e la G, ma bisogna aggiungerla ogni giorno. Dovremmo prendere tutti quei frutti e quei vegetali che sono di colore giallo: arance, limoni, pompelmi, poponi, grano giallo, pesche gialle: tutte queste e simili, e barbabietole; tutti i vegetali siano cucinati nei loro stessi succhi e mangiati con essi ». (2529-1)

Cayce preferiva i cibi naturali alle vitamine preparate dall'uomo:

« Prendete dunque in abbondanza cibi ricchi specialmente di vitamina B, di ferro e simili. *Non prendeteli in forma concentrata, chiaro?, ma traeteli dai cibi,* nei quali includerete tutti i frutti, tutti i vegetali di colore giallo ». [Corsivo nostro]. (1968-7)

« Quanto alla dieta: aggiungere alla dieta una maggior quantità di quei cibi che sono ricchi di vitamina $B^1$. Unitamente alle applicazioni che abbiamo suggerito per il miglioramento, è preferibile che questo sia fatto *prendendo in grande quantità cibi ricchi di essa, piuttosto che prendere le vitamine in forma concentrata, come in tavolette o capsule* ». [Corsivo dell'autore]. (2564-1)

« Non vi è modo di sostituire veramente e opportunamente le verdure;

(9) Il nome di vitamina G è stato cambiato in quello di vitamina $B^2$ nell'uso moderno.

sebbene, nei periodi in cui non è possibile ottenerle, possano essere usate queste altre, ma piuttosto come risorse estreme che come attività regolare, chiaro? ». (1158-11)

Ad un'altra domanda fattagli da una donna nella menopausa, circa certe tavolette vegetali raccomandatele dal suo medico, Cayce diede il seguente parere:

« Queste [tavolette] possono essere prese se vengono a mancare le attività proprie dell'insalata cruda [ella non riusciva a preparare ogni giorno un piatto di insalata cruda come le era stato consigliato da Cayce]; ma non *potranno* fornire energie con la stessa efficacia per il *corpo* che avrebbero gli sforzi fatti per avere, ogni giorno, almeno un piatto di soli vegetali crudi, o due piatti con contorno di insalata ». (1158-18)

Cayce, qualche volta, prescrisse vitamine extra in certi casi; ma avvertí che non bisognava continuare indefinitamente:

« Tutte queste proprietà [come quelle delle vitamine] che contribuiscono al sistema sono piú efficaci se vengono date per periodi, abbandonate per periodi e poi riprese. Perché se il sistema si abitua a sostenersi interamente su queste influenze, cessa di produrre le vitamine anche se il valore dei cibi viene tenuto normalmente in equilibrio.

« Ed è molto meglio che queste siano prodotte nel corpo per normale sviluppo che fornite meccanicamente, perché la natura è molto meglio della scienza.

« Troviamo dunque che queste, date due volte al giorno per due o tre settimane, sospese per una settimana e poi riprese, specialmente nei mesi invernali, saranno molto piú efficaci per il corpo ». (759-12)

## MINERALI

D. 13. Indicatemi, vi prego, i cibi che sono ricchi di questi minerali.

R. 13. Li abbiamo già suggeriti: cereali che abbiano il cuore del grano, vegetali con foglie, frutta e noci come indicato. *La mandorla contiene piú fosforo e ferro di qualsiasi altro frutto del genere, in combinazione facilmente assimilabile* ». (1131-2)

### Calcio

« Prendete in grande quantità quei cibi che forniscono calcio al corpo. Lo troveremo specialmente nelle carote crude, nelle rape cotte e nelle cime di rapa, in tutti i tipi di insalata, specialmente nel crescione, nella senape e simili. Questi sono specialmente efficaci se presi crudi, sebbene le rape debbano essere cotte, ma cotte nel loro proprio succo, e non con grassi ». (1968-6)

### Fosforo

« I cibi che formano fosforo sono principalmente le carote, la lattuga (meglio le foglie esterne, che hanno un'attività piú soporifica, che non il nucleo interno), i crostacei, la sassefrica, le *bucce* delle patate irlandesi (se non sono troppo grandi), e cose di questo genere... Succhi di agrumi e latte in abbondanza; migliore è lo yogurt o il latte fresco ancora tiepido di calore animale, che è piú ricco di fosforo e di quelle attività che meno portano alla stitichezza o che meglio agiscono con i vasi chiliferi e i condotti del fegato, con i reni e con gli stessi intestini ». (560-2)

### Ferro

« Prendete il ferro piuttosto dai cibi [che dai farmaci] perché è piú facilmente assimilabile dalle fonti vegetali... [I cibi che contengono ferro sono gli spinaci, le lenticchie, il cavolo rosso, le bacche, l'uva passa, l'uva, le pere, le cipolle, gli asparagi] ». (1187-9)

## EQUILIBRIO ACIDO-ALCALINO

Una delle piú importanti caratteristiche della filosofia di Cayce sull'alimentazione è la necessità di proteggere il sistema alcalino mantenendo una proporzione dell'80 per cento di cibi a reazione alcalina sul 20 per cento di cibi a reazione acida, come difesa contro i raffreddori e le infezioni. Il fatto che i preparati antiacidi senza bisogno di ricetta sono oggi i piú venduti nelle drogherie è in qualche modo la misura del bisogno e dell'utilità di questa teoria di Cayce, che, applicata, può evitare raffreddori e disordini gastrointestinali.

Durante le sue ripetute letture, vennero rivolte a Cayce domande come:

D. 15. Che cosa provoca i raffreddori? Potete darmi una formula o un metodo per prevenirli e curarli?

R. 15. Tenete alcalino il corpo. I germi del raffreddore non vivono in un sistema alcalino. Essi si sviluppano in qualsiasi acido o eccesso di acido, di qualsiasi tipo, rimasto nel sistema. (1947-4)

E nuovamente, nel caso 3248-1, Cayce dice: « Come abbiamo appena indicato, mantenendo il corpo alcalino. Solo negli acidi i raffreddori attaccano il corpo ».

Come si può raggiungere questo favorevole stato alcalino? Cayce fu molto specifico nel definire non solo i cibi ma anche le combinazioni di cibi che producono la condizione acida o alcalina del sistema nel processo dell'assimilazione.

### Acidità

D. 5. Quali cibi formano acidi in questo corpo?

R. 5. « Tutti quelli che combinano grassi con zuccheri. Gli amidi, naturalmente, tendono alla reazione acida. Ma anche una dieta normale produce un 20 per cento di reazione acida e un 80 per cento di reazione alcalina ». (1523-3)

« L'acidità era prodotta portando nel sistema troppi zuccheri nei dolci e in quelle proprietà che venivano prese prima che lo stomaco fosse pieno di cibo; e poi sovraccaricando il sistema... ».

D. 2. Che cosa intendete per proprietà che si prendono nel sistema prima del cibo?
R. 2. « I dolci e il fumo ». (294-86)

ALCALINITÀ

« La dieta deve mirare di piú a costruire il corpo; ossia meno cibi acidi e piú cibi a reazione alcalina... Il latte e tutti i suoi prodotti devono adesso far parte della dieta; e anche quei cibi che provocano una facile assimilazione di ferro, silicone ed elementi o prodotti chimici: bacche di ogni genere, la maggior parte dei vegetali che crescono sotto la terra, la maggior parte dei vegetali fogliacei. Frutti e vegetali, noci e simili dovrebbero formare la maggior parte della dieta regolare attuale...

« Attenetevi alla dieta alcalina, usando frutta, bacche e in particolare vegetali ricchi di ferro, silicone, fosforo e simili ».

D. 2. L'immunizzazione contro di esse [le malattie contagiose] può essere ottenuta altrimenti che con la vaccinazione?

R. 2. « Se si mantiene un'alcalinità nel sistema, specialmente con lattuga, carote e sedano, questi nel rifornimento del sangue manterranno tale condizione cosí da immunizzare una persona ». (480-19)

## Cibi a reazione alcalina

TUTTI I FRUTTI, FRESCHI E SECCHI

Eccetto le grandi prugne e i mirtilli, con questa eccezione: « I succhi di prugna secca o rabarbaro, naturalmente, sono acidi, ma con cereali (grano integrale) reagiscono in modo alcalino ». (305-2)

TUTTI I VEGETALI, FRESCHI E DISIDRATATI

Eccetto i legumi (piselli, fagiuoli e lenticchie secchi).

TUTTE LE FORME DI LATTE

Siero di latte, yogurt, latte acido, ricotta, formaggio.

## Cibi a reazione acida

GRASSI ANIMALI E OLI VEGETALI

Prugne, mirtilli e rabarbaro.

TUTTI I CEREALI

E altri prodotti affini come pane, crostini, ecc., avena rullata, fiocchi di granturco, pappa di granturco, riso brillato (il riso bruno forma meno acidi).

Tutti i cibi ad alto contenuto di amidi e di proteine

Zucchero bianco, sciroppi, sciroppi con zucchero bianco (cibi ricchi di amidi in combinazione con frutta o proteine sono acidi e devono essere evitati).

Noci

Arachidi, noci, noci americane, nocciuole, noci di cocco.

Legumi

Fagiuoli, piselli e lenticchie secchi.

Pollame

Galline, tacchini, anatre, oche, galline faraone, uccellagione.

Frattaglie

Cuore, cervello, rognone, fegato, animelle, timo.

Chiara d'uovo

Il tuorlo non forma acidi.

## Combinazioni di cibi acidi e alcalini

Cayce metteva in evidenza il valore di certe combinazioni di cibi e il danno di altre in relazione all'equilibrio acido-alcalino. Molte delle sue teorie sono state confermate da importanti ricerche dopo che lui le ebbe anticipate. Altre sembrano funzionare, sebbene occorra una ulteriore ricerca per spiegare perché funzionino. Ecco alcuni esempi:

D. 3. Quali cibi devo evitare?

R. 3. « Soprattutto è la combinazione dei cibi che provoca disturbi nella maggior parte dei corpi fisici, come in questo... Non combinare frutti acidi a reazione alcalina con amidi, a meno che non si tratti di pane integrale: ossia, agrumi, arance, mele, pompelmi, cedro o limone e perfino succo di pomodoro. E non mangiate cereali (che contengono la maggior quantità di amidi) insieme ad agrumi ». (416-9)

Questo, come si vede, altera radicalmente il consueto modello della colazione americana. Suggerisce che i succhi di agrumi, come il succo di arancia, siano presi fra i pasti o almeno una o due ore prima della colazione. Tuttavia possono essere combinati con un uovo e crostini, non con cereali.

E già che stiamo parlando di colazione, sarà bene far notare che Cayce dava grande importanza al caffè, che considerava un cibo se preso da solo, ma che non bisognava mai prendere con latte o panna e zucchero perché il latte si trosforma in una cagliata coriacea che blocca il processo di digestione. Le ricerche di scienziati inglesi lo hanno confermato in anni recenti.

« Il caffè, preso in modo opportuno, è un cibo, ossia senza panna né latte ». (303-2)

« Se prendete caffè, non prendete latte con esso. Se prendete tè, non prendete latte con esso. È difficile da digerire... ». (5097-1)

D. 20. L'uso del caffè e del tè è dannoso per il corpo?

R. 20. « Il tè è piú dannoso del caffè ». (303-2)

### Gli agrumi dovrebbero essere mischiati con succo di limone o di cedro

Quattro parti di succo di arancia dovrebbero essere combinati con una parte di succo di limone o di cedro. Il succo di pompelmo può essere preparato nello stesso modo.

Quanto alla domanda: « Un quarto di latte al giorno con succo di arancia fa bene? » Cayce rispondeva: « Il succo di arancia e il latte fanno bene, ma devono essere presi alle estremità opposte del giorno, non insieme ». (274-9)

### Evitare di mangiare carne e amidi nello stesso pasto

« È soprattutto la combinazione dei cibi quella che provoca disturbi nella maggior parte dei corpi fisici...

« Evitate le combinazioni di grano, patate, riso, spaghetti e simili nello stesso pasto... tutti tendono a costituire un'eccessiva quantità di amido, specialmente se presi nello stesso pasto... perché le attività del flusso gastrico del sistema digestivo sono i requisiti di una reazione nel flusso gastrico per l'amido e di un'altra per le proteine, o per l'attività dei carboidrati combinati con gli amidi di questa natura... Dolci e carni presi allo stesso pasto sono preferibili a carni e amidi ». (416-9)

### Combinazioni di vegetali

A. Mangiate per lo meno tre vegetali che crescono sopra la terra per uno che cresce sotto terra.

B. Fate per lo meno un pasto al giorno che comprenda abbondanti verdure crude come cavolo, lattuga, sedano, carote, cipolle e simili. I pomodori possono essere usati nella loro stagione. Mangiate per lo meno un vegetale con foglie per ogni vegetale in baccello.

C. Includete spesso vegetali crudi nella dieta, preparati in vari modi, non solo in insalata, ma tritati o grattugiati e combinati con gelatina.

### Latte

Cayce consigliava spesso di lasciare il latte da parte.

Su questo sono d'accordo con lui, perché il latte è di difficile digestione e non credo che sia un cibo molto buono per adulti. Produce una gran quantità di muco, e, quando trattiamo atleti che devono aver fiato, come pugili, corridori e nuotatori, togliamo sempre il latte dalla loro dieta. Il latte produce anche costipazione e dovrebbe essere preso puro, alla temperatura del corpo e inghiottito a piccoli sorsi. Un bicchiere di latte dovrebbe essere bevuto in cinque o dieci minuti.

Comunque, Cayce e io consigliamo il latte nelle sue forme pre-digerite, come yogurt, latte fermentato, siero, specialmente se sono fatti con latte naturale invece che con latte pastorizzato.

« ...il latte naturale è buono se proviene da mucche che non mangiano certi tipi di erbe che crescono in questa stagione ». (2752-3)

E alla domanda: « Il siero fa bene? », egli rispose: « Dipende dal modo con cui è fatto. Se fatto nel modo ordinario tende a produrre gas. Ma quello fatto con le tavolette bulgare è buono, purché preso con moderazione ». (404-6)

## Cibi speciali

Cayce aveva idee molto individuali circa certi cibi. Sebbene il dott. McGarey, altri medici e io si abbia avuto una lunga esperienza clinica e buoni risultati con essi, dovrebbe essere fatta un'ulteriore ricerca in condizioni di controllo.

### Mandorle

Per esempio, Cayce era entusiasta delle mandorle:

« Se prenderete regolarmente una mandorla al giorno, non avrete mai accumulazioni o tumori, o cose simili nel vostro corpo. Una mandorla al giorno tiene lontano il medico, e specialmente alcuni tipi di medico, ancor piú delle mele. Per la mela ci vuole l'autunno, non per la mandorla, perché fioriva quando tutto il resto moriva. Ricordare tutto questo è vita ». (3180-3)

E in un'altra lettura, rispondendo a una domanda, disse: « La mandorla contiene piú fosforo e ferro in una combinazione facilmente assimilabile, di qualsiasi altro frutto affine ». (1131-2)

Nota: La mandorla contiene le giuste proporzioni di calcio e di fosforo: 245 milligrammi di calcio su 475 milligrammi di fosforo e 4,4 milligrammi di ferro.

Di solito Cayce raccomandava di mangiare due o tre mandorle al giorno: « ...quelli che mangeranno due o tre mandorle al giorno non temeranno mai il cancro. Quelli che si faranno fare un massaggio di olio di arachide ogni settimana, non temeranno mai l'artrite ». (1158-3)

Il dott. McGarey della Cayce Clinic di Phoenix cerca di lanciare un progetto di ricerca clinica di carattere nazionale sulle mandorle, in collaborazione con molti medici, osteopati e altri che stanno esplorando le terapie di Cayce.

Il Dipartimento di Ricerca del Rothschild Municipal Hospital di Haifa, cominciò a provare le proprietà terapeutiche delle mandorle dopo aver osservato che i forti fumatori fra gli Arabi e gli Ebrei masticavano mandorle per alleviare i bruciori o la pesantezza di stomaco (*Medical Tribune*, 27 marzo 1969). Il professor Julius J. Kleeberg, capo del Dipartimento di Ricerca, riferí che le mandorle dolci seccate e pelate sono ottime nel trattamento dei bruciori di stomaco e delle ulcere peptiche.

Saluteremmo con gioia l'investigazione di ricercatori indipendenti in questo come in altri aspetti dell'opera di Cayce.

Una riconoscente sostenitrice delle mandorle, la signora H. B. di Long Island, New York, scrisse quanto segue il 28 ottobre 1970:

« Inavvertitamente ho scoperto che mangiando tre mandorle al giorno mi sono liberata di un caso di emorroidi croniche. Ho raccomandato le mandorle ad altri che si trovavano in una situazione simile, ed essi hanno avuto lo stesso successo. Un caso in particolare era estremamente grave ed era necessaria un'operazione. Adesso essi non vanno neppure in vacanza senza mandorle. Io sono riluttante a dir loro che la fonte della mia informazione è stata un famoso sensitivo: essi non capirebbero. In umile gratitudine ho creduto di doverlo divulgare ».

Questo caso sembra indicare che la guarigione sperimentata da un'amica che non sapeva nulla di Cayce non era dovuta a fede o suggestione.

Un'altra testimonianza non sollecitata venne dalla signora del caso 5009: « ...Nel luglio del 1957 mia madre fu operata per un tumore maligno agli intestini. Il chirurgo rimosse un tratto di intestino a cui era attaccato un polipo, insieme al tumore. Disse a mio fratello e a me che avrebbe voluto rimuovere un altro segmento in cui si trovavano altri due o tre polipi (benigni, naturalmente), ma che temeva che essa non potesse superare questo shock nervoso. Disse di voler esaminare attentamente questi polipi con i raggi X ogni tre mesi. In seguito spinsi mia madre, appena ebbe lasciato l'ospedale, a mangiare alcune mandorle crude al giorno, sia che ci credesse o no (e, sebbene tenda a minimizzarlo o a negarlo, fu abbastanza spaventata per darmi ascolto). Dopo tre mesi, l'esame coi raggi X mostrò che i polipi rimasti erano « un poco piú piccoli », come disse il medico. Dopo altri tre mesi il medico affermò di non poter piú individuare i polipi nelle radiografie e ne fu cosí rassicurato che portò a sei mesi l'intervallo fra un esame e l'altro. Dopo un anno fece gli esami radiografici solo annualmente. Sono adesso passati tre anni e mezzo dall'operazione e non vi è stata alcuna ricaduta né è apparso alcun polipo (e la sua ultima radiografia comprendeva l'intero torso e la regione addominale). Questo è dunque un buon rapporto sulle mandorle ».

### Topinambur

I topinambur, una radice tuberosa con una estremità simile a un girasole, furono raccomandati, per il loro alto contenuto di insulina, a pazienti col diabete o tendenza al diabete. I dietisti sono familiari con i prodotti come pani, gallette e paste fatti con farina di topinambur, che ha un minore tasso di amidi e di calorie della farina bianca. È molto popolare nelle stazioni di cura e di bellezza alla moda. Questo vegetale ha la struttura di un carice cinese ed è eccellente in insalata e come hors d'oeuvre. Può essere mangiato crudo o cotto come le patate.

Cayce, molto spesso, lo raccomandò cotto a vapore in carta Patapar (10).

Vi è un interessante rapporto sull'uso dei topinambur che io ho potuto applicare agli obesi e a chi ha eccessivo desiderio di dolci. Una donna, che aveva subíto l'isterectomia a trentotto anni, era nella menopausa, soffriva di insonnia e di nevrastenia ed eccedeva nel peso, portò a Cayce i suoi problemi:

D. 4. Che devo fare per il mio eccessivo desiderio di dolci?

R. 4. È naturale con l'indigestione e la mancanza di giusta attività del pancreas. Mangiate una volta la settimana un topinambur delle dimensioni di un uovo di gallina. Cucinatelo in carta Patapar, impedendo ai succhi di mischiarsi con la massa del topinambur. Condite a piacere. Questo gioverà anche al disordine della circolazione tra il fegato e i reni e attenuerà le tensioni derivate dal desiderio di dolci.

Non prendete cioccolata sotto nessuna forma, specialmente come viene preparata adesso. (3386-2)

## Gelatina

Vi è stata una grande quantità di controversie fra i medici e i dietisti sulla gelatina, perché è mancante di certi aminoacidi e quindi è una proteina incompleta. Cayce raccomandò spesso di prendere i vegetali crudi con gelatina, in insalata (la ricetta si troverà in questo capitolo). Tuttavia non veniva raccomandata per il suo valore in vitamine o proteine, ma per la sua azione enzimatica nel favorire l'assimilazione dei vegetali.

« Non è il contenuto di vitamine [nella gelatina] che è importante, ma la sua capacità di operare con l'attività delle ghiandole, facendo sí che le ghiandole prendano da ciò che è stato assorbito o digerito le vitamine [altrimenti inattive]... se non vi è sufficiente gelatina nel corpo. Là può essere mischiata con qualsiasi sostanza chimica che permetta al resto del sistema... di usare quello che è necessario. Allora diventa, per cosí dire, " sensibile alle condizioni ". Senza di essa [la gelatina], non vi è sensibilità [per le vitamine] ». (849-75)

Alla domanda: « Che cosa fa bene alla vista? », egli rispose:

« Se la gelatina sarà presa con cibi crudi piuttosto spesso (ossia se preparate spesso con essa vegetali crudi, come carote), grattugiateli, mangiateli crudi e migliorerete la vostra vista ». (5148-1)

E in un altro caso che riguardava la vista, egli ripeté:

« Aggiungete alla dieta circa il doppio di arance, limoni e cedri che fanno parte della dieta attuale. E accompagnateli con una grande quantità di carote, specialmente combinate con gelatina, se vogliamo aiutare e rafforzare i nervi ottici e le tensioni fra il simpatico e il sistema cerebrospinale ». (5401)

Nota: Cayce usava anche una quantità di impacchi per gli occhi, compresi quelli fatti con patate crude (vedi capitolo 11).

(10) La carta Patapar per cucina è una pergamena vegetale. Per altre notizie vedi alla fine di questo libro.

In un'altra lettura in cui raccomandava l'insalata di gelatina con vegetali crudi per migliorare la vista, Cayce fece un'interessante osservazione che è stata confermata dall'alimentazione moderna:

« ...Aggiungete, quando le preparate, carote, specialmente la parte presso la sommità. Può sembrare la piú dura e la meno gradevole, ma contiene le energie vitali, che stimolano le reazioni ottiche fra i reni e gli occhi ». (3051-6)

### Patate

« Si aggiungano alla dieta le *bucce* delle patate irlandesi, ma non grandi quantità di polpa. Sarebbe meglio se le piccole patate venissero pulite, pelate e solo le *bucce* venissero cotte e mangiate. Togliete l'altra parte e datela alle galline, o usatela in qualche altro modo ma non mangiatela. (Vedi anche gli impacchi di patata cruda nel capitolo 11). (1904-1)

Nota: Le patate irlandesi, di cui si parla, sono tutte le patate bianche a esclusione delle patate dolci.

### Succo di carne di bue

Il succo di carne di bue sarebbe eccellente per il corpo se preso come medicina: un cucchiaino da tè, o, quando si è manifestato il miglioramento, un cucchiaio da tavola. Queste proprietà dei succhi, anche dei vegetali, sono preferibili a un eccesso di polpa. [La ricetta è in questo capitolo]. (5522-1)

### Scorzonera

Cayce teneva in gran conto la scorzonera. Sarebbe bene coltivarla in giardino perché non si trova facilmente nei supermercati. Riferendosi al bisogno di calcio in una donna di trentacinque anni con dolori dorsali, disse:

« ...La scorzonera e le verdure di simile natura dovrebbero far parte della dieta ». (903-25)

« Tutte le verdure ricche di ferro e di silicone, e cose di tale natura, cioè... scorzonera ». (538-66)

« ...Mangiate vegetali verdi... E cibi che contengano sufficienti elementi di oro e fosforo, che si trovano parzialmente nelle forze vegetali, come... nella scorzonera ». (951-2)

Cayce credeva che l'oro nei cibi naturali fosse importante per mantenere la gioventú e avesse proprietà contro l'invecchiamento:

« La scorzonera... è quella che contiene le vitamine necessarie per la costruzione del corpo in *questo* corpo ». (578-5)

## Acclimatazione

Cayce si interessava molto alla freschezza del cibo e a un concetto che chiamava « acclimatazione ».

Rispose cosí a una domanda:

« Il valore del cibo dipende dalla sua preparazione, dalla sua età e da quanto tempo è stato raccolto. Tutti questi fattori hanno importanza nel valore del cibo. Come è noto che il caffè perde il suo valore tra i quindici e i venti o venticinque giorni dopo essere stato tostato, cosí i cibi e i vegetali perdono il loro valore un numero di ore eguale a quello dei giorni per il caffè, dopo essere stati raccolti ». (340-31)

« Procuratevi vegetali freschi, specialmente quelli che crescono presso il luogo in cui il corpo risiede.

« I vegetali mandati per mare non sono mai molto buoni ». (2-14)

« Non procuratevi mai grandi quantità di frutta o vegetali che non sono cresciuti nell'area in cui abita il corpo nel momento in cui consuma questi cibi.

« Si troverà che questa è una buona regola che deve essere seguita da tutti. Questo prepara il sistema ad acclimatarsi a ogni territorio ». (3542-1)

D. 2. Una dieta composta soprattutto di frutta, vegetali, uova e latte è la migliore per me?

R. 2. Come indicato, usate prodotti del suolo che crescono nelle immediate vicinanze. Sono migliori, per il corpo, di qualsiasi altra provvista di frutta, vegetali, erbe o altro.

Aggiungeremmo un maggior quantitativo di proteine naturali. (4047-1)

« Fra tutti i vegetali, i pomodori contengono piú vitamine in un bene equilibrato modo assimilativo per le attività del sistema. Tuttavia, se non curati opportunamente, possono divenire molto distruttivi per un organismo fisico; ossia, se maturano dopo essere stati colti, o se vi è qualche contaminazione con altre influenze ». (584-5)

« Mangiate per lo piú vegetali crudi. Possono essere preparati in insalata, specialmente con olio di oliva in quantità gradevole e in accordo con la qualità dei cibi, che saranno lattuga, cipolle, cavolo, ecc... I pomodori devono essere *maturati sulla pianta*; oppure conservati *senza* conservanti, in particolare il benzoato di soda ». (135-1)

« ...i pomodori fanno bene per il corpo ...solo se maturati sulla pianta; non quando sono colti verdi e maturati poi ». (894-4)

## Metodi per cucinare

Cayce era decisamente contrario ai cibi fritti e all'eccessivo consumo di grassi:

« Guardatevi da tutti i cibi fritti. Niente patate fritte, carni fritte, pesce fritto o simili ». (926-1)

« ...Il miglior modo di preparare questi succhi è di cuocere i vegetali dopo averli raccolti in carta Patapar; non mettendoli a bollire nell'acqua, ma cuocendoli in carta Patapar o a vapore cosí da ottenere solo succhi di vegetali senza acqua aggiunta... Un poco piú tardi il corpo potrà cominciare con pollo in umido o pollo o pesce arrosto... Anche... il pollo o il pesce dovrebbero essere cotti in carta Patapar o a vapore ». (133-4)

« I condimenti, perfino il sale, *distruggono* gran parte delle vitamine del cibo ». (906-1)

D. 14. Consideriamo anche il vapore a pressione per cuocere rapidamente i cibi. È raccomandato o distrugge le preziose vitamine dei vegetali e dei frutti?

R. 14. Piuttosto che distruggerle le preserva. (462-14)

D. 5. Il cibo cotto in recipienti di alluminio è dannoso per il sistema?

R. 5. Certe specie di cibo cotte in alluminio sono dannose per il sistema, e se esistono certe condizioni... un disturbo epatico che elimina la forza, esse sono naturalmente dannose. Meglio cuocere in ferro smaltato o, meglio ancora, in carta Patapar. (1196-7)

D. 13. Considerando i cibi congelati, specialmente vegetali e frutta che sono oggi sul mercato, il congelamento ha in qualche modo ucciso certe vitamine? E come sono, esse, confrontate con le fresche?

R. 13. Sarebbe necessario fare un elenco speciale. Perché alcune ne risentono piú di altre. Le frutta non perdono molto del loro contenuto vitaminico. Alcune, però, sono alterate dal congelamento. Gran parte del contenuto vitaminico dei vegetali viene invece portato via, a meno che non vengano rinforzati quando vengono preparati come cibo o quando vengono congelati. (462-14)

Supponendo adesso che siate convinti ed entusiasti circa il miglioramento della nutrizione della vostra famiglia, che cosa potete fare per ottenerlo?

## Procurarsi vegetali freschi

Se abitate in periferia o in condizioni da avere un sia pur piccolo pezzo di terra, coltivate voi stessi i vegetali. Vi sono molti libri eccellenti sul giardinaggio. Molte città mutano limitate zone dei parchi in piccoli orti.

Betty Billings, nei suoi discorsi, spesso suggerisce che gruppi di cittadini, nelle città interessate a ottenere cibi con il minimo quantitativo di sostanze chimiche aggiunte, si uniscano insieme e facciano a turno ad andare in campagna per procurarsi vegetali e frutta nelle stagioni in cui essi sono al massimo della loro freschezza e del loro valore nutritivo. Il resto può essere congelato o conservato in casa per essere usato nell'inverno.

### Germogli

« D'inverno, sia che viviate in città, in periferia o in campagna », dice la signorina Billings, « potete far germogliare semi e avere una deliziosa raccolta di cibo fresco e vivo, disponibile ogni tre o quattro giorni senza dover concimare, innaffiare o preoccuparvi delle erbacce, dei parassiti, delle malattie delle piante, e del tempo. I germogli sono la soluzione ideale per chi abita in città, perché anche se vivete in un monolocale potete facilmente far crescere questo cibo delizioso e nutriente che può fornire tanti alimenti vitali per la vostra dieta, mangiati crudi o cotti ».

I germogli possono essere usati come cibo da chiunque, anche da alcuni che hanno problemi di salute, perché gli amidi e le proteine che contengono sono facilmente digeribili con l'aiuto degli enzimi che si trovano in alte quantità nei germogli stessi. Le ricerche hanno mostrato che tali proteine sono eguali alle proteine animali. Il loro contenuto di vitamina B ne fa un ottimo cibo per bambini, fanciulli e adulti. Tutti i germogli contengono vitamina A, B e C equivalenti a quelle che si trovano nei frutti. I germogli di erba medica sono anche ricchi di vitamine D, E, G, K e U. I germogli di soia e di fagiolo dorato hanno alti valori proteici. Molti germogli, compresi quelli di soia, di fagiolo dorato, di lenticchia, di pisello, di grano, di riso, sono ricchi di vitamina E. Sono anche economici perché una libbra di germogli fornisce da sei a otto libbre di cibo fresco e può costare venticinque centesimi di dollaro al giorno.

Lo spazio non ci permette di discutere qui in modo particolareggiato ed esauriente tutta la vasta ricerca fatta in tutto il mondo sul valore dei germogli. L'interessato potrà studiare l'argomento nell'ottimo libro di Cathryn Elwood, *Sentire come un milione* (11), o avere informazioni, ricette e aiuto, negli inizi, scrivendo allo *Sprout Center,* Suite 401, 1860 Clydesdale P1. N.W., Washington, D.C. 20009.

Molti semi diversi possono essere fatti germogliare: ogni genere di seme, specialmente di fagiolo dorato e soia, che hanno valore proteico quasi eguale; inoltre piselli, lenticchie, grano, segale, avena, orzo, miglio, erba medica, trifoglio, prezzemolo, girasole, sesamo e altri, troppo numerosi per ricordarli tutti.

Secondo la signora Elwood: « I semi germinati possono essere usati in insalata, in minestre, in umido, con le uova, con frutta e yogurt, con fette di pane, con verdure stufate. E, per di piú, il nutrimento che si sviluppa via via che i germogli crescono è molto stabile e può essere congelato o essiccato per il futuro, se ne aveste in gran quantità. Io non sostengo che si debbano far crescere germogli per congelarli o essiccarli, ma, se ne avete in sovrabbondanza, non gettateli via ».

Autorità riconosciuta in fatto di germogli, la signorina Elwood afferma, nel suo libro, la sua preferenza per la lunghezza dei diversi germogli nel seguente modo:

Germogli di fagiolo dorato: la lunghezza del seme.
Germogli di grano: da 3 a 5 cm.
Germogli di pisello e di soia: sono buoni sia corti che lunghi.
Germogli di lenticchie: 2 cm.
Germogli di seme di girasole: la lunghezza del seme (12).

Il valore delle vitamine del seme continua ad aumentare via via che i germogli crescono e si allungano, ma alcuni germogli non sono cosí gustosi se lasciati crescere troppo. Il gusto dei germogli di fagiolo dorato e di erba medica migliora con la lunghezza, e alcuni germogli, esposti al sole, fanno spuntare piccole foglie che accrescono il loro delicato sapore.

(11) Cathryn Elwood, *Feel Like a Million.* New York: Pocket Books, 1965.
(12) Ivi, pag. 289.

## Metodi per far crescere i germogli

Vi sono vari modi per far germogliare i semi, alcuni dei quali sembrano funzionare meglio degli altri, a seconda delle dimensioni del seme che deve germogliare. Sconsigliamo il metodo dell'asciugamano di carta e quello dei contenitori di plastica, perché possono risultare delle contaminazioni chimiche.

I migliori contenitori da usare sono quelli di vetro, di ceramica, di terraglia e di smalto. Giare di vetro, a larga imboccatura, possono essere coperte con garza, un pezzo pulito di calza di nylon, rete metallica o con un coperchio perforato (sebbene non consigliamo contatti con metalli). Alcuni usano vasi da fiori o semplicemente asciugamani turchi.

È importante ricordare, nella preparazione, che il fluire dell'acqua non sia ostacolato, affinché i germogli non inacidiscano, che l'umidità sia mantenuta, che vi sia un giusto calore e una buona ventilazione. Molti negozi di alimentari vendono speciali attrezzature non troppo costose, ma potete usare semplici vasi di vetro.

I semi per i germogli si trovano in genere presso i negozi di giardinaggio. Quando li lavate, i semi morti salgono alla superficie e vengono gettati via con l'acqua del bagno. Se trovate troppi semi morti, rivolgetevi a un altro fornitore.

### Metodo fondamentale

1. Usate circa mezza tazza di semi di soia o di altri semi grandi, come quelli delle lenticchie e dei girasoli; due o tre cucchiai da tavola di semi di erba medica, o di sesamo o di altri semi piccoli: bagnati gonfieranno e diverranno piú grandi.

2. Metteteli in un vaso o altro contenitore e bagnateli bene con acqua calda (crica 45 o 55 gradi), pura e non ricca di minerali. I semi morti saliranno alla superficie. Gettateli via e cambiate l'acqua. Poi coprite i semi con il doppio o il triplo di acqua calda pura. Coprite il contenitore con garza, nylon, o altro che permetta la scolatura, legate con un elastico o uno spago e tenete ben bagnati i semi. Da 6 a 8 ore sono sufficienti per l'immersione d'estate; da 12 a 16 d'inverno. Poneteli in un luogo caldo e oscuro.

3. Lavate i semi dopo averli bagnati con acqua calda finché l'acqua rimanga chiara. Coprite il contenitore e rovesciate cosí che la scolatura continui. Alcuni mettono i vasi a sgocciolare nella piattaia vuota. Risciacquate i germogli due o tre volte al giorno. I semi devono essere tenuti umidi, cosí, se usate il metodo dell'asciugamano turco, dovete risciacquare e aspergere con acqua piú spesso. Se usate vasi di vetro ricordatevi di tenere il vaso all'oscuro, altrimenti perderete la vitamina C, che evapora alla luce.

4. I germogli sono pronti per essere mangiati quando hanno raggiunto la lunghezza desiderata come è stato descritto, cosa che richiede dalle 60 alle 90 ore. Se volete che sviluppino clorofilla, esponete i germogli alla luce dopo che hanno raggiunto la giusta lunghezza e sono stati tolti dal contenitore.

Metodo alternativo

« Un altro metodo che può essere usato specialmente con i semi piccoli è di sparpagliarli sopra un asciugamano da bagno umido dopo averli lavati. Arrotolate l'asciugamano mollemente e innaffiatelo quanto è necessario per tenerlo umido. Quando i germogli sono della lunghezza desiderata, metteteli in una grande coppa, lavateli e poneteli nel refrigeratore in un contenitore chiuso o in un sacchetto di plastica » (13).

## Ricette

Cibo della mummia

Per chi non conoscesse l'origine della ricetta del « cibo della mummia », Edgar Cayce ebbe un sogno (12/2/1937) relativo alla scoperta di antichi documenti egiziani, in cui una mummia tornava in vita e aiutava a tradurre quei documenti stessi. Egli sognò che la mummia dava indicazioni per preparare un cibo da lei richiesto (vedi 294-189, Supplemento). Di qui il nome « cibo della mummia ».

Altre letture per particolari individui raccomandarono la stessa combinazione. Una di esse era la seguente:

« E, per questo particolare corpo, una miscela di datteri e fichi secchi, cotti con poca farina di grano (solo una spruzzatina), e poi, preso con latte, sarà un cibo quasi spirituale per il corpo... ». (275-45)

Piú particolareggiate istruzioni furono:

« ...Parti eguali di fichi neri, o di Assiria, e di datteri di Assiria, macinati insieme o tagliati molto fini, e a una pinta di questa miscela aggiungere mezza manciata di farina di grano o di grano frantumato. Cuocere il tutto ». (275-45)

« Mezza manciata » è, naturalmente, un quantitativo piuttosto indefinito, e non è indicato il quantitativo d'acqua. La ricetta seguente è stata provata e trovata soddisfacente:

## Cibo di mummia

½ tazza di datteri tritati
½ tazza di fichi secchi neri tritati
½ tazza d'acqua
1 cucchiaio da tavola raso di farina di grano

Cuocere a fuoco lento agitando spesso per dieci minuti o piú. Servire con latte o panna. Dose per due o quattro persone.

(13) Read e Ilstrup, *A Diet - Recipe Guide*.

## Ricetta fondamentale per insalata di vegetali in gelatina

1 cucchiaio da tavola di gelatina non aromatizzata, come la Knox
½ tazza di acqua fredda
1 tazza di acqua bollente o di brodo leggero
2-4 cucchiai da tavola di miele
¼ di cucchiaio da tavola di sale, se viene usata acqua
¼ di tazza di succo di limone
1 cucchiaio da tavola di cipolla grattugiata
2 tazze di vegetali tagliati a dadini o tritati

Bagnare la gelatina in acqua calda e scioglierla in acqua o brodo bollenti. Aggiungere il miele, il sale, il succo di limone e la cipolla, se si desiderà. Far raffreddare. Quando sarà quasi raffreddato, aggiungere i vegetali, e far gelare fino a che il composto si consolidi. Servire su fette di lattuga con maionese.

## Insalata di vegetali freschi in gelatina

2 buste di gelatina non aromatizzata
½ tazza di acqua fredda
2 tazze di acqua calda
⅓ di tazza di miele
1 ¼ cucchiaini da tè di sale
¼ di tazza di succo di limone
⅔ di tazza di olive mature tagliate a dadini
1 ½ tazze di cavolo tritato
¾ di tazza di sedano tagliato a dadini
¾ di tazza di carote tritate
¼ di tazza di pepe verde tritato
2 cucchiai da tavola di pimento dolce

Sciogliere la gelatina nell'acqua fredda, aggiungere la calda e agitare fino a completa soluzione. Unire il miele, il sale e il succo di limone, rimescolando. Aggiungere le olive e gli altri ingredienti; mischiare bene. Versare in uno stampo cilindrico o rettangolare. Far gelare fino a consolidamento. Tagliare a quadrati. Guarnire con verdure fresche e servire con maionese. Dose per 10-12 persone.

## Insalata di frutta fresca

Usate qualsiasi frutta fresca che vi piaccia a eccezione degli ananassi e delle mele.

1 busta di gelatina non aromatizzata
¼ di tazza di acqua fredda
¼ di tazza di miele
⅛ di cucchiaino da tè di sale
1 tazza di acqua calda
½ tazza di succo di pompelmo
1 cucchiaio da tavola di succo di limone
Frutta fresca tagliata

## Combinazione dei cibi

| *Tipo dei cibi* | *Si accorda con* | *Non si accorda con* |
|---|---|---|
| Amidi, compresi tutti i cibi fatti con grano, patate, riso, pane, maccheroni, spaghetti e melopopone; il granturco appena colto è considerato un amido; un solo amido a pasto è una buona regola. | Vegetali crudi con foglie; radici cotte; vegetali verdi cotti; vegetali in insalata in genere. | Latte, frutti aspri, carni, uova, formaggio, noci. |
| Carni fresche, frutti di mare, pesce, pollame, formaggio, carni salate, uova, noci. | Radici cotte o crude, vegetali con foglie, pomodori, insalate. | Amidi, latte, frutti dolci, dolci. |
| Vegetali e insalate. | Tutti i cibi. | |
| Derivati del latte: burro, formaggi, latte eccetera. | La maggior parte dei vegetali cotti o crudi; tutti i frutti cotti o crudi; insalate. | Amidi concentrati, patate ecc.; carni di tutti i generi, pesce, pollame. Il latte può essere usato dopo un cibo amidaceo, non con esso. |
| Frutta fresca (dolce) | Amidi, insalate, vegetali cotti o crudi, prodotti del latte, noci. | Carni, pollame, pesce, frutti di mare, grassi, uova. |
| Insalata di frutta | Tutti i cibi eccetto gli amidi. | Amidi. |
| Frutta fresca (aspra); i frutti secchi, dolci e aspri, seguono le stesse regole. È bene non mangiare insieme frutti freschi e secchi. I meloni non si accordano con alcun cibo, è meglio mangiarli soli. Evitare le banane non mature. | Tutti i derivati del latte; carni, pollame, pesce, frutti di mare, noci, uova. | Amidi, pane, crostini. |

Se si usa aceto, usare solo aceto di sidro.

Il succo di limone è migliore dell'aceto, e, combinato con olio di oliva o miele, forma una salsa deliziosa.

Ammorbidite la gelatina nell'acqua fredda, aggiungete il miele, il sale e l'acqua calda. Agitare fino a soluzione. Aggiungere il succo di pompelmo e di limone. Mischiare bene. Versare una tazza di miscela in uno stampo lavato con acqua fredda. Quando comincia a rassodarsi, mettere la frutta. Fare raffreddare la gelatina rimanente, finché comincia a rassodarsi, poi frullare finché diviene spumosa e solida e versare nella miscela. Fare congelare finché è solida. Dose per 6 persone.

## Insalata di frutta in gelatina

1 busta di gelatina non aromatizzata
½ tazza di acqua bollente
1 ½ tazza di succo di ananasso non dolcificato
1 cucchiaio da tavola di succo di limone
2 cucchiai da tavola di banana tagliata sottile
2 cucchiai da tavola di succo di ananasso non dolcificato
1 cucchiaio da tavola di arancia tagliata sottile.
1 cucchiaio da tavola di noce di cocco finemente grattugiata.

Sciogliere la gelatina in acqua bollente. Mettere sul fuoco e far bollire per un minuto sempre agitando. Aggiungere il succo di ananasso e di limone. Fare raffreddare e, quando è rassodato a metà, aggiungere la frutta mista e la noce di cocco. Versare in forma; sarà pronto in circa 20 minuti.

## Succo di carne di bue

« Il succo di carne di bue dovrebbe essere preso regolarmente, come una medicina; almeno un cucchiaino da tè quattro volte al giorno, ma quando si prende deve essere sorseggiato ». (5374-1)

Il succo di carne di bue non è un brodo, ma un succo estratto dalla carne mediante un processo di calore. Si prepara come segue.

Prendere circa una libbra, preferibilmente di girello. Togliere il grasso lasciando il muscolo e parte del tendine. Tagliare a cubetti di circa cm 1,5 e mettere in un vaso di vetro senza acqua. Il vaso deve essere coperto ma non del tutto. Mettere il vaso in una pentola con acqua che giunga fino a metà o tre quarti del vaso stesso. Mettere un panno in fondo alla pentola perché il vetro non scoppi. Fate bollire lentamente l'acqua per tre o quattro ore. Poi scolate il succo che si è accumulato nel vaso e spremere in qualche modo la carne per trarne il succo restante. La carne sarà allora inutilizzabile. Mettere il succo nel refrigeratore, ma non conservatelo per piú di tre giorni. La quantità dipenderà dunque dall'entità del consumo.

Dovrebbe essere preso due o tre volte al giorno, ma non piú di un cucchiaio da tavola per volta, sorseggiandolo molto lentamente, cosí da impiegare cinque o dieci minuti per consumarlo.

Può essere condito a seconda dei gusti. Sarebbe anche bene prenderlo con una galletta integrale per renderlo piú gustoso.

## DIETA DI BASE 1

### Mattino

« Succhi di agrumi o cereali secchi con latte, ma non usare i cereali e i succhi di agrumi nello stesso pasto, altrimenti cambieremo l'attività di questi succhi con quella dei succhi gastrici, combinando questi, che sono acidi, con quelli, che sono a reazione alcalina, ma di natura acida. Pancetta rosolata e pane integrale tostato. Cracker, uova bollite, frutta cotta o fresca. Tutto questo va bene, ma, naturalmente, non tutto nello stesso pasto.

### Mezzogiorno

« Preferibilmente un'insalata di vegetali verdi e freschi, come pomodori, sedano, lattuga, ravanelli, carote e simili. Dovrebbero essere grattugiati insieme o tagliati molto sottili. Si possono condire con olio.

### Sera

« Una dieta generale, bene equilibrata con tre vegetali che crescono sopra il terreno e uno che cresce sotto terra. Vegetali ben cucinati e ben conditi. E le carni dovrebbero consistere solo in agnello, pollame o pesce. Non frutti di mare; il pesce di acqua dolce dovrebbe essere preferito a quello di mare, chiaro? Non prendete sgombri o simili; il pesce d'acqua dolce sarà molto migliore per il corpo. Se desiderati, in questo pasto si possono prendere condimenti leggeri. Ricordatevi di non prendere troppi dolci, ma sufficienti per creare un equilibrio con i vegetali per una fermentazione giusta nelle proporzioni e nella natura. Quindi torte o crostate di frutta, o simili; ma non torte sole, perché queste non vanno bene. Caffè e tè con moderazione ». (549-1)

## DIETA DI BASE 2

« Questa viene data come uno schema dei cibi giornalieri; non gli unici cibi da usare, ma un semplice schema.

### Mattino

« Cereali integrali o succhi di agrumi, ma non nello stesso pasto. Se usate succo di arancia, mischiatelo con succo di cedro. Se usate succo di pompelmo, mischiatelo con un poco di succo di limone. Uova, preferibilmente solo il tuorlo, o riso, o grano saraceno, o toast: ognuno di questi va bene al mattino.

### Mezzogiorno

« Insalata cruda con pomodori, ravanelli, carote, sedano, lattuga, crescione: uno di questi o tutti, con minestra o brodo di vegetali, o pesce.

### Sera

« Frutta, come mele cotte; patate, pomodori, pesce, pollame, agnello, ogni tanto bue, ma non troppo spesso. Prendeteli come parte principale di una dieta bene equilibrata ». (1523-17)

## DIETA DI BASE 3

### Mattino

« Come dieta, questa è solo un'indicazione di massima, che, naturalmente, può essere cambiata ogni tanto a seconda dei gusti.

« Almeno tre mattine alla settimana vi sarà grano integrale rullato o frantumato, non cotto troppo a lungo per non distruggere tutta la sua efficacia vitaminica, e che aggiungerà al corpo le giuste proporzioni di ferro, silicone e le vitamine necessarie a creare il rifornimento di sangue per la resistenza del sistema. Altre volte avremo agrumi e succhi di agrumi, rossi d'uovo (preferibilmente appena bolliti e senza la chiara), pane integrale con burro. Ovomaltina, o latte, o caffè, purché in esso non vi siano latte né panna. Ogni tanto fichi, uva, prugne o albicocche cotte. Ma non mangiate agrumi insieme con cereali o farinate o altri cibi da colazione.

### Mezzogiorno

« Preferibilmente vegetali crudi e freschi; nessuno che sia cotto va bene per questo pasto... pomodori, lattuga, sedano, spinaci, carote, cime di bieta, senape, cipolle o simili (non cetrioli) utili per purificare l'*umore* nella linfa del sangue. Non dovremo prendere minestre né brodi in questo pasto.

### Sera

« In questo pasto si possono prendere minestre o brodi in piccola quantità; ma esso deve consistere principalmente in vegetali ben cucinati e poca carne di agnello, pesce o pollame, che sono da preferirsi. Nessun cibo fritto... ». (840-1)

## VALORI DIETETICI RACCOMANDATI (1)

(Settima edizione, Pubblicazione ISBN 0-309-01694-0, Food and Nutrition Board, National Academy of Sciences-National Research Council, Washington, D.C., 1968).

| | Età: da anni ..... a anni ..... | Peso: chilogrammi | (libbre) | Altezza: centimetri | (pollici) | Calorie | Proteine (3) grammi | Vitamine solubili nei grassi: Vitamina A attività, U.I. | Vitamina D U.I. | Vitamina E attività, U.I. | Vitamine solubili nell'acqua: Acido ascorbico milligrammi | Folacina (4) milligrammi | Niacina, milligrammi equivalente (5) | Riboflavina, milligrammi | Tiamina, milligrammi | Vitamina $B_6$, milligrammi | Vitamina $B_{12}$, microgrammi | Minerali: Calcio, grammi | Fosforo, grammi | Iodio, microgrammi | Ferro, milligrammi | Magnesio, milligrammi |
|---|---|---|---|---|---|---|---|---|---|---|---|---|---|---|---|---|---|---|---|---|---|---|
| Bambini | 0–1/6 | 4 | 9 | 55 | 22 | kg×120 | kg×2.2‡ | 1500 | 400 | 5 | 35 | 0.05 | 5 | 0.4 | 0.2 | 0.2 | 1.0 | 0.4 | 0.2 | 25 | 6 | 40 |
| | 1/6–1/2 | 7 | 15 | 63 | 25 | kg×110 | kg×2.0‡ | 1500 | 400 | 5 | 35 | 0.05 | 7 | 0.5 | 0.4 | 0.3 | 1.5 | 0.5 | 0.4 | 40 | 10 | 60 |
| | 1/2– 1 | 9 | 20 | 72 | 28 | kg×100 | kg×1.8‡ | 1500 | 400 | 5 | 35 | 0.1 | 8 | 0.6 | 0.5 | 0.4 | 2.0 | 0.6 | 0.5 | 45 | 15 | 70 |
| Fanciulli | 1– 2 | 12 | 26 | 81 | 32 | 1100 | 25 | 2000 | 400 | 10 | 40 | 0.1 | 8 | 0.6 | 0.6 | 0.5 | 2.0 | 0.7 | 0.7 | 55 | 15 | 100 |
| | 2– 3 | 14 | 31 | 91 | 36 | 1250 | 25 | 2000 | 400 | 10 | 40 | 0.2 | 8 | 0.7 | 0.6 | 0.6 | 2.5 | 0.8 | 0.8 | 60 | 15 | 150 |
| | 3– 4 | 16 | 35 | 100 | 39 | 1400 | 30 | 2500 | 400 | 10 | 40 | 0.2 | 9 | 0.8 | 0.7 | 0.7 | 3 | 0.8 | 0.8 | 70 | 10 | 200 |
| | 4– 6 | 19 | 42 | 110 | 43 | 1600 | 30 | 2500 | 400 | 10 | 40 | 0.2 | 11 | 0.9 | 0.8 | 0.9 | 4 | 0.8 | 0.8 | 80 | 10 | 200 |
| | 6– 8 | 23 | 51 | 121 | 48 | 2000 | 35 | 3500 | 400 | 15 | 40 | 0.2 | 13 | 1.1 | 1.0 | 1.0 | 4 | 0.9 | 0.9 | 100 | 10 | 250 |
| | 8–10 | 28 | 62 | 131 | 52 | 2200 | 40 | 3500 | 400 | 15 | 40 | 0.3 | 15 | 1.2 | 1.1 | 1.2 | 5 | 1.0 | 1.0 | 110 | 10 | 250 |
| Maschi | 10–12 | 35 | 77 | 140 | 55 | 2500 | 45 | 4500 | 400 | 20 | 40 | 0.4 | 17 | 1.3 | 1.3 | 1.4 | 5 | 1.2 | 1.2 | 125 | 10 | 300 |
| | 12–14 | 43 | 95 | 151 | 59 | 2700 | 50 | 5000 | 400 | 20 | 45 | 0.4 | 18 | 1.4 | 1.4 | 1.6 | 5 | 1.4 | 1.4 | 135 | 18 | 350 |
| | 14–18 | 59 | 130 | 170 | 67 | 3000 | 60 | 5000 | 400 | 25 | 55 | 0.4 | 20 | 1.5 | 1.5 | 1.8 | 5 | 1.4 | 1.4 | 150 | 18 | 400 |
| | 18–22 | 67 | 147 | 175 | 69 | 2800 | 60 | 5000 | 400 | 30 | 60 | 0.4 | 18 | 1.6 | 1.4 | 2.0 | 5 | 0.8 | 0.8 | 140 | 10 | 400 |
| | 22–35 | 70 | 154 | 175 | 69 | 2800 | 65 | 5000 | — | 30 | 60 | 0.4 | 18 | 1.7 | 1.4 | 2.0 | 5 | 0.8 | 0.8 | 140 | 10 | 350 |
| | 35–55 | 70 | 154 | 173 | 68 | 2600 | 65 | 5000 | — | 30 | 60 | 0.4 | 17 | 1.7 | 1.3 | 2.0 | 5 | 0.8 | 0.8 | 125 | 10 | 350 |
| | 55–75+ | 70 | 154 | 171 | 67 | 2400 | 65 | 5000 | — | 30 | 60 | 0.4 | 14 | 1.7 | 1.2 | 2.0 | 6 | 0.8 | 0.8 | 110 | 10 | 350 |

| | Età: da anni ..... a anni ..... | Peso: chilogrammi | (libbre) | Altezza: centimetri | (pollici) | Calorie | Proteine (3) grammi | Vitamine solubili nei grassi: Vitamina A attività, U.I. | Vitamina D U.I. | Vitamina E attività, U.I. | Vitamine solubili nell'acqua: Acido ascorbico milligrammi | Folacina (4) milligrammi | Niacina, milligrammi equivalente (5) | Riboflavina, milligrammi | Tiamina, milligrammi | Vitamina $B_6$, milligrammi | Vitamina $B_{12}$, microgrammi | Minerali: Calcio, grammi | Fosforo, grammi | Iodio, microgrammi | Ferro, milligrammi | Magnesio, milligrammi |
|---|---|---|---|---|---|---|---|---|---|---|---|---|---|---|---|---|---|---|---|---|---|---|
| Femmine | 10–12 | 35 | 77 | 142 | 56 | 2250 | 50 | 4500 | 400 | 20 | 40 | 0.4 | 15 | 1.3 | 1.1 | 1.4 | 5 | 1.2 | 1.2 | 110 | 18 | 300 |
| | 12–14 | 44 | 97 | 154 | 61 | 2300 | 50 | 5000 | 400 | 20 | 45 | 0.4 | 15 | 1.4 | 1.2 | 1.6 | 5 | 1.3 | 1.3 | 115 | 18 | 350 |
| | 14–16 | 52 | 114 | 157 | 62 | 2400 | 55 | 5000 | 400 | 25 | 50 | 0.4 | 16 | 1.4 | 1.2 | 1.8 | 5 | 1.3 | 1.3 | 120 | 18 | 350 |
| | 16–18 | 54 | 119 | 160 | 63 | 2300 | 55 | 5000 | 400 | 25 | 50 | 0.4 | 15 | 1.5 | 1.2 | 2.0 | 5 | 1.3 | 1.3 | 115 | 18 | 350 |
| | 18–22 | 58 | 128 | 163 | 64 | 2000 | 55 | 5000 | 400 | 25 | 55 | 0.4 | 13 | 1.5 | 1.0 | 2.0 | 5 | 0.8 | 0.8 | 100 | 18 | 350 |
| | 22–35 | 58 | 128 | 163 | 64 | 2000 | 55 | 5000 | — | 25 | 55 | 0.4 | 13 | 1.5 | 1.0 | 2.0 | 5 | 0.8 | 0.8 | 100 | 18 | 300 |
| | 35–55 | 58 | 128 | 160 | 63 | 1850 | 55 | 5000 | — | 25 | 55 | 0.4 | 13 | 1.5 | 1.0 | 2.0 | 5 | 0.8 | 0.8 | 90 | 18 | 300 |
| | 55–75+ | 58 | 128 | 157 | 62 | 1700 | 55 | 5000 | — | 25 | 55 | 0.4 | 13 | 1.5 | 1.0 | 2.0 | 6 | 0.8 | 0.8 | 80 | 10 | 300 |
| Gravidanza | | | | | | +200 | 65 | 6000 | 400 | 30 | 60 | 0.8 | 15 | 1.8 | +0.1 | 2.5 | 8 | +0.4 | +0.4 | 125 | 18 | 450 |
| Allattamento | | | | | | +1000 | 75 | 8000 | 400 | 30 | 60 | 0.5 | 20 | 2.0 | +0.5 | 2.5 | 6 | +0.5 | +0.5 | 150 | 18 | 450 |

(1) I livelli dei valori si intendono per variazioni individuali tra le piú normali persone che vivono negli Stati Uniti sotto consuete tensioni ambientali. I valori raccomandati possono essere ottenuti con una varietà di cibi comuni, che forniscono altre sostanze nutrienti le cui esigenze umane sono state meno bene definite.

(2) I dati per l'età da 22 a 25 anni si riferiscono all'uomo e alla donna di 22 anni. Gli altri dati rappresentano valori medi fra i due estremi.

(3) Si suppongono proteine equivalenti al latte umano. Per proteine non utilizzate al cento per cento i fattori devono essere aumentati proporzionalmente.

(4) I valori di folacina si riferiscono alle fonti dietetiche determinate dalla prova con il *Lactobacillus casei*. Pure forme di folacina possono essere effettive in dosi di meno di un quarto del RDA.

(5) Gli equivalenti di niacina comprendono fonti dietetiche della vitamina stessa piú 1 milligrammo equivalente per ogni 60 milligrammi di triptofano della dieta.

## DIETA DI BASE 4

### Mattino

« Non prendere tutti i cibi qui elencati come orientamento generale.

« Succhi di agrumi: quando si prende succo di arancia aggiungervi succo di cedro o di limone: quattro parti di arancia e una di cedro o limone. Quando si prendono succhi di altri agrumi, come di ananasso o di pompelmo, questi si possono prendere come sono. Una piccola aggiunta di sale è preferibile.

« Pane integrale tostato, con burro. Uova bollite, ma solo il tuorlo. Un pezzetto di pancetta ben rosolata, se la si desidera. Si possono prendere da soli o unitamente.

« Ma se si prendono cereali, non unirvi succhi di agrumi nello stesso pasto... Una tale combinazione produce appunto quello che dobbiamo evitare nel sistema.

« Quando si usano cereali, preferite il grano frantumato o integrale, o una combinazione di grano e orzo, come nel Maltex, se lo si desidera; oppure grano, riso o granturco soffiati. Questi possono essere presi con certi tipi di frutta fresca, come bacche di qualsiasi specie, anche fragole (se prese in giusta misura, non provocheranno esantemi). Oppure pesce. I dolcificanti usati siano solo saccarina o miele. Se desiderata, si può prendere una bevanda di cereali.

### Mezzogiorno

« Solo vegetali crudi e freschi. Possono essere mescolati tra loro, ma grattugiateli. Non mangiateli troppo in fretta cosí che provochino condizioni di squilibrio risultante da una scarsa masticazione. Ogni boccone dovrebbe essere masticato una ventina di volte... cosí che... il flusso delle forze gastriche delle ghiandole salivari possa mischiarsi bene con esso. Ci si accorgerà che questo migliora le condizioni.

### Sera

« Vegetali cotti nel loro succo... ognuno cucinato da solo e poi mischiati se lo si desidera, chiaro? Questi possono comprendere qualsiasi vegetale con foglie o con bulbo, ma cuoceteli nel loro proprio succo. Possono essere prese carni, se sono desiderate dal corpo, o possono esservi aggiunte le proteine dalla combinazione di altri vegetali... nella forma di alcuni tipi di legumi o cereali ». (3823-3)

## DIETA DI BASE 5

### Mattino

« Agrumi, cereali o frutta... o agrumi con un poco di torta di riso, o di grano saraceno, o di farina integrale, con miele di alveare e con latte... preferibilmente non pastorizzato.

### Mezzogiorno

« Piuttosto succhi vegetali che succo di carne, con vegetali crudi in insalata o simili.

### Sera

« Vegetali come carote, piselli, scorzonera, cavolo rosso, patate dolci o bianche: queste dovrebbero essere della qualità piú piccola, meglio se con la buccia; per dessert, bianco mangiare o gelatine con frutta; pesche, albicocche, ananasso fresco e simili. Abbiamo trovato che tutto questo, ogni tanto con carni sufficienti per dare forza, costituisce una dieta bene equilibrata.

« Una o due volte la settimana si aggiungeranno i cibi che producano sangue: piedi di maiale, trippa e fegato di vitello, o quelli che nutrono il cervello o simili ». (275-24)

## DIETA DI BASE 6

### Mattino

« Succhi di agrumi o cereali, ma non entrambi nello stesso pasto. Usate ogni tanto con i cereali frutta secca combinata con datteri e uva passa tagliuzzati insieme. E per questo particolare corpo, datteri e fichi secchi cotti con un poco di farina (molto poco): presi con latte costituiscono per il corpo un cibo quasi spirituale, che può essere preso una, due, tre o quattro volte al giorno. Ma questo lo deve decidere il corpo stesso.

### Mezzogiorno

« Succhi vegetali... e una combinazione di vegetali crudi; ma non sempre con acido o aceto o simili: possono essere usati olio di oliva o oli vegetali.

### Sera

« Vegetali con foglie; pesce, pollame o agnello come carne o combinati con essi. Questo, naturalmente non sempre, ma come orientamento generale, per i tre pasti ». (275-45)

## DIETA DI BASE 7

### Mattino

« Toast di pane integrale. Cereali con frutta fresca. Occasionalmente succhi di agrumi. Ma non unirli con cereali nello stesso pasto.

### Mezzogiorno

« Soprattutto (con rare modificazioni) vegetali crudi o frutta cruda in insalata. Non combinare la frutta e i vegetali, ma questi possono essere variati. Usate vegetali come cavoli (quelli bianchi, naturalmente, e tagliati molto sottili), carote, lattuga, spinaci, sedano, cipolle, pomodori, ravanelli. È preferibile che tutti siano grattugiati, ma, dopo averli grattugiati, non gettate via il succo... che deve essere usato sull'insalata stessa, sia quello della frutta che quello dei vegetali. Preferibilmente usate olio per il condimento, come olio di oliva con paprica... Anche le uova possono essere usate. Impastate il tuorlo ben bollito nell'olio, come parte del condimento. Nell'insalata di frutta usate banane, papaia, guava, uva; tutte le specie di frutta eccettuate le mele. Le mele dovrebbero essere mangiate solo cotte, preferibilmente al forno con burro o salse piccanti con cinnamomo e spezie.

### Sera

« Una dieta bene equilibrata di vegetali cotti, principalmente quelli ricchi di ferro perché sia assimilato nel sistema ». (935-1)

capitolo 6

# *Perché l'esercizio*

« *Fate piú esercizio fuori casa: mette in giuoco le forze muscolari del corpo. Non che le forze mentali debbano essere lasciate intorpidire o venire escluse dalla loro attività, ma cercate di avere un corpo piú regolato, piú perfettamente equilibrato, fisicamente e mentalmente...* ». (341-31)

« *Il miglior modo per ottenere la giusta quantità di mordente è fare esercizio* ». (288-38)

« *È bene che ogni corpo, ogni persona, faccia esercizio per neutralizzare la routine quotidiana cosí da produrre riposo* ». (416-1)

EDGAR CAYCE

Nell'evoluzione della razza umana, l'uomo dovette esercitarsi per sopravvivere. Dovette sfuggire al nemico, procurarsi il suo cibo, salire su alberi e su montagne, guadare fiumi; si guadagnò con lo sforzo fisico ogni momento della sua vita. I nostri antenati non ebbero bisogno di programmarsi un esercizio: la lotta fisica per rimanere in vita era un esercizio sufficiente. Il corpo che abbiamo oggi è l'ultimo prodotto di un processo di sopravvivenza, di migliaia di anni di selezione genetica, e durante tutta questa lunga ed eccitante storia la sopravvivenza è stata legata con la fatica fisica e il movimento.

Via via che la civiltà avanzava e noi ci avvicinavamo a un'epoca di meccanizzazione e di comodità, sentimmo sempre meno il bisogno di valerci del corpo nella vita quotidiana. Tuttavia il nostro bisogno di muoverci non è affatto diminuito. I nostri muscoli, le ghiandole, gli organi, la mente e lo spirito richiedono ancora un movimento quotidiano per funzionare regolarmente.

I nostri 600 e piú muscoli devono essere tonificati ed essere capaci di estendersi e di contrarsi. Ognuno di essi richiede movimento quotidiano — esercizio — per mantenere l'elasticità, il potere, la giovinezza e il vigore. I muscoli devono tenere gli organi in posizione tale che possano funzionare regolarmente. L'esercizio è essenziale per permettere alle ghiandole di compiere i loro complessi incarichi, per mantenere il vigore sessuale, per sostenere la circolazione del sangue, per combattere la forza di gravità che provoca ventri prominenti e cascanti, abbassamenti di stomaco, fegati pigri, cuori poveri di sangue, arterie intasate e sgradevole obesità, per ricordare solo alcuni inconvenienti dell'inattività. La debolezza nel portamento, l'uso e lo sviluppo difettoso dei muscoli sfociano in piú di sette milioni annui di mali di schiena e altri mali di carattere ortopedico, che hanno oggi sostituito i raffreddori come causa principale dell'assenteismo dal lavoro.

L'uomo ha sempre dovuto sviluppare e mantenere la capacità fisica necessaria perché il suo corpo si adeguasse alle attività di tutta la sua vita: pensare, creare, sostenere le responsabilità degli affari, della professione, della vita sociale, di procreare e di allevare i figli. E per coloro che vogliono raggiungere alti livelli spirituali come intellettuali e materiali, cito il buon consiglio che Edgar Cayce dava spesso nelle sue letture, a cui tanti dovevano la loro salute.

« Il corpo sia ben tenuto. Fate esercizi specifici al mattino e alla sera. Stancate il vostro corpo fisicamente e mentalmente, e tutto ciò che ha provocato queste condizioni di sonnolenza, inerzia, avvelenamento del sistema per scarsa eliminazione, scomparirà. E il corpo risponderà alla dieta ». (341-31)

« Ognuno deve fare il bilancio del tempo. Stabilite un dato tempo per lo studio, un dato tempo per il rilassamento, un dato tempo per il lavoro mentale, un dato tempo per l'attività del corpo fisico, un dato tempo per la lettura, un dato tempo per l'attività sociale... ognuna di queste attività contribuisce a creare un migliore equilibrio ». (440-2)

L'esercizio è una delle piú potenti medicine preventive per evitare gli inconvenienti della mezza età e della vecchiaia, come è uno dei piú importanti mezzi terapeutici per riparare i danni delle malattie. È assolutamente essenziale per mantenere la salute, la bellezza, la capacità riproduttiva, il controllo del peso, la longevità, l'equilibrio mentale e l'armonia spirituale.

Nel controllo del peso l'esercizio è importante quanto la dieta. Il dott. Roger J. Williams, eminente ricercatore biochimico sull'alimentazione, nel suo eccellente libro, *Nutrition Against Disease* (1), riferisce esperimenti di laboratorio in cui ratti che non avevano alcuna tendenza a divenire obesi, vennero tenuti in una stanza calda e in una piccola gabbia dove potevano muoversi molto poco: invariabilmente divennero obesi. A volte pesavano due o tre volte piú di ratti che potevano fare esercizio in gabbie piú grandi. Se gli animali erano tenuti in gabbie molto piccole ma in stanze fredde, facevano un esercizio sufficiente, dimenandosi e rabbrividendo, per prevenire un'eccessiva obesità.

« Fare molto esercizio », ammonisce il dott. Williams, « è dunque un buon consiglio per coloro che desiderano prevenire l'obesità ».

« La mancanza di un sufficiente esercizio è una deficienza grave, paragonabile alla deficienza di vitamine », afferma il dott. Hans Kraus, nota autorità fisioterapeutica (2). « Le persone fisicamente inattive (quelle che non fanno esercizio) invecchiano prima, muoiono piú giovani e sono piú inclini ai mali di schiena, alle ulcere, al cancro dei polmoni, alle appendiciti, ai disordini prostatici, alle malattie mentali, alla cirrosi epatica, alle emorroidi. La morte

(1) Pag. 101.

(2) Il dott. Kraus è stato medico incaricato al Therapeutic Exercise of Rehabilitation and Physical Medicine del Bellevue Medical Center dell'Università di New York, e capo della Clinica di terapia fisica al Columbia Presbyterian Hospital.

per malattie della coronaria avviene il doppio delle volte tra le persone fisicamente inattive », aggiunge il dott. Kraus.

Sappiamo che i muscoli si possono atrofizzare per mancanza di esercizio: ne sono testimoni i pazienti degli ospedali, i quali consumano pasti perfettamente equilibrati e quando lasciano il letto sono troppo deboli per camminare. La ragione è che i muscoli sono nutriti da migliaia di migliaia di capillari, che trasportano cibo e portano via i rifiuti. Nell'adulto sedentario gran parte di questi capillari si sono afflosciati e non funzionano piú vivacemente. Solo l'esercizio può riaprirli e fornire una migliore alimentazione ai muscoli.

Negli ultimi dieci anni, il dott. Lawrence A. Golding, direttore dell'Applied Physiology Research Laboratory nella University School of Health, Physical Education and Recreation del Kent, ha condotto un programma sperimentale di esercizio per adulti come parte di una ricerca ventennale sugli effetti dell'esercizio quotidiano in relazione alle malattie della coronaria.

Adesso che lo studio è giunto a metà, il dott. Golding ha riferito che le prove preliminari hanno dimostrato che l'esercizio quotidiano riduce la pressione del sangue, il colesterolo e l'obesità in adulti fra i trenta e i sessant'anni.

Un recente articolo nel *The New York Times* (22 agosto 1973) affermava nel titolo: I MALI DI SCHIENA SI MOLTIPLICANO, MA LA CAMPAGNA ATTENUA LA MINACCIA. L'articolo, di Virginia Lee Warren, diceva inoltre: « Sembra probabile che il semplice e antico disturbo, il mal di schiena, sarà il piú comune fra gli Americani in circa tre anni, sostituendo il comune raffreddore ».

« È la maledizione del nostro tempo », afferma il dott. Howard Rusk, capo dell'Institute of Rehabilitation Medicine. « Questo disturbo sta già causando piú disordini, perdite di ore lavorative e invalidità di ogni altro ».

Se volete evitare di finire un giorno con una schiena dolente, un programma di esercizio giornaliero è assolutamente essenziale. Il portamento, il giusto movimento e la giusta meccanica del corpo, il tono dei muscoli addominali e di quelli dei fianchi, i muscoli estensori della spina dorsale e i muscoli delle gambe, sono tutti implicati nell'avere una schiena forte e senza dolori.

La validità fisica non riguarda solo l'efficienza muscolare e atletica, ma anche l'attivazione degli alimenti nel corpo, per farli funzionare.

« L'esercizio stimola il tono del corpo mandando i minerali ai vostri muscoli, alla vostra pelle, agli organi, ai vasi sanguigni e ad altre parti del corpo », scrive Carlson Wade in *Minerali magici: chiave per una salute migliore* (3). L'esercizio fa sí che i minerali aiutino il vostro corpo, opportunamente idratato, a liberarsi dei materiali di scarto, e a permettervi di agire al miglior livello con poca fatica e senza perdita di qualità.

Quando i minerali sono stimolati dall'esercizio, operano in modo da aiutare il cibo a passare per il tratto digerente, da farvi inalare ossigeno nei pol-

(3) Carlson Wade, *Magic Minerals: A Key to Better Health*. West Nyack, N.Y.: Parker Publishing Co., 1967, pag. 183.

moni, e da regolare l'azione dei vasi sanguigni quando è necessaria una maggiore pressione in casi di emergenza.

I minerali che sono stati attivati con l'esercizio spingeranno la circolazione a fornire piú ossigeno ai miliardi di cellule del vostro corpo, aiutandole a eliminare il materiale di scarto. Quanto piú velocemente i minerali portano ossigeno alle vostre cellule, tanto meglio vi sentite. « Divenite vivo ». L'aumentata attività dei minerali porta piú sangue al cervello rendendovi cosí piú vigili: un vero aiuto per una potente personalità.

La piú rapida azione minerale del sistema circolatorio aiuta anche il funzionamento degli organi interni. Il cuore diviene piú forte e regolare. I polmoni, nutriti dai minerali, sono capaci di assorbire piú ossigeno. L'eliminazione dei rifiuti del corpo è regolata opportunamente. *Senza esercizio i minerali possono restare inerti e oziosi, e cosí pure voi.* Nella maggior parte dei casi, la gente si stanca perché i minerali non possono essere inviati nelle varie parti del corpo. Questo provoca un graduale deterioramento dell'intero corpo e della mente. Potete cosí apprezzare il valore del movimento mediante l'esercizio.

Due anni fa, nel Lyndon Johnson Space Center di Houston, nel Texas, gli scienziati fecero un'importante e ancora misteriosa scoperta circa le perdite di potassio degli astronauti durante i voli spaziali. (Il potassio, elemento naturale, è il piú abbondante elettrolito nelle cellule del nostro corpo ed è essenziale per le reazioni necessarie alla contrazione di tutti i muscoli, compreso il muscolo cardiaco, che pompa sangue in tutto il corpo).

Nello spazio, la mancanza di peso degli astronauti ha profonde ripercussioni. Il sangue, che normalmente si accumula nelle gambe, viene ridistribuito in tutto il corpo. Il movimento e l'azione sono piú facili perché non vi è piú bisogno di alzare le cose: basta dirigerle, diminuendo cosí il normale esercizio. E questo porta a una grave deplezione di potassio.

Il potassio è normalmente abbondante nella parte fluida della circolazione sanguigna. Tuttavia, in certe condizioni, la sua eliminazione nell'urina aumenta. La prolungata immobilità, nel caso degli astronauti, porta all'eliminazione di eccessivo potassio. Per questo sono stati prescritti agli astronauti speciali esercizi spaziali per proteggerli da una perdita di potassio. (Incidentalmente, la quantità di esercizi prescritti per gli astronauti è sostanzialmente aumentata fra il primo e il secondo volo della Stazione Spaziale).

La mancanza di potassio si rivela nella debolezza dei muscoli, nella lentezza dei riflessi e in una confusione mentale. Essa inoltre produce la de-

Circa il 90 per cento del potassio del nostro corpo si trova nelle cellule. Solo l'8 per cento è nel plasma sanguigno e nella linfa, ma questo potassio extracellulare non può diminuire senza causare problemi di cuore.

A quanto sembra l'esercizio fisico attiva l'espulsione del potassio dalle cellule e aumenta il potassio del plasma, che è usato dal cuore.

Fondamentalmente ogni attività muscolare è di aiuto purché sia fatta regolarmente senza sforzi non necessari.

I benefici psicologici dell'esercizio sono stati ben confermati dalla ricerca e dall'esperienza. Un recente esperimento all'Università del Wisconsin ha rivelato che gli stati ansiosi diminuiscono nelle persone normali e nei nevrotici dopo che essi hanno fatto dell'esercizio.

Uno dei modi con cui i POW della guerra vietnamita, in particolare quelli catturati dal Vietcong, si sostenevano durante le loro prove — che esercitavano forti pressioni fisiologiche, psicologiche ed emotive — fu il loro intenso esercizio. Un prigioniero raggiunse il record di trecento flessioni e di sei o settecento piegamenti sulle ginocchia.

E poterono sostenersi perché si accorsero che, anche se erano chiusi in piccole celle, potevano fare dell'esercizio cambiando posizione. Si esercitavano per due o tre ore al giorno e poterono cosí mantenersi in buona salute.

La prima volta, dunque, che vi sentirete sopraffatti e oppressi dai problemi: esercizio!

È possibilissimo reagire ai tanti aspetti negativi della vita stimolando la circolazione e le forze vitali degli organi del corpo. Se manteniamo la giusta condizione fisica, l'effetto « eliminatore di ansia » di un vigoroso esercizio può confinare col miracoloso. Anche prolungate pressioni negative e preoccupazioni possono essere diminuite con questa tecnica. Ma anche se non siete in condizioni da poter fare un buon esercizio, potete valervi di pratiche equivalenti come l'idroterapia, l'elettroterapia e la manipolazione. Molte di esse potete farle da soli. Se volete passarvi il lusso di farvele fare da persone pratiche, la spesa non è eccessiva. Può essere molto meno costosa di un collasso o dell'andare in giro mezzo morto. Questi esercizi equivalenti, eliminando le tossine dal sistema, possono migliorare e stimolare la circolazione e le forze vitali, e rilassare i nervi. Quando la mancanza di buone condizioni fisiche rende poco pratico o impossibile il vero esercizio vigoroso, gli esercizi equivalenti offrono un sollievo o una liberazione dalle pressioni e dalle tensioni della vita moderna. Questi esercizi equivalenti, o EE, come io li chiamo, sono spiegati appieno in altri capitoli di questo libro.

Nello scrivere questo capitolo mi viene in mente un'esperienza che ebbi durante i primi anni della Grande Depressione. Unitamente con il mio istituto in città, io conducevo una casa di cura in campagna. Un giorno venne da noi un visitatore, un uomo nel mezzo della cinquantina, figura molto popolare e molto nota nel campo del vaudeville e dello spettacolo. Nel corso della conversazione, venni a sapere che aveva accumulato un patrimonio di trecentomila dollari e ne aveva persi piú di due terzi nel crollo del 1929. Notai che la sua testa e le spalle ondeggiavano avanti e indietro mentre parlava, e che, camminando, si alzava e si abbassava su una gamba. Nel parlare contraeva e agitava le mani come se se le lavasse: aveva piú tic nervosi di quante pulci abbia un cane. Non riusciva a mangiare, a dormire e a fare varie altre cose. La perdita della maggior parte dei suoi averi gli aveva tolto, oltre al denaro, il suo senso di sicurezza, e adesso stavano andandosene anche il suo umorismo e la sua salute. Dopo aver chiacchierato un po', egli mi chiese se potevo aiutarlo. Gli dissi che potevo se avesse obbedito ai miei ordini, se mi avesse dato la sua piena collaborazione e fosse rimasto per almeno tre settimane. Lui promise e fummo pronti per cominciare.

Sebbene nervoso e molto depresso per la preoccupazione e la mancanza di sonno (i sedativi e i sonniferi che aveva preso per lungo tempo non avevano piú effetto, nemmeno temporaneo), il suo cuore e le condizioni fondamentali delle sue arterie risultarono soddisfacenti a un esame medico. Il primo giorno di condizionamento fu veramente difficile. Era per lui molto arduo concentrarsi a lungo su qualche cosa e incontrammo gravi ostacoli nel farlo esercitare e seguire la sua terapia. Al termine della giornata mi sentivo come Svengali, il malvagio ipnotizzatore di George Du Maurier.

Ci accertammo che, insieme all'attività fisica, avesse periodi di completo riposo. Al termine della giornata gli praticammo anche idroterapia e massaggio per sollevarlo dalla fatica e rilassarlo, cosa che gli giovò. Quel primo giorno ebbe poco appetito e la prima notte dormí poco. Disse che si sentiva troppo stanco per dormire. Quando gli chiesi a che cosa avesse pensato durante quella notte insonne, rispose: « Ero troppo stanco per pensare, ma era piacevole non aver nulla da fare e stare sdraiato a letto facendo riposare questo vecchio corpo stanco: mi faceva molto bene ».

Il giorno dopo gli facemmo fare esercizio con una terapia di lavoro (segare della legna, zappare in giardino, fare sentieri attraverso il bosco, ecc.), finendo con idroterapia e massaggio. Dopo una cena leggera andò subito a letto. Quella notte dormí, perché lo sentimmo russare. Il terzo giorno il suo appetito migliorò, e, il quarto, tanto il sonno quanto l'appetito era divenuti normali.

Dopo aver seguito questo programma per circa due settimane, il mio amico mi disse che desiderava telefonare a New York. « Capite », mi disse, « sto cominciando a sentirmi bene e penso che sarei contento se il mio agente venisse a farmi una visita per il fine di settimana. Credo di avere qualche idea per un nuovo spettacolo e vorrei parlargliene.

« Capite, Reilly, mi sono rimasti piú di cinquantamila dollari, che sono pur sempre una certa somma. Tra poche settimane finirò la satira che ho mostrato al mio agente, e penso che avrà molto successo ». Si riprese perfettamente ed ebbe successo ancora per molti anni.

Il condizionamento fisico aveva rimosso le tensioni e i tic nervosi, e aveva riportaot l'appetito e il sonno normali. Soprattutto gli aveva dato un'ottimista e positiva visione della vita e la capacità di godere quello che aveva, senza abbandonarsi all'angoscioso rimpianto di quello che aveva perduto. Se anche perdiamo ogni avere, ma manteniamo la salute e la capacità fisica, saremo tutt'altro che sconfitti. Possederemo ancora quell'intelligenza e quella iniziativa che portano al successo, e avremo in piú una maggiore esperienza. Solo uno svantaggio fisico potrà ritardare la nostra ripresa. Per sentirci pienamente adeguati a un mondo sempre cangiante, dobbiamo avere qualche sicurezza di fondo. Molti possono trovarla nella religione o nella filosofia. La salute e la capacità fisica rafforzeranno ogni altra sicurezza.

L'esercizio può essere un mezzo terapeutico molto efficace per disturbi psicosomatici o fisiologici.

Molte delle mie cure piú spettacolari sono state applicate a stelle del mondo musicale le cui carriere erano seriamente minacciate da menomazioni fisiche.

B. H. è un basso-baritono di un metro e ottantacinque, la cui imponente presenza sul palcoscenico e la cui voce lo hanno fatto acclamare nei teatri di Israele, d'Europa e di Puerto Rico, e nei concerti e sui palcoscenici di musica leggera americani, dove è apparso per alcuni anni con Gilbert e Sullivan. Quando B. H. venne da me soffriva di una grave tromboflebite, ed era già stata stabilita per lui un'operazione chirurgica che doveva liberarlo da questa condizione estremamente penosa. Il chirurgo aspettava solo che l'enfiagione diminuisse per togliere le vene esterne della gamba, che avevano provocato il disturbo. Questo uomo giovane, alto e vitale era come un gigante zoppo, incapace di camminare e di sostenersi sulla gamba malata.

Durante un'intervista, B. H. cosí disse alla signora Brod: « Il dottor Reilly mi avvertí che, se mi facevo togliere le vene, era molto probabile che, entro un anno, le vene interne, dovendo compiere il lavoro delle vene esterne, rimosse, fossero sovraccaricate e divenissero varicose a loro volta: allora anche esse avrebbero dovuto essere rimosse e io sarei rimasto zoppo per tutta la vita. Mi disse che, se promettevo di fare assiduamente particolari esercizi due o tre volte al giorno, con speciali massaggi sulle natiche e sui piedi (non sulla gamba), seguendo una giusta dieta e facendo semicupi, avrei potuto far funzionare nuovamente le valvole delle vene esterne senza doverle togliere.

« La principale caratteristica della dieta consisteva nell'abbondanza di rutina: tutti gli agrumi, le piante di pepe, di senape, di tarassico... erano facili da trovare. Abbandonai il caffè, secondo il consiglio del dottor Reilly, sostituendolo con tisane di erbe, che adesso mi piacciono molto. Non ho mai amato molto la carne, preferendo il pesce, cosí come non mi è stato difficile rinunciarvi, sebbene egli mi concedesse un po' di agnello e di pollo.

« Il dottor Reilly mi fece fare cinque diversi esercizi. Cominciai eseguendoli ognuno sei volte e adesso sono giunto a sedici, due volte al giorno. Tra l'uno e l'altro, riposo facendo respirazione e il tutto dura circa trentacinque minuti. [Gli esercizi si trovano nel capitolo 7].

« Dopo gli esercizi della sera, quando il corpo è ben riscaldato, faccio un semicupio freddo, per un minuto o un minuto e mezzo.

« Andavo una volta al mese per un controllo e un massaggio. Il dottor Reilly mi osservò mentre facevo gli esercizi. Pensò che uno di essi non andasse bene per la mia voce perché causava uno stiramento delle corde vocali, e mi disse di non farlo piú. Ha una notevole comprensione per ciò che riguarda il teatro. [L'esercizio di cui si parla qui, era il doppio cerchio con le gambe, descritto nel capitolo 7].

« Dopo il primo mese ottenni risultati fantastici. Le vene rientrarono nella gamba. Prima, erano sporgenti, e, quando tornai dallo specialista, egli dovette guardare due volte per capire quale fosse la gamba malata: erano tutte e due malate, ma la sinistra era in peggiori condizioni. Il chirurgo mi esaminò e disse che, a suo parere, le vene avrebbero potuto ancora sporgere, e voleva stabilire un appuntamento per l'operazione. Io gli dissi che gli avrei telefonato per fargli sapere. Non gli ho mai telefonato.

« Adesso la gamba è perfettamente normale.

« Anche prima che il primo mese fosse finito, tornando dal dottor Reilly sapevo che avrei continuato l'esercizio, perché avevo già tanta energia da esser sicuro che lo avrei fatto per tutto il resto della mia vita.

« E continuo a fare i semicupi perché dormo bene come non ho mai dormito, ed essi sono una grande cura preventiva. Ho avuto sempre una scarsa circolazione, e ogni inverno soffrivo terribilmente. Non riuscivo a riscaldarmi per quanti maglioni e abiti mi mettessi addosso. Avevo sempre freddo. Ma dopo che ebbi cominciato il regime del dottor Reilly facendo gli esercizi, passai tutto l'inverno, dicembre, gennaio, febbraio, senza un raffreddore e senza sentire il freddo

« Avevo letto parecchi libri su Cayce ed ero pronto ad accettare i trattamenti. Tuttavia fu piacevole sentire il dottor Reilly dirmi: " Voi vi rendete conto di aver fatto tutto questo da solo. Tutto quello che io posso fare è di dirvi quali esercizi e quali bagni fanno per voi, ma voi dovete avere la volontà e la decisione di seguire la cura e di guarirvi " ».

Ho sempre creduto che, in definitiva, il paziente deve guarirsi da solo. La mia prescrizione solita è una dose giornaliera di RIP (Risoluzione, Informazione, Perseveranza). « Prendetela ogni quattro ore », dico ai miei pazienti. « Quando vi alzate al mattino: esercizio; prima di ogni pasto: mangiate i cibi giusti e senza eccessi; e prima di andare a letto: esercizio; e non dovrete mai preoccuparvi del RIP (Riposa In Pace) per molti e molti anni ».

B. H. fu un buon esempio delle virtú salutari del RIP. Esse sono illustrate anche piú drammaticamente nel caso di F. L., un famoso violoncellista che poté visitarmi solo due volte prima di partire per l'Europa. Egli soffriva a volte di tensioni muscolari che gli rendevano difficile seguire il suo estenuante succedersi di esercizi e di concerti quando era in giro. Io gli insegnai gli esercizi del braccio e della spalla (vedi capitolo 7), prescrissi bagni con sale inglese, docce (lasciando che l'acqua gli cadesse sulle spalle il piú calda possibile) e automassaggio con olio di arachide. Egli seguí il regime con risoluzione e tenacia, interamente sotto la sua stessa disciplina, mentre si trovava in Europa.

« La tensione e i crampi alla spalla cessarono », disse F. L. alla signora Brod. « Mi sentii leggero e libero. Potei suonare per ore e portare a termine tutto il mio giro concertistico in Europa ».

Il noto compositore e direttore d'orchestra americano Alan Hovhaness soffrí per anni di borsite e artrite deformante. Infine la rigidità delle sue braccia minacciò di metter fine alla sua carriera di direttore. Ma poche settimane dopo essere venuto da me, era un'altra persona. Il massaggio e la manipolazione furono di aiuto, ma quello che realmente salvò Hovhaness fu ciò che egli fece da solo con gli esercizi di estensione e di flessione da me prescritti. [Vedi capitolo 7]. « Mi portano nuova vita nelle braccia e nelle gambe », disse il compositore allo scrtitore Jess Stearn, che ne parlò in *Edgar Cayce, il profeta dormiente*.

Recentemente Hovhaness scrisse al dott. Reilly: « ...penso sempre a voi ed eseguo i vostri esercizi ogni giorno, senza perderne uno, e dedicandovi sempre da venti minuti a mezz'ora e piú. Il vostro meraviglioso aiuto mi ha dato anni di successi e di attività nella mia carriera musicale, e io devo ringraziarvene...

« Auguriamo il miglior successo al vostro nuovo libro e speriamo che tutto vi vada nel modo migliore. Grazie vivissime per tutto quello che avete fatto per me... ».

La signora E. P., decoratrice di interni di una grande impresa, doveva abbandonare il suo lavoro per emorroidi cosí gravi che era costretta al letto da sei settimane. Dopo una serie di irrigazioni del colon, impacchi caldi e, soprattutto, esecuzioni quotidiane degli esercizi per le emorroidi secondo il metodo di Cayce, ella poté tornare al lavoro.

Il dott. H.R. D., direttore di una scuola privata del Connecticut, ci fu inviato da un altro paziente, presidente del Queens College di New York. Entrambi erano giocatori di golf e soffrivano di artrite, che impediva i loro movimenti e la loro attività. Il direttore fu sottoposto a un programma graduale di esercizi fisici, simili a quelli che troverete nel capitolo seguente, e a una giusta dieta. Ebbe anche alcuni massaggi e manipolazioni, ma le visite che mi fece non furono molte. Dopo alcuni mesi, mi disse che il suo giuoco a golf era migliorato tanto che tutti volevano sapere quale cura stesse seguendo. Cosa ancora piú significativa, il suo medico gli disse che il programma di esercizi gli aveva dato tre o quattro anni di attività fisica in piú di quelli che i raggi X facevano prevedere.

Ruth Hagy Brod seppe da un oculista di avere un principio di cataratta nell'occhio sinistro. Dopo aver praticato gli esercizi testa e collo di Cayce, e gli esercizi oculari di Reilly, tornò dall'oculista, il quale ammise di essere meravigliato. La cataratta non solo non aveva progredito ma era parzialmente scomparsa. In seguito ella non ebbe piú bisogno di occhiali piú forti.

La signora H. H., una casalinga del New Jersey, era venuta regolarmente da me per qualche tempo, per curare il suo osso iliaco deformato. Un giorno si lamentò di una difficoltà nel respiro, e un esame medico confermò che si stava sviluppando un enfisema. Quando le diedi alcuni palloncini da gonfiare e le dissi di portarseli a casa e di continuare a gonfiarli piú volte al giorno, credette che stessi scherzando. In realtà è questo un esercizio molto efficiente per l'asma, l'enfisema e altri disturbi dei polmoni e del meccanismo respiratorio. Inoltre insegnai a sua figlia a praticarle un massaggio con le coppette, che è molto efficace nell'arrestare le congestioni del petto e del dorso. (Questo tipo di massaggio, cosí utile nei raffreddori di petto, è descritto nel capitolo 8).

## Quali esercizi?

Un intervistatore della televisione una volta mi chiese: « Quali sono gli esercizi migliori? ».

Io risposi: « Quelli che fate ».

Di tempo in tempo, nei miei sessant'anni di esperienza, ho visto la moda degli esercizi andare e venire: la migliore « dozzina quotidiana », i « sette importanti », il « canadese reale », gli isometrici, gli isotonici, gli aerobici, gli stimolanti, il salto della corda, lo yoga... Non faccio obiezioni a nessuno di essi. Sono tutti buoni se fatti regolarmente e nel modo giusto, con la preparazione adatta dopo che un esame medico ha descritto i parametri dei vostri limiti personali. La cosa piú importante è di praticarli regolarmente ogni giorno. Negli esercizi non vi sono sabati.

Ho delle riserve per gli isometrici, che oppongono un muscolo all'altro o a un oggetto inamovibile, e sono lieto di vedere che anche altri sono contrari a essi, come il dott. Charles B. Mullins, della University of Texas Southwestern Medical School, a Dallas, che ha detto: « Gli esercizi isometrici non aiutano il sistema cardiovascolare. Questi esercizi elevano la pressione del sangue e possono essere pericolosi per chi ha problemi di cuore. Il cuore è fatto per pompare un dato volume. Con gli isometrici il cuore non pompa un volume maggiore, ma deve operare contro una pressione piú alta ».

Con un esercizio generale si pompa molto piú sangue con solo un piccolo aumento di pressione.

Edgar Cayce, piú e piú volte, nelle sue letture, sottolineò l'importanza della insistenza e della regolarità in tutte le cose, e specialmente nell'esercizio. « Ogni volta che qualche cosa viene cominciata e abbandonata, diventa dannosa: qualsiasi cosa che avrebbe dovuto essere continuata ». (457-12)

Egli disse a una donna di trentatrè anni: « Il camminare è l'esercizio migliore, ma non va fatto spasmodicamente. Stabilite un'ora regolare e camminate, sia che piova o splenda il sole ». (1968-9)

In realtà Cayce prescrisse di camminare in 280 dei 1.469 casi in cui l'esercizio faceva parte della terapia generale.

Nel caso (1530-2)) di una donna di cinquant'anni che soffriva di artrite, scarsa circolazione, ipotensione, nevrite, reumatismi e tossiemia, disse: « È bene che il corpo faccia ogni giorno dell'esercizio o stia il piú possibile all'aperto. Il camminare è il migliore esercizio, ma, quando si può, all'APERTO ».

E a un uomo sofferente di tensione nervosa, che si era procurato una grande quantità di complicazioni fisiche, Cayce, alla domanda: « Quale esercizio è il migliore? » rispose (277-1): « Un esercizio generale, ma, come si è stabilito, una gran parte dell'esercizio dovrebbe essere *data* al corpo, per un migliore equilibrio del sistema. Camminare o remare sono gli esercizi migliori ».

Cayce raccomandava spesso anche il nuoto, la bicicletta, l'equitazione, il tennis, il volano e ogni esercizio che potesse essere fatto all'aria aperta.

« L'entità dovrebbe attenersi a tutte le cose che hanno a che fare con l'attività fuori di casa, perché è il miglior modo per mantenersi giovani: star vicino alla natura, star vicino a quelle attività in ogni forma di esercizio che... respira nella tua anima come un tramonto o come un sole sorgente al mattino. E guardatelo, ogni tanto: è bello come il tramonto stesso ». (3374-1)

Nel caso di un paziente (2533-6) sofferente di ipertensione, il quale chiese al profeta dormiente di « dargli un metodo semplice per riportare alla normalità la sua pressione del sangue », la risposta fu: « Il metodo piú semplice è di star lontano dai grassi, e questo riporterà alla normalità.

« Camminate all'aria aperta nelle prime ore del mattino. Questo porta migliore attività di ossigeno e di ozono cosí da mantenere l'equilibrio del flusso del sangue nei polmoni, nel cuore, nel fegato e nei reni. Sono queste le fonti da cui sia la pressione che la repressione causano disturbi ».

Molti medici eminenti condividono l'entusiasmo di Edgar Cayce per il camminare, e fra essi il noto cardiologo Paul Dudley White, che ha detto: « Una bella passeggiata di cinque miglia fa meglio di tutte le medicine e la psicologia del mondo » (4).

Il Comitato per l'Esercizio e la Validità Fisica della American Medical Association afferma: « Camminare con vigore, non semplicemente andare a zonzo, è la piú semplice e una delle migliori forme di esercizio ».

Naturalmente non ci riferiamo a una passeggiatina o all'andare in giro a fare spese. Camminare fa realmente bene quando lo si fa con vigore.

Vi sono molti modi di camminare, ma io raccomando la marcia veloce, che può essere fatta a passi brevi, medi o lunghi. Suggerirei che l'ultimo quarto di miglio della vostra passeggiata sia fatto il piú velocemente possibile, a passi lunghi cosí da provocare una buona traspirazione.

I benefici di una camminata vivace, fatta a passi lunghi, consistono in un'aumentata attività del cuore, in un'aumentata aspirazione di ossigeno e in una migliore circolazione.

Bristol-Myers ha incluso nella sua campagna pubblicitaria il seguente messaggio sui benefici del camminare:

« Il corpo ha oltre 90.000 chilometri di vasi sanguigni, per lo piú capillari. Questi sottili vasi portano ossigeno ai muscoli. Solo pochi sono aperti quando un muscolo è inattivo, ma quando il muscolo viene esercitato, se ne aprono 50 volte di piú. Un altro beneficio consiste nel ritorno del sangue al cuore. I muscoli del corpo operano come una seconda pompa del sangue. Quando un muscolo viene usato attivamente, spreme il sangue fuori dei capillari e lo spinge verso il cuore.

« Cosí, la prima volta che dovete fare un breve tragitto, non prendete l'automobile, ma camminate con vivacità ».

Spesso mi sono stati chiesti i meriti della piccola corsa. Se fatta con attenzione, specialmente dopo aver ricevuto una risposta positiva in seguito a un controllo cardiovascolare, la piccola corsa può essere un esercizio molto benefico. Tuttavia può anche essere dannosa, e vi sono state molte disgraziate fatalità se praticata senza una struttura adatta. Direi che la migliore preparazione per la piccola corsa sia una serie di camminate di lunghezza e velocità sempre crescenti. Per il principiante, di solito, dopo aver fatto alcune settimane di marcia aumentando sempre piú la distanza e la velocità, uno dei modi migliori per iniziare la piccola corsa sarebbe quello di camminare per circa trecento passi ordinari, poi correre lentamente per un centinaio di passi brevi, poi ancora camminare per trecento passi e altri cento passi di piccola corsa. Si può farlo per circa mezzo miglio o per circa mille e seicento passi.

Dopo la seconda settimana, se lo fate tre volte la settimana, potete diminuire la marcia di cento passi e aumentare di cento passi la corsa. Dopo

(4) Citato in « *Striding: The Most Natural Exercise* » (La marcia: l'esercizio piú naturale), William Fitz Gibbon, *Reader's Digest* (gennaio 1972), pag. 152.

altre due settimane, diminuite ancora la marcia di cento passi, cosí, in circa sei settimane, potrete correre un poco meno di mezzo miglio.

Consiglierei, se volete arrivare al miglio completo, che rispettiate la stessa formula: dopo aver corso per mezzo miglio, prolungate via via il percorso come ho già detto. Continuando cosí a poco a poco, non vi sono quasi limiti alle vostre capacità e voi potrete trarne il massimo beneficio: è questo il mezzo piú sicuro. In questo modo vi eserciterete ad aumentare la resistenza e la vostra vitalità, senza esaurire le vostre forze e mantenendo sotto controllo il vostro ego.

Oltre alla marcia e ad altri sport all'aperto, Cayce raccomandava un programma regolare di esercizi ritmici, e spesso usava specifici esercizi come terapia:

« Abbiamo notato che esercizi come quello di stimolarci quando il corpo si alza al mattino, fanno bene perché portano forza nei polmoni, vitalità nel sangue e nuova vita, per cosí dire, nelle energie muscolari. Fate dunque almeno cinque o dieci minuti di esercizi delle braccia e delle membra quando vi alzate al mattino ». (4462-1)

In generale sosteneva che il respirare profondamente e gli esercizi verticali dovevano essere fatti al mattino in modo da far entrare nel corpo la maggior quantità di ossigeno, perché quando dormiamo respiriamo poco.

Considerava gli esercizi orizzontali come i piú benefici la sera. Poiché per la maggior parte le persone lavorano stando sedute o ferme durante il giorno, gli esercizi orizzontali tendono a normalizzare la circolazione e ad alleviare lo sforzo delle arterie capillari e delle vene delle estremità inferiori.

Nella lettura 1773-1, vediamo che Cayce dà i seguenti consigli (vedi fig. 1):

« Alzandovi al mattino fate per due minuti un esercizio in questo modo: stando in piedi sul pavimento, sollevatevi a poco a poco sulle punte e nello stesso tempo portate le braccia sopra la testa. Poi portatele, sempre dritte, il piú indietro possibile. Contemporaneamente, piegate la testa all'indietro. Infine, gradualmente, portate le braccia in avanti e abbassatele. Inspirate quando il corpo si alza ed espirate lentamente nel portare le braccia in avanti. Fatelo tre o quattro volte ogni mattina... È un eccellente esercizio per il portamento e per mantenere quell'equilibrio che verrà ottenuto con le manipolazioni generali combinate con le forze correttive osteopatiche ».

E nella lettura 2454-2 dice (vedi fig. 2):

« Al mattino, prima di vestirvi, esercitate la parte superiore del corpo; fate ruotare le braccia in su e in giú, sempre ben tese; poi eseguite un movimento circolare spingendo avanti e in alto il diaframma e la nona vertebra dorsale. Questo esercizio eliminerà la stanchezza e la tendenza a stancarvi facilmente ».

Nella lettura 470-30 Cayce dice (vedi la serie della fig. 3):

« [Ogni mattino, prima di vestirvi] alzatevi lentamente sulla punta dei piedi e alzate in egual tempo le braccia sopra la testa, ben dritte. In egual tempo piegate la testa all'indietro quanto piú potete. Nell'abbandonare lentamente questa posizione, contribuirete a una migliore circolazione in tutta l'area dell'addome e, attraverso il diaframma e i polmoni, nella testa e nel collo. Poi chinate la testa in avanti fino a toccare il petto, quindi rialzatela e piegatela a destra piú che potete. Rialzatela e piegatela a sinistra. Infine, stando eretti, con le mani sui fianchi, fate ruotare la testa due o tre volte. Raddrizzatevi... questo esercizio toglierà i disturbi della bocca, della testa e degli occhi e migliorerà l'attività di tutto il corpo ».

I miei esercizi di respirazione, variante Reilly del classico esercizio di Cayce, si svolge cosí (vedi figg. 4A e 4B): alzatevi sulla punta dei piedi in egual tempo alzando le mani in fuori e sopra la testa, inspirando attraverso le narici. Espirando, abbassate le braccia e i calcagni, incrociate le braccia abbracciando il corpo mentre vi piegate in avanti, facendo uscire tutta l'aria dai polmoni. Finite con un « ha, ha » per togliere tutta l'aria dai polmoni prima di cominciare la nuova inalazione.

Cayce consigliava anche, ogni tanto, di alternare il respiro attraverso le narici, classico esercizio yoga che si suppone apportatore di molta energia.

Nella seguente lettura Cayce descrive come deve essere eseguito questo sercizio:

« Al mattino, appena alzati (e non dormite troppo a lungo) — e prima di vestirvi, cosí che le vesti non vi impaccino e siano il meno possibile — stando eretti davanti a una finestra aperta, respirate profondamente, alzando gradualmente le mani SOPRA la testa, e poi, con il movimento circolare del corpo sui fianchi, piegatevi in avanti inspirando profondamente, attraverso le narici, mentre il corpo si alza sulla punta dei piedi; ESPIRATE VELOCEMENTE attraverso la BOCCA, non attraverso i canali nasali. Fate questo esercizio per cinque o sei minuti, e, nel farlo, CHIUDETE gradualmente una narice (anche se è necessario usare una mano: quando chiudete la narice con la sinistra alzate il braccio destro, e quando la chiudete con la mano destra alzate il braccio sinistro) finché l'inspirazione è compiuta ». (1523-2)

Gli esercizi serali devono essere eseguiti, per la maggior parte, stando sdraiati sul pavimento. Il principio fondamentale di Cayce viene espresso nella lettura 288, quando dice: « Togliendo il sangue dalla testa con l'esercizio della parte inferiore del corpo, giacendo proni, usando movimenti circolari delle gambe ».

Altri esercizi classici di Cayce sono gli stiramenti del gatto, gli esercizi di rotolamento e il camminare sulle natiche:

« Non vi è migliore esercizio... degli stiramenti del gatto, ossia la capacità di fare la spaccata, di porre la testa sui piedi, di portare i piedi dietro la testa, di fare gli esercizi della testa e del collo e tutti quei movimenti che possono essere detti propri di un gatto. Naturalmente nel momento attuale, nell'attuale sviluppo, nelle attuali condizioni, deve essere fatto con moderazione, ma con insistenza, mattina e sera, con impegno, senza lasciare che divenga un'*abitudine*, ma sia un *proposito* ». (681-2)

Siate cauti se provate questo:

« Gli esercizi di rotolamento consistono nel mettere la testa fra le ginocchia mentre qualcuno vi fa rotolare due o tre volte ». (308-8)

« [Di sera] gli esercizi riguardino specialmente le membra inferiori... ad esempio sedersi a terra e camminare o spingere le gambe l'una davanti all'altra per tre o quattro volte ». (2454-2)

Veniamo adesso agli esercizi piú popolari, l'esercizio testa e collo e i rotolamenti. Sono prescritti sia per il mattino sia per la sera, e sono particolarmente utili per alleviare la tensione dei muscoli in persone impegnate in lavori sedentari, come la dattilografia, il suonare il piano e altre attività che affaticano la testa, il collo, gli occhi, le spalle e le braccia.

A un cliente che chiedeva: « Come posso rafforzare gli occhi cosí da non dover piú portare gli occhiali? », Cayce rispose: « Con l'esercizio testa e collo all'aperto per 20 o 30 minuti ogni mattino ». (2533-6) (Vedi fig. 3).

In realtà Cayce raccomandò questo esercizio a 250 persone sofferenti di varie forme di malattie di occhi e di orecchi e a 50 altre che accusavano una grande quantità di disturbi. Oltre a migliorare la vista e l'udito, è un eccellente stimolante per la tiroide.

Cayce suggeriva che questo esercizio fosse compiuto al mattino in posizione eretta, e il pomeriggio, o alla sera, in posizione seduta.

Io preferisco che i miei pazienti comincino in posizione seduta cosí che possano appoggiare le spalle e il dorso allo schienale di una sedia, mantenendo il busto dritto e la testa dritta e centrata raggiungendo mentalmente il soffitto.

Cayce dice (vedi fig. 3):

« Quando rimoviamo la pressione delle forze tossiche, miglioriamo la vista. Anche l'esercizio testa e collo può essere utilissimo. Fatelo regolarmente, non ogni tanto: fatelo mattina e sera per sei mesi e noterete una grande differenza: stando seduti, ben dritti, piegate per tre volte la testa in avanti, per tre volte all'indietro, per tre volte a destra e per tre volte a sinistra, e poi ruotate per tre volte la testa in ogni senso. Non affrettatevi, ma fatelo lentamente. Avrete dei risultati ». (3549-1)

Vorrei far notare che mentre la maggior parte delle persone troverà che il fare gli esercizi orizzontali prima di andare a letto è molto rilassante e concilia un buon sonno, vi sono alcune eccezioni, che possono essere eccessivamente stimolate. Se siete una di queste eccezioni, suggerisco che questi esercizi siano eseguiti prima di cena. Un beneficio collaterale è che essi normalizzano l'appetito delle persone nervose che tendono a mangiar troppo, o troppo in fretta, al pasto serale. L'esercizio deve essere fatto lentamente.

Gli esercizi orizzontali avranno la tendenza a normalizzare la circolazione e a togliere la tensione dalle arterie capillari e dalle vene delle estremità inferiori. A volte un esercizio vigoroso avrà un effetto narcotico in cui la fatica del corpo allevierà l'ansietà della mente.

Tuttavia questi esercizi non devono essere eseguiti da chi abbia disordini cardiovascolari di qualsiasi genere, se non sotto la guida di un esperto In questi casi, particolari esercizi possono essere molto utili.

Cayce lo espresse cosí:

« Esercizi per togliere il flusso sanguigno dalla testa: ...rotazioni, movimenti circolari della parte inferiore del corpo alla sera, e movimenti circolari delle mani e della parte superiore del corpo al mattino... » (288-11)

Con questo intendeva esercizi del tipo movimenti circolari delle gambe e sollevamenti delle gambe descritti negli esercizi orizzontali del capitolo 7.

Quando fu chiesto a Cayce: « Mi sarebbe utile fare gli esercizi serali delle membra inferiori anche se sono cosí stanco da non potervi mettere alcun mordente? », egli rispose: « La miglior via per acquistare un giusto mordente è fare esercizio ». (288-38)

Il consiglio di Cayce a coloro che hanno occupazioni sedentarie era: « Ricordatevi che vi sono a sufficienza esercizi che usano l'area delle regioni lombari e sacrali: la bicicletta, la marcia, l'equitazione, il remo e simili ». (1968-6)

Gli esercizi di Cayce per le emorroidi hanno avuto vasta pubblicità da libri e da pazienti che ne sono stati beneficati.

Nel caso 2823-2 Cayce dice:

« Ma la cosa migliore per le condizioni specifiche delle emorroidi è l'esercizio, e, se questo è fatto regolarmente, le emorroidi scompariranno da sole. Due volte al giorno, mattino e sera, e con poche vesti addosso, alzatevi sulla punta dei piedi e in egual tempo alzate le braccia: poi piegatevi in avanti lasciando pendere le braccia verso il pavimento. Fatelo tre volte al mattino e tre volte la sera. Ma non fatelo due o tre volte e basta, e nemmeno tre o quattro volte la settimana e basta, ma fatelo regolarmente ». (Vedi fig. 1).

Questo fu consigliato per la sera. È particolarmente buono per stimolare anche l'attività ghiandolare:

« La sera, prima di andare a letto, con il corpo prono contro il pavimento e i piedi appoggiati alla parete, fate girare il torso appoggiandovi sulle mani. Alzate e abbassate il corpo non solo con le mani ma soprattutto col torso e con movimenti circolari degli organi pelvici per rafforzare le forze muscolari dell'addome. Non con tale vigore da causare strappi, ma con un lento moto circolare tre o quattro volte verso destra e altrettante verso sinistra ». (1523-2) [Vedi figg. 5A e 5B. Nota: i principianti possono piegare le braccia al gomito come è mostrato in 5B].

A un altro sofferente, egli raccomandò questa variante che sembra essere una primitiva forma americana di agopuntura:

« Piegare il corpo sopra un tavolo o una sedia e premere i nervi intorno all'ano, dove terminano le estremità del plesso dell'ileo e dello scroto, vi darà facile sollievo ». (555-7)

« Poi, ogni mattina e ogni sera: ...stare eretti, alzare le mani sopra la testa il piú possibile, sollevarsi sulla punta dei piedi, poi lentamente piegarsi in avanti fino a toccare il pavimento o quasi. Fatelo lentamente, ma fatelo tre, quattro, cinque o sei volte, molto lentamente, tendendovi verso l'alto, in avanti e verso il basso ». (555-8)

Il seguente esercizio fu consigliato per migliorare l'assimilazione:

« Il migliore scambio deve avvenire nell'intimo per la migliore assimilazione di ciò che si è mangiato, che migliorerà con l'esercizio di alzare le mani sopra la testa o sospendersi a un palo. Questo non significa correr fuori e saltare sopra un palo ogni volta che si mangia, ma farlo a periodi regolari. Quando avete delle attività, fate questi esercizi perché stimoleranno il flusso gastrico e permetteranno a ciò che si è mangiato di galleggiare su qualche cosa... ». (2072-14)

Per i piedi, Cayce dà il seguente consiglio:

D. Che cosa devo fare per rafforzare l'arco del piede?

R. Il massaggio con oli specifici sarà utile. E anche un esercizio quotidiano, al mattino, prima di mettersi le scarpe e prima dei massaggi, naturalmente (ma fatelo ogni giorno); state in piedi sul pavimento e molleggiate sulle dita sollevandovi lentamente ». (3381-1)

D. 4. Raccomandereste speciali esercizi per i piedi?

R. 4. Sarebbe bene fare questo esercizio la sera e la mattina: la sera prima di andare a letto, ma dopo il massaggio indicato; e la mattina prima di mettersi le calze, dopo il massaggio:

« State eretti, a piedi nudi, naturalmente. Poi alzate le braccia, lentamente, sopra la testa, ben tese. Alzatevi lentamente sulle punte delle dita, poi, mentre il corpo si rilassa o si abbassa, abbassate anche le mani, estendendole davanti al corpo. Lasciatevi cadere un poco all'indietro poggiando sui calcagni, con le mani tese abbastanza per far tendere la cavità del calcagno, fra l'arco del piede e il calcagno stesso, onde aiutare il rafforzamento. Facendo questo, insieme al massaggio fra il calcagno e l'arco e specialmente sulla parte frontale del piede, otterremo le migliori condizioni per il piede stesso ». (1771-3)

D. 8. Qual è il trattamento piú efficace da seguire per arrestare il processo di distruzione strutturale dei miei piedi?

R. 8. Alzarsi due volte al giorno, mattino e sera, sulla punta delle dita, appena alzati o prima di andare a letto. Prima di mettersi le calze e le scarpe, al mattino. Alzare le braccia, dondolarsi avanti e indietro sui calcagni e sulle dita. Quando il corpo si alza, alzare anche le braccia. È un esercizio molto benefico ». (1620-3)

Come ho detto nei primi capitoli, Cayce a volte enunciava istruzioni con molti particolari quando mi inviava uomini o donne, ma spesso lasciava interamente a me il programma di cura e la sua esecuzione.

In ogni caso vi era una impressionante somiglianza fra Cayce e me, nella nostra filosofia dell'esercizio e anche negli esercizi stessi.

Con gli anni ho modificato e adattato molte delle sue idee agli esercizi e ai programmi che stabilivo per i singoli clienti sia dell'Health Institute sia per quelli della professione privata e della clinica ARE. Li troverete elencati nelle pagine che seguono.

Era come se egli leggesse nella mia mente — e forse era proprio quello che faceva — e nelle menti di tutti i maestri della salute di tutte le epoche.

Nelle pagine che seguono noterete le somiglianze fra gli esercizi. Ogni tanto, nelle sue letture, suggeriva qualche cosa che esisteva già nel repertorio Reilly. Per esempio disse a una donna di 35 anni (540-11), la quale alla fine della sua lettura chiese: « Datemi un metodo per ridurre l'addome », che la risposta era: « Passatevi sopra un rullo: è la cosa migliore ».

Molti anni fa un quotidiano di New York descrisse i miei esercizi con una palla medica, che può essere di grande aiuto alla bellezza; io seguivo già lo stesso principio, ma con una palla medica o con un cuscino, non con un rullo.

Prima di affrontare l'argomento degli esercizi generali per il condizionamento e il tono, vorrei dire poche parole sullo yoga. Mi si fanno sempre piú domande su di esso, e la sua popolarità nella cultura moderna è cresciuta.

Ho avuto molte esperienze nel valutare gli effetti degli esercizi yoga grazie alla mia collaborazione per molti anni con la famosa maestra di yoga, Blanche De Vries, che ha studenti privati nella sua magnifica proprietà sul fiume Hudson a Nyack, New York. Spesso Blanche mi ha fatto valutare i suoi studenti prima che cominciassero le loro lezioni con lei, e io ne ho trattati alcuni con massaggi e manipolazioni per affrettare i loro progressi. Purtroppo non tutti i maestri di yoga sono cosí scrupolosi con i loro studenti. La signora De Vries e io abbiamo spesso discusso sulla mancanza di ogni certificato di maestro di yoga, e poiché la pratica è divenuta sempre piú di moda, sempre piú « esperti » sono entrati in scena per far perdere tempo, denaro e perfino salute a coloro che desiderano goderne i benefici.

Uomini e donne di mezza età, fra i quaranta e i sessantacinque, che non hanno mai fatto esercizio, possono divenire improvvisamente appassionati di yoga. Possono scegliersi un qualsiasi maestro senza chiedere né i precedenti né le credenziali, e, come risultato, possono andare incontro a infermità di vario genere causate dall'aver fatto troppo e troppo presto. Noi stiamo trattando sempre piú numerosi casi di ernia da iato (rottura dei muscoli del diaframma) causati da questi esercizi, come estremi piegamenti all'indietro eseguiti in modo sbagliato o troppo presto, prima che i muscoli si siano rafforzati ed estesi a sufficienza.

Abbiamo anche molti casi di tendini strappati o stirati, specialmente nella regione del basso dorso, dei fianchi e dell'inguine, e danni dei muscoli del collo e delle spalle, risultanti da istruzioni sbagliate. Se volete praticare lo yoga, assicuratevi di avere un insegnante esperto, con il quale non vi sia pericolo di queste disgrazie. Alcuni allievi di Blanche De Vries sono sui sessanta, i settanta e gli ottanta, e hanno trovato gli esercizi yoga molto utili per raggiungere e mantenere la flessibilità della gioventú molto addentro in quella che chiamano vecchiaia.

Ci accorgiamo che la saggezza di Cayce per quel che riguarda lo yoga, come in molte altre cose, si rivela, preveggente e pertinente oggi come quando egli la mise in pratica. A un uomo di 44 anni che aveva fatto esercizi yoga e che soffriva di disturbi fisici e mentali, Cayce diede questo avvertimento:

« Gli esercizi sono eccellenti, tuttavia richiedono una speciale preparazione e che il corpo abbia una perfetta comprensione di quello che avviene quando questi esercizi vengono eseguiti.

« Perché il RESPIRO è la base dell'attività dell'organismo vivente. Cosí che questi esercizi possono essere benefici o dannosi nei loro effetti sul corpo.

« È dunque necessario che vi sia comprensione del come, del quando e del modo in cui gli esercizi devono essere usati ». (2475-1)

So che molti di voi dovranno superare una riluttanza iniziale all'idea di esercizio, una riluttanza che scomparirà presto via via che voi « diverrete vivi » nel corpo, nella mente e nello spirito, e che i movimenti convoglieranno sangue fresco e nuove energie nelle vostre vene. Vi posso assicurare che il tempo da voi dedicato al mantenimento della salute scorrerà molto piú piacevolmente di quello trascorso nella malattia, lottando per riparare i danni della negligenza e per ottenere nuovamente la salute.

capitolo 7

# *Esercizi per la linea e il vigore dalla testa ai piedi*

*L'esercizio è meraviglioso e necessario, e, se fatto in modo sistematico, ne basta poco per dare tutto ciò che occorre. Servitevi del senso comune e della discrezione.* (283-1)

EDGAR CAYCE

Molti iniziano un programma di esercizi fisici da condursi in casa acquistando una quantità di attrezzi costosi. Questo è molto utile per i fabbricanti degli attrezzi, ma influisce gravemente sul bilancio familiare; e molto spesso, quando l'interesse della novità si è spento, l'unico esercizio che quegli attrezzi vi fanno fare è di sgattaiolare sotto il letto o andare nello stanzino dove li avete riposti, per spolverarli.

Se volete seriamente rimettervi in forma e in salute, potete creare in casa vostra un istituto Cayce-Reilly con un asciugamano normale, un asciugamano a righe da spiaggia e molta decisione. Gli esercizi con l'asciugamano di questo capitolo vi offriranno un programma vario con la minima spesa e la minima perdita di tempo. Eseguiti ogni mattina, i sei esercizi verticali con l'asciugamano vi manterranno piú agili, miglioreranno il tono muscolare di tutto il corpo, vi stimoleranno la circolazione e vi daranno piú mordente ed energia per affrontare la tensione quotidiana. Possono anche essere eseguiti prima di cena per sollevare dalla fatica.

Gli esercizi con l'asciugamano comprendono molti dei movimenti raccomandati per gli esercizi generali di Cayce, combinati con l'interpretazione e i principi fondamentali di Reilly. Alcuni esercizi con l'asciugamano combinano da due a sei o sette movimenti del corpo suggeriti nelle letture di Cayce relative all'esercizio. Usando un asciugamano, abbiamo cercato di rendere gli esercizi facili da eseguire e piú esigenti. Ma essi rendono agile la maggior parte delle grandi giunture e anche molte delle piccole.

## Preparazione

1. Parlate con il vostro medico, preferibilmente uno che capisca l'esercizio, prima di intraprendere un programma di esercizi o di attività. Egli saprà diagnosticare le vostre idiosincrasie fisiche personali, come le ernie, le

vostre condizioni cardiovascolari, ecc., ed è il meglio qualificato a prescrivere i parametri delle vostre possibilità individuali.

2. Preparate il vostro equipaggiamento:

a. Vi occorre un asciugamano da bagno di circa un metro, che piegherete per la lunghezza fino a dieci-quindici centimetri, sovrapponendo poi le estremità portandolo a circa cinquanta centimetri.

b. Stendete sul pavimento un ampio asciugamano a righe, da spiaggia. Sdraiatevi cosí che il corpo formi una linea dritta dalla testa ai piedi. I piedi devono essere lontani fra loro circa dieci centimetri. Deve esservi qualcuno che vi controlli. Vostro marito, o vostra moglie, o un amico devono segnare le estremità interne ed esterne dei vostri piedi e poi cucire all'asciugamano due pezzi di spugna o di gomma, o di feltro o di altro materiale che possiate sentire al tatto. Questo per accertarvi di essere sempre nella giusta posizione quando eseguite gli esercizi orizzontali.

Nota: spesso, anche studiosi esperti peggiorano la loro condizione eseguendo gli esercizi nella posizione errata, aumentando cosí i problemi di portamento invece di correggerli. In mancanza di un supervisore, le strisce dell'asciugamano e le spugne, o il feltro, vi aiuteranno a rendervi conto della vostra posizione e ad assicurarvi che è esatta.

3. Indossate un costume da ginnastica, o da bagno, o qualsiasi veste leggera che permetta la libertà dei movimenti.

4. Preparate la mente a concentrarsi e a rivolgere tutta la sua attenzione a ciò che state per fare. Gli esercizi compiuti distrattamente, o con la testa piena di pensieri e di preoccupazioni, non fanno molto bene né alla mente né al corpo. Visualizzatevi alto, sottile e agile e fatevi un quadro mentale dei risultati che volete ottenere. Questo eserciterà il vostro sistema muscolare involontario al pari dei vostri muscoli volontari. (Cosí ho insegnato a paralitici e anche a paraplegici a ricostituire alcuni movimenti nel loro corpo, argomento che verrà discusso nei particolari in un altro capitolo).

Quando sorveglio gli esercizi, vario l'ordine in cui li elenco e alterno i calcagni e le dita indicati per impedire alla mente dei pazienti di distrarsi. Voi potete far questo stando vigili e concentrati. Se eseguite gli esercizi con un compagno, fate di tutto per indicarvi l'un l'altro l'ordine del regime.

5. Se desiderate fare gli esercizi mentre suona una musica, accertatevi che il tempo sia diverso dal vostro ritmo naturale. Questo è specialmente importante se cercate di ridurre il peso. Una volta un istruttore dell'istituto venne da me disperato perché non riusciva a far perdere il peso a una cliente per quanto vigorosamente la facesse esercitare. Ella aveva esaurito l'istruttore ma non se stessa. Osservai gli esercizi e notai che li eseguiva senza fare alcuno sforzo. La interrogai e venni a sapere che era abituata a fare le faccende di casa in un appartamento molto grande a cui accudiva lei stessa andando su e giú per le scale e seguendo un ritmo particolare nei suoi movimenti. Eseguiva gli esercizi con lo stesso ritmo e non spendeva abbastanza energie per sentire

la differenza. Risolvemmo il suo problema facendole fare dapprima un esercizio molto celere e poi uno lento, finché alterammo il suo ritmo naturale. E allora cominciò a perdere peso.

Se fate un vigoroso esercizio fisico senza avere un peso eccessivo, la cosa non vi si confà, perché il ritmo tende all'economia del movimento. Ma per ottenere risultati massimi sarebbe bene avere qualcuno che vi sorvegli oppure controllate il tempo voi stessi e variate il ritmo naturale. Non interrompete né cambiate il ritmo troppo rapidamente, tuttavia, perché esso raduna i muscoli sul movimento.

## Istruzioni generali

1. Quando iniziate il vostro programma di esercizi, fate ogni esercizio per sei volte; poi aumentate di due volte per settimana finché li eseguirete tutti dodici volte. Potete arrivare a diciotto aumentando di due alla settimana, dopo un certo periodo di tempo.

2. Respiro: inspirare quando vi tendete in alto o in fuori, espirare in tutti i piegamenti in avanti o di lato. (Non respirare nei piegamenti all'indietro).

3. Tenete i piedi paralleli e scostati di trenta o quaranta centimetri. Le ginocchia devono essere leggermente piegate in tutti gli esercizi in piedi. (Piegarsi con le ginocchia rigide può danneggiare la schiena).

4. Fate gli esercizi lentamente, assiduamente e senza sforzo. Non affaticatevi troppo.

5. Controllate sempre la posizione prima di cominciare un esercizio. Ponetevi contro una parete. Le ginocchia devono essere scostate di circa sei centimetri, i polpacci il piú possibile vicini al muro. Fate rientrare l'addome e tenete la schiena contro il muro. Alzate lentamente le braccia sopra la testa e tenetele cosí contando fino a dieci. Portate le braccia lungo i fianchi e allontanatevi dal muro, mantenendo la posizione. (Figg. 6A, 6B, 6C e 6D).

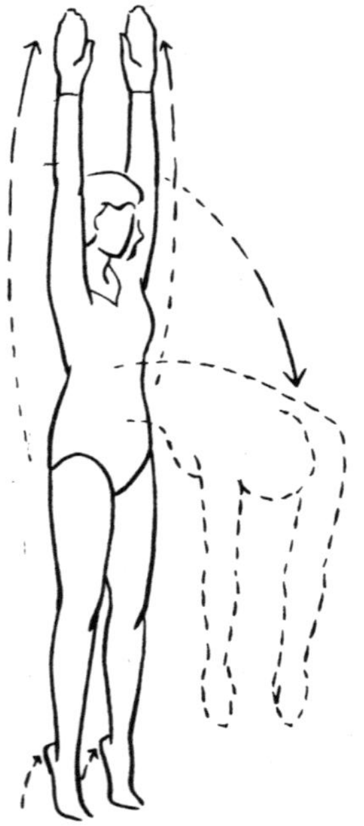

*Fig. 1*

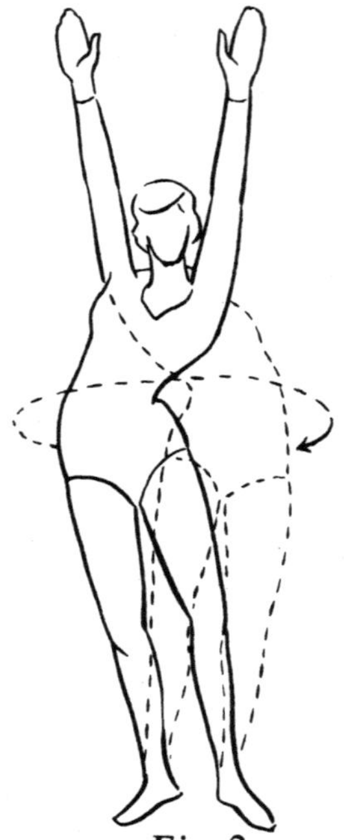

*Fig. 2*

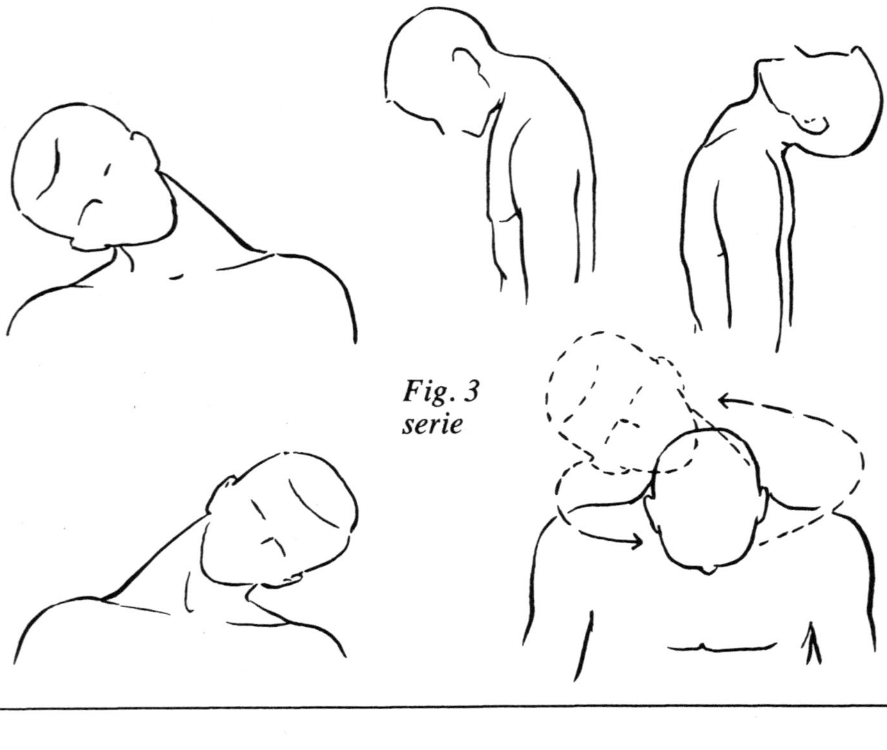

*Fig. 3*
*serie*

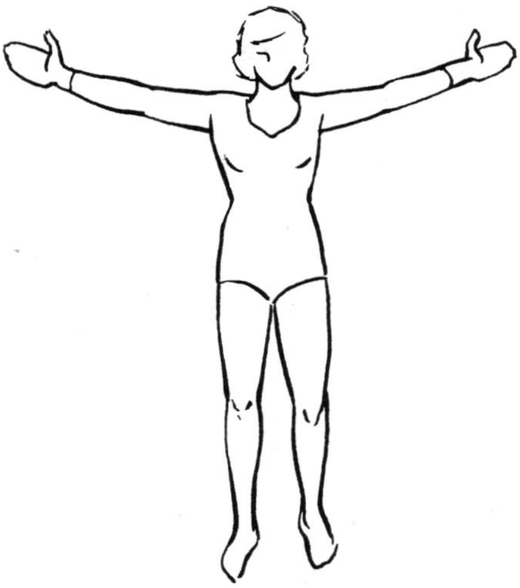

*Fig. 4A*

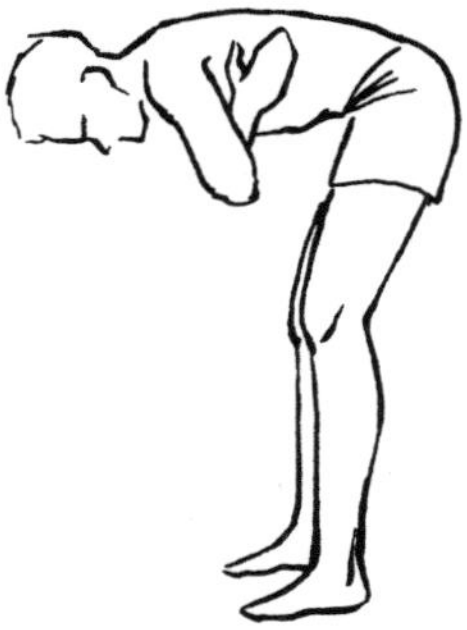

*Fig. 4B*

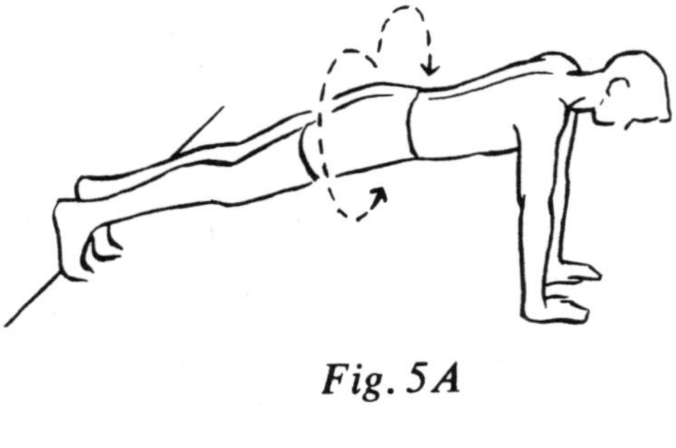

*Fig. 5A*

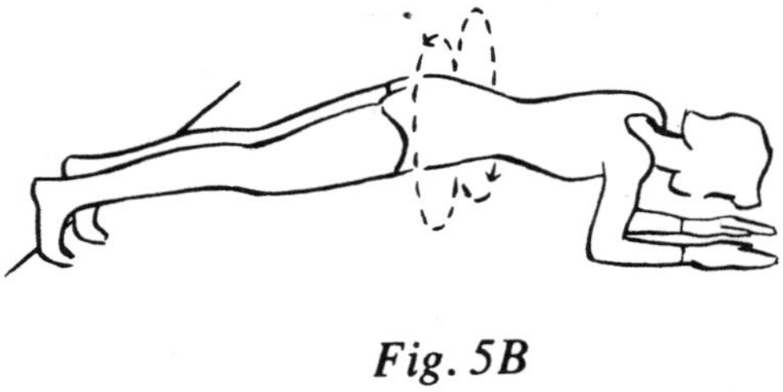

*Fig. 5B*

## ESERCIZI VERTICALI DI REILLY CON L'ASCIUGAMANO

Questi esercizi comprendono la maggior parte dei movimenti raccomandati da Cayce per i verticali del mattino.

### A1. Calcio in piedi

Stare eretti, con i piedi scostati di trenta centimetri, ben paralleli, le mani tese sopra la testa afferrando l'asciugamano bene stretto alle estremità.

Tenendo tese le braccia e le gambe, dare un calcio col piede destro fin quasi al livello della spalla. Abbassare l'asciugamano fino a incontrare la caviglia al livello della spalla. Tornare in posizione. Alternare il piede destro e il sinistro. Non fate passi avanti o indietro. (Vedi fig. 7).

### A2. Pendolo

Senza torcere il tronco, tenete l'asciugamano ripiegato sopra la testa per tutta la lunghezza, alzando le mani il piú possibile. Piegate il corpo a sinistra tenendo l'asciugamano ben teso, poi raddrizzatevi e piegatevi a destra, con un movimento pendolare. Tenete la testa e il collo paralleli alle braccia quando vi piegate di lato. (Vedi fig. 8).

### A3. Spaccare la legna

Tenendo l'asciugamano sopra la testa e senza muovere i piedi, torcere il busto a destra, tendendo l'asciugamano. Piegare il tronco portando la mano sinistra in giú, fra le gambe, quanto piú è possibile, come se spaccaste della legna. Tornare in posizione. Alternare la destra e la sinistra. I piedi devono essere paralleli e scostati da trenta a cinquanta centimetri, e il peso deve gravare sulle dita. (Vedi fig. 9).

### A4. Piegamento delle ginocchia

Rannicchiatevi con le ginocchia piegate e i piedi scostati di circa trenta centimetri. Mantenete l'equilibrio con l'asciugamano tenuto davanti a voi a braccia tese, circa all'altezza della spalla. Tornate in piedi e ripetete. Cercate di rannicchiarvi con le ginocchia in avanti e parallele, poi con le ginocchia in fuori. (Vedi fig. 10).

### A5. Rotazione del busto

Afferrate le estremità dell'asciugamano con le mani alte sopra la testa. Ruotate nettamente il busto a destra. Piegatevi cercando di portare il centro dell'asciugamano verso il piede destro, tenendo l'asciugamano ben teso. Tornate in posizione, piegatevi a sinistra e alternate. Piegandovi a destra, tenete il ginocchio destro leggermente piegato e il sinistro teso quanto piú è possibile; fate il contrario nel piegarvi a sinistra. (Vedi fig. 11).

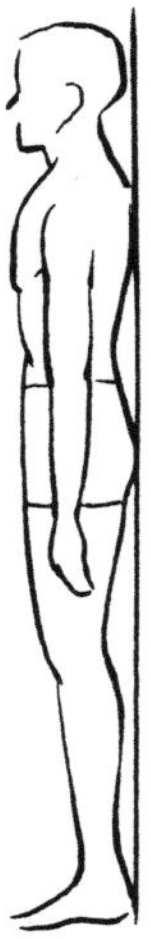

*Fig. 6A*

(GIUSTO)

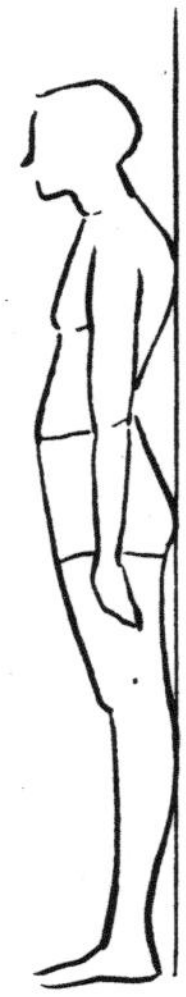

*Fig. 6B*

(SBAGLIATO)

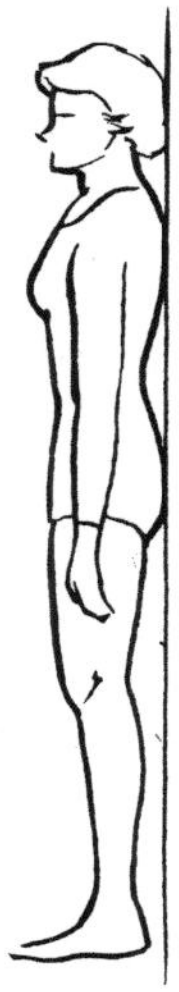

*Fig. 6C*

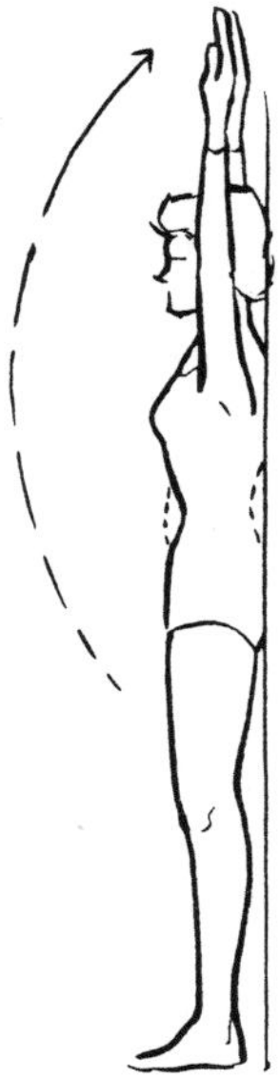

*Fig. 6D*

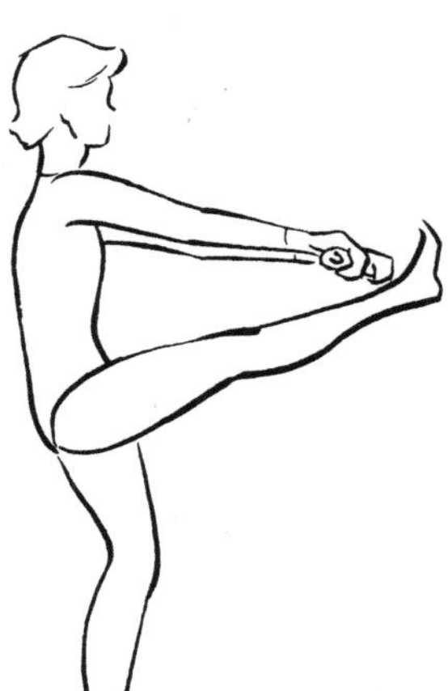

*Fig. 7*

## A6. Tutt'in giro

Cominciare con le mani alzate sopra la testa. Afferrare gli estremi dell'asciugamano (un metro di lunghezza) e piegarsi in avanti cosí che le mani siano a circa trenta centimetri dal pavimento. Poi, tenendo l'asciugamano ben teso, portare la mano sinistra a fianco della gamba destra, e in egual tempo la destra in alto, sopra la testa, facendo passare l'asciugamano davanti al volto e al lato destro della testa. Mentre la mano destra scende dietro le spalle e poi torna a destra, la sinistra si alza sopra la testa e dietro di essa, verso destra, e poi si abbassa sul davanti tornando alla posizione di partenza. I gomiti devono piegarsi nel movimento. Dopo sei volte, rovesciare l'esercizio portando la mano sinistra a destra, eccetera. (Vedi figg. 12A-B, 12C e 12D).

## ESERCIZI DALLA TESTA AI PIEDI

Circa gli esercizi per la cute e per il volto vedi i capitoli 13 e 14, sulla bellezza.

### Occhi

Tutti gli esercizi per gli occhi possono essere fatti in qualsiasi ora del giorno. Sono specialmente benefici nell'alleviare la tensione degli occhi.

*Ruotare gli occhi*

Sedetevi ben eretti, guardando avanti. Non muovere la testa durante questo esercizio. Se è necessario, aiutatevi a tenere la testa ferma sostenendola con l'altra mano. Alzate la mano destra all'altezza della spalla, ben tesa a destra. Col braccio rigido e ben teso descrivete un arco attorno alla testa, movendo l'indice come tracciando un immaginario quarto di cerchio. Seguite il movimento del dito con entrambi gli occhi ruotandoli verso l'estrema destra, volgendo il bulbo oculare verso il sommo dell'occhiaia, e poi verso l'estrema sinistra e in giú, verso la parte inferiore dell'occhiaia. Restate un secondo in ogni posizione. Cominciate con sei volte e proseguite fino a dieci o dodici. Poi ripetete con la mano sinistra facendo lavorare gli occhi in direzione opposta. (Vedi fig. 13).

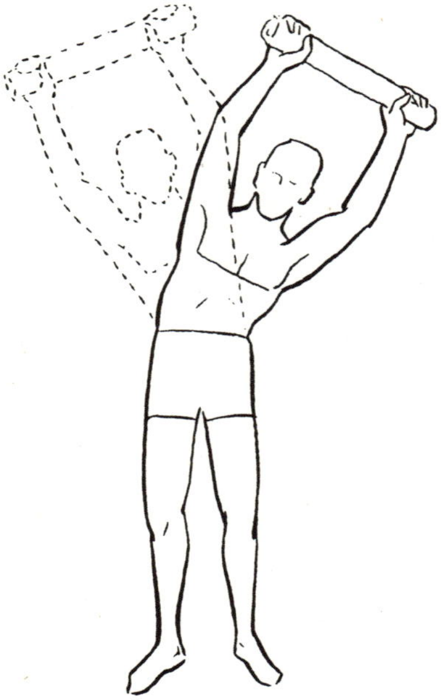

*Fig. 8*

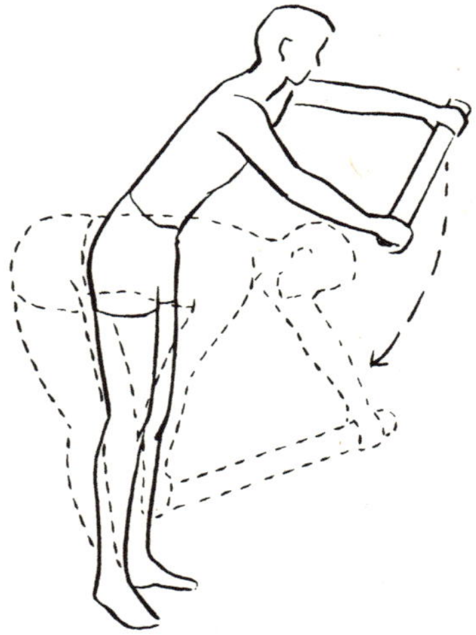

*Fig. 9*

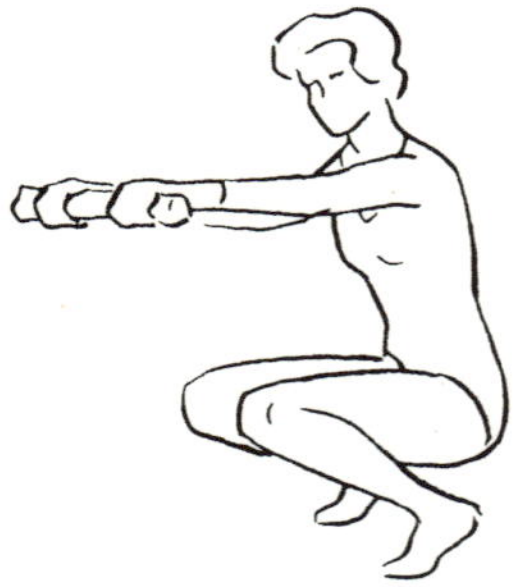

*Fig. 10*

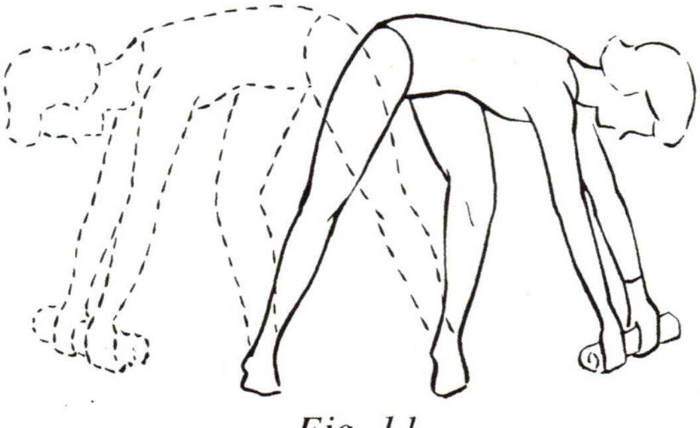

*Fig. 11*

*Messa a fuoco*

Sedete eretti. Stendete il braccio destro in avanti quanto piú potete, tenendo l'indice teso e volto in alto. Portate il braccio e il dito verso il naso seguendo il movimento con gli occhi finché essi quasi si incrocino quando il dito tocca il naso. Assicuratevi che la testa non si muova. Poi riportate il braccio e il dito nella posizione di partenza, seguendoli con gli occhi. Cominciate con sei volte e continuate gradualmente fino a dieci o dodici volte al giorno.

*Carezza col palmo*

Chiudere gli occhi ben stretti, tenerli cosí contando fino a otto, riposare contando fino a otto, e ripetere. Poi lentamente spalancate gli occhi, teneteli cosí per otto secondi e ripetete tre volte. Chiudete gli occhi. Copriteli con le palme delle mani incavate a coppa stando attenti a non toccare il bulbo. Riposate gli occhi visualizzando il buio. (Usare anche gli esercizi testa e collo di Cayce).

## A. M. VERTICALI

La seguente serie, da V4 a V11, è ottima per correggere i portamenti sbagliati, le spalle curve, la cifosi (gobba della vedova), la debolezza delle braccia, e per rafforzare il busto.

SPALLE, BRACCIA E BUSTO

### V4A. Spallucciata

Un buon esercizio per le spalle consiste nell'alzarle e abbassarle come facendo delle spallucciate.

### V4B. Rotazione delle spalle

Un secondo movimento è di portare in avanti le spalle, di ruotarle in avanti da tre a sei volte e poi ruotarle da tre a sei volte all'indietro.

### V5. Rotazione delle braccia

Stendete le braccia in fuori con le palme in alto e i pollici aperti; tenendole al livello delle spalle ruotatele in avanti da sei a dieci o dodici volte. Poi ruotatele per altrettante volte all'indietro. È un buon esercizio per le spalle, le braccia, i muscoli del petto e il busto. (Vedi fig. 14).

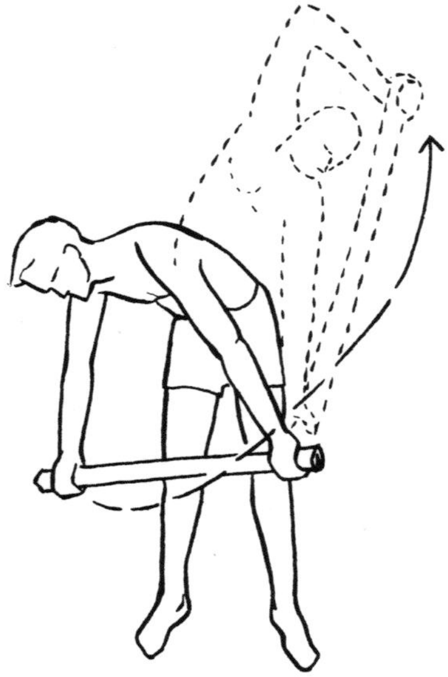

*Fig. 12A–B*

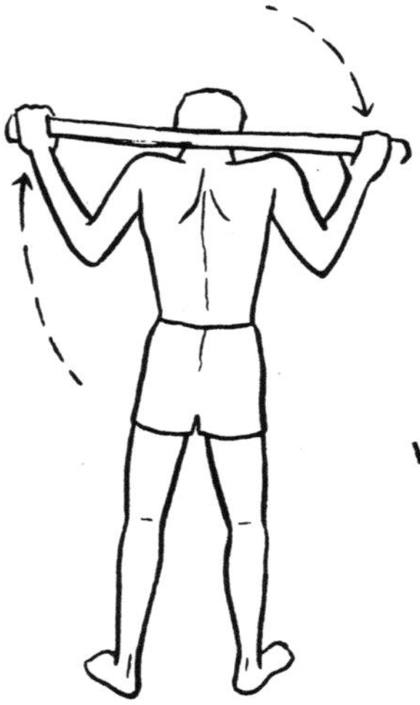

*Fig. 12C*

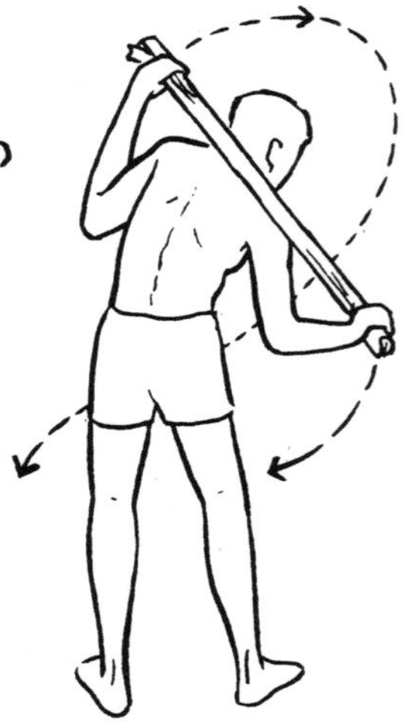

*Fig. 12D*

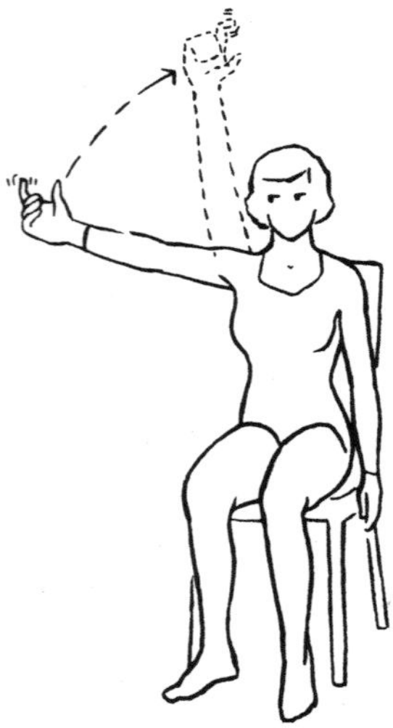

*Fig. 13*

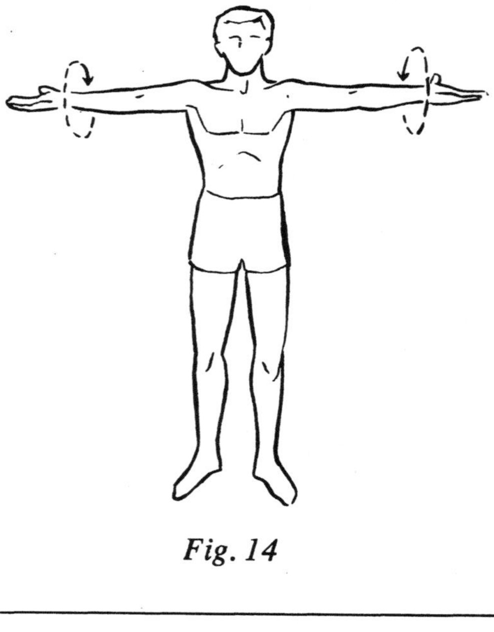

*Fig. 14*

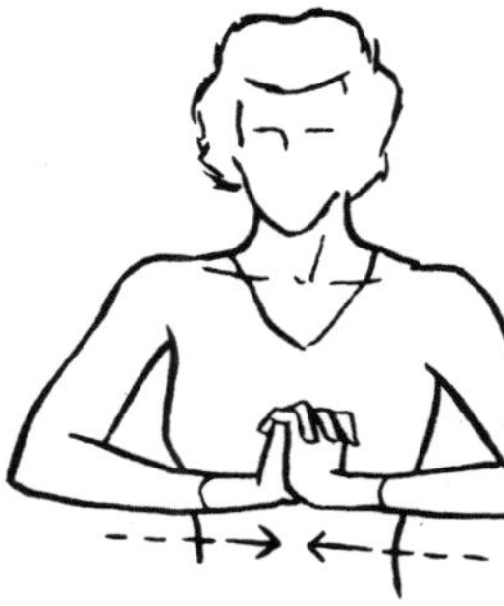

*Fig. 15A*

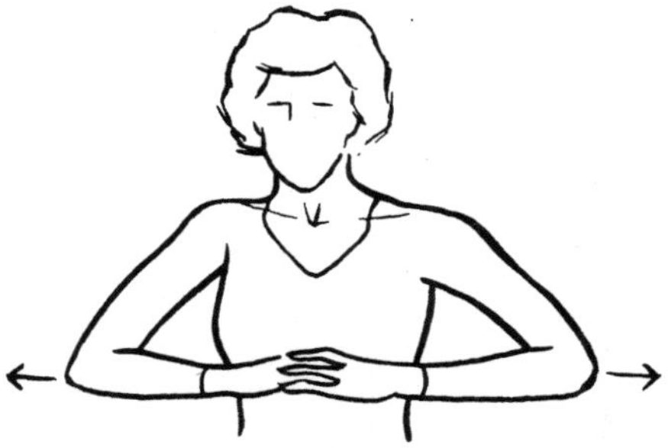

*Fig. 15B*

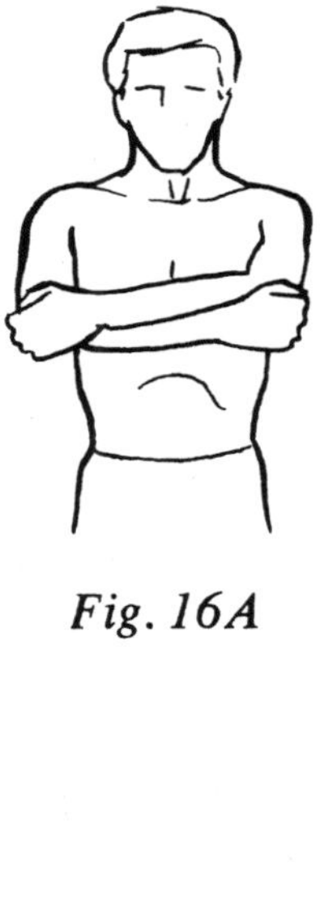

*Fig. 16A*

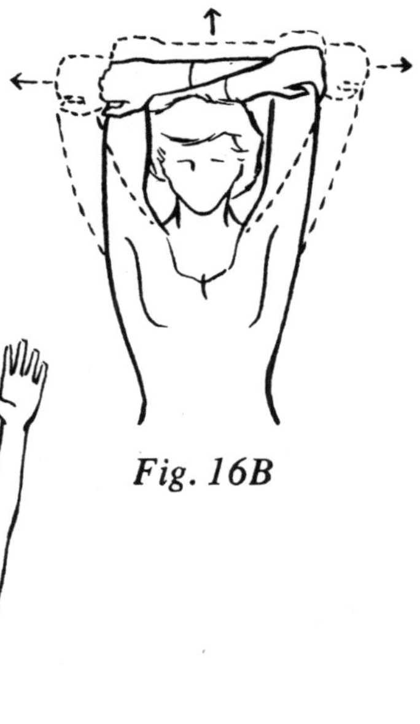

*Fig. 16B*

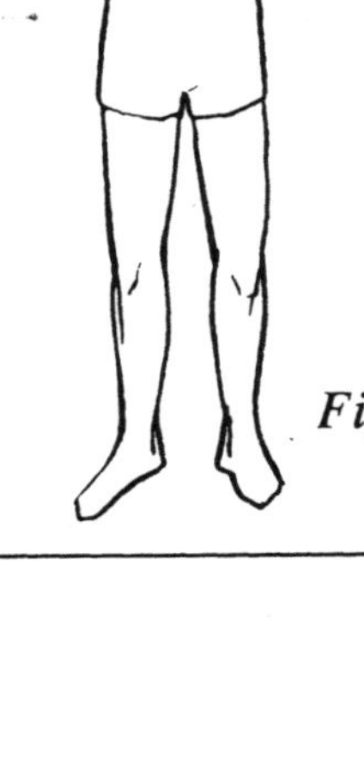

*Fig. 17*

### V6. Spingi e tira

Questo esercizio è buono per sviluppare il petto di entrambi i sessi, rafforzando il busto delle donne e sviluppando i muscoli pettorali dell'uomo. Portate le braccia in avanti, circa venticinque centimetri sotto le spalle, intrecciando le dita di una mano con quelle dell'altra, e spingete una mano contro l'altra per circa dieci secondi, poi tiratele in direzione opposta ancora per dieci secondi. (Vedi figg. 15A e 15B).

### V7A. La cornice

Afferratevi i gomiti, portate le braccia avanti e poi in alto, sopra la testa, e indietro piú che potete, tenendole cosí per circa dieci secondi. (Vedi figg. 16A e 16B).

### V7B. Secondo movimento

Fate la stessa cosa, portate le braccia sopra la testa, e poi spingete i gomiti da un lato e dall'altro, in alto e in basso. Non piegate la vita. Questo esercizio è molto buono per le braccia, il petto, il seno e il dorso.

Nota: Vedi al capitolo 13, sulla bellezza, altri esercizi per rassodare e sviluppare il busto.

## Braccia, spalle e parte superiore del dorso

Questi esercizi sono eccellenti per le spalle, la parte superiore del dorso e le braccia. Sono controindicati in casi di nevriti, borsiti o ernia dello iato esofageo. Per rafforzare le braccia vi sono dozzine di esercizi da usarsi con manubri e pesi a seconda degli individui e del grado di sviluppo o tonificazione muscolare desiderati.

### V8. L'Alleluia

Per ridurre il grasso sulle braccia, portate le mani sopra la testa nella posizione di « alleluia ». (Vedi fig. 17).

### V9. La corda indiana

Gettate nell'aria una corda immaginaria e arrampicatevi su di essa alzando le mani, piú che potete, l'una dopo l'altra. Quando avete raggiunto la cima, scendete facendo i movimenti opposti. Serve ad assottigliare e rafforzare le braccia, a far dimagrire la vita e a migliorare il portamento. (Vedi fig. 18).

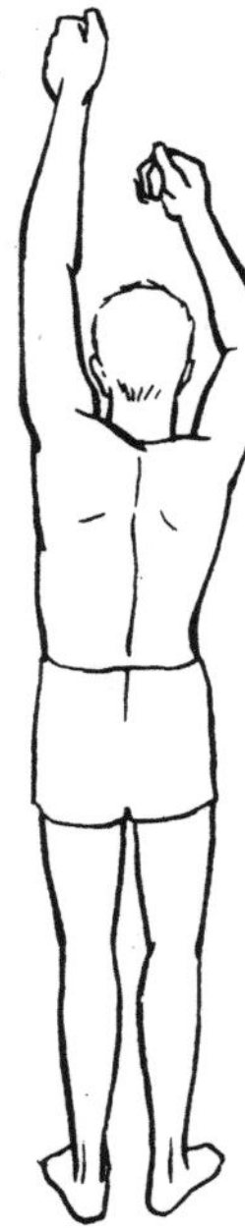

*Fig. 18*

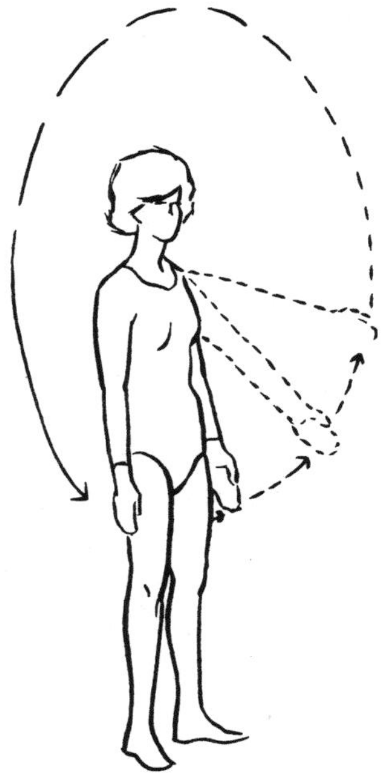

*Fig. 19*

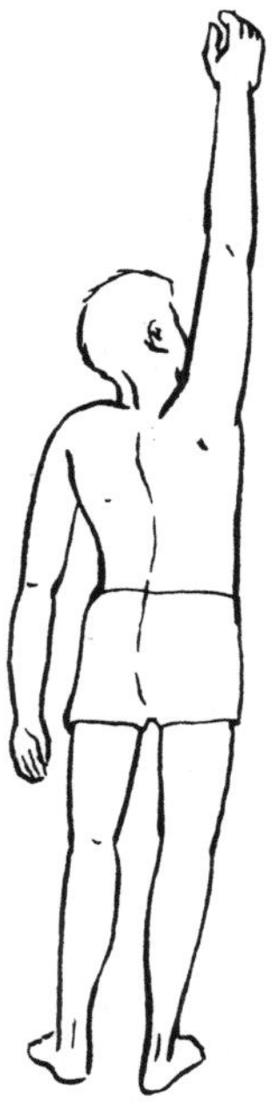

*Fig. 20*

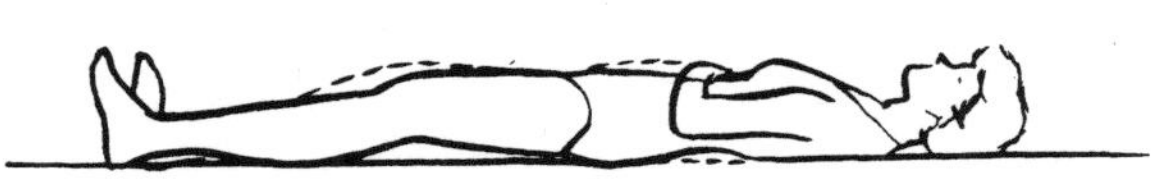

*Fig. 21A*



*Fig. 21B*

## V10. Il mulino a vento

Fate girare con forza le braccia, lanciandole, non facendole semplicemente ruotare, usando il corpo come bilanciere, avanti e indietro da sei a dodici volte. Poi invertite il movimento. Dapprima fate i due movimenti con un braccio, poi con l'altro. Quando sarete riusciti a eseguire l'esercizio realmente bene (è controindicato per chi abbia dolori di spalle) potete fare i movimenti tenendo in mano un manubrio, cominciando con uno di due libbre e aumentando fino a sei libbre per le donne e a dieci per gli uomini. (Vedi fig. 19).

## V11. Estensione

Mettetevi davanti a un muro con una matita lunga cinque centimetri nella destra. Poi alzate la mano piú che potete levandovi sulla punta dei piedi e fate un piccolo segno sul muro. Passate la matita nella sinistra e ripetete. Eseguite ogni giorno e, alla fine del mese, vi accorgerete che i segni si sono elevati di tre-cinque centimetri. Questo esercizio è eccellente per innalzare la cassa toracica e snellire la vita. Può addirittura aumentare l'altezza del vostro corpo. (Vedi fig. 20).

## P.M. ORIZZONTALI

Stendetevi sul dorso sul pavimento, preferibilmente sopra una coperta di lana o un'imbottita, coperta da un asciugamano da spiaggia a strisce con le segnature per i piedi. Dovete stare sopra una superficie dura. (Non fate questi esercizi a letto, anche se avete una tavola sotto il materasso).

### Addominali

Questi esercizi agiscono generalmente sull'addome, aiutano a ridurlo e inoltre stimolano il fegato, la cistifellea, la milza e tutte le ghiandole e gli organi della regione addominale. Aiutano anche a rafforzare i muscoli, a controllare il formarsi di tasche o diverticoliti nell'intestino crasso e a guarire la costipazione.

H12A e H12B sono esercizi correttivi della lordosi (eccessivo arco dorsale).

## H12A. Sforzo pelvico

Sdraiatevi sul pavimento, appiattite tutto il corpo cosí che la parte inferiore del dorso aderisca bene al pavimento. (Assicuratevi di non poter fare passare una mano fra la parte dorsale inferiore e il pavimento). Poi spingete in giú con forza questa parte. Tale sforzo, di solito, fa scostare un poco le ginocchia dal pavimento e solleva la fascia pelvica. Mantenete la posizione per tre secondi, per arrivare a poco a poco a sei secondi. (Vedi fig. 21A).

### H12B.

Il secondo movimento di questo esercizio, dopo esservi sdraiati a terra, consiste nell'alzare le ginocchia di circa quindici centimetri. Tenete piatto il dorso, respirando normalmente. Poi abbassate lentamente le ginocchia senza sollevare il dorso. È un ottimo esercizio per eliminare una lordosi e tener piatta la parte inferiore dell'addome, perché questi muscoli non vengono esercitati molto spesso negli esercizi usuali. (Vedi fig. 21B).

### H13A. Bacio gomito-ginocchio

Sdraiatevi sul dorso unendo le mani dietro la testa. Alzate il ginocchio sinistro e in egual tempo alzate il gomito destro sempre tenendo unite le mani, sollevando il corpo e portando il gomito destro a toccare o andare oltre il ginocchio sinistro. Nel sollevarvi espirate dalla bocca e dal naso e poi chiudete la bocca. Mantenete questa posizione da tre a sei secondi, poi lasciatela e tornate alla posizione di partenza. Fate lo stesso dall'altra parte, col ginocchio destro e il gomito sinistro. Cominciate eseguendo sei volte i due movimenti, aumentando di due volte ogni settimana fino a giungere a dodici-sedici volte. Eseguite l'esercizio lentamente.

Assicuratevi di non favorire un lato sull'altro, altrimenti potreste accentuare una scoliosi laterale (una curva laterale della parte inferiore del dorso). Potrete correggere questa condizione controllando che i gomiti e le ginocchia si incontrino negli stessi punti in entrambi i lati. Se trovate difficoltà in questo, tentate con piú vigore sul lato corto. È un buon correttivo per la scoliosi laterale. (Vedi fig. 22).

### H13B. Doppio bacio gomito-ginocchio

Il secondo movimento è di sollevare entrambe le ginocchia verso entrambi i gomiti. Esalare, chiudere la bocca e mantenere la posizione da tre a sei secondi. All'inizio fatelo quattro volte, aggiungendone una ogni settimana fino a giungere a circa dodici. (Vedi fig. 23).

### H14A. Torsione del ginocchio

Sdraiatevi sul pavimento con le braccia lungo i fianchi. Alzate il ginocchio sinistro ad angolo retto col corpo, poi cercate di mantenere le spalle aderenti al pavimento e torcetevi sulla vita portando il ginocchio sinistro sul lato destro, tentando di mantenerlo ad angolo retto. Mantenete la posizione per tre secondi, poi tornate alla posizione di partenza. Ripetete l'esercizio portando a sinistra il ginocchio destro. Fate questo movimento alternato per sei volte. Se avete spazio, è preferibile stendere le braccia, con le palme in giú, al livello delle spalle, aumentando di due volte la settimana fino a raggiungere le dodici-sedici volte. A ogni esercizio cercate di sforzarvi sempre piú fino a poter portare il ginocchio sul pavimento. (Vedi fig. 24).

## H14B. Doppia torsione del ginocchio

Alzate entrambe le ginocchia ad angolo retto, torcetele a destra, con le spalle aderenti al pavimento, poi tornate in posizione e abbassatele. Fate lo stesso movimento a sinistra per quattro volte, all'inizio, aumentando di una volta ogni settimana fino a raggiungere le dodici. (Vedi fig. 25).

## H14C.

Una variante di questo esercizio è quella di alzare tutta la gamba senza piegare il ginocchio, e ripetere come in precedenza. In altre parole la gamba destra a sinistra e la sinistra a destra senza piegare il ginocchio, e poi gli stessi movimenti con entrambe le gambe. Sono esercizi buoni per snellire la vita e correggere difetti della parte superiore della colonna vertebrale. (Vedi fig. 26).

## H15. Lo star seduti

Il seguente esercizio parte da una posizione seduta. Con il mento sul petto, portate la testa avanti e in basso: questo è molto importante. Seduti sul pavimento, a gambe distese, le braccia lungo i fianchi, piegatevi all'indietro a un angolo di 45 gradi, tenendo la testa sempre avanti con il mento sul petto. Restate in questa posizione contando fino a tre o fino a sei e poi tiratevi su. La testa deve rimanere piegata in avanti anche nel tirarvi su, altrimenti l'addome viene in fuori, mentre tenendo la testa avanti si forma una curva concava nell'addome. È un eccellente esercizio per appiattire l'addome. Rafforza i muscoli dell'addome inferiore, cosa importante specialmente per le donne, e aiuta a eliminare la pressione della bassa fascia pelvica. Aumenta la circolazione e fa muovere gli organi, le ghiandole e gli intestini. Aiuta anche gli organi indeboliti a riprendere la loro giusta posizione. (Vedi fig. 27).

Nota: Il passaggio, molto usato, dalla posizione sdraiata a quella seduta può essere dannoso a chi abbia il dorso debole, e dovrebbe essere eseguito da chi è pratico o sotto supervisione.

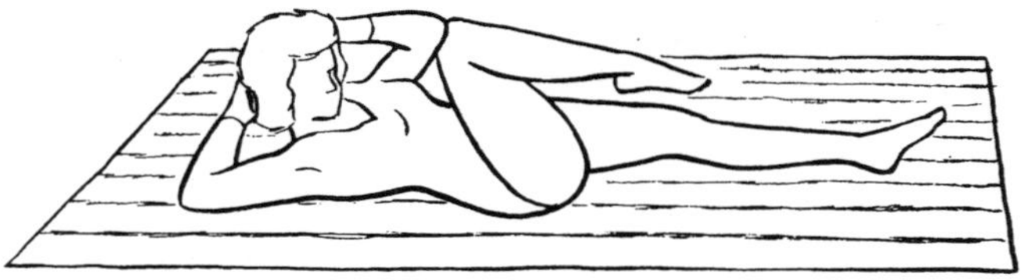

*Fig. 22*

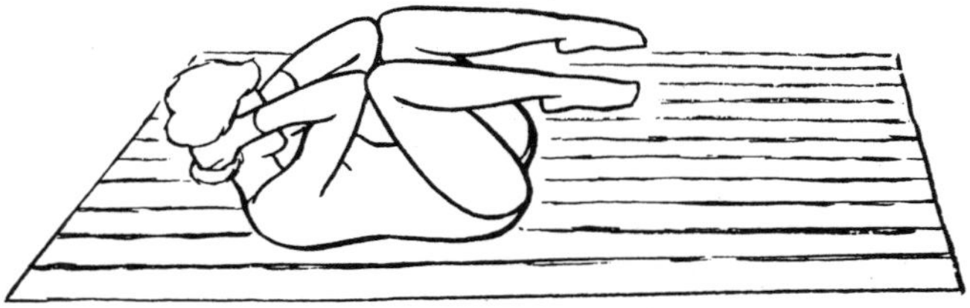

*Fig. 23*

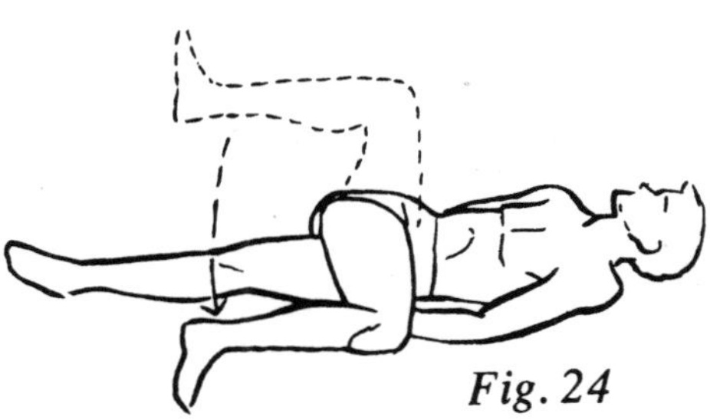

*Fig. 24*

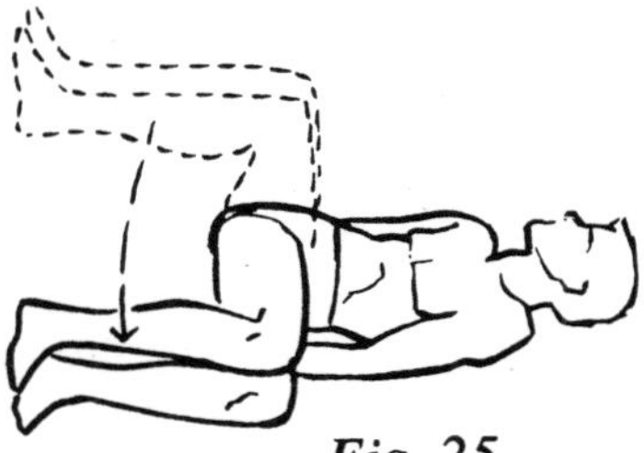

*Fig. 25*

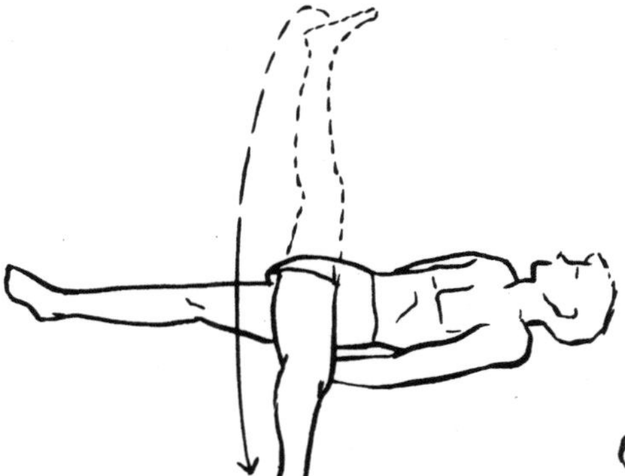

*Fig. 26*

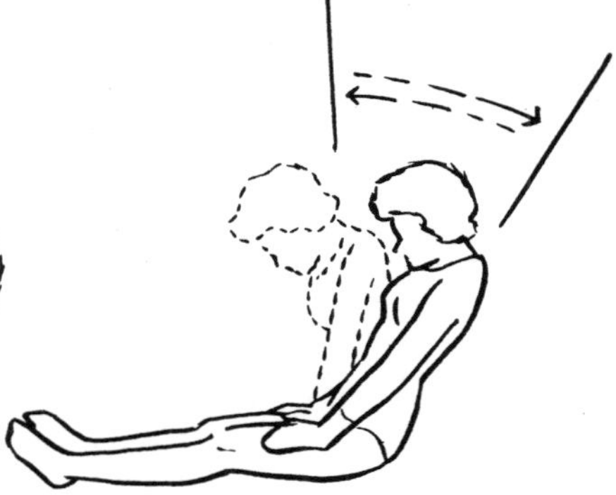

*Fig. 27*

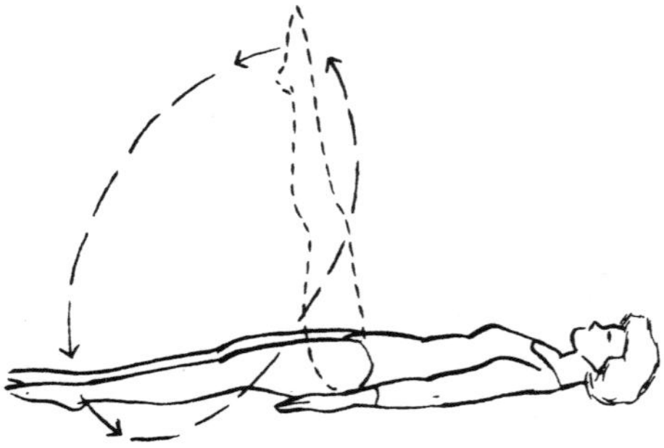

*Fig. 28*

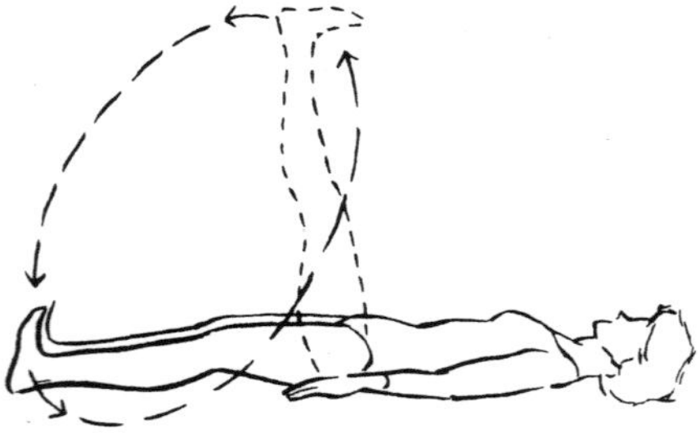

*Fig. 29*

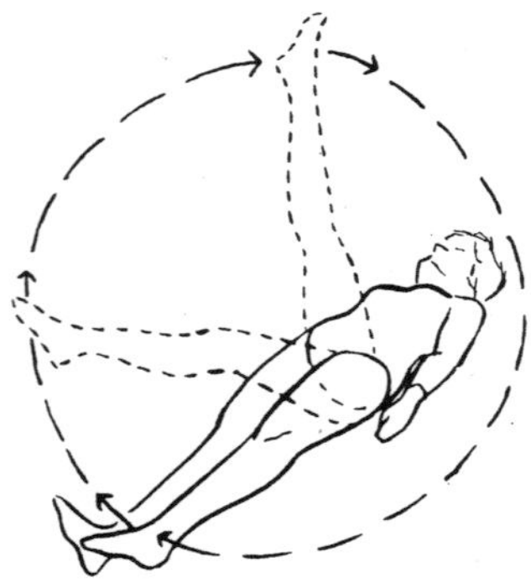

*Fig. 30*

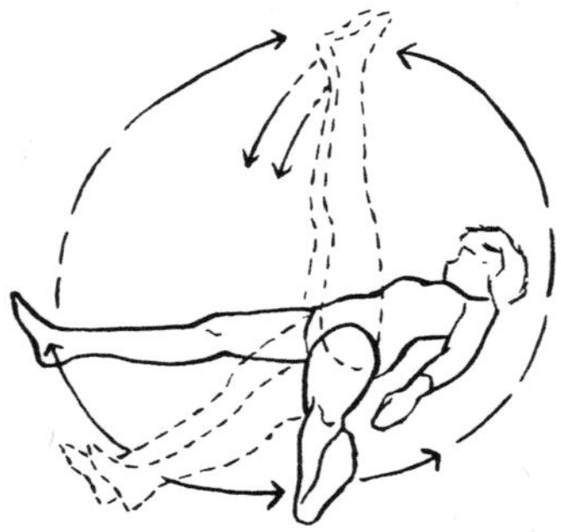

*Fig. 31*

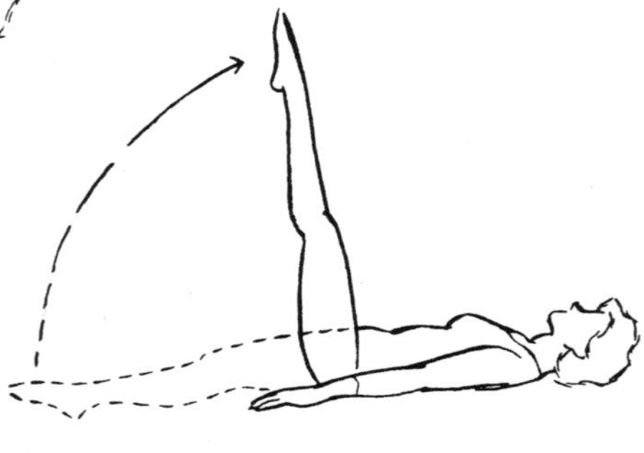

*Fig. 32*

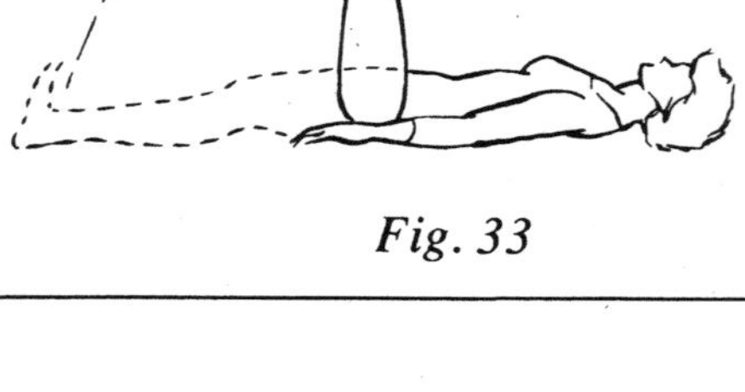

*Fig. 33*

FIANCHI E GAMBE

### H16A. Cerchi calcagno-dita con le gambe

Sdraiatevi a terra, puntate l'alluce sinistro, ruotate la gamba nel senso delle lancette dell'orologio e fermatevi; fate altrettanto, in senso antiorario, con l'alluce e la gamba destri. Poi alzate l'alluce sinistro, tendendo in avanti il calcagno, e ruotate la gamba nello stesso modo. Ripetete con la gamba destra. Alternate sei volte aumentando di due volte la settimana fino a raggiungere le dodici o le sedici volte. (Vedi figg. 28 e 29).

Nota: I cerchi della gamba aprono l'area pelvica aumentando la circolazione, e i movimenti in su e in giú delle gambe ravvivano la circolazione fra i piedi e il corpo. *Tenete il dorso aderente al pavimento.*

### H16B.

Sdraiatevi a terra, puntate l'alluce sinistro, fate ruotare la gamba in senso antiorario e fermatevi. Poi alzate l'alluce e puntate il calcagno, e ripetete. Ripetete lo stesso con la gamba destra ruotando in senso orario. (Vedi fig. 30).

### H16C.

Ruotate con entrambe le gambe in senso orario e antiorario. Ogni gamba si allontana dall'altra compiendo un semicerchio esterno; entrambe si uniscono in alto e si abbassano unite. Fatelo dapprima puntando gli alluci e poi alzando gli alluci e puntando i calcagni.

Questo esercizio rassoda, tonifica e modella le gambe; appiattisce e tonifica l'addome. (Vedi fig. 31).

### H17A. Alzare le gambe

Alzate la gamba sinistra, puntate l'alluce, tenendo la gamba rigida il piú possibile. Abbassatela e fermatevi. Alzate l'alluce e puntate il calcagno, e ripetete lo stesso movimento. Ripetete con la gamba destra. Eseguite a velocità moderata, non troppo rapidamente. (Vedi figg. 32 e 33).

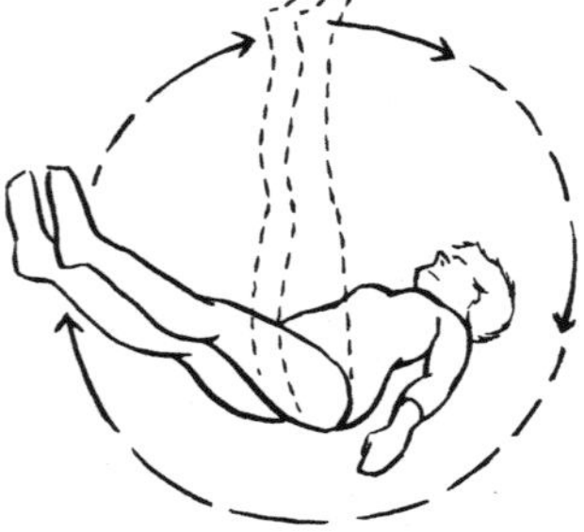

*Fig. 34*

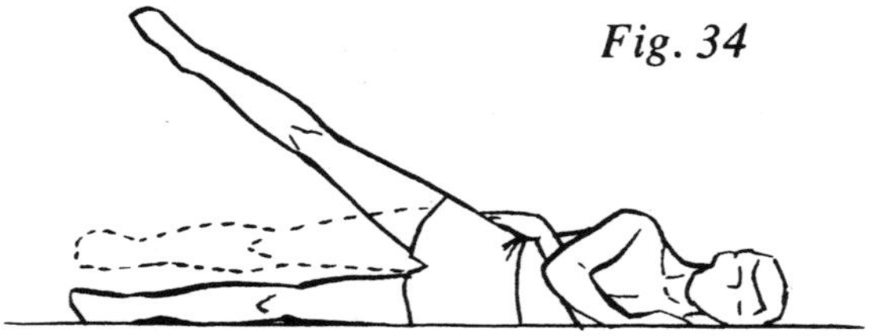

*Fig. 35*

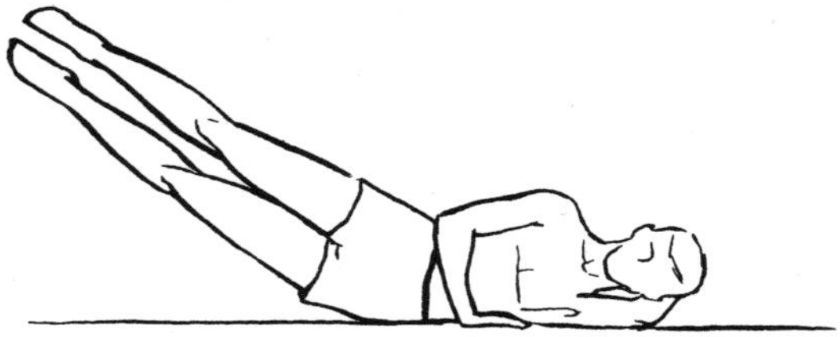

*Fig. 36*

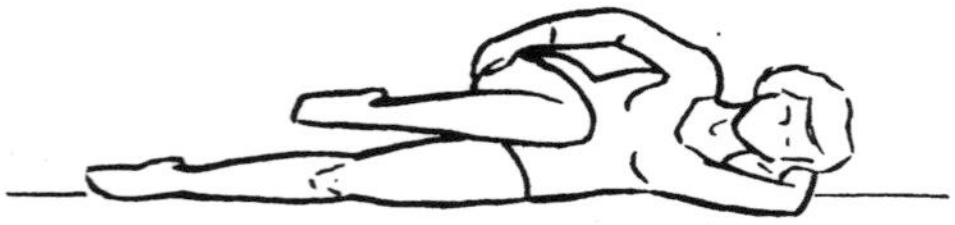

*Fig. 37*

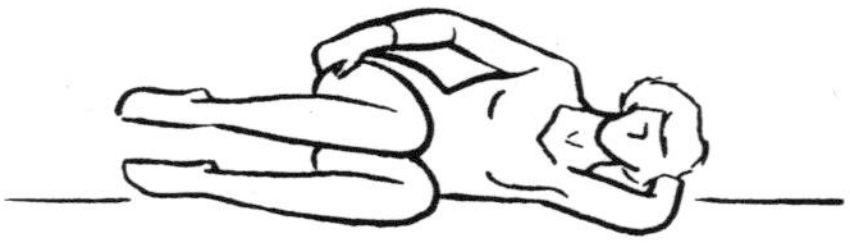

*Fig. 38*

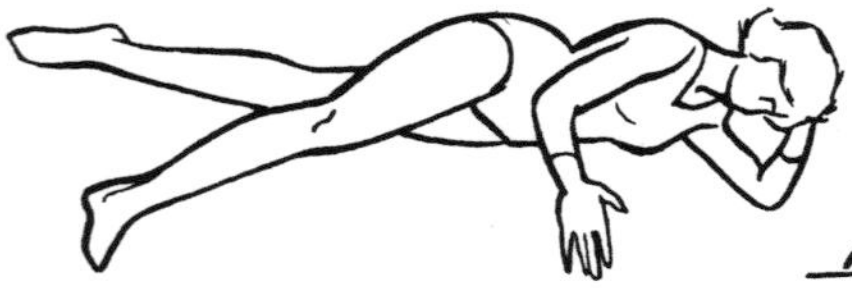

*Fig. 39*

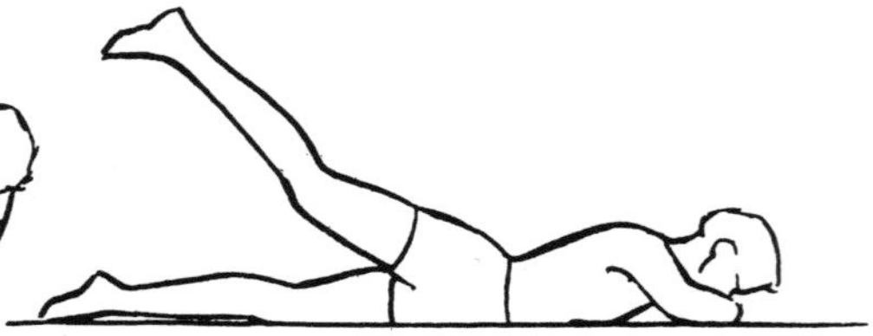

*Fig. 40*

## H17B. Doppia alzata di gambe

Alzare entrambe le gambe nello stesso tempo, e abbassarle. Assicuratevi di aderire bene col dorso al pavimento. (Vedi nota a H18).

## H18. Doppio circolo delle gambe

Mettere le mani sotto le natiche, tenendo rigide le ginocchia; alzate le gambe e fatele ruotare da sinistra a destra, poi abbassatele. Fate lo stesso movimento da destra a sinistra. Eseguite tre volte in ogni senso, tre volte da un lato e tre volte dall'altro, oppure alternando, aumentando fino a giungere a sei o a dodici volte per ogni lato.

La cosa importante da osservare in questo esercizio è che le reni siano bene aderenti al pavimento. Se si sollevano in modo che possiate passare una mano sotto di esse, l'esercizio non raggiunge il suo scopo. (Vedi fig. 34).

Nota: attenzione! Se non riuscite a tenere le reni aderenti al pavimento, non fate questo esercizio perché potreste aumentare una lordosi (curva della parte inferiore del dorso).

## H19. Le forbici

Alzate le gambe di circa sessanta centimetri dal pavimento e poi movetele in su e in giú con un movimento a forbice puntando gli alluci. Poi alzate gli alluci e puntate i calcagni e ripetete il movimento a forbice. Non fatelo troppo in fretta. L'ampiezza del movimento può andare da venti centimetri dal pavimento fino a un angolo retto.

*Tenete il dorso bene aderente al pavimento.* Questo esercizio fa bene alle gambe e rafforza i muscoli del basso addome.

### Posizione sul fianco

La seguente serie può essere eseguita giacendo dapprima su un fianco, poi sull'altro. Non è necessario cambiare fianco fra gli esercizi.

*Controllate la vostra posizione sopra un asciugamano a strisce.*

*Assicuratevi che il corpo sia dritto dalla testa ai piedi.*

## H20A. Alzare le gambe lateralmente

Sdraiatevi sul fianco destro, alzate la gamba sinistra e abbassatela tenendo il ginocchio rigido e puntando l'alluce; poi alzate l'alluce e puntate il calcagno. Ripetere sul lato sinistro. (Vedi fig. 35).

### H20B. Portare la gamba indietro

Nella stessa posizione, tenere rigido il ginocchio, contrarre lo stomaco e portare la gamba all'indietro, come per fare un passo indietro. Ottimo per i fianchi, per le gambe e per la parte inferiore del dorso.

### H21. Doppia alzata laterale delle gambe

Tenendo il corpo in linea dritta con le spalle, e le caviglie unite, alzare entrambe le gambe. Assicuratevi che le caviglie siano unite quando le alzate e cercate di mantenere tutto il corpo in linea dritta. Potete farlo da tre a sei volte. Un buon modo per aumentare l'efficacia di questo esercizio è di mantenere le gambe in alto contando fino a tre.

Questo esercizio è buono per eliminare il grasso dei fianchi. (Vedi fig. 36).

### H22A. Bacio ginocchio-mento

Giacendo su un fianco, piegate un ginocchio e cercate di toccarlo col mento. Poi allungate la gamba e fermatevi. Ripetere alternando i lati. (Vedi fig. 37).

### H22B. Doppio bacio ginocchia-mento

Giacendo su un fianco, piegate entrambe le ginocchia e cercate di toccarle col mento. Poi alternate i lati. (Vedi fig. 38).

Questo esercizio rafforza i muscoli della parte inferiore del dorso e snellisce le natiche, i fianchi e le cosce.

### H23A. Cerchi laterali con le gambe

Puntate l'alluce e ruotate la gamba avanti e indietro in senso orario e antiorario. Poi alzate l'alluce e puntate il calcagno, ed eseguite gli stessi movimenti.

È utile per la vita, l'addome, le reni, le cosce e le gambe.

### H23B. Doppi cerchi laterali con le gambe

Stendete le gambe, puntate gli alluci e poi ruotate entrambe le gambe dapprima in avanti e poi indietro. Dopo di che potete ruotarle indietro e avanti cambiando anche la posizione dei piedi: alluci alzati e calcagni puntati, e viceversa.

Attenzione: non tentate il doppio cerchio laterale prima di aver fatto esercizi per un mese.

### H24A. Forbici laterali

Coricati sul fianco destro, alzate insieme le gambe e sforbiciate avanti e indietro, non troppo in fretta.

### H24B.

Voltatevi sull'altro fianco e ripetete. (Vedi fig. 39).

PER IL DORSO

Questi esercizi per il dorso sono molto buoni per le persone normali, ma chi abbia ernie o qualsiasi tipo di lordosi (curva della parte inferiore del dorso) deve evitarli.

### H25. Alzare la gamba indietro

In posizione prona, appoggiati sul ventre, voltare la testa a destra, alzare la gamba sinistra, col ginocchio rigido, volgendola quanto piú possibile a destra e in alto, cercando di vederne il piede. Ripeterlo sul lato opposto. Farlo da sei a dodici volte. (Vedi fig. 40).

### H26A. Alzare il braccio e la spalla

Sempre giacendo sul ventre, con le mani lungo i fianchi, alzare la testa, le spalle e la parte superiore del dorso. Contate fino a quattro e continuate fino ad arrivare a otto. (Vedi fig. 41).

### H26B. Sollevamento completo

Portare le braccia dritte sopra la testa e alzare la testa, le spalle, il dorso e le gambe. Tenete rigide le ginocchia. Contate fino a quattro e aumentate fino a otto e a dodici. (Vedi fig. 42).

### H27. Piegamento del dorso all'indietro

Giacendo sull'addome, volgete i piedi all'indietro, portate indietro le braccia e afferratevi le caviglie. Contate fino a sei. Dopo un poco di pratica, tentate di dondolarvi sull'addome.

Rafforza i muscoli frontali delle cosce, ma siate cauti. (Vedi fig. 43).

Caviglie e piedi

### H28. Cerchi con le caviglie

Sedetevi con le gambe tese davanti. Incrociate il piede e la caviglia destri sulla gamba sinistra a metà fra il ginocchio e la caviglia. Ruotate il piede e la caviglia dapprima a destra, poi a sinistra. Poi muovere il piede indietro e avanti. Alternare col piede sinistro.

### H29. Caviglie sollevate

Bilanciare il peso sul margine esterno dei piedi. Se siete in piedi, potete tenervi in equilibrio appoggiandovi a una sedia, se siete seduti, vi sarà facile mantenere l'equilibrio. Poi portare il peso all'interno e poggiare su tutto il piede. Ripetere.

### H30. Tensione delle caviglie

Per tendere e rafforzare le caviglie, sedersi sopra una superficie stabile, preferibilmente sul pavimento, tenere rigide le ginocchia e le gambe tese in avanti. Piegare un asciugamano nel senso della lunghezza fino a ottenere una larghezza di circa dieci centimetri. Porre la metà dell'asciugamano sotto le dita del piede, afferrarne i due estremi e tirare a sé. Poi spingere avanti le dita e la fronte del piede. Resistere a questo movimento tirando indietro l'asciugamano cosí che il piede debba esercitare un notevole sforzo nel suo movimento in avanti. *Assicuratevi* di tenere le caviglie ben *dritte* e di tirare l'asciugamano cosí che il piede e la caviglia debbano compiere un reale lavoro. All'inizio fare sei o sette movimenti di resistenza con entrambi i piedi. (Vedi fig. 44).

### H31. Tensione del tendine

Un buon esercizio supplementare per rafforzare la caviglia è la tensione del tendine. Questo può essere molto utile quando la conformazione del calcagno provoca la contrazione del tendine di Achille e può cosí causare altri disturbi delle gambe e dei piedi. La combinazione di questi due esercizi darà i migliori risultati.

Nella stessa posizione dell'esercizio precedente, tenendo l'asciugamano ripiegato sotto le dita del piede, con le ginocchia rigide, fate indietreggiare verso di voi la fronte del piede e tirate con forza valendovi del peso del corpo. Questo tenderà e allungherà il tendine contratto dietro il tallone. All'inizio esercitate la trazione su ogni piede circa sei volte, con tutta la vostra forza. Mantenete ogni trazione per circa dieci secondi e riposatevi per cinque secondi. (Vedi fig. 45).

### H32A. Passo alla Charlie Chaplin

Mettete i piedi bene aperti, a un angolo quasi piatto, e fate da dodici a sedici passi in avanti. Quando siete pratico, tentate anche qualche passo indietro e di fianco. (Vedi fig. 46).

### H32B. Passo del piccione

Mettete i piedi all'indentro, con le dita verso le dita e i calcagni opposti. Fate dodici passi avanti e qualcuno indietro. (Vedi fig. 47).

### H32C.

Alzate la fronte del piede e camminate sui tacchi da dodici a sedici volte. Potete fare questo movimento in avanti, indietro e di fianco.

## Piedi

### H33. Rullare il piede

Prendete una bottiglia. Seduti sopra una sedia, rullate il piede avanti e indietro sulla bottiglia. Ponete una mano su un ginocchio e appoggiatevi il vostro peso mentre rullate, facendo cosí una maggiore pressione.

### H34. Presa

Prendete una palla da ping-pong o di marmo, e cercate di alzarla con le dita dei piedi.

### H35. Dimenare le dita

Tirate e dimenate in ogni senso, con la mano, ogni dito del piede.

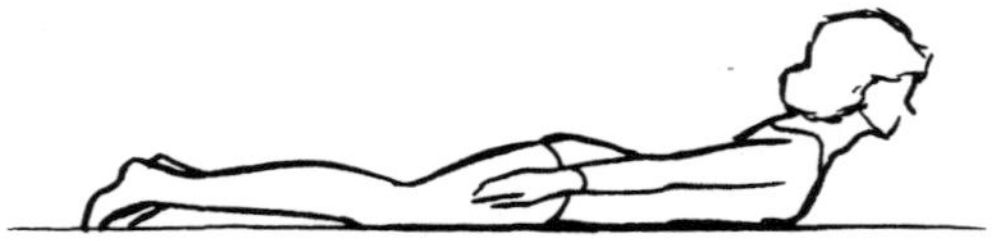

*Fig. 41*

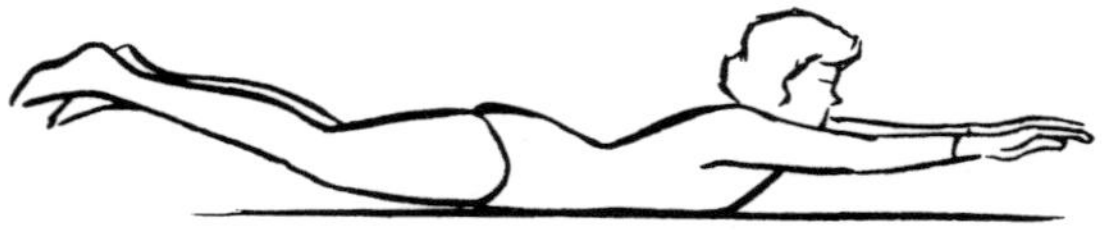

*Fig. 42*

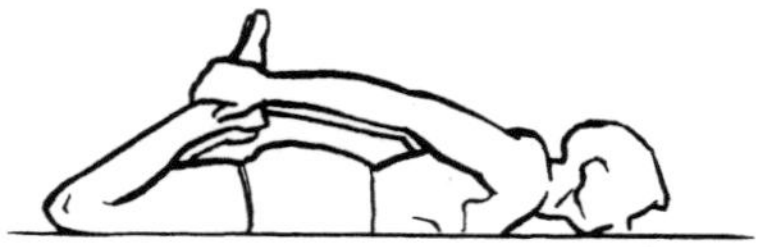

*Fig. 43*

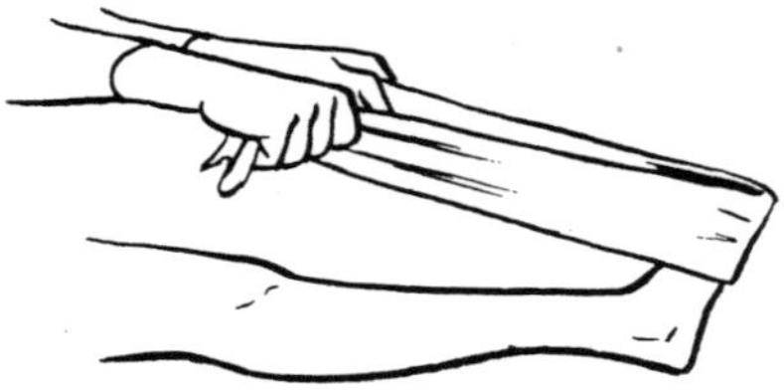

*Fig. 44*

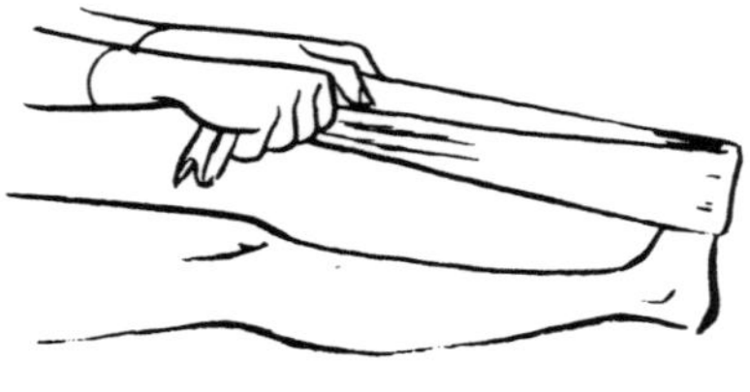

*Fig. 45*

NATICHE E FIANCHI

### H36. Passo di Fanny

Sedetevi sul pavimento, incrociate le braccia, inclinate il corpo a destra, spingete avanti la gamba sinistra, poi inclinatevi a sinistra e spingete avanti la gamba destra camminando sulle natiche. Avanzate cosí per circa tre metri. Poi cercate di percorrere all'indietro la stessa distanza.

### H37. Salto di Fanny

Sdraiatevi sul pavimento, alzate le ginocchia, poi alzate una natica e colpite con essa il pavimento, ripetete con l'altra. Deve essere un contatto moderato, non un colpo violento.

## SESSOESERCIZI

Negli anni in cui può avvenire la maternità, è importante per una donna mantenere forti e flessibili il bacino, l'addome, il dorso, le cosce, per avere un parto facile. Uno dei vantaggi di cui godono le donne nelle società che non hanno sedie è l'abitudine di rannicchiarsi, cosa che facilita il parto. L'antico sgabello del parto e i metodi usati dai popoli primitivi — la cui saggezza naturale faremmo bene a emulare — permettono alle donne di partorire molti bambini con minor trambusto e pena delle loro sfortunate sorelle dei paesi industrializzati. La moderna tavola del parto deve essere stata inventata da un sadico o da un ignorante dei piú elementari processi biologici. La coscienziosa esecuzione di esercizi dall'infanzia in poi intensifica di molto la vita di una donna, nel coito, nella gravidanza, nei disturbi della mestruazione e della menopausa e nel mantenere una figura giovanile col passar degli anni.

Ecco tre speciali esercizi da aggiungere ai precedenti di questo capitolo.

### S38.

Rannicchiatevi ogni volta che sia possibile, non solo piegando le ginocchia, ma come fanno gli orientali, tenendo le ginocchia aperte il piú possibile, le natiche il piú possibile aderenti a terra e le mani e le braccia posate sulle ginocchia. Se da principio vi è difficile mantenere l'equilibrio, potete sostenervi appoggiandovi a una sedia.

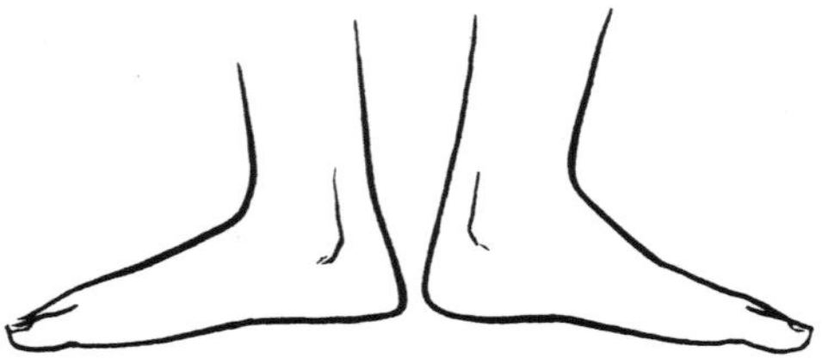

*Fig. 46*

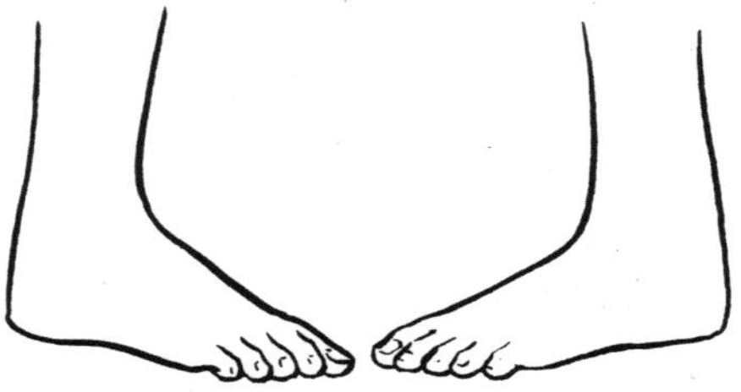

*Fig. 47*

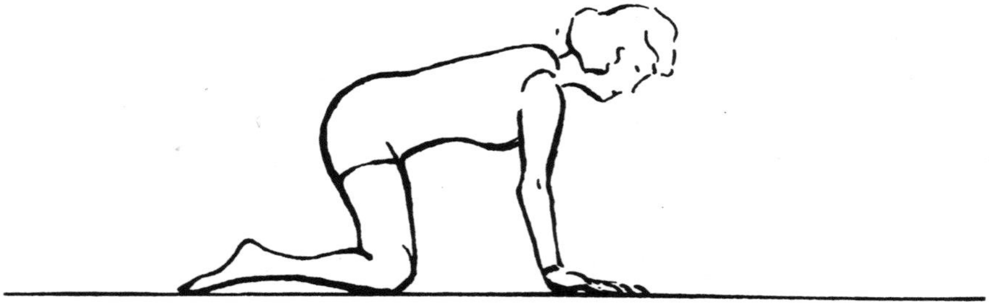

*Fig. 48*

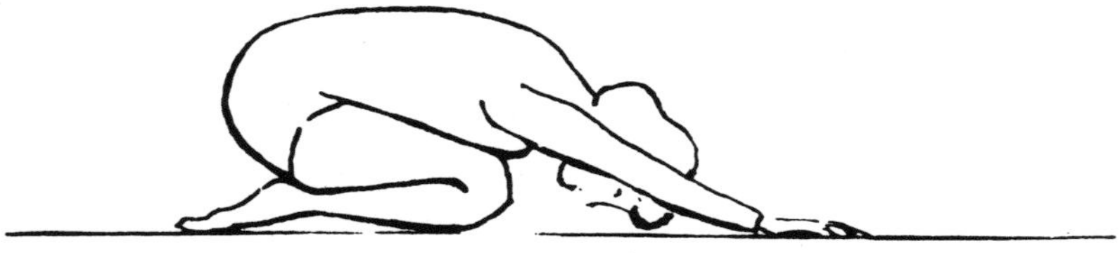

*Fig. 49*

## S39. L'inchino cinese

Assumete una posizione ginocchia-mani come nella fig. 48. Potete servirvi di un'imbottita o di un cuscinetto per proteggervi le ginocchia finché non sarete abituate. Poi piegatevi all'indietro sedendovi sui talloni e tossite piú forte che potete per tre volte. Dovreste sentirvi la tosse vibrare nel bacino e nel basso ventre. Spingete allora il corpo e le braccia in avanti, lungo il pavimento, quanto piú lontano potete, nella posizione dell'inchino cinese o della « invocazione ad Allah ». (Vedi fig. 49).

Tornate nella posizione ginocchia-mani e ripetete questo esercizio tre volte.

L'esercizio può normalizzare una posizione inclinata dell'utero e altri problemi ginecologici.

## S40. Per uomini e donne

L'esercizio dei circoli pelvici, di Cayce, descritto nel capitolo 6 è eccellente per stimolare le ghiandole e mandare sangue vitale negli organi sessuali.

Gli uomini dovrebbero aumentare la circonferenza dei circoli che descrivono con i fianchi. E anche piegare il torso su e giú, in una posizione a V per quanto lo permettono le gambe e il dorso. Comunque si cominci molto lentamente e gradualmente, aumentando a poco a poco i movimenti di su e giú per evitare danni al dorso.

Nessuno che abbia dolori di schiena di ogni genere dovrebbe tentare l'ultimo movimento: limitarsi ai circoli.

## S41. Per migliorare la risposta femminile al matrimonio (1)

Una parte importante del principale muscolo del diaframma pelvico femminile è noto come pubococcigeo, o PC. È come una spessa e larga fascia di gomma che agisce come una cinghia per sostenere gli organi del bacino. Quando questo muscolo si allenta o si stira per scarso tono muscolare, parto o disordini pelvici, ne derivano spesso incontinenza delle urine e coito non soddisfacente.

Il dott. Arnold Kegel, professore all'Università della Southern California School of Medicine nei primi degli anni Quaranta, e che ha adesso una clinica al County General Hospital di Los Angeles, studiando il problema dell'incontinenza urinaria, si accorse che « quando il PC costituiva una solida e sicura piattaforma che sosteneva bene gli organi interni, l'incontinenza urinaria era quasi ignorata » (2). Nello sviluppare il trattamento trovò che, correggendo il problema urinario, correggeva anche una frigidità cronica in molte delle sue pazienti. Un semplice esercizio, correggendo entrambi i problemi, di coito e urinari, ha portato piú soddisfacenti relazioni sessuali in molte coppie.

(1) Ronald M. Deutsch, « *A Key to Feminine Response in Marriage* » (Chiave della risposta femminile al matrimonio), *Reader's Digest* (ottobre 1968), pag. 114.
(2) Ivi, pag. 115.

## L'esercizio PC

Poiché il PC controlla il flusso dell'urina, se il flusso è interrotto per contrazione del PC, il muscolo deve essere esercitato e teso, e ritrova col tempo la sua elasticità. Il dott. Kegel raccomanda che la paziente cominci con cinque o dieci contrazioni e aumenti gradualmente l'esercizio fino a poter fare dieci o piú contrazioni ogni volta che si sveglia. La signora Brod, che ha intervistato molte donne su questo argomento e che ha praticato lei stessa l'esercizio, riferisce che la sua efficienza aumenta quanto piú a lungo dura la contrazione. Cominciare contando fino a quattro e aumentare via via fino a giungere a dieci o dodici.

## S42. Controllo urinario

Molti vecchi, uomini o donne, soffrono di incontinenza urinaria, e abbiamo notato che questa può essere curata andando in bicicletta. Il dott. McGarey, della Clinica Cayce, riferisce di aver riportato buoni successi con pazienti vecchi, e rapporti di altri medici hanno confermato questo semplice rimedio.

## PREPARAZIONE PER GLI SPORT

Un serio programma di condizionamento fisico è importante se desiderate seguire uno sport ricreativo o competitivo. Questo è di importanza fondamentale se siete un atleta « del fine di settimana » e non volete divenire uno dei milioni di casi del « lunedí mattina » in una clinica ortopedica.

Gli esercizi precedenti vi possono conservare in buone condizioni. Quelli speciali che seguono vi daranno un migliore coordinamento, flessibilità e tono muscolare per i vari sport. Se siete un principiante miglioreranno le vostre prove; se siete un veterano, vi aiuteranno a restare flessibile, specialmente quando le condizioni atmosferiche o la mancanza di tempo rendono impossibili gli sport all'aperto.

Molti dei nostri sport minacciano un buon portamento. Le bocce, il golf e il tennis sono unilaterali e tendono a sviluppare la curvatura del corpo da un lato. E il nuoto, sebbene sia un meraviglioso esercizio, se praticato eccessivamente tende a incurvare le spalle.

Queste minacce degli sport al portamento possono essere superate rovesciando i movimenti ed eseguendoli sul lato sinistro come sul destro.

Non trascurate gli esercizi generali già descritti nei capitoli 6 e 7.

## H37A. Nuoto all'asciutto - Nuoto a rana

Usate uno sgabello, un cuscino o una sedia senza bracciuoli. Bilanciatevi sull'addome ed eseguite il movimento del nuoto a rana. Tenete le ginocchia ben distanziate. (Vedi fig. 50).

### H37B. Nuoto all'asciutto - Nuoto a crawl

Portate le mani indietro e avanti come nel crawl. In egual tempo portate i piedi in su e in giú tenendo le ginocchia rigide il piú possibile.

### H38. Golf in casa

Assumete la posizione di giuoco. Servitevi di un libro di circa lo stesso peso di una mazza da golf. Oscillate avanti e indietro e poi in giú e attorno sul lato sinistro. Cominciate sul lato sinistro per equilibrare il portamento.

### H39. Tennis col libro

Con la destra portate un libro in alto, verso destra. Prendete con la sinistra un altro libro e portatelo sul lato destro dell'addome. Poi ruotate in basso e verso sinistra con la destra, e in alto e a sinistra con la sinistra per dare l'effetto del colpo dritto e del rovescio. Alternate questi movimenti cominciando con la sinistra in alto e la destra in basso.

### 40A. Sci con la sedia

Ponete il piede destro sopra una sedia, sostenendovi allo schienale. Piegatevi in avanti flettendo il ginocchio finché il peso gravi sulla fronte del piede destro. (Vedi fig. 51).

### 40B.

Spingete e alzate il corpo sulla sedia, facendo forza con il braccio destro e stendendo alquanto la gamba destra. Cosí solleverete la gamba sinistra dal pavimento. Poi riportate il corpo nella prima posizione. Alternate con la gamba e col braccio sinistro. Con la pratica, questo esercizio richiederà uno sforzo maggiore nella gamba e minore nel braccio. (Vedi fig. 52).

### 41. Lavoro sui talloni

Per i pattinatori e i marciatori, gli esercizi 32A e 32B (vedi figg. 46 e 47) rafforzeranno le caviglie e porteranno sollievo ai piedi affaticati.

Chinatevi in avanti, afferrate le dita dei piedi e cercate di camminare avanti e indietro. (Vedi fig. 53).

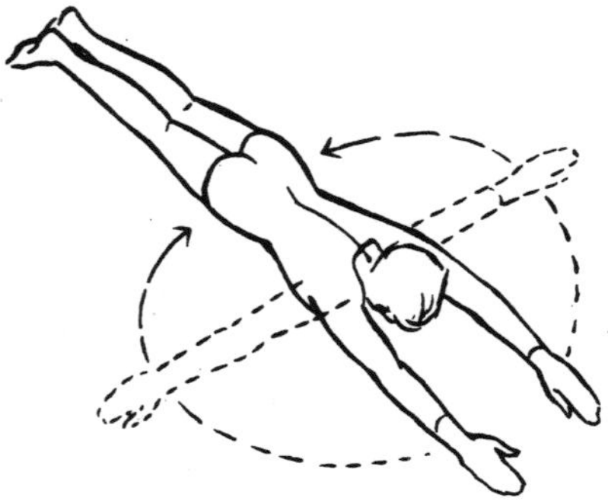

*Fig. 50*

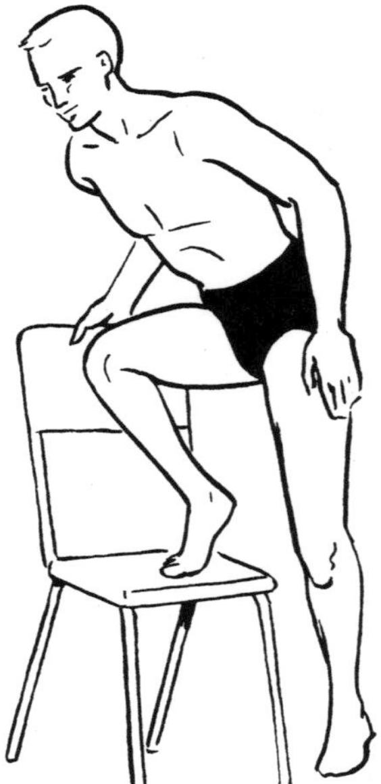

*Fig. 51*

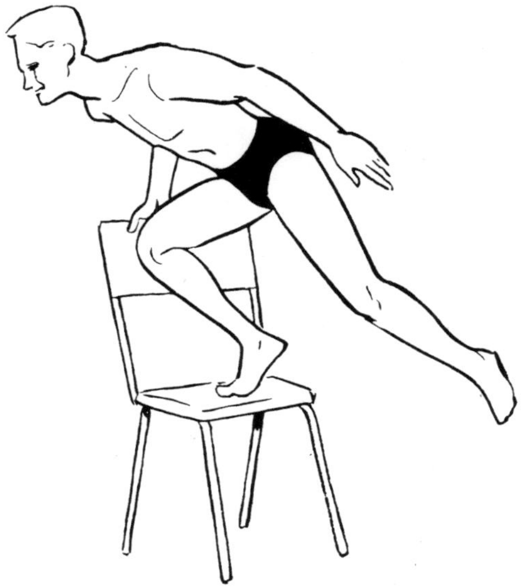

*Fig. 52*

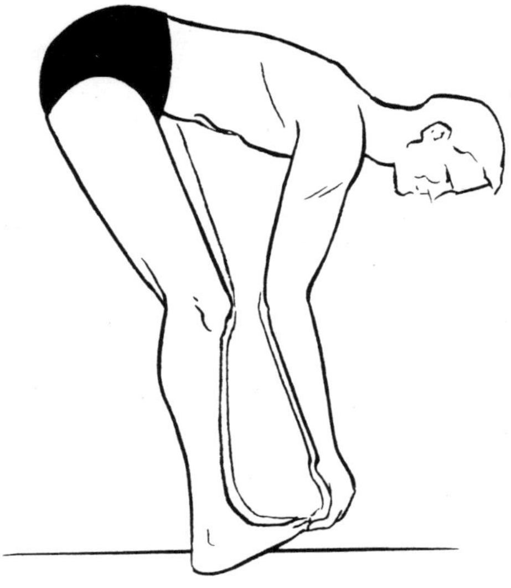

*Fig. 53*

## PORTAMENTO

La storia dell'evoluzione della razza umana può essere descritta in termini di portamento. Si può dire che quando un antropoide si levò sulle gambe posteriori e guardò le stelle, divenne un uomo.

Il portamento esprime l'intera vita dell'essere umano in un angolo di 90 gradi. Noi cominciamo orizzontalmente e poi ci alziamo e cominciamo a camminare curvi come una scimmia, perché non abbiamo ancora sviluppato la curva delle reni. Verso i due o tre anni la curva comincia a svilupparsi e da fanciulli stiamo bene eretti. Nel fiore della vitalità, la maggior parte di noi sta perfettamente eretta, ma poi, invecchiando, cominciamo a curvarci, se non siamo rimasti validi, e infine siamo nuovamente orizzontali.

Il portamento è in gran parte lo specchio del modo con cui reagiamo alla vita. L'espressione « affrontare il mondo con il mento alto » è fisiologicamente descrittiva e significativa.

Ovviamente, avere un buon portamento non ci protegge da tutti gli spiacevoli aspetti della vita, ma lo stato di validità fisica necessario per mantenere un buon portamento aiuta certamente a minimizzarli. In certa misura il nostro spirito, il nostro coraggio, la nostra intera reazione alla vita possono essere riferiti al nostro portamento. Sebbene alcune persone intelligenti abbiano un portamento mediocre, è un fatto che un buon portamento di solito è collegato con una buona salute. È stato dimostrato, sperimentando con studenti universitari, che, in media, le persone con buon portamento hanno piú punti, nei test psicologici, di quelle con portamento mediocre.

Invecchiando, specialmente quando la validità fisica è stata trascurata, cadiamo in una triste debilitazione che rivela a tutti il nostro declino. Ma un buon portamento è anche importante per la salute come l'aspetto e il benessere fisiologico.

Da un punto di vista anatomico, un buon portamento nella posizione eretta non è veramente naturale. Negli esseri umani, tuttavia, le forze dell'evoluzione sono in ascesa, nelle idee, negli ideali, nel portamento. Nell'uso del suo cervello e nei vari aspetti del suo intelletto l'uomo è favorito piú di ogni altra creatura vivente, e ha sviluppato capacità nelle mani e nelle dita che non hanno confronto. Questo è avvenuto per il passaggio dalla posizione orizzontale, che favoriva la sistemazione degli organi del corpo e la circolazione nelle gambe, a una posizione eretta, che favorisce entrambe le circolazioni e stimola maggiormente il cervello, rendendo anche piú libere le braccia e le mani. Sebbene vi siano degli animali capaci di stare sulle loro zampe posteriori per brevi periodi, la capacità di funzionare completamente nella posizione eretta è propria del solo uomo.

Consideriamo i vantaggi della nostra posizione eretta. Il ritorno del flusso sanguigno carico di tossine, dalla testa, è piú celere. In questo modo il cervello riceve piú rapidamente il sangue fresco con il suo abbondante carico di ossigeno e di zucchero per nutrire e far meglio funzionare il cervello. La posizione eretta libera le mani e le braccia dal compito di essere mezzi di sostegno. Insieme con la migliorata coordinazione degli occhi, le mani possono essere usate in molte esperte funzioni. Con l'uso, esse hanno continuato a sviluppare il coordinamento, la flessibilità e grandi abilità. È interessante notare che i centri del linguaggio, nel cervello, sono collocati nella stessa sezione che controlla i movimenti delle mani. Possiamo supporre che quando i nostri antenati si alzarono in piedi e comunicarono con i loro simili col linguaggio dei segni, avvenne una stimolazione dei centri della fonazione. Cosí dapprima dei suoni e infine delle parole vennero usati per esprimere delle idee.

Uno dei piú importanti sviluppi della nostra posizione eretta fu la stimolazione del cervello attraverso i riflessi nervosi. Sebbene stare in piedi e camminare sembri facile e naturale alla maggior parte di noi, è necessaria una grande coordinazione per mantenere l'equilibrio e muoversi in posizione eretta. Vi sono tre importanti adattamenti che i nervi devono fare per mantenere un buon equilibrio: 1) quelli che rispondono alla stimolazione dei muscoli, 2) quelli che regolano l'adattamento degli occhi, e 3) quelli che agiscono sulla regolazione dell'equilibrio dai canali semicircolari dell'orecchio interno. La stimolazione dei centri dei riflessi nervosi con un continuo mutamento di equilibrio, lo stimolo che deriva dall'apprendere sempre nuove capacità manuali, il tentativo di esprimere idee col linguaggio dei segni e con un linguaggio rudimentale furono fattori importanti nello sviluppo del cervello.

Un altro sviluppo che venne con la posizione eretta fu un cambiamento nella formazione delle ossa e dei muscoli. Quando due gambe fanno il lavoro di quattro, devono essere forti sia per mantenere l'equilibrio, sia per sostenere il peso. Di conseguenza vi è un maggiore sviluppo di certi muscoli delle gambe e della parte inferiore del dorso. Vi è anche una maggiore robustezza nelle ossa delle gambe. E anche da un punto di vista fisiologico un essere umano eretto deve avere una piú forte spina dorsale per un portamento appropriato. *Divenne importante che i muscoli della posizione eretta delle gambe, del dorso e del collo fossero esercitati a mantenere meglio questa posizione.*

Nella posizione eretta è necessarissimo avere un buon tono muscolare nella parte superiore del corpo per una respirazione appropriata. Nella posizione orizzontale la cassa toracica rimane sotto la spina dorsale e pende liberamente. In questa posizione è necessario, per respirare, uno sforzo minimo. Per questo, quando siamo eretti, il peso del torace deve essere sollevato a ogni respiro.

« Un cattivo portamento può portare problemi fisici via via che si invecchia », dice il dott. Gerald Finerman, eminente ortopedico di Los Angeles e professore assistente di chirurgia ortopedica nella Scuola di medicina dell'Università della California a Los Angeles (UCLA). Il dott. Finerman fa osservare che un cattivo portamento può portare « a problemi dei polmoni, del cuore e del dorso, a indigestione e a inappetenza, facendoci apparire vecchi prima del tempo ».

« Le spalle e la schiena curve possono provocare un indebolimento del cuore in età ancora giovane, fra i quaranta e i cinquanta », ha detto il dott. Finerman. « Possono causare una cattiva posizione del cuore e aumentare la resistenza dei polmoni al pompaggio del sangue, cosa che può concludersi con una ipertensione polmonare ».

E nulla è peggio, per i polmoni, delle spalle curve. Esse limitano lo spazio in cui i polmoni possono espandersi per accogliere piú aria. L'aria che penetra profondamente nei polmoni ne fa uscire l'aria stagnante, e il sangue, il fegato, il cervello, le arterie e i reni ne traggono beneficio. È essenziale, ad esempio, che il cervello riceva in grande quantità nuovo ossigeno se vogliamo essere freschi e lucidi, come afferma il dott. Finerman.

« Le spalle curve fanno anche sí che il torace prema sullo stomaco e che questo non abbia lo spazio che gli è necessario per funzionare in modo appropriato. E una schiena curva vi farà apparire vecchi prima del tempo. Se state eretti », egli aggiunge, « apparirete molto piú validi e piú giovani ».

La pressione degli organi verso il basso è un altro svantaggio che può provenire dalla posizione eretta se non badiamo al portamento e trascuriamo di tenere in buona posizione i muscoli addominali. Quando siamo giovani e attivi i muscoli dell'addome sono usualmente robusti e hanno un buon tono, ma, invecchiando, si indeboliscono e la gravità spinge la parte superiore del corpo in avanti e in basso. Col passar del tempo, il peso e i fattori negativi della vita sembrano gravare sulle nostre spalle e opprimerci: il torace si curva, le costole rientrano e l'addome si abbassa sempre piú. Ma ancor piú importante dell'apparenza è il danno che questo incurvamento può causare.

Quando gli organi dell'addome si curvano e premono l'uno sull'altro, possiamo andare incontro a molti inconvenienti perché il tendere dei nervi e dei vasi sanguigni verso il basso interferisce con la normale circolazione e provoca una considerevole irritazione dei nervi stessi. A volte gli intestini vengono abbassati di dodici centimetri e anche piú. Questa continua pressione verso il basso delle ghiandole vitali e degli organi della regione pelvica, può, col tempo, provocare cambiamenti patologici e degenerazioni funzionali. Con tutte queste pressioni e interferenze è logico sospettare che molte condizioni anormali e patologiche delle ghiandole e degli organi siano causate da un cattivo portamento e dalla mancanza di un buon sostegno muscolare dell'addome. Il grasso addominale, interno ed esterno, è spesso causato da un cattivo portamento, come da mancanza di esercizio e da eccessiva alimentazione.

Ho tracciato un quadro piuttosto tetro degli effetti che un cattivo portamento e la debolezza dei muscoli addominali possono avere sulla nostra salute generale e sul nostro aspetto, ma è stupefacente come un poco di comprensione, di perseveranza e di esercizio possano essere efficaci per correggere e per prevenire.

Per renderci conto di quanto siano importanti il portamento e il tono muscolare per un buon funzionamento delle ghiandole e degli organi vitali, consideriamo l'anatomia della cavità addominale. Gli organi sono fissati alla parete interna del corpo per mezzo di un debole tessuto elastico. Questo tessuto porta le arterie, le vene e i nervi agli organi. Effettivamente, senza un sostegno muscolare, esso può tenere gli organi a posto, in modo appropriato, solo quando il corpo è in posizione orizzontale. Per assicurare gli organi quando siamo eretti, è necessario mettere in funzione quattro paia di grandi muscoli addominali. Questi muscoli sostengono e mantengono nella giusta posizione lo stomaco, il fegato, gli intestini e altre ghiandole e organi contenuti nelle cavità addominale e pelvica. I quattro muscoli principali della parete addominale sono in coppia, per il sostegno esterno e interno. Il cosiddetto sviluppo a « tavola da lavare » dell'addome di un atleta mostra la disposizione di questi muscoli. Davanti abbiamo due serie di muscoli, una in ogni lato. Per una buona funzione delle ghiandole e degli organi è necessario mantenere questi muscoli ben solidi ed esercitati. Se terrete questi muscoli *su* il vostro corpo non andrà *giú*.

Quanto piú conoscerete l'importanza di stare eretti e di mantenere i muscoli in buona posizione, tanto piú vi renderete conto di quanto sia importante dedicare tempo e sforzi a un esercizio appropriato. E se siete veramente consapevoli del danno che può essere provocato da un cattivo portamento e da un addome floscio, sono sicuro che troverete quei dieci o trenta minuti giornalieri necessari per un appropriato esercizio che sviluppi e mantenga un vero rivestimento muscolare capace di tenere il corpo in una buona posizione.

A coloro che si sono abituati a un sostegno artificiale dell'addome, devo dare un avvertimento: *non sbarazzatevi troppo presto di questo sostegno.* I muscoli si sono indeboliti e devono essere allenati lentamente. Un buon sistema è di cominciare con qualche leggero esercizio addominale per tre minuti due volte al giorno. Poi aumentare lentamente aggiungendo ogni settimana uno o due minuti a ogni esercizio. È sorprendente come i muscoli si rassodino in fretta e ci diano una sicura sensazione di solidità. Se siete realmente interessati a fare un buon lavoro sui vostri muscoli addominali, potete aumentare il tempo dedicato agli esercizi fino a dieci o quindici minuti, due volte la giorno. Assicuratevi di aggiungere alcuni movimenti di posizione e di flessibilità per uno sviluppo totale. (Usate gli esercizi orizzontali H12A - H14C).

Per liberarvi da un sostegno addominale, cominciate togliendovelo per un'ora, poi per due ore e cosí via. Con un programma di esercizi è sorprendente come sentirete presto non piú necessario il sostegno artificiale. Se per qualche ragione medica dovete continuare a usare il sostegno, è tuttavia consigliabile tentare qualche altro modo per dare movimento ai muscoli non usati, altrimenti sarà difficile per essi ritrovare il tono e la forza necessari. Se d'altra parte, è impossibile per voi esercitarvi, il vostro medico può consigliarvi un esercizio equivalente per prevenire l'atrofia dei nervi e dei muscoli.

## Correzione della lordosi

Alcuni trovano grande difficoltà nel tenere l'addome in buona posizione sebbene il tono muscolare sia ottimo. Anche con una solida muscolatura e molta attività fisica, molti ballerini hanno una profonda curva nella zona renale e un addome prominente. E si vedono addomi prominenti anche in persone che, per altro, sono molto sottili. Questo è spesso il risultato di un difetto di portamento noto come lordosi, o schiena incavata, una curva esagerata della parte inferiore del dorso, quando la colonna, sopra le natiche, si curva molto in avanti. La lordosi aumenta di parecchi centimetri la normale curva lombare.

In casi molto gravi sono necessari il consiglio e l'assistenza di esperti per correggere la posizione del dorso e del bacino. Tuttavia vi sono molti metodi di correzione mediante esercizi, esercizi equivalenti e abitudini di vita quotidiana. Ad esempio potete praticare lo stare in piedi tenendo la nuca il piú in alto possibile e premendo le natiche in avanti e in basso. Potete anche provare a stare seduti, ben dritti, sopra una sedia a schienale verticale, spingendo contro di esso la regione lombare e premendo in giú i fianchi. Assicuratevi di tenere alta la testa e le spalle indietro. Premete il basso dorso contro la sedia per venti secondi, all'inizio. Ripetete sei volte. Dopo un poco di pratica potrete prolungare il tempo di sforzo fino a due o tre minuti.

Quando saprete fare bene questo esercizio di portamento sulla sedia, provate a farlo sul pavimento. Tenete le ginocchia rigide mentre state seduti col dorso contro la parete. Assicuratevi che tutte le parti del dorso, comprese le spalle e la nuca, premano contro la parete. Usate anche gli esercizi orizzontali H12A e H12B.

Coloro che hanno la schiena concava di solito trovano difficile tenere la zona lombare aderente al pavimento quando fanno esercizio. Mettere le mani sotto le natiche, qualche volta giova. Provate ad allungarvi prima di fare esercizio, spingendo in giú le natiche e premendo la zona lombare contro il pavimento. Non è facile ma assolutamente necessario; altrimenti l'esercizio addominale può aumentare la curvatura verso l'interno. Può essere necessaria un'altra precauzione. Se trovate impossibile far aderire al pavimento la zona lombare, usate un solo arto negli esercizi delle gambe. Finché una giusta posizione della zona lombare contro il pavimento non è stata pienamente stabilita, il sollevare entrambe le gambe nello stesso tempo può provocare il sollevamento di questa zona. Potete accertarvene mettendo le mani, con le palme in giú, sotto la zona lombare mentre vi esercitate. Non dovrebbe esservi spazio per infilare la mano.

Se avete una solida stretta, provate ad appendervi a una sbarra orizzontale sollevando in avanti le ginocchia. Questo contribuirà ad allungare, tendere e rafforzare il dorso. Cosí pure, facendo un esercizio orizzontale come se andaste in bicicletta, il piegarvi all'altezza dei fianchi portando le gambe il piú possibile verso la testa rafforzerà la zona lombare. Tutti gli esercizi che stendono il dorso all'altezza dei fianchi sono benefici. Ricordatevi di stare in piedi e di sedere ben dritti, con i fianchi spinti in basso e indietro. E, se avete tendenza al dorso concavo, *non portate mai pesi con le braccia tese davanti.*

Se tendete alla lordosi, cercate di evitare ogni attività o esercizio che spinga in avanti il basso ventre. Anche se volete meravigliare i vostri amici, non piegatevi mai all'indietro.

Alcuni imitano il portamento dello scimpanzè la cui zona lombare è in deciso contrasto con la schiena concava che abbiamo descritto. Il portamento della scimmia si ha quando la zona pelvica è piatta e le natiche sono in avanti cosí che, sedendo, sono molto piú avanti della zona lombare e la curva lombare viene del tutto eliminata. Questo tende a far curvare le spalle e a portarle in avanti. Molti assumono questa posizione quando sono stanchi, ed essa è molto riposante, specialmente se abbiamo tenuto il corpo rigido e dritto per un'eccessiva tensione. Se, tuttavia, la naturale curva lombare è rimasta appiattita per un periodo troppo lungo, le spalle si piegano in avanti e noi appariamo molli e fiacchi. Se questa condizione del dorso è molto accentuata, diventano necessari i consigli e la guida di un professionista. Ma, se non vi è bisogno del trattamento di un medico, è possibile correggersi da soli in molti modi.

## Esercizi per la zona lombare

Quando la zona lombare è troppo piatta, sono necessari esercizi che la flettano e la facciano piegare all'indietro; vi è anche bisogno di esercizi che stendano i muscoli contratti del retro delle gambe e i tendini che tirano in fuori il bacino. Ecco alcuni esercizi quotidiani che possono essere di aiuto.

1. Mettetevi davanti a un muro, a una trentina di centimetri; poi, con le braccia tese sopra la testa, piegatevi all'indietro fino a toccare il muro. Via via che progredite, aumentate la distanza dal muro. Questo vi renderà piú flessibili e accentuerà l'arco lombare.

2. Un altro buon esercizio è l'A1, con l'asciugamano, Calcio in piedi. Assicuratevi di stare ben dritti, con le spalle indietro.

3. Un buon sistema per sciogliere la spina dorsale e migliorare la curva lombare è di sdraiarsi sul pavimento con un cuscino cilindrico sotto le reni. Lentamente, dapprima, passate le reni sul cuscino facendolo rotolare su e giú per circa trenta centimetri. Fatelo per sei volte aumentando di tre volte la settimana fino ad arrivare a diciotto o piú. Dopo avere sciolto il dorso con questo esercizio, togliete il cuscino e, sempre sdraiati sul pavimento, alzate le ginocchia e ponete i piedi, piatti, a terra. Poi inarcate il dorso sostenendovi sulle natiche e sulle spalle. Dapprima può essere necessario un solido sostegno per alzare le reni. Dei giornali arrotolati o una coperta ripiegata ben stretta possono servire, o anche un matterello. Aumentate il diametro del sostegno, arrotolando altri giornali o coperte — tre centimetri alla settimana — fino a raggiungere un diametro di circa dieci centimetri.

Questi esercizi, se continuati con perseveranza, vi aiuteranno a togliere la « scimmia » dal vostro dorso e a ottenere una buona curva lombare.

## Correzione delle spalle curve

La parola « curvo » descrive un portamento con le spalle arcuate, il petto piatto e la testa e il collo piegati in avanti. Questa posizione può risultare da stanchezza o da impatti emotivi negativi, e può essere influenzata da abitudini di lavoro o di sport. La mancanza di tono muscolare nel dorso, nelle spalle e nel collo, e la trascurata correzione del portamento sono i principali fattori che contribuiscono ad avere le spalle curve in permanenza. In alcune occupazioni e nella vita quotidiana in genere vi sono molte posizioni che favoriscono le spalle curve: esse sono comuni in coloro che leggono, scrivono e studiano molto. Spalle curve si trovano anche fra i chirurghi, i dentisti, i pediatri, i lavoratori in laboratorio, i disegnatori e gli architetti, per nominarne solo alcuni. I meccanici che fanno lavori di precisione e perfino le casalinghe che fanno molto lavoro di cucito, tutti gli uomini e le donne impegnati in attività che li costringono a stare curvi sono candidati al « circolo delle spalle curve ».

Quando, nella vita moderna, siamo costretti a occupazioni che ci fanno incurvare le spalle, è necessario compensarle con esercizi che ci facciano tenere la testa eretta, il petto in fuori e le spalle all'indietro. Questo aiuterà anche a una migliore respirazione. Anche in uno sport salutare come il golf, dobbiamo controllare il nostro portamento, perché il golf tende a portare le spalle troppo avanti. Il vedere la televisione ha pure contribuito alla tendenza a star chini e ad avere le spalle curve. Se state alla televisione per lungo tempo, alzatevi ogni tanto e portate le mani sopra la testa il piú possibile: una buona estensione come quella della fig. 17, l'« Alleluia ». Un altro buon sistema è di mettersi a cavalcioni di una sedia a schienale dritto, incrociare le braccia sullo schienale stesso e stare bene eretti.

Se siete in buone condizioni fisiche, l'effetto di una posizione con le spalle curve sarà solo temporanea perché riprenderete presto la consueta elasticità e flessibilità dei muscoli. E pochi minuti di esercizi di portamento elimineranno gli effetti di quella posizione.

Io ho ideato una correzione per il collo e le spalle curve durante la seconda guerra mondiale per coloro che lavoravano ai progetti dell'aeroplano Curtiss-Wright. Le donne lamentavano dolori e fatica per lo star chinate con la testa bassa e le spalle arcuate concentrandosi sui delicati strumenti di precisione che stavano montando. Il seguente esercizio diede loro molto sollievo.

Insegnai loro a mettersi sulla testa una tazza piena di bulloni e a tenervela per tre minuti. Questo costringe la testa a stare indietro, nella posizione giusta, e riposa la cervicale eliminando il male al collo. Se preferite potete usare a questo scopo qualsiasi oggetto pesante messo sulla testa.

Fate anche gli esercizi V4A, V4B e V5 per correggere le spalle rotonde e alleviare la tensione.

Credo che la maggior parte di noi si renda conto che pensieri positivi e azioni costruttive abbiano i piú benefici effetti sul portamento. D'altra parte pensieri negativi e circostanze avverse possono non solo deprimere la mente e lo spirito ma anche mostrare i loro effetti nel portamento del corpo. La relazione fra il portamento e l'insicurezza e la mancanza di spirito vitale è ben nota agli psichiatri e agli psicologi. Quando riceviamo qualche buona notizia o abbiamo qualche successo negli affari, nella professione o nella società, ci « tiriamo su », come si dice: camminiamo dritti e teniamo la testa alta. Chi torna dalla chiesa dopo il rito, sembra camminare piú sicuro e con maggiore ottimismo.

Per molti anni, psichiatri, psicologi e fisioterapisti hanno studiato gli effetti che pensieri negativi, urti emotivi e reazioni a un ambiente negativo possono avere sul portamento. Espressioni come « curvo », « abbattuto », « prostrato », « disfatto », « crollato », « depresso » descrivono un portamento privo di forza muscolare. Oltre al cattivo portamento causato da posizioni di lavoro e da cattive abitudini di vita, dobbiamo anche considerare quello provocato da una sfavorevole reazione all'ambiente: frustrazione, disagio, o pensieri negativi che vengono sostenuti con volto impassibile. Ma il vostro modo di camminare, di stare in piedi, di sedervi, vi tradiranno. Fortunatamente, di solito, reagiamo alla maggior parte degli impatti negativi e ci facciamo nuovamente forza (per lo meno la forza a cui siamo abituati). Ma alcuni impatti negativi sono piú durevoli e possono provocare definitivi cambiamenti nel portamento. Un portamento di difesa, ad esempio, è il collo di tartaruga, con le spalle curve, la testa e il collo rientranti, la posizione di una persona che si aspetta un colpo. Un altro è quello dello sconfitto che si trascina col corpo piegato e la testa pendente.

Non voglio dire che un buon portamento cambi completamente un introverso o un pessimista inveterato, ma un programma conveniente che migliori il portamento, sarà di aiuto. Non si può essere in buone condizioni fisiche stando bene eretti e in egual tempo nutrendo per molto tempo pensieri negativi.

Un programma di validità fisica che ci tenga bene eretti sia in piedi che seduti e sviluppi la muscolatura necessaria per mantenere gli organi e le ghiandole in buona posizione, ci darà un aspetto piú gaio e vitale, e noi saremo piú pronti a sopportare o eliminare gli impatti negativi. Come uomini terrestri noi dobbiamo continuamente combattere la gravità che ci tira verso il basso, con la conoscenza, la validità fisica e i pensieri positivi. Lo stare in piedi nella vita porta uno spirito vibrante, una mente attiva e un corpo forte e ben condizionato.

## Indici di portamento

Alterazioni nella spina dorsale e nel portamento dovuti a malattia o trauma, molte volte sono difficili da correggere e richiedono un esame ortopedico e talora un intervento chirurgico. Sebbene gli esercizi correttivi che abbiamo esposto nelle pagine precedenti possano essere di aiuto, ecco alcuni suggerimenti preventivi.

1. Stare troppo a lungo su una sola gamba o rimanere seduti troppo a lungo su una sola natica, o incrociare le gambe in modo da far gravare il peso su un lato o sull'altro, possono causare una curvatura late-

rale della colonna. Spostate spesso il peso del corpo su entrambi i lati e cercate di stare in piedi o seduti in modo equilibrato.

2. Evitate, se possibile, di portare libri, borse o altri oggetti pesanti. Uno zaino è preferibile, specialmente per gli scolari che portano libri. Se la vostra professione vi costringe a portare una borsa pesante, passatela spesso da una mano all'altra. Se siete una donna di casa cercate di portare a casa i pacchi sopra un carrello, qualora non possiate andare in macchina.

3. Può sembrarvi buffo il portare a casa dal mercato le vostre compere sulla testa, ma nelle campagne, dove questo modo di trasporto è molto in uso, uomini e donne hanno un buon portamento. Fate pratica portando oggetti sulla testa quando siete in casa.

4. Raggomitolarsi in una poltrona o in un soffice letto può essere disastroso per il portamento. Nel leggere un libro, un giornale, una rivista, tenete quello che leggete al livello del petto, con un angolo di 45-60 gradi. Se sedete bene eretti, con la testa alta, non premete sui nervi e sui vasi sanguigni del collo. La spina dorsale sarà in buona posizione e gli organi non saranno compressi.

5. Nelle lunghe ore di studio, sedetevi a un tavolo piuttosto alto perché allora quello che leggete sarà in una posizione giusta. Se sedete sopra una sedia a bracciuoli, può essere utile un'assicella di legno compensato, larga venti o venticinque centimetri, da posarsi sui bracciuoli e su cui appoggiare il libro.

6. Se leggete a letto, cambiate posizione continuamente passando da un lato all'altro e coricandovi alternatamente sul dorso e sull'addome. Non leggete troppo a lungo coricati sul dorso. Cercate di sedervi sul letto, con il dorso appoggiato e il libro sulle ginocchia.

7. Se scrivete molto a macchina, cercate di star seduti il piú in alto possibile e ogni tanto tendete in alto e indietro la testa e le spalle. Esercitate gli occhi come è descritto negli esercizi per gli occhi. Eseguite gli esercizi testa e collo di Cayce e le « spallucciate ». Una buona posizione sulla sedia è molto utile.

8. Se dovete scrivere, usate una sedia a schienale dritto e tenetela vicino al tavolo. Se il vostro addome sporgente vi ostacola, fate gli esercizi per la riduzione addominale. L'altezza del tavolo è giusta quando supera i gomiti di cinque-otto centimetri. Sedetevi molto vicino con il busto eretto. Spostare leggermente la posizione aiuta a evitare le spalle curve e l'inclinarsi in avanti del collo e della spina dorsale.

In ogni caso, scrivendo a macchina, scrivendo o leggendo, è bene fermarsi ogni tanto per un momento e stendersi con forza all'indietro per alleviare la fatica.

9. Quando vi chinate per raccontare qualche cosa, fate attenzione a piegare le ginocchia e non il dorso. Tenete il busto dritto e prendete l'oggetto. Tenete le caviglie unite nel piegare le ginocchia.

10. Per alzare qualche cosa, unite le caviglie e piegate le ginocchia facendo forza sui muscoli delle gambe e non sul dorso. Non alzate mai oggetti pesanti senza aiuto.

11. Dormite sopra un materasso duro con sotto una tavola. Non dormite sullo stomaco.

La migliore posizione è di dormire da un lato con un ginocchio piegato, e con un piccolo cuscino sotto la testa cosí da mantenere le spalle e la testa allo stesso livello.

Se dormite sul dorso, usate un cuscino molto basso o fatene a meno. Comunque ponete un cuscino sotto le ginocchia.

capitolo 8

# *Massaggi e manipolazioni: massaggiare nel modo giusto*

*« Perché l'idroterapia e il massaggio sono preventivi come curativi. Perché la purificazione del sistema permette alle forze del corpo di funzionare normalmente e di eliminare cosí i veleni, le congestioni e le condizioni che diverrebbero acute nel corpo »* (257-254)

*« Impiegate non solo pochi minuti, ma stabilite un dato periodo e approfittatene per il massaggio. Dedicate ad esso da mezz'ora a un'ora o un'ora e mezzo »* (1688-7)

*« Circa due volte la settimana ungetevi abbondantemente con olio di oliva o di arachidi; specialmente di arachidi »*. (1688-7).

EDGAR CAYCE

Le pagine scarabocchiate che avevo in mano lanciavano letteralmente un angoscioso grido di aiuto. La scrittura, a volte illeggibile, palesava la pena e lo sforzo che erano costati allo scrivente per mettere su carta la sua disperazione. Egli era completamente paralizzato.

La lettera, in data 13 giugno 1969, cominciava: « Vi scrivo nella speranza che possiate aiutarmi. Il mio nome è Lenny Contino. Ho 29 anni e sono un artista. Nel 1959 ho avuto un incidente mentre nuotavo. Mi sono spezzato il collo, con dislocazione della 4ª vertebra, frattura della 5ª e dislocazione della 6ª ».

La lettera proseguiva descrivendo i processi chirurgici e medici usati su di lui col passar degli anni: trattamenti, ripetuti interventi chirurgici, farmaci e altre terapie convenzionali. Era ancora completamente paralizzato e peggiorava sempre piú.

« Ho paura dei medici », continuava Lenny, « ma non di voi, e se volete fare un tentativo con me, vi assicuro che farò altrettanto con voi... Ho scritto a tante persone, ma non si sono nemmeno curate di rispondermi, e io sono confinato su una sedia con le sole cure di mia madre... Tutto quello che chiedo è di sapere se pensate di potermi essere di aiuto... Ma se credete di non potere, potete mandarmi una riga per dirmi di no? Sarebbe già piú di quello che tutti coloro a cui ho scritto hanno fatto... Vi prego di scusare la mia scrittura... devo usare un apparecchio ortopedico per scrivere ».

Era per me un difficile dilemma. Siamo cosí assediati da richieste di aiuto che ci siamo fatti una regola di non accettare nuovi pazienti. Tuttavia come potevo rifiutare un qualsiasi aiuto di massaggi e di manipolazioni a questo bravo ragazzo che continuava a sperare e a lottare contro lo scoraggiamento?

Risposi dandogli un appuntamento dopo tre mesi. Questo avveniva cinque anni fa. Insegnai a sua madre come fargli massaggi per almeno un'ora al giorno, ed ella è stata precisa nel suo lavoro. Oggi quel giovane ha una nuova vita. Può stare seduto nella sua carrozzella senza accasciarsi come una bambola di cenci e può dipingere « quadri che sono piú grandi di me ». Sta preparando una raccolta di dipinti per una mostra personale. Le sue braccia sono tornate valide. Può stare carponi, e molti muscoli che si erano atrofizzati per il disuso, hanno ripreso vita e aumentano regolarmente di forza e di tono.

« Tutti quelli che erano divenuti miei amici negli ospedali in cui sono stato, oggi sono morti », disse Lenny alla signora Brod quando andò a intervistarlo. « Quando venni qui non potevo alzare il collo senza provare forti dolori... Adesso mi alzo sulle mani e sulle ginocchia e spingo il mio corpo su e giú come se corressi: esercito cosí il mio corpo e penso a nuovi esercizi da farsi oltre a quelli che mi ha prescritto il dott. Reilly. E naturalmente mia madre mi massaggia ogni giorno, come il dott. Reilly le ha insegnato a fare. È stata una cosa lenta ma continua, e il miglioramento è un vero miracolo ».

Lo spirito e la perseveranza di quel giovane non possono essere sottovalutati nell'operazione di salvataggio che abbiamo intrapreso, ma neppure l'importanza del massaggio e delle manipolazioni quotidiani, fatti da una madre devota nell'intervallo delle visite mensili al mio istituto, deve venire sottovalutata.

Ho trattato molti cosiddetti casi « disperati » simili a quello di Lenny, e ho visto molti pazienti migliorare in vari modi. In quasi tutti questi casi l'ingrediente necessario, oltre alla volontà e alla decisione personali, sono stati il massaggio e la manipolazione quotidiani, praticati da una persona devota.

Questo è drammaticamente illustrato dalla storia del signor B. M., avvocato e uomo d'affari di successo, e di sua moglie. Il signor M. si trovò, all'inizio della vita attiva, virtualmente tagliato fuori da una malattia diagnosticata come morbo di Charcot-Marie-Tooth. In un centro di riabilitazione gli fu detto che sarebbe rimasto in una carrozzella per tutta la vita.

In una lettera datata 2 gennaio 1970, sua moglie descrisse quello che era successo a suo marito:

« Nei primi mesi del 1967 notai che Ben [non il suo vero nome] aveva difficoltà nel camminare; a volte gli mancavano le forze o inciampava; camminando batteva contro una porta o contro una parete. Notai una debolezza generale e altri sintomi. Salire i gradini gli divenne sempre piú difficile, finché dovetti condurlo in macchina ai suoi affari. Aveva difficoltà nell'alzarsi da una sedia e nel sedersi... infine giunse al punto di non poterlo fare senza aiuto.

« Camminava con difficoltà trascinando i piedi... Se era supino, non poteva alzarsi sulle mani. Il nervo che corre lungo il lato esterno delle gambe (nervo periferico) sporgeva notevolmente. Si presentava un'atrofia delle natiche. Non riusciva a lavorare e, quando lo faceva, trovava difficoltà nel concentrarsi. La memoria si era indebolita, la coordinazione era imperfetta. Non poteva guidare la macchina. La vista era offuscata...

« Prendeva vitamine E, C, e B12: quest'ultima per iniezioni giornaliere. Poi cominciammo a diminuire gradualmente fino a due volte la settimana: 1.000 cc.

« Tentammo con un chiroterapista che diede qualche aiuto. Ma, con la diagnosi di morbo di Charcot-Marie-Tooth, e vedendolo in cosí cattive condizioni generali, io ero disperata e cercavo aiuto. Una sera ascoltando la radio, sentii parlare del dott. Reilly e di Edgar Cayce. Il mattino dopo uscii e mi procurai il libro *Il profeta dormiente*: immediatamente pensai che avrei trovato qui una risposta. Cominciai con massaggi di olio con vitamina E... Come sapete, mi occorse del tempo per trovarvi e chiedervi aiuto per mio marito che era un " rifiuto medico ", verdetto che non potevo accettare...

« Nel giorno di capodanno del 1967 facemmo il nostro pellegrinaggio da voi con le schede che avevo avuto dalla ARE e con i miei rapporti; voi li leggeste e accoglieste Ben come paziente. Da quel giorno, Dio e voi siete stati al mio fianco. Ho avuto la fortuna... di imparare da voi come massaggiare Ben, e questo è il lavoro che faccio scrupolosamente ogni giorno. Ho visto Ben tornare in salute e riprendere la vita normale. Egli passa adesso la giornata al pari di ogni uomo in buona salute. Vi siamo eternamente grati. Il dott. X del centro di riabilitazione dice che questo è un caso su un milione...

« Posso aggiungere quello che avete fatto per me. Mi ruppi un polso nel 1968... fu rimesso a posto, ma io mi trovai con una spalla bloccata; il dolore era insopportabile: ebbi complicazioni nella circolazione e subii una emorragia secondaria (sono pseudoemofiliaca e soffro di fragilità dei capillari). Ebbi un altro infortunio quando ero ancora ingessata, e mi avvertirono che avrei perso il 60% dell'uso della spalla. Grazie al vostro instancabile aiuto, la spalla guarí, e non credo di avere perduto nemmeno il 3% dell'uso. Ho massaggiato Ben anche con l'ingessatura, e la mano e il polso sono come nuovi. Non ho mai avuto né dolori o disagi dovuti al tempo o altro.

« Potrei continuare indefinitamente a dire quanto siate meraviglioso e quanto meravigliosamente vi siate comportato con Ben e con me, e con tutti quelli che vengono da voi per aiuto, molti dei quali ho visto tornare in salute grazie ai vostri trattamenti... Spero solo che voi e la vostra opera possiate essere conosciuti nei quattro angoli del mondo a beneficio degli uomini come mio marito e come il dottore che trattaste l'estate scorsa, il quale giunse da voi ridotto come un vegetale e vi lasciò come completo essere umano, capace di vivere pienamente la vita.

« Siate benedetti voi e Betty, i cui instancabili sforzi hanno reso possibile a dei " rifiuti medici " di tornare a godere pienamente la vita ».

Un altro esempio drammatico dell'importanza che una migliore circolazione ha per la salute è la storia di una delle piú grandi dame e amazzoni della Westchester County, nello stato di New York. Alcuni anni fa ella scivolò sul ghiaccio e si fratturò l'osso iliaco. Quando entrò nell'ospedale il medico le fece scegliere tra l'applicazione di un chiodo nell'osso per avere risultati piú rapidi, e una piú lenta e naturale guarigione con la trazione. L'avvertí che, senza il chiodo, avrebbe potuto rimettersi, se fosse stata fortunata, in sei settimane.

Io le consigliai la trazione e diedi istruzioni a suo marito sul come massaggiarla; inoltre le diedi un rimedio di Cayce: un preparato concentrato, ma facilmente digeribile, di calcio, chiamato Calciosio (oggi non piú reperibile). Suo marito dovette somministrare in segreto, nell'ospedale, tanto il massaggio quanto il calciosio. Una sera si concentrò tanto sul massaggio di sua moglie da non accorgersi di aver fatto tardi, e un'infermiera, facendo il suo giro di ispezione, lo colse sul fatto. Chiamò subito il medico di guardia perché lo mandasse via, gridando: « Mio Dio, questa donna sta per morire di trombosi; la sta massaggiando! ».

Io avevo avuto in cura per anni quella signora ed ero sicuro che non avrebbe avuto una trombosi. In realtà, si sarebbe alzata nel giro di undici giorni, avrebbe poi lasciato l'ospedale e camminato da sola con le stampelle dopo diciassette giorni e avrebbe addirittura cavalcato pochi mesi piú tardi. La circolazione intensificata aveva affrettato la saldatura delle ossa.

Non potrò mai dimenticare la bella fanciulla che entrò nel mio ufficio nel Capitol Theatre Building, trascinandosi sulle grucce. Mi disse: « Mi chiamo Jane Benson. Sono ballerina e pattinatrice sul ghiaccio, e i medici mi dicono che non potrò piú ballare. Vorrei piuttosto morire. Sidney Kingsley mi ha detto che vi è una sola persona che possa aiutarmi, e che quella persona siete voi ». Si riferiva al famoso scrittore e regista, che io non avevo mai incontrato

« Nel momento stesso in cui entrai in quello studio capii che tutto sarebbe andato bene », confidò Jane alla signora Brod. « Studiavo come modella e ballerina alla scuola dell'American Ballet con George Balanchine. Fui invitata da Dick Button a unirmi al suo spettacolo sul ghiaccio al World's Fair... Un giorno [alle prove] scivolai sul ghiaccio. Mi aggrappai a una cancellata sentendo un dolore lancinante che dalla caviglia mi saliva su per la gamba. La caviglia cominciò a gonfiarsi e Dick mi affidò a un medico che cura una quantità di ballerini. Il dott. B. scosse la testa e disse che sarebbe stato meglio se mi fossi rotta la gamba: il danno avrebbe richiesto molto tempo per guarire. Mi diede una quantità di cortisone e io tornai alle prove. Continuai a prendere cortisone e ad andare alle prove, ma mi sentivo sempre peggio. Dapprima fu la gamba destra, che era stata ferita, poi tutte e due le gambe. Infine mi rivolsi a uno specialista ortopedico, il quale mi mise sulle stampelle e mi fece portare scarpe ortopediche. Mi disse che probabilmente non avrei potuto ballare o pattinare per molto tempo, e forse mai. Io non volevo portare quelle orribili e antiquate scarpe ortopediche, ma lui affermò che, se non lo facevo, sarei rimasta zoppa per tutta la vita. Avevo lavorato un po' con Lee Strasberg e Sidney Kingsley, ed essi mi parlarono del dott. Reilly. Andai da lui tre o quattro volte alla settimana. Lui lavorò con quelle sue benedette mani, facendomi energici massaggi... e io cominciai a migliorare, non a poco a poco, ma immediatamente.

« Il dott. Reilly mi fece anche esercitare la caviglia con un asciugamano e tutta la gamba si rafforzò: potei tornare a posare come modella, a ballare e a pattinare ».

Questa storia ha un seguito divertente. Circa un anno dopo, la stessa ragazza entrò nel mio ufficio e mi disse che le era stata offerta una pubblicità televisiva in cui avrebbe dovuto paracadutarsi da un aeroplano. Voleva imparare altri esercizi per rafforzare le caviglie e le gambe. Fui assolutamente stupíto dal suo spirito e dal suo coraggio; dalle stampelle al paracadute in un anno!

Sí, riuscí a farlo con gli esercizi e con rinnovati massaggi. Non solo fece la pubblicità, ma scelse come hobby il salto con gli sci, e cosí incontrò suo marito, il maggiore James Rowe, eroe del Vietnam, e il primo prigioniero di guerra che riuscí a fuggire dai Nord Vietnamiti. Egli scrisse, sulla sua avventura, un libro che ebbe notevole successo (1).

Il professor Robert J. Jeffries, ingegnere di professione, si ritirò da una fortunatissima carriera negli affari per insegnare all'Università di Bridgeport e seguire i suoi interessi per il lavoro di Edgar Cayce e altre guarigioni paranormali. Nella seguente lettera, il professor Jeffries riferisce l'imponente miglioramento di un occhio, ottenuto col massaggio e la manipolazione raccomandati nelle letture di Edgar Cayce.

« Prima della mia visita a Virginia Beach nel luglio del 1967, avevo avuto difficoltà di visione nel mio unico occhio buono, il sinistro. (Il destro è stato sostanzialmente cieco fin dalla nascita). I sintomi erano doppia visione, aloni attorno alle sorgenti luminose e macchie volanti. Non vedevo a sufficienza per condurre l'automobile o leggere normalmente. Vari oftalmologi locali al Retina Institute di Boston e al Columbia-Presbyterian Medical Center di New York diagnosticarono queste difficoltà come dovute a rifrazioni ottiche risultanti da " corrugazioni " o " ruvidità " della superficie della cornea per causa sconosciuta.

« Anna, mia moglie, mi condusse a Virginia Beach dove, leggendo le schede di Cayce, notò che in alcuni casi simili al mio Cayce aveva consigliato manipolazioni della spina dorsale e/o massaggi, e a volte si era riferito specificamente a voi come terapista ideale...

« Io parlai di queste osservazioni di Anna a Lucille Kahn, che per caso si trovava quel giorno a Virginia Beach con suo marito David... Egli ci presentò a voi... Voi molto gentilmente mi faceste un " trattamento " e deste istruzioni al massaggiatore locale per continuare quel tipo di " massaggio " che io seguii quotidianamente nei cinque giorni successivi.

« Alla fine del terzo giorno potevo vedere abbastanza per leggere normalmente. Dopo il quinto giorno potevo guidare. Il settimo giorno potei tornare nel Connecticut guidando io stesso. Al mio ritorno, un easme oftalmologico confermò che non vi erano " apparenti " corrugamenti o ruvidità nella cornea. Fino a oggi (30 settembre 1968) non ho piú avuto i sintomi descritti.

(1) James N. Rowe, *Five Years to Freedom*. Boston: Little Brown & Co., 1971.

« Questi sono fatti. È stata una coincidenza? Forse il problema è scomparso da solo? Oppure il cambiamento è stato causato dal massaggio? Non è possibile dimostrare nulla. I fatti, tuttavia, sono lí, e io li ho constatati ».

Io curai il professor Jeffries per un disturbo alla schiena nel 1973, e posso dichiarare che ancora egli non ha avuto ricadute e gode ancora della migliorata capacità visiva dovuta alla terapia di massaggio-manipolazione.

Potrei continuare a citare casi del potere risanatore del massaggio, ma dovrei scrivere un altro libro.

La manipolazione (che comprende il massaggio) è probabilmente il piú antico e il piú istintivo fra tutti i metodi di guarigione. Si reagisce naturalmente a un colpo o a una contusione massaggiando o strofinando la parte colpita; una madre dà sollievo al suo bambino che piange massaggiandogli la testa o il dorso. Gli psicologi confermano che questo strofinamento non calma soltanto il piccolo, ma ha un compito importante nel suo sviluppo mentale ed emotivo.

Anche fra gli animali viene usata una primitiva forma di manipolazione. Molti animali si leccano le proprie ferite per pulirle. Questo leccarsi, con la bocca e con la lingua, affretta la guarigione aumentando il flusso sanguigno. I cervi, i cavalli, i cani, i gatti e molti altri animali si strofinano la testa, i fianchi e il dorso contro la corteccia di un albero o contro qualche superficie ruvida per farsi un massaggio, talora per pulirsi o avere sollievo, ma a volte per il semplice piacere di farlo. Un cavallo, una vacca, perfino un toro inquieto si calmano e provano piacere se vengono massaggiati con una striglia o se la mano umana scorre sulla loro testa, sul dorso o sulle membra. Molti addestratori di animali usano qualche forma di massaggio nel loro lavoro.

Negli uomini una carezza sulle diverse parti del corpo dà una sensazione rilassante e semi-ipnotica che ha, sul sistema nervoso, un effetto piú favorevole dei tranquillanti e dei sonniferi, senza alcuno dei loro effetti dannosi.

A questo punto domandiamoci: « Che cosa è la manipolazione? ». La manipolazione è un trattamento competente con la mano o con un apparato meccanico. Comprende il massaggio e movimenti attivi o passivi delle giunture, dei muscoli, del tessuto connettivo, dei tendini e dei legamenti. Pressioni e stiramenti vengono anche usati in questa terapia.

Il massaggio, parte importante della manipolazione, è definito una frizione terapeutica sistematica, uno strofinamento e un modellamento del corpo.

La meccanoterapia, altra parte della manipolazione, è un trattamento con mezzi meccanici come vibratori, macchine Zander, eccetera.

L'uso della manipolazione è citato nei piú antichi documenti storici. Vi sono rapporti scritti sui massaggi praticati in Cina già 3.000 anni prima di Cristo. In questi remoti tempi, i Cinesi avevano sette classi di medici che usavano forme di terapia manipolatrice.

Il massaggio è generalmente praticato con le mani, ma tra alcuni popoli vengono usati anche il gomito e l'avambraccio. Questa tecnica è usata molto spesso dai Giapponesi. Tra i Birmani e in alcune tribú dell'India, l'operatore usa i piedi e le gambe, seduto a terra o giacente su un fianco. Fra gli antichi Polinesiani il massaggio veniva fatto camminando su e giú sopra il paziente sdraiato a terra o sopra una stuoia. Ancora nel 1939, visitando le isole Hawaii, trovai che alcuni nativi continuavano a praticare il « massaggio camminante ». Si sostenevano su grossi bastoni. Usavano anche un'apparecchiatura simile alle nostre parallele per sostenere il loro peso. Con questi mezzi potevano controllare la pressione del loro peso stesso e graduarla dalla semplice carezza di una foglia alla pressione di tutto il corpo dell'operatore. La sensazione era molto piacevole, specialmente la pressione forte e profonda.

Un'altra forma di massaggio e manipolazione era usata impiegando un animale come massaggiatore. Nel passato, nelle numerose feste che accompagnavano la raccolta nelle zone rurali della Russia, vi era una pratica conosciuta come « passeggiata dell'orso ». A tale scopo un piccolo orso labiato, pesante da cento a trecento libbre, veniva fatto camminare su e giú per il dorso del paziente. Questo faceva l'effetto di un massaggio impastante e costituiva una rozza forma di manipolazione osteopatica e chiropratica. Per il contadino che aveva lavorato curvo e in altre posizioni distorte per intere settimane, questo raddrizzamento della struttura scheletrica, dei muscoli, dei tendini, delle giunture e dei tessuti connettivi era veramente una festa. (Non è detto quale tipo di diploma l'orso doveva avere).

Mentre la manipolazione è fondamentalmente un massaggio, in tempi moderni si sono aggiunte molte altre conoscenze e capacità. Quando vennero utilizzati speciali modi e tecniche per trattare specifici disturbi o deformità, nacquero l'osteopatia e la chiroprassi.

Gli antichi Indú hanno documentato l'uso della manipolazione nell'*Ayur Veda*, o « Arte di Vita ». I Persiani e gli Egiziani conoscevano e praticavano molti tipi di terapia manuale. L'« unzione con olio » è un'espressione continuamente usata nell'Antico Testamento. Gli antichi Greci parlano di unzioni, strofinamenti e frizioni, di movimenti attivi e passivi già 1.000 anni prima di Cristo. Ippocrate praticava e consigliava vari tipi di manipolazione.

Forse uno dei piú antichi documenti di un tentativo, nel mondo occidentale, di usare la manipolazione come terapia ben definita è la descrizione della tecnica di Asclepiade, che visse verso il 140 a.C.. Egli operò in Grecia e in Roma, e a Roma fondò una scuola che ebbe molto successo, nella quale applicò la sua teoria sull'uso della dieta, dell'acqua, del massaggio e dell'esercizio attivo e passivo. Egli insegnò che il movimento del corpo è necessario alla salute. Ciò che noi oggi sappiamo circa l'importanza delle ghiandole linfatiche e della loro circolazione, Asclepiade lo intuí piú di duemila anni fa. Non si rese conto della natura dipendente della circolazione linfatica, ma tentò di restaurare il libero movimento dei fluidi nutritivi per mezzo del massaggio e di altre forme di manipolazione.

Nei documenti dell'antica Grecia all'incirca del 1000 a.C. e nell'*Odissea* di Omero leggiamo che i guerrieri che tornavano stanchi erano massaggiati e unti con olio da belle schiave per avere sollievo e ristoro. Gli antichi Greci e i Romani avevano molte forme di manipolazione per molti scopi diversi: pizzichi, frizioni, massaggi, esercizio attivo e passivo e lavaggio della testa. Questi processi erano usati sia per il piacere, sia con il bagno; per scopi terapeutici nelle malattie e nelle deformità; per preparare gli atleti alle competizioni e alle esibizioni, e per ristoro dopo la battaglia. I massaggi erano usati anche per rimettere in buone condizioni gli schiavi vecchi, cosí da poterli vendere a maggior prezzo nelle aste: una specie di lucidatura del corpo.

La manipolazione è documentata presso i Romani fin dal primo secolo a.C. Il medico romano Celso, che visse nel primo secolo, parla di frizioni delle diverse parti del corpo per varie malattie, e di molti tipi diversi di terapia manuale che venivano usati. Un secolo prima di lui, Giulio Cesare si fece pizzicare dappertutto per alleviare una nevralgia. L'imperatore Adriano, il famoso Plinio e il dotto medico Galeno usarono e consigliarono la manipolazione come cura e per il generale mantenimento della salute.

Paracelso, nel sedicesimo secolo, esaltò i benefici del massaggio. Il massaggio e altre forme di terapia manipolativa sono anche menzionati, nel sedicesimo secolo, da Mercuriale, medico italiano, e da Gabriele Tallopius, famoso chirurgo di Padova. Nel quindicesimo secolo i Giapponesi usavano egualmente tutti i tipi di terapia manipolativa. In questo periodo pubblicarono un libro intitolato *San Tsai Tou Hoei*, con molti disegni di anatomia, di esercizio attivo e passivo e ogni tipo di massaggio e di movimento passivo. Questa terapia veniva usata nelle malattie, dopo le fratture, nelle contrazioni muscolari, nei crampi e come sollievo alla fatica.

Agli inizi del diciassettesimo secolo il medico Sydenham si rivolse alla terapia manipolativa in molte delle sue cure. Nello stesso secolo il medico prussiano Hoffman usò ogni tipo di meccanoterapia, attiva e passiva. Nel diciottesimo secolo si ebbe un notevole incremento della terapia manuale per curare malattie e deformità. Il movimento fu guidato dal francese Siton André Tisset, che scrisse vari libri sul valore curativo del massaggio e della manipolazione.

Il diciannovesimo secolo portò un grande rifiorire di tutti i tipi di manipolazione, attiva e passiva, nel mondo occidentale. Il famoso maestro di scherma, fisiologo e poeta svedese, Peter Henrik Ling, fondatore del sistema di massaggio svedese, riprese le conoscenze e alcune pratiche degli antichi. Tentò, per quanto possibile, di portare su basi scientifiche l'arte della manipolazione quale era conosciuta al suo tempo. Molti fondamenti del nostro lavoro nella manipolazione e nella ginnastica medica sono derivati dagli sforzi di Ling per coordinare e razionalizzare questa disciplina.

Verso la metà del diciannovesimo secolo, il famoso Douglas Graham, di Boston, scrisse il primo libro organico sulla manipolazione. Il lavoro di D.A. Sargent nel campo della meccanoterapia e dell'educazione fisica ha avuto la sua influenza in queste pratiche fino a oggi. Il secolo diciannovesimo introdusse anche la meccanoterapia e le varie macchine di Zander. Queste macchine furono usate per esercitare diverse parti del corpo e per imitare i movimenti di certi esercizi come l'equitazione, il cavalcare un cammello e l'andare in bicicletta. Nel 1874 il dott. Andrew Taylor Still portò la medicina osteopatica fra le arti della guarigione. Venti anni dopo, Daniel David Palmer fondò la chiropratica. E nella prima parte del secolo ventesimo vi furono le opere dei dottori R. Tait McKenzie e John Harvey Kellogg nel campo della terapia manipolativa.

Sebbene per molti anni la professione medica sia stata riluttante a utilizzare tutto l'insieme delle manipolazioni e dei massaggi, abbandonando cosí molti dei loro pazienti ai medici osteopatici e chiroterapisti, le due guerre mondiali stimolarono grandemente la scienza della riabilitazione nel trattamento dei reduci. Questo diede un grande impulso all'accettazione, da parte della professione medica, dell'importanza del massaggio e della manipolazione nelle guarigioni. In realtà il mio primo istituto fu chiamato Reilly Physician's Service (Servizio Medico Reilly), e al Rockefeller Center Institute abbiamo trattato pazienti mandati a noi da piú di tremila medici.

Nella guarigione paranormale la mano è l'agente usato dal guaritore. La mano umana può guarire? Una risposta affermativa sembra emergere dagli esperimenti di laboratorio condotti da una suora, la sorella Justa Smith, una distinta e intelligente biochimica ed enzimiologa che lavora nel Rosary Hill College e nel Human Dimensions Institute di Buffalo, New York, con il guaritore Oskar Estebany.

Quando il colonnello in ritiro dell'esercito ungherese, Oskar Estebany, che aveva notevoli successi nel guarire mediante l'« imposizione delle mani », trattò provette contenenti soluzioni di enzimi, suor Justa Smith poté osservare un cambiamento significativo nell'aumentata attività degli enzimi « trattati » a confronto con quella dei controlli non « trattati ».

È interessante notare come suor Justa riferisce che, quando il colonnello era indisposto o emotivamente sconvolto, gli enzimi non rispondevano nello stesso modo.

Gli esperimenti di suor Justa Smith sembrano indicare che il massaggio, quando viene praticato da qualcuno che abbia capacità guaritrici, può influenzare l'attività degli enzimi al pari della circolazione.

Incidentalmente, questo stesso guaritore, il colonnello Estebany, aveva già dimostrato in altri esperimenti rigorosamente controllati, condotti dal dott. Bernard Grad, della McGill University di Montreal, di poter affrettare processi di guarigione in piante e topi con l'« imposizione delle mani ».

Con questa prova scientifica, che confermava l'intuitiva sapienza di migliaia di anni di esperienza, dovrebbe essere facile capire perché il massaggio praticato dalla mano umana non potrà mai essere sostituito in modo soddisfacente da qualsiasi sorta di macchina o di vibratore, sebbene questi possano essere usati in mancanza di altro di meglio.

Il massaggio può essere stimolante e rilassante. Influisce su ogni parte del corpo: nervi, organi, ghiandole, circolazione e tono muscolare, aiutando a liberare il corpo dalle tossine e dai veleni della fatica. Qualche anno fa, osservai alcuni esperimenti condotti dal dott. John Harvey Kellog, al Kellog Institute di Battle Creek, Michingan, come pure il lavoro del dott. Douglas Graham, che ci portarono alla conclusione che un buon massaggio con opportuni drenaggi era l'equivalente di quattro ore di sonno.

In alcuni esperimenti un uomo doveva sollevare un chilo finché le sue dita fossero completamente stanche. Nel primo ciclo alzò il chilo 840 volte. In un secondo ciclo fu massaggiato per cinque minuti, dapprima il palmo, poi le dita, ed egli poté alzare il chilo 1.100 volte, aumentando di piú di un terzo quelle che erano le sue capacità prima del massaggio. Dopo essersi affaticato, senza massaggio, non poté superare le 500 volte, e nell'ultima prova scese a 200.

Anni fa, scrissi un articolo sull'importanza del massaggio nel superare la fatica, ed esso attrasse l'attenzione del noto studioso di tibetano Theos Bernard, poi conosciuto come il « Lama Bianco ». Egli stava seguendo un corso accelerato di sanscrito alla Columbia University tentando di ottenere il dottorato in tre anni e nove mesi prima di partire per il Tibet, e voleva riuscirvi con solo quattro ore di sonno cosí da poter dedicare piú ore allo studio.

Mi accordai con mio fratello, il dott. Pat Reilly, esperto fisioterapista, perché andasse in casa di Bernard ogni mattina per almeno nove mesi, a fargli un massaggio. Alla fine di questo periodo, Bernard passò gli esami, portò a termine la sua tesi di laurea sugli esercizi yoga, ottenne il dottorato in lingue orientali e in sanscrito, e dimostrò la teoria che quarantacinque minuti di massaggio equivalgono a quattro ore di sonno. La fervida dedica autografa sulla copia della sua tesi di laurea, in cui esprime la sua gratitudine per mio fratello, è un caro ricordo di questo esperimento.

La manipolazione e il massaggio erano una parte integrale della terapia senza farmaci di Cayce. Credo che non avremo mai il numero completo dei casi in cui prescrisse il massaggio, a causa della varia terminologia da lui usata: a volte parlava di frizioni, a volte di trattamento osteopatico e a volte di massaggio. Certo, quasi tutti i casi che mandava da me richiedevano massaggi e/o manipolazioni, spesso in combinazione con dieta, idroterapia elettrica, esercizio e altri trattamenti. Questo era caratteristico del lavoro di Cayce, in cui ogni essere umano riceveva un composto di terapie individualmente orchestrate, inteso a ricostituire l'armonia del corpo, della mente e dello spirito di quella data persona.

Cayce prescrisse a un uomo di affari di New York quanto segue:

« Perché l'idroterapia e il massaggio sono misure preventive come curative. Perché la purificazione del sistema permette alle stesse forze del corpo di funzionare normalmente, eliminando cosí i veleni, le congestioni e le condizioni che diverrebbero acute in tutto il corpo ». (257-254)

D. 21. Devo riprendere le frizioni con olio di arachide?

R. 21. Non vi è nulla di meglio... esse forniscono energie al corpo. E, come è indicato in altre prescrizioni, coloro che mangiano due o tre mandorle al giorno non dovranno mai temere il cancro. Coloro che si faranno fare una frizione con olio di arachidi ogni settimana non dovranno mai temere l'artrite ». (1158-31)

La concezione di Cayce di come i massaggi beneficano il sistema fu illustrata nel seguente caso che descrive una delle loro tante funzioni. Avvenne a un paziente che aveva una leucemia acuta, un ragazzo di 18 anni:

« Il massaggio fa molto bene, ma dovremmo praticarlo piú spesso, chiaro? Sempre che vi sia un'opportunità perché produca l'effetto, su tutte le aree, della migliore attività per gli organi del corpo. Bisogna considerare il

" perché " del massaggio: l'inattività fa sí che molte parti lungo la spina dorsale, da cui partono gli impulsi che sono ricevuti dai vari organi, siano molli, o tese, o tali che alcuni organi ricevano piú impulsi di altri. Il massaggio aiuta i gangli a ricevere impulsi dalle forze nervose come aiuta la circolazione nelle varie parti dell'organismo ». (2456-4)

Cayce diede questo consiglio a un uomo di 45 anni, che soffriva di mancata coordinazione del sistema nervoso. (5467-1)

« Al *mattino*, massaggio completo di tutta la zona cerebrospinale, frizionandola — dopo il massaggio completo con applicazioni fredde, chiaro?, seguendo il massaggio — massaggiando i centri lungo la spina dorsale con parti eguali di tintura di mirra e olio di oliva. *Scaldare* l'olio non fino alla bollitura, ma quasi, e aggiungere la mirra. Deve essere usato circa un cucchiaio da tavola di ogni composto. Questa è la quantità che deve essere usata a ogni applicazione... ».

Voglio sottolineare due interessanti aspetti di questa lettura. Quando gli fu chiesto: « Chi dovrebbe praticare il massaggio? ». Cayce rispose: « Una persona che sia intonata con ciò che viene tentato ».

L'intonazione è la chiave della guarigione, e particolarmente nel massaggio. Ho imparato negli anni, che con poche lezioni si può insegnare a una persona media a praticare massaggi elementari. Ma la differenza dei risultati dipende dall'attitudine di chi pratica.

Nei casi che abbiamo citato in questo capitolo, la devozione di una madre e di una moglie fu l'elemento chiave nel miglioramento dei loro cari.

In un caso molto recente, un figlio è stato lo strumento della guarigione di suo padre. Quando il signor R., avvocato, venne da me, capii subito che sarebbe stato necessario un trattamento giornaliero per aiutarlo. Era rimasto malamente storpiato in una esplosione: la sua gamba sinistra era stata spezzata riportando terribili lacerazioni; anche la rotula era spezzata. Il suo medico gli aveva detto che sarebbe rimasto zoppo per sempre e avrebbe dovuto usare un bastone o una stampella.

Dissi al signor R. che avrei potuto tentare di aiutarlo, ma solo se poteva fare in modo di avere un massaggio giornaliero in casa sua, sarebbe riuscito a camminare ancora normalmente. Proposi di insegnare a suo figlio come praticare il trattamento, e padre e figlio furono d'accordo. Mi fecero otto o dieci visite; io praticai al padre un trattamento e nello stesso tempo insegnai al figlio quello che doveva fare a casa.

Il signor R. ha recuperato per il 95 per cento il movimento della sua gamba e si è liberato delle grucce e del bastone. Nella sua ultima visita mi ha detto:

« Sapete, mio figlio Doc e io non siamo mai stati cosí buoni amici e cosí vicini, perché egli sa di aver fatto molto per me. Voi non solo mi avete reso possibile di camminare ancora, ma avete accresciuto e intensificato i miei rapporti con mio figlio ».

Alcuni parenti che imparano il massaggio per aiutare un membro della famiglia diventano cosí esperti da poter essere professionisti. È quello che accadde alla signora K. F., che mi portò sua figlia per un trattamento. La figlia era stata colpita da quella che i medici avevano definito una sclerosi multipla e stava perdendo la coordinazione. In questi casi noi non possiamo mai garantire i risultati, ma sappiamo che un'applicazione costante di manipolazione e massaggio impedisce ai pazienti di peggiorare e spesso li mantiene capaci di camminare. A volte, se si riesce a tenere alte le loro condizioni di salute generale, essi possono migliorare di molto. E allora, se il tono muscolare e la circolazione sono stati mantenuti, il paziente può tornare a funzionare normalmente, mentre, se i muscoli sono rimasti troppo a lungo nell'atrofia, anche con il miglioramento la funzione non torna.

Io insegnai alla madre come operare sulla figlia, dopo di che la figlia tornò a casa sua, da suo marito, in un'altra città. Un giorno la madre andò a visitare un'amica che era stata ricoverata in ospedale per una paralisi al lato destro. La signora F. cominciò a massaggiare il suo braccio e la sua mano che erano totalmente intorpiditi; poi frizionò la gamba. Arrivò il figlio della paziente, che era medico in quello stesso ospedale, osservò il lavoro della signora F. e le chiese se era disposta a venire ogni giorno per fare a sua madre un massaggio. (Naturalmente si offrí di pagarla). La madre si riebbe per il 60-70 per cento dalla paralisi e suo figlio raccomandò la signora F. ad altri pazienti e medici. Adesso ella lavora a tempo pieno con dei medici.

Un altro punto che vorrei presentare all'attenzione del lettore è la precisa direzione data nelle letture per utilizzare le soluzioni del massaggio. Cayce usava una grande quantità di lubrificanti e ci ha lasciato un'eredità di combinazioni che noi abbiamo usato con grande efficacia per piú di quarant'anni. Per esempio l'olio di arachide, solo o in combinazione, si trova ripetutamente nei preparati usati per prevenire e trattare i dolori artritici o reumatici; la miscela a base di kerosene o benzina appare nella sua ricetta per gli strappi muscolari e per trattare pazienti colpiti da paralisi infantile o paralisi cerebrale. Il burro di cocco, alternato con olio di oliva o composti di olio di oliva, era raccomandato per bambini sofferenti di varie malattie dalla pertosse alla paralisi cerebrale. Per esempio la lettura 5568-6 di Cayce è per un bambino di 6 anni colpito da paralisi cerebrale:

« È bene che il corpo, ogni sera, sia frizionato *interamente* con quelle forze che si possono trovare in un unguento, che agisce come lubrificante per l'intero sistema. Possono usarsi in maniera alterna burro di cocco e olio di oliva, o olio di oliva, mirra e burro di cocco. Questi miglioreranno le condizioni per il riposo del corpo e per le attività delle estremità, come pure per i centri lungo il sistema cerebro-spinale... questo sarà utile anche per questo corpo, se la spina sarà strofinata interamente, non con i comuni trattamenti di manipolazione, ma con piú rudezza, cosí da stimolare le estremità nervose e la loro funzione attraverso la parte muscolare del corpo ».

Cayce prescriveva olio di arachide, solo o in combinazione con altri oli, piú spesso di ogni altro, particolarmente nei casi di artrite. Come abbiamo già citato, nella lettura 1158-1 egli dice: « Coloro che si faranno fare un massaggio con olio di arachide ogni settimana, non temeranno mai l'artrite »; e nella lettura 1206-13: « (usando) frizioni di olio di arachide una volta alla settimana, non avremo mai reumatismi, né quelle condizioni concorrenti di stasi nel fegato e nelle attività dei reni ».

Non sempre Cayce spiegava la sua scelta di un particolare olio o miscela, ma quando troviamo spiegazioni, esse sembrano sempre essere terapeuticamente razionali, piuttosto che un capriccio o un'abitudine. Certo, ci rendiamo conto, dal suo vasto uso di bagni di vapore (che saranno spiegati nel capitolo seguente) e dalla sua attenzione ai lubrificanti, che egli aveva capito il compito importante della pelle nell'assimilazione come nell'eliminazione.

Per esempio, nella lettura 441-3 egli dice: « L'olio di oliva, propriamente preparato [quindi bisogna sempre usare puro olio di oliva], è uno degli agenti piú efficaci per stimolare l'attività muscolare o quella della membrana mucosa, che possono essere applicati al corpo ».

Nel caso di una donna con locomozione squilibrata, che soffriva anche di astenia (debolezza) e tossiemia, egli spiegò lo scopo del massaggio lubrificante:

> « Due volte al giorno massaggiare il corpo, specialmente lungo la colonna vertebrale. La sera massaggiare con puro olio di oliva, *puro* olio di oliva, in ogni segmento, in ogni vertebra, lungo la spina dorsale; massaggiare bene nel corpo; massaggiare lungo le membra, specialmente quelle dei nervi sciatici e lungo quelli delle braccia che vengono dal plesso brachiale, o lungo la parte del braccio nell'avambraccio, nella parte esterna, interna e superiore, chiaro? Lavate dopo che questo è stato *completamente* massaggiato nel corpo dedicando almeno venti o venticinque minuti a tale massaggio, chiaro? Al *mattino* massaggiate il corpo con tintura di mirra indebolita, chiaro? Questa per indurire, l'altro per rilassare, rafforzare e nutrire le condizioni muscolari, e per ottenere una migliore locomozione eliminando dal sistema gli effetti dei veleni e rafforzando tutto il corpo. Fate questo per almeno quindici giorni, chiaro? ». (5421-6)

Nella lettura 618-4, Cayce affermò che la mirra è buona per i muscoli e stimola la circolazione superficiale.

In un'altra lettura, 440-3, dice: « La tintura di mirra agisce sui pori della pelle in tal modo da penetrare facendo sí che la circolazione sia portata ad agire sulle parti... ».

Nei miei molti anni di esperienza nell'istituto e nella mia pratica privata ho trovato che cinque o sei miscele sono le piú utili; ne troverete le formule alla fine del prossimo capitolo.

capitolo 9

# *Come praticare il massaggio*

« *E usando frizioni di olio di arachide una volta la settimana, non avremo mai reumatismi, né quelle condizioni concorrenti di stasi nel fegato e nelle attività dei reni* ». (1206-13)

« *Quelli che mangiano due o tre mandorle ogni giorno non temeranno mai il cancro. Quelli che fanno ogni giorno un massaggio con olio di arachide non dovranno mai temere l'artrite* ». (1158-31)

« *I massaggi di olio di arachide forniscono energie al corpo...* (1158-31)

« *...e l'olio di oliva è uno degli agenti piú efficaci per stimolare l'attività muscolare o quella della membrana mucosa, che possano essere applicati al corpo* ». (440-3)

EDGAR CAYCE

## ISTRUZIONI PER UN MASSAGGIO IN CASA PROPRIA

Pur non volendo paragonare i benefici di un massaggio casalingo a quelli fatti da un operatore, sarete sorpresi di quanti vantaggi potete trarre dall'apprendimento di alcune tecniche molto semplici. I benefici per il corpo, la mente e lo spirito sono inestimabili, senza contare quelli per il vostro portafoglio. Cominciamo dal come massaggiarci da soli.

### AUTOMASSAGGIO

1. Prendete un comune asciugamano, lungo circa un metro (eguale a quello usato per gli esercizi), e piegatelo fino a una larghezza di quindici centimetri. Con questo semplice aiuto potete farvi una buona frizione e compiere anche alcuni esercizi. Una frizione con l'asciugamano migliorerà la vostra circolazione, aiuterà le vostre condizioni e vi consoliderà le braccia, il petto e le spall.e

Lasciate pendere l'asciugamano sulla spalla destra, poi afferratene l'estremità anteriore con la destra portando la sinistra dietro il dorso per afferrare l'altra estremità. Fate scorrere l'asciugamano su e giú attraverso il dorso, producendo un gradevole calore di attrito. Rovesciate il movimento con l'asciugamano sulla spalla sinistra, la sinistra davanti e la destra dietro. Mettere nell'asciugamano un cordoncino, costituirà una variante.

2. Un altro metodo per massaggiare il dorso e il collo con un asciugamano è il seguente.

Mettere l'asciugamano ripiegato sul retro del collo e tenerne le estremità ben tese al livello delle spalle. Poi tirare lentamente avanti e indietro per 5-10 centimetri. Cercate di far muovere la carne e i muscoli interni piuttosto che la superficie. Poi, sempre tenendo l'asciugamano, abbassate le mani al livello del petto e, con la massima pressione, fate un breve movimento avanti e indietro. Questo massaggerà la base del collo e i larghi muscoli trapezoidali delle spalle. Abbassando l'asciugamano al livello delle ascelle, vi farete un buon massaggio del dorso in questo settore. Poi abbassate ancora l'asciugamano fino a coprire l'intero dorso. Anche i fianchi possono essere massaggiati nello stesso modo. Operando sui fianchi, potete torcervi contro l'asciugamano cosí da raddoppiarne l'azione: una specie di danza hawaiana.

Usando l'asciugamano in questo modo potete darvi nello stesso tempo una frizione e un massaggio di pressione. Per la frizione l'asciugamano va tenuto teso e il movimento è piú libero e lungo. Non continuate quando la pelle si è molto riscaldata perché potrebbe derivarne una bruciatura da frizione. Per il massaggio di pressione, il movimento dell'asciugamano avanti e indietro è molto piú breve, ma bisogna fare molta forza sulle estremità dell'asciugamano. Questo è necessario per far muovere la carne e i muscoli interni.

3. Un metodo per massaggiare i piedi e le gambe con un asciugamano è il seguente.

Piegate un asciugamano come in precedenza. Poi, seduti su una sedia da cucina, avvolgetelo attorno al piede una sola volta. Movetelo avanti e indietro e a zig-zag. Usate la stessa tecnica col polpaccio e la parte superiore della gamba.

Potete anche farvi un rudimentale massaggio a percussione colpendo un muro con i fianchi e le natiche (non tanto forte da farvi male). Questo è molto utile per diminuire il grasso. Potete anche ottenere i benefici del massaggio a percussione colpendo le natiche con l'interno del polso, processo utilissimo per ridurre la congestione in casi di prostatite.

## Preparazione

La cosa piú importante da ricordare nel fare un massaggio è che, per ottenere risultati efficaci, dovete desiderare di aiutare la persona su cui operate.

1. L'ideale sarebbe che il massaggio venisse fatto su una tavola. Le tavole professionali sono alte da 70 a 75 centimetri da terra, larghe altrettanto, e lunghe un metro e settantacinque, circa l'altezza media di un uomo. Se la tavola è troppo alta, non potrete fare abbastanza forza, e se è troppo bassa, vi prenderete un mal di schiena e avrete bisogno voi stessi dell'opera di un massaggiatore.

Un massaggio può essere fatto a letto se l'operatore è seduto su una sedia. Saranno date istruzioni piú avanti in questa lezione.

Sebbene alcuni moderni sostenitori del massaggio raccomandino di far distendere il soggetto sul pavimento, personalmente ho trovato che questo metodo è piú adatto a quei popoli che, per la loro cultura, sono abituati a rannicchiarsi o inginocchiarsi. Cosí, se avete deciso di includere il massaggio nella vostra nuova vita, sarà bene che acquistiate una tavola o che ve la costruiate da soli.

Potete farvi una tavola usando due cavalletti e una grossa tavola di compensato, spesso almeno due centimetri, delle misure già date.

Potete anche improvvisarla con un lettino senza sponde e alzandolo a una giusta altezza con blocchi di legno, come quelli che usiamo per questo scopo alla clinica ARE.

2. Se non usate una tavola imbottita, copritela con parecchie coperte o con gommapiuma (le imbottite da spiaggia costano poco e sono impermeabili). Poi coprire con un lenzuolo.

3. Per un massaggio tonico generale preferiamo usare come lubrificante la miscela di Cayce che indichiamo alla fine di questo capitolo, dove diamo anche alcune varianti.

4. Tenete pronto il lubrificante. È meglio metterlo in una bottiglia di plastica a pressione, facile a maneggiarsi e piú igienica di un contenitore aperto. È anche piú maneggevole per i principianti perché può essere tenuta vicino, cosí da non interrompere il contatto tattile con il paziente quando è necessario nuovo olio, e non si versa fuori se il contenitore si rovescia.

5. Preparare un cuscino, che sarà messo sotto le caviglie del massaggiato quando è prono, e sotto le ginocchia quando è supino. Questo aiuta a rilassare il corpo.

6. Ricordatevi di lavarvi bene le mani prima di toccare il paziente.

Prima di imparare i vari movimenti e tecniche, i miei studenti devono avere qualche nozione sulla meccanica del corpo, perché il massaggio non si esegue solo con le mani e con le braccia, ma con tutto il corpo.

Nel grande classico *Trattato sul Massaggio*, il dott. Douglas Graham, membro della Massachusetts Medical Society ed ex allievo del Jefferson Medical College, ha scritto:

« Per quanto precisa e accurata possa essere la descrizione, non è probabile che venga compresa da chi non veda, non senta e non tenti di fare massaggi lui stesso confrontando i suoi sforzi con quelli degli altri; perché il massaggio, sebbeno possa essere studiato come scienza, al pari di ogni altra cosa in medicina e chirurgia, deve essere praticato come arte... vi sono molte cose che non possono essere razionalizzate, che non possono essere trasferite da mente a mente in libri o articoli.

« La definizione e il modo di fare il massaggio non sono espressi piú chiaramente chiamando sfioramenti i lenti e delicati colpi in direzione centripeta, o strofinamento profondo il massaggio a frizione, o usando il termine " petrissage " per manipolazione senza frizione, o " tapotment " per la percussione... Le molteplici suddivisioni sotto le quali sono state descritte le varie procedure del massaggio possono essere raggruppate sotto quattro titoli, e precisamente: frizione, percussione, pressione e movimento » (1).

In base a questa rinuncia da parte di un'autorità cosí eminente come il dott. Graham, esorterò il massaggiatore dilettante a non lasciarsi scoraggiare dalla terminologia tecnica che incontrerà nei manuali e nei libri sul massaggio. Per scopi pratici il principiante può usarne solo pochi fondamentali, e, come ha detto anche il dott. Graham, « i vantaggi di un comune strofinamento non devono essere disprezzati » se lo si pratica nel modo giusto. Fin dal principio sarete sorpresi nello scoprire quanti movimenti vi verranno istintivi e naturali, perché un grande medico del diciannovesimo secolo ha detto: « Un attento studio della struttura del corpo umano, dei suoi contorni e della sua conformazione, insieme con i piú piacevoli ed efficaci modi di applicare a esso il massaggio, dimostrano in definitiva che il Creatore ha fatto il corpo umano per essere manipolato, oppure che Egli ha messo nel cuore umano l'idea del massaggio come mezzo per eccitare l'azione dei nervi, dei muscoli e della circolazione ».

## Meccanica del corpo

Prima di tentare un massaggio è necessario imparare come muovere il nostro stesso corpo con ritmo ed equilibrio. Le piante dei piedi, i polpacci e le reni sono tutti coinvolti al pari delle spalle, delle braccia e delle mani.

Sciogliete le spalle con alcuni degli esercizi di spallucciata e di rotazione delle spalle descritti nel capitolo 7. Sciogliete le gambe e in particolare le ginocchia. Assumete una posizione modificata da schermidore e flettete le ginocchia molleggiando leggermente in su e in giú, con una gamba in avanti e l'altra un poco arretrata. Poi fate oscillare le spalle e i fianchi avanti e indietro con movimento coordinato, non dissimile da quello dei ballerini di rock. Il ritmo è tutto. Per questo io posso manipolare fino a diciotto persone al giorno senza affaticarmi.

## Movimenti

### Il tocco

Viene usato per stabilire il contatto con il soggetto come introduzione per indurre voi e lui a rilassarvi. Mettete le mani attorno al braccio o alla spalla sinistri, col pollice verso la parte superiore e le dita che seguono i contorni dell'arto. Non vi è movimento, solo una pressione leggera e rassicurante. Il tocco può essere fatto sulla spalla, sul braccio o sull'avambraccio. (Vedi fig. 1).

(1) Douglas Graham, *A Treatise on Massage*. St. Louis, Mo.; J.H. Chambers & Co., 1890, pag. 40.

## Lo sfioramento (Effleurage)

È il movimento piú comunemente usato. Serve ad applicare il lubrificante e per la maggior parte dei movimenti che le vostre mani devono fare per passare su tutta la lunghezza del corpo e delle membra. L'intera mano viene usata nello sfioramento, con le dita unite e tutta la superficie aderente al contorno della parte del corpo impegnata in quel momento. Lo sfioramento può essere fatto con movimenti lunghi, o brevi, o interrotti (spiegati nelle istruzioni che seguono), e applicato con pressione leggera, media o pesante.

Lo sfioramento può anche essere fatto con la punta delle dita, col pollice e con le nocche, ma per i principianti ci fermeremo all'uso piú comune. È un movimento molto efficace: aumenta la circolazione del sangue e della linfa, migliora il ritorno della circolazione venosa al cuore, ravviva i tessuti, calma e rilassa inducendo al sonno. (Vedi fig. 2).

## L'impastamento (Petrissage)

È questo, terapeuticamente, il movimento piú importante perché agisce sui nervi, sui vasi sanguigni e sulle ghiandole, migliora il ricambio cellulare, normalizza il flusso del sangue e della linfa e aiuta a eliminare le tossine. L'impastamento viene eseguito facendo piccoli cerchi con la mano destra in senso orario e con la sinistra in senso antiorario, sempre verso l'alto e l'esterno anche quando si massaggia l'arto verso il basso. La pressione viene esercitata dal pollice, mentre l'impastamento è affidato alle quattro dita unite. Le mani ruotano ritmicamente al pari dell'intero corpo oscillando nelle spalle, nei fianchi e nelle gambe. (Vedi fig. 3).

## La frizione

È un movimento di sfioramento applicato alla superficie della pelle (spesso senza lubrificante, senza lavorare sui muscoli interni). In genere viene fatta piú rapidamente dello sfioramento ed è piú superficiale, stimolando la sola pelle. La posizione delle mani è la stessa che nello sfioramento. (Vedi fig. 3).

## La frullatura

Con le mani e le dita tese, frullate il braccio, la gamba o la coscia come fareste con della pasta o con della creta per ridurle a un cordone. Quando la sinistra avanza, la destra indietreggia e viceversa. È un movimento adatto per atleti, pattinatori e per chiunque debba compiere sforzi muscolari o abbia i muscoli affaticati. (Vedi fig. 4).

## La torcitura

Questo movimento viene spesso usato sui fianchi quando vi è accumulo di grasso attorno alla vita. Mettete le mani aperte, con le dita tese in avanti, sulla cintura o sull'arto del vostro soggetto. Strizzate il grasso o la carne con entrambe le mani, poi spingete la destra verso di voi e la sinistra in senso contrario come per torcere un asciugamano. Questo fa uscire il sangue dai muscoli, stimola le cellule nervose e spreme le cellule grasse. (Vedi fig. 5).

## La compressione dei nervi

Mettete entrambe le mani sul braccio del soggetto come nello sfioramento, il pollice verso l'alto, le dita aderenti ai lati e al retro del braccio, e stringete verso l'alto e verso il basso premendo col peso del corpo. È molto utile per normalizzare la circolazione ed è rilassante. (Vedi fig. 6).

## La percussione

Ha numerose varianti conosciute come *coppettatura, battitura, taglio* e *schiaffo*. La percussione ha specifici usi terapeutici per superare congestioni fredde, trattare prostatiti e altri problemi. Molti massaggiatori concludono un massaggio generale con *tagli* sul dorso, pratica resa popolare da tanti film. La *coppettatura* si esegue di solito con movimenti in « staccato », per lo piú sul dorso o sul petto, con la mano incavata a coppa. (Vedi fig. 7).

Lo *schiaffo* viene fatto con la mano piatta, battendo e tenendo i polsi piegati. (Vedi fig. 8). Il *taglio* è fatto col taglio delle mani tenendo le dita aperte. (Vedi fig. 9).

Vi sono vari colpi con altrettanti nomi diversi, ma quelli che abbiamo presentato servono per la maggior parte delle esigenze di un massaggio casalingo.

## La manipolazione

Si tratta di semplici movimenti passivi delle membra del soggetto compiuti dal massaggiatore (rotazione e piegamento delle giunture). Il soggetto non deve aiutare ma rimanere rilassato.

## METODO REILLY PER IL MASSAGGIO IN CASA

### Principi generali

1. Tutti i movimenti del massaggio in generale devono essere diretti in alto e verso il cuore, eccetto quelli per il collo e la testa.

2. È meglio massaggiare dapprima la parte superiore di un arto cominciando da un estremo e proseguendo: dal gomito alla spalla, dalla mano al gomito e cosí via.

3. In generale i movimenti del massaggio devono cominciare leggermente aumentando la pressione via via che si ripetono e diminuendo poi fino a divenire una carezza lenta e leggera. I movimenti devono esercitare una maggiore pressione nel salire e una minore nel discendere.

4. Un tempo lento verrà usato per il rilassamento: diciamo 60-90 movimenti al minuto; un movimento rapido viene usato per la stimolazione: da 120 a 180 movimenti al minuto.

5. Ricordatevi di cercare di mantenere continuo contatto con il soggetto anche quando cambiate posizione. Se dovete passare all'altro lato o dalla testa ai piedi, cercate di mantenere il contatto con una mano.

6. Cercate di stare attenti a possibili « segnali di pericolo »: punti che divengono troppo caldi o troppo freddi, irrigidimento, dolore, eccessiva sensibilità, eccetera. Se persistono, sottoponeteli all'attenzione del medico del vostro soggetto: potrebbero essere segnali di avvertimento di qualche disordine.

7. L'ordine seguente, che io uso e insegno, si è rivelato efficace se il soggetto è nervoso o apprensivo. Massaggiare dapprima le braccia perché questo riscalda le mani dell'operatore e le braccia sono la parte meno sensibile del corpo. Operate sull'addome prima che sulla testa o sulle spalle, perché, se liberate qualche gas o tossina nel colon, questo può provocare un leggero mal di testa che sarà eliminato dal massaggio sulla testa. Ho trovato piú facile ed efficiente operare sui piedi quando il paziente è prono e le gambe sono piegate al ginocchio lasciando libero accesso ai piedi.

Ricordatevi di applicare abbastanza olio alle membra cosí che la pelle sia liscia e le vostre mani non la irritino. Applicatelo lentamente, con un approccio delicato e affettuoso. Se applicate troppo olio, non potete andare abbastanza a fondo, e quindi portate via l'eccesso con un asciugamano o con un cencio. Per la stimolazione rapida usate la frizione senza lubrificante.

### La pratica consueta

1. Anzitutto ponete il soggetto in posizione supina, sul dorso, con un cuscino sotto le ginocchia. Usate due asciugamani per proteggere il petto e l'area pubica di una donna, o un lenzuolo e un asciugamano. Gli uomini possono indossare le mutandine o coprirsi con asciugamani o lenzuola. Questo per evitare raffreddamenti e proteste pudiche.

2. Il vostro primo approccio al soggetto avverrà attraverso il TOCCO. Ponete una o entrambe le mani sul braccio o sulla spalla prima di cominciare la terapia del massaggio. È un modo importante per stabilire un rapporto e un contatto.

3. Mettetevi un lubrificante sulle mani.

4. Applicate il lubrificante massaggiando tutto il braccio.

5. Cominciate col braccio sinistro, al gomito, e massaggiate verso la spalla.

6. Cominciando dal polso, massaggiate verso il gomito.

7. Poi operate sulla mano

8. Manipolate le mani e le braccia come abbiamo indicato. PORTATE A TERMINE UN BRACCIO PRIMA DI PASSARE ALL'ALTRO.

Ripetete questo processo sul braccio destro.

9. Compressione dei nervi.

10. Finire sfiorando tutto il braccio in su, dalle dita e dalla mano fino alle spalle, e in giú.

11. Operate sull'addome con cura, seguendo le istruzioni di cautela, e stimolate il fegato.

12. Operate sui fianchi e sulla vita.

13. Cominciando con la gamba sinistra e il ginocchio sinistro, massaggiate verso le natiche.

14. Massaggiate attorno al ginocchio.

15. Cominciando con la caviglia sinistra, massaggiate il basso della gamba fino al ginocchio.

16. Manipolate le ginocchia e i fianchi.

17. Compressione dei nervi.

18. Finire con lo sfioramento di tutta la gamba, dai piedi alle natiche.

19. Operate sul volto.

20. Operate sul collo e sulle spalle.

21. Voltate il soggetto in posizione prona, a faccia in giú.

22. (a) Operate sul retro della gamba, dal ginocchio su per la coscia.
(b) Operate, dalle caviglie alle ginocchia.

23. Massaggio dei piedi e delle dita.

24. Manipolare i piedi e le gambe come indicato.

25. Compressione dei nervi ed eventuale sfioramento di tutta la gamba.

26. Finire con lunghi sfioramenti.

27. Operare sul dorso, natiche, collo e spalle come viene indicato nelle pagine che seguono.

28. Finire con lunghi sfioramenti dal collo lungo il dorso e fino alle natiche e poi ancora in su.

Nota: se eventualmente fate sfioramenti sul retro delle gambe e delle spalle, fateli prima dello sfioramento finale.

ISTRUZIONI TECNICHE

Le seguenti istruzioni valgono per un massaggio generale tonico di 30-45 minuti. Via via che la vostra esperienza e il vostro entusiasmo aumentano, potete estendere il massaggio a 60 minuti aumentando il numero di volte di ogni movimento e aggiungendo piú sfioramenti.

## Braccia

1. Il vostro soggetto giace adesso sulla tavola o sul letto, a faccia in su, e con un cuscino sotto le ginocchia, convenientemente coperto. Vi metterete al suo fianco sinistro, con la gamba destra avanti e la sinistra ben bilanciata, di fronte al soggetto. Comincerete col braccio sinistro.

Se applicate il massaggio a un soggetto che sta a letto, consultate le istruzioni date piú avanti in questo capitolo. (Vedi fig. 10).

2. TOCCATE il soggetto sulla spalla e sulle braccia.

3. Mettetevi un lubrificante sulle mani.

4. Applicate il lubrificante al soggetto con lunghi SFIORAMENTI all'insú per tutto il braccio, SFIORANDOLO delicatamente due o tre volte dalle mani alla spalla. Usate tutta la mano, tenendo le dita unite e aderenti ai contorni del braccio.

5. Cominciando dall'altezza della spalla, usate un MOVIMENTO DI IMPASTAMENTO sul braccio, operando con le mani alternatamente e tenendole vicine. Fate forza verso l'alto ma movete verso il basso. Il moto circolare delle mani è sempre *verso l'alto.* Quando avrete raggiunto il gomito tornate a operare verso la spalla. Fatelo due o tre volte in un movimento continuo e carezzevole, sempre andando in su, seguendo il flusso del sangue venoso verso il cuore.

Per tenere il soggetto piú rilassato, potete sostenergli il braccio sotto la vostra « ala » mettendovelo sotto l'ascella quando usate le due mani come nell'impastamento.

Cercate di ricordare l'« azione delle ginocchia » dondolando il corpo avanti e indietro nell'operare sul soggetto. Aumentate la pressione cosí da modellare la carne come se fosse pasta o creta. (Vedi fig. 11).

6. Nell'operare sull'avambraccio (dal polso al gomito), piegate il braccio al gomito facendolo posare, insieme alla parte superiore del braccio, sulla tavola, oppure prendetelo sotto l'« ala » come abbiamo descritto.

SFIORATE l'avambraccio dal polso al gomito due o tre volte. State attenti che non vi sia pressione sull'arteria interna del braccio; tenete la pressione sul lato esterno delle braccia. Impastate l'avambraccio una o due volte. Potete aggiungervi una frullata se fate un massaggio piú lungo o se vi è uno strappo muscolare come dopo il tennis o il golf.

7. Poi lavorate sulla mano. Tenetela aperta per rilassarla. Se il vostro soggetto è una persona nervosa, può avere una tendenza a stringere le mani

e i piedi, quindi procedete lentamente e con delicatezza. Massaggiate le dita cominciando dal mignolo, con movimenti a spirale su ogni dito, dalle punte alle nocche, come girando una vite. Questo fa defluire il sangue e cambia la circolazione. Un'altra tecnica è di tenere il dito del soggetto tra due dei vostri, e muoverlo come se lo avvitaste in una cavità, ma delicatamente. Poi ruotate ogni dito in ogni direzione. Piegate avanti e indietro le giunture della mano e delle dita. Tirate le dita e fate stendere la mano quanto piú è possibile senza dare strappi.

Massaggiate il palmo con i vostri pollici usando entrambe le mani e movendole in piccoli cerchi in direzioni opposte. Poi massaggiate l'altra mano tenendo solidamente il pollice sul palmo del soggetto e movendo le altre dita in un movimento circolare sul lato esterno della sua mano.

Ruotate il pollice in senso orario; ruotate la mano usando le vostre due mani per fare il movimento. Flettere la mano al polso, avanti e indietro.

NON LASCIATE CHE IL SOGGETTO VI AIUTI. TENETELO RILASSATO. L'OPERATORE STESSO DEVE COMPIERE TUTTI I MOVIMENTI.

(Questo introduce alla manipolazione del braccio).

8. Per la manipolazione delle giunture, flettere il gomito. Mettete la vostra mano sotto il braccio del soggetto, proprio sopra il gomito, e l'altra mano al suo polso. Piegate avanti e indietro, delicatamente, il braccio del soggetto come se fosse un cardine, portando la mano il piú vicino possibile alla spalla. (Vedi fig. 12).

RUOTATE la spalla. Mettete la vostra mano sopra il tricipite sul retro del braccio e afferrate il polso o l'avambraccio del soggetto. Ruotate il braccio e la spalla nelle due direzioni. (Vedi fig. 13).

9. LA COMPRESSIONE DEI NERVI è usata dopo il movimento finale, che è lo SFIORAMENTO. Ponete le mani sul braccio del soggetto come nel TOCCO; le vostre dita aderiscono ai lati e al retro del braccio. Cominciando dalla sommità della spalla, premete verso l'alto e movete le mani lungo il braccio. Il movimento è una stretta verso l'esterno e l'alto. Operate scendendo verso il polso e poi risalite (una o due volte).

STATE ATTENTI A NON COMPRIMERE LE ARTERIE ALL'INTERNO DEL BRACCIO.

(Questo movimento è buono per la circolazione e il rilassamento). (Vedi fig. 6).

10. LO SFIORAMENTO FINALE consiste in uno SFIORAMENTO dalla mano alla spalla due o tre volte. Il primo sfioramento può essere di pressione media, e lento; col secondo portate leggermente le mani in su e poi le fate SCIVOLARE molto leggermente indietro fino alle mani del soggetto. Terminate andando molto leggermente su e giú per il braccio.

Ponete allora delicatamente sulla tavola la mano del soggetto e passate al braccio destro.

11. TOCCATE l'addome con tutta la mano e passatevi sopra l'olio leggermente, stabilendo il contatto con questa zona molto sensibile del corpo del vostro soggetto. Mettetevi al suo fianco sinistro, con i piedi paralleli, invece

che l'uno avanti all'altro, e ben bilanciato. Fate piegare le ginocchia al soggetto mettendogli i piedi con tutta la pianta aderente alla tavola o al letto. Sarà piú a suo agio se le ginocchia verranno sostenute da uno o piú cuscini. Con le dita bene aderenti alla zona, cominciate a impastare il fianco sinistro inferiore dell'addome ruotando le dita e la mano in senso orario, movendo lentamente da circa tre o cinque centimetri sotto la costola sinistra, attraverso l'addome, fino a cinque centimetri sotto la costola destra, e poi, continuando in piccoli cerchi, subito sopra il fianco destro. Ricordate che il breve movimento è all'insú e infuori. Quando avete finito, completate i circoli del torso. Ripetete lo stesso movimento dal fianco destro al sinistro, seguendo l'andamento dell'intestino crasso. Fatelo tre volte in ogni direzione.

Per stimolare l'azione peristaltica degli intestini, ponete la mano destra aperta sulla sinistra (o viceversa, se vi torna piú comodo) e, cominciando dal basso, a sinistra, operate lentamente verso destra in un grande cerchio sull'addome, con un leggero impastamento da destra a sinistra, scuotendo e vibrando la mano che è a contatto con il corpo del soggetto, senza premere sulla vescica.

Dopo il massaggio addominale, portate le mani di fronte alle costole inferiori del lato sinistro e, ponendo una mano dietro e sopra la costola e l'altra di fronte, scuotete il fegato in su e in giú, per stimolarlo. (Vedi figg. 14A, 14B, e 14C).

## Fianchi

12. Mentre il soggetto è ancora supino, e dopo aver finito con l'addome, potete dover lavorare sui fianchi usando l'impastamento e movimenti di torsione, se il soggetto (in particolare una donna) ha depositi di grasso in quella zona. (Molte donne desiderano liberarsi di questa brutta cintura arrotolata, che io spesso chiamo il loro « giardino pensile »).

Stando sul lato destro, raggiungete il lato sinistro della vita del vostro soggetto e strizzate la carne fra il pollice e le dita. Afferrate quanta piú carne potete, strizzate e impastate. Poi, con un movimento di « tirare e spingere » (torcitura), tirate i fianchi in su e in dentro verso l'ombelico, lungo la linea della cintura, impastando e torcendo avanti e indietro, spingendo e tirando. Fatelo almeno 6 o 8 volte.

Tenendo la mano sul corpo del soggetto, passate sull'altro lato della tavola e ripetete sull'altro fianco.

## Gambe

13. Parte superiore della gamba. Cominciate con la gamba sinistra. Siete in piedi al suo fianco e gli state in faccia, con la gamba destra in avanti e la sinistra indietro. (Vedi fig. 15: il soggetto ha un cuscino sotto le ginocchia).

I movimenti saranno gli stessi di quelli per le braccia: prima LUBRIFI-

CARE, poi SFIORARE e quindi IMPASTARE dal ginocchio verso le cosce e su per i fianchi. Gravate con il peso del corpo sulla gamba per questo movimento, da ripetersi tre volte.

STATE ATTENTI A EVITARE DI PREMERE SULL'ARTERIA FEMORALE, nella parte interna della gamba. (Vedi fig. 16).

Impastate profondamente la parte superiore della gamba, specialmente con persone che sono un po' flosce in quella zona: porterete via l'edema e migliorerete il tono muscolare. Se volete aumentare la circolazione e il tono muscolare, usate sfioramenti piú brevi.

RICORDATEVI CHE QUANDO VI MOVETE VERSO IL BASSO DELL'ARTO, PICCOLI MOVIMENTI DELLA MANO DEVONO ESSERE ANCORA VERSO L'ALTO E ALL'INFUORI.

14. Ginocchia. Poi massaggiate le ginocchia con un movimento circolare usando il pollice e le dita. Operate attorno al fianco del ginocchio sciogliendo i muscoli e la carne. Premete col pollice quando volete andare piú a fondo.

15. Basso delle gambe. SFIORATE, IMPASTATE e FRULLATE il davanti della gamba dalla caviglia al ginocchio. Poi piegate leggermente la gamba e operate sulla parte interna, e specialmente il polpaccio. Impastate lungo i due lati usando le dita e il pollice con piccoli movimenti circolari. Questa pressione verso l'alto aumenterà la circolazione e farà assorbire l'edema.

16. Manipolazione. Fate flettere il ginocchio e poi ruotate la cavità del fianco tenendo con una mano l'estremità del piede o la caviglia, e con l'altra il ginocchio. Ruotate prima in su, in senso orario, e poi in senso antiorario. Poi piegate il ginocchio verso il corpo, su e giú operando sulla giuntura del ginocchio stesso. (Fate questi movimenti da 2 a 6 volte).

## Intera gamba

17. Compressione dei nervi. Fate questo movimento cominciando dal sommo della coscia e movendo verso la caviglia come è spiegato nel massaggio del braccio.

18. Finite con lunghi movimenti di SFIORAMENTO DALLA CAVIGLIA AL FIANCO, usando una pressione media nel salire e una piú leggera nel discendere (3 volte). Ogni volta siate piú leggeri. Ripetere il processo sulla gamba destra.

## Testa e volto

19. (a) Stando dietro il soggetto, cominciate con la zona incavata della fronte. Ponete le dita sulla fronte del soggetto fra le sopracciglia, appena al di sopra, e picchiettate leggermente le dita della mano con quelle dall'altra mano, 8-10 volte. (Vedi fig. 17).

(b) Con un movimento circolare, massaggiate delicatamente con le dita i due lati del naso, operando poi all'infuori sulle guance e sulle orecchie, da 6 a 8 volte. (Vedi fig. 18).

(c) Massaggiate delicatamente la ghiandola sotto l'orecchio con un movimento circolare medio e leggero, poi operate dietro le orecchie con lo stesso movimento circolare, 5 volte per lato. (Vedi fig. 19).

Per questa parte del massaggio è molto rilassante per il soggetto tenere la testa nella vostra mano libera. Non tirate la pelle del volto.

## Collo e spalle

20. (a) Stando, in piedi o seduti, dietro la testa del soggetto con i piedi paralleli e bilanciati, cominciate dalla base del collo e operate con la punta delle dita lungo i due lati della spina dorsale ruotando in su e all'infuori con piccoli cerchi. Operate dalla base del cranio in giú, includendo le spalle, 6 o 8 volte. (Vedi figg. 20A e 20B).

(b) Stando a fianco della tavola, inclinate da un lato la testa del paziente e tenetegli leggermente la fronte con una mano. Usate la punta delle dita dell'altra mano (tenendole piatte) e massaggiate il retro del collo tirando leggermente in avanti. Operate sulle spalle e sul dorso quanto piú giú è possibile. Voltate la testa del soggetto dall'altro lato e operate con l'altra mano sul collo, le spalle e il dorso. (Fatelo 6 volte per ogni lato).

(c) Fate pressione in giú, su tutte e due le spalle, contemporaneamente, e poi alternatamente su una alla volta. Operate lentamente e tenete la pressione per pochi secondi. Non spingete in modo brusco.

Altri massaggi del collo e delle spalle vengono fatti quando il soggetto è prono. (Vedi fig. 21).

## La posizione prona

21. Voltate il soggetto e ponetegli un cuscino sotto le caviglie. Mettetegli un asciugamano arrotolato sotto la fronte perché stia piú a suo agio. (Vedi fig. 22).

## Il retro delle gambe

22. (a) SFIORAMENTO

Applicate il lubrificante con movimenti di sfioramento cominciando in alto presso le natiche e operando in giú, fino alle caviglie e poi ancora in su.

(b) IMPASTAMENTO:

Usando gli stessi movimenti circolari di impastamento in su e all'infuori usati per le braccia e il davanti delle gambe, cominciate in alto, presso le natiche, e operate verso i piedi. Aumentate la pressione lavorando in profondità sulla gamba. Premete col peso del vostro corpo nel muovere le mani lungo la gamba stessa. Poi, partendo dalle caviglie, IMPASTATE risalendo fino alle natiche. Le caviglie possono essere assottigliate e liberate dall'edema in questo modo (2 o 3 volte in ogni direzione). Aumentare fino a 6 volte se l'edema è imponente.

23. Operate sui piedi. Applicate il lubrificante con lunghi sfioramenti verso il fondo del piede e poi impastateli con i pollici in piccoli cerchi, in senso orario e antiorario. (Vedi fig. 23).

Lavorate le dita con gli stessi movimenti a spirale usati per le dita delle mani.

Massaggiate il fianco del piede usando entrambe le mani, una per ogni lato, e poi operate sui calcagni.

Applicate la pressione con la parte inferiore del palmo sul davanti e sul dietro delle dita e sull'avampiede. Un movimento circolare con la parte inferiore del palmo sull'avampiede del soggetto è molto efficace per i piedi affaticati.

Quando operate sul collo del piede fate una maggiore pressione in lunghi sfioramenti con i pollici.

Stendete l'avampiede con entrambe le mani.

24. Manipolate i piedi e le gambe. Ruotate le caviglie come avete fatto per i polsi, in senso orario e antiorario. (Vedi fig. 24).

Poi tirate il piede in su e in giú, lentamente e attentamente. (Vedi fig. 25).

Finite piegando la gamba indietro, portando il calcagno, se possibile, fino a toccare le natiche, o per quanto il soggetto possa farlo senza inconvenienti.

TERMINATE CON LA COMPRESSIONE DEI NERVI SULL'INTERA GAMBA E SFIORANDO COME È DESCRITTO NELLE ISTRUZIONI CHE SEGUONO.

25. Compressione dei nervi. Cominciando all'altezza delle natiche, compite il movimento con entrambe le mani, scivolando leggermente in giú, di circa tre centimetri per volta, fino a raggiungere il piede. Ripetete andando dal piede alle natiche.

26. Sfioramento. Cominciate all'altezza delle caviglie e SFIORATE fino alle natiche con un movimento lento e profondo. Tornate indietro con una pressione leggera. Ripetete 2 o 3 volte molto lentamente e piú leggermente ogni volta.

Nota. Se cercate di ottenere una stimolazione, potete usare ogni forma di percussione sul retro delle gambe (come il taglio) e sulle natiche (schiaffi e battiture).

## Dorso

27. (a) Come al solito, sfiorate leggermente l'olio sulla pelle. Lavorate dal collo alle natiche, se possibile stando sopra la testa del paziente. Usate lunghi sfioramenti dal collo fino alle natiche chinandovi sul paziente con tutto il peso del corpo. Con questo non danneggerete il paziente: gli farà bene. Appoggiatevi sullo sfioramento andando in basso e alleggerite nel tornar su.

Lavorate *molto, molto lentamente*, per rilassare il sistema nervoso autonomo. Potete considerare che il paziente è rilassato quando il corpo si solleva per incontrare le mani.

(b) Operando sulla parte laterale del dorso, dalla spina dorsale al fianco — dove talora si accumula del grasso — usate un movimento di frullatura, torcitura e impastamento. Usate entrambe le mani, con movimenti alternati e stabilite un ritmo piacevole ma costante. Spingete con l'intera mano e tirate con l'altra, piegate le dita sotto le costole sollevandole leggermente, e lavorate dall'alto al basso, dalle spalle alle natiche. (Vedi fig. 26).

(c) Poi impastate la parte superiore del dorso (l'area delle spalle) zona dei muscoli trapezoidale e deltoide (muscoli delle spalle). Afferrate questi muscoli fra il pollice e la base del pollice e le altre dita, alzandoli e stringendoli. (Vedi fig. 27).

(d) Massaggiate il dorso e i lati del collo con le quattro dita e poi con il pollice. Coloro che fanno molto lavoro mentale e sedentario sono in genere molto tesi in questa zona. (Farete meglio questo massaggio stando seduti dietro la testa del soggetto).

(e) Stendete le dita di una mano e ponetevi sopra l'altra. Cominciando dalla sommità della spina dorsale, sciogliete i muscoli lungo le vertebre con un movimento semicircolare in alto e all'infuori. Partendo dalla base della testa, operate su tutto un lato della spina e poi tornate in su. Ripetere sull'altro lato. Spingete sempre in alto e all'infuori della spina con il peso del corpo sulle mani nel discendere. (Vedi fig. 28).

(f) Passate poi alle natiche, dove lavorerete su quattro punti diversi. Stando alla destra del corpo, un poco sotto le natiche, ponete una mano sull'altra, per aumentare la pressione, e, con un movimento molleggiante delle ginocchia e dei piedi, cominciate a ruotare la parte superiore della natica verso la spina. Ruotatela in alto e all'infuori. Poi scendete alla parte inferiore della natica e ruotatela allo stesso modo, in alto e all'infuori. Fate ognuno di questi movimenti da 3 a 6 volte. (Vedi fig. 29).

Poi passate al lato superiore esterno della natica, sotto la cavità del fianco, e ruotatela in alto e all'infuori. Fate lo stesso movimento sul lato inferiore. Ripetere sull'altra natica. Poi porre entrambe le mani prima sull'una e poi sull'altra natica e ruotate in alto e all'infuori con tutto il peso del corpo, da 6 a 12 volte.

(g) Sfioramento interrotto. Ponete i pollici sulla colonna vertebrale con le mani stese in fuori verso i lati del dorso. Le quattro dita devono essere unite, il pollice aperto il piú possibile. Appoggiando il peso del corpo sulle mani, scendete lungo la spina per una ventina di centimetri e poi fermatevi bruscamente sotto le costole esercitando una piccola forza quasi sollevando le costole stesse. Poi scendete per altri quindici centimetri e, arrivati alla fine delle costole, spostate la pressione sul pollice, cosí da non premere sui reni. Quindi scendete per altri quindici centimetri e spingete in su ancora, e poi ancora quindici centimetri fino a raggiungere la parte superiore delle natiche. (Vedi fig. 30).

Il beneficio di questo movimento deriva non solo dallo SFIORAMENTO verso il basso ma anche dall'arresto e dal sollevamento della cassa toracica.

28. Partite dalla base del collo e SFIORATE lentamente in giú, premendo, fino all'osso sacro. Le mani sono tenute nella stessa posizione che per lo sfioramento interrotto: i pollici sulla spina, le dita unite e tese all'infuori per tutta la lunghezza della mano (Vedi fig. 31).

Scendete con una pressione media e ritornate facendo scorrere le dita leggermente. Ripetete una seconda volta facendo gravare maggiormente sulle mani il peso del corpo nello scendere, molto, molto lentamente, fino al termine della spina.

Finite con uno sfioramento piú leggero ripetuto da 2 a 6 volte a seconda del grado di rilassamento che volete dare al vostro soggetto. (Vedi fig. 31).

### Sfioramenti facoltativi del dorso

Per un lavoro ulteriore, potete aggiungere questi movimenti a un massaggio del dorso.

29. (a) Forte impastamento. Cominciare al sommo del dorso, premere in giú e sollevare i muscoli. È una sorta di azione spremente. (Vedi fig. 32).

(b) Moderata azione molleggiante. Premete in giú con tutte e due le mani alcune volte, operando verso il basso fino sopra all'area dei reni lungo la spina dorsale, e poi operate sull'intera area sotto i reni tornando quindi in su nello stesso modo. (Vedi figg. 33A e 33B).

(c) Trazione di separazione. La mano che è alla base della colonna rimane stazionaria premendo in giú e verso i piedi, mentre l'altra mano lavora lungo la colonna premendo in giú e verso la testa. Contare fino a 6 o a 7 in ogni posizione. (Vedi fig. 34).

Un massaggio EXTRA è un ulteriore lavoro alla base del cranio, lungo il collo e sulle spalle alla base del collo (per persone che fanno molto lavoro mentale).

## TERAPIA DI MASSAGGIO PER CONGESTIONE FREDDA

La « coppettatura » è molto efficace nel risolvere la congestione fredda. Può essere eseguita tanto sul petto quanto sul dorso. Incavare una mano cosí da ottenere un effetto di suzione quando la mano colpisce il petto o il dorso. Tenere il polso flessibile cosí che vi sia un'azione di « staccato » e di schiaffeggiamento allo stesso tempo.

Anche il TAGLIO può essere usato a questo scopo. Seguire le istruzioni che abbiamo dato.

### Per un raffreddore di testa

Usate il massaggio della cavità frontale, e poi quello del retro del collo. Sciogliete attentamente le tensioni dei muscoli dietro gli orecchi — perché questa è un'area molto sensibile e delicata — seguendo le istruzioni date.

## Per le tensioni del collo e delle spalle

(Questo viene eseguito in posizione supina, prima di voltare il soggetto in posizione prona).

Vi sono due modi per sciogliere i muscoli del trapezio, buoni per la fatica, la congestione fredda e per i disturbi generali muscolari e di portamento.

1. Con il soggetto supino, state in piedi dietro la sua testa con i pollici sul retro delle spalle e le dita tese verso il petto. Ruotate il muscolo premendo con tutto il corpo sul movimento.

2. Stando sul lato destro, posate la mano sinistra sulla fronte del soggetto volgendogli la testa verso di voi. Tenetela bene in equilibrio ma non chinatevi su di essa. Poi, con le dita della destra, cominciate a ruotare verso l'alto e all'infuori alla base del collo. Movete in su verso la base del cranio, e poi lungo il collo e infuori verso la spalla. Fatelo da 4 a 8 volte. Non fate scivolare le dita sulla pelle (evitate la frizione). Alzate i muscoli e scioglieteli dalle ossa.

### Istruzioni speciali per il massaggio a letto

Se usate un letto a una piazza che vi permette di mettervi su entrambi i lati, vi sederete da un lato di fronte al soggetto. Questi può avere indifferentemente la testa al capo o ai piedi del letto, eccetto quando si deve operare sul collo. In questo caso il paziente deve avere la testa ai piedi del letto, in modo che possiate sedervi dietro di essa.

Per il massaggio in un letto a due piazze, fate dapprima un lato: per esempio il braccio sinistro e la gamba sinistra. Poi fate spostare il soggetto sull'altro lato del letto e lavorate sul braccio destro e sulla gamba destra. Sedetevi di fronte al soggetto. Il retro delle gambe può essere fatto allo stesso modo spostando il soggetto. Ma quando operate sulla testa, il paziente deve stare con la testa ai piedi del letto.

È meglio stare in piedi quando si opera sul dorso. Potete restare seduti per la faccia, il collo e le spalle, ponendovi dietro la testa del paziente.

### Massaggio sul pavimento

Potete massaggiare il dorso e il retro delle gambe del vostro soggetto servendovi del pavimento invece che della tavola per il massaggio o del letto, ma non consiglio il pavimento per massaggiare l'addome e il davanti delle braccia e delle gambe. La maggior parte dei non orientali non è fatta per questo. Occorre una certa pratica nell'accucciarsi o nell'inginocchiarsi per fare i movimenti del massaggio senza arrestare la circolazione e magari incorrere in qualche disturbo di schiena.

## MISCELE DI CAYCE PER IL MASSAGGIO

Nella lettura 1968-7, Cayce disse, della seguente formula, che è adatta « per ottenere o mantenere una buona carnagione, nelle mani, nelle braccia, in tutto il corpo... ». Non c'è dunque da meravigliarsi se è quella usata per il massaggio tonico generale.

### Massaggio tonico generale

| | |
|---|---|
| Olio di arachide | 180 gr. |
| Olio di oliva | 60 gr. |
| Lanolina sciolta | 1 cucchiaio da tavola |
| Acqua di rose | 60 gr. |

Scuotere bene ogni volta prima dell'uso.

### Miscela di olio di arachide e olio di oliva

*Per l'artrite, i reumatismi, il morbo di Parkinson, la sclerosi multipla, gli effetti conseguenti all'anestesia, i disordini dei reni, la tossiemia, i traumi da incidenti, i disturbi della menopausa, eccetera.*

| | |
|---|---|
| Olio di arachide | 60 gr. |
| Olio di oliva | 60 gr. |
| Lanolina (liquefatta) | 1 cucchiaio da tavola |

« Scuotere questa soluzione e massaggiare tutta l'area lombare e sacrale, e specialmente lungo gli arti... sotto le ginocchia, nel piede, specialmente nella cavità del calcagno e l'avampiede sotto le dita » (3232-1)

### Per la prostatite

« Dopo il massaggio, ogni volta, sarebbe bene massaggiare l'area affetta, naturalmente attraverso la zona renale e l'area della prostata, chiaro?, e sui due lati degli arti, con una miscela di olio di oliva e di arachide in parti eguali. Il massaggio in profondità sarà assorbito da tutto il corpo. Fate questo dopo le manipolazioni, ogni volta ». (1539-4).

#### Solo olio di arachide

*Per la sclerosi multipla, la paralisi, l'apoplessia, il morbo di Parkinson, la polio, la menopausa, la colecistite, la bassa vitalità, la fatica, la scarsa circolazione, l'occlusione della coronaria, l'ulcera di stomaco, i disturbi ghiandolari, eccetera.* La lettura 1688-7 dà questi consigli:

« Circa due volte la settimana, fate quasi un bagno in olio di arachide o di oliva, specialmente di arachide: nelle giunture, nel collo, sulle clavicole, lungo tutta la spina dorsale, sulle costole, sulla bocca dello stomaco e su tutto lo stomaco e in particolare sull'area del diaframma; poi sui fianchi, sulla parete inferiore del dorso e su tutta l'area sacrale, e infine su tutti gli arti ».

Da Pittsburgh, in Pennsylvania, venne questa testimonianza sull'uso del puro olio di arachide: « Come artritico reumatoide, ho trovato che mi è di grande beneficio. Dopo aver usato olio di arachide nei massaggi per molti anni, ho dovuto accettare la teoria di Cayce, secondo cui esso non solo lubrifica, ma guarisce. Sono sicuro che, se lo avessi saputo prima, mi sarei risparmiato molte pene ».

Ed ecco un altro caloroso rapporto della signora H. relativamente all'uso dell'olio di arachide in un caso di paralisi: « Il massaggio delle membra con olio di arachide mi allevia i crampi in 5 o 10 minuti. Il massaggio delle gambe e dei piedi con olio di arachide è ottimo. È utilissimo saperlo perché dà un rapido sollievo nei casi cronici ».

Rapporto del 13 marzo 1954 da parte della signora G. L.: « Sí, l'olio di arachide massaggiato sulle giunture artritiche funziona! Usandolo in continuità, posso continuare a portare il mio anello di nozze senza bisogno di allargarlo ».

Rapporto del 27 marzo 1951 da parte del dott. W.O. R., di Washington: « La prima reazione dei miei pazienti artritici [al massaggio con olio di arachide] fu un aumento di vitalità e di eliminazione ».

## Solo olio di ricino

*Per l'artrite, i dolori dorsali, i dolori muscolari e delle giunture, le contrazioni e gli spasmi.*

Questo rapporto viene dalla California: « Mia madre aveva un'artrite cosí grave da dover essere ricoverata in ospedale... L'artrite era concentrata nelle dita, ormai completamente ripiegate sul palmo, ed ella non credeva di poter mai piú aprire le mani. Mio padre la riportò a casa e cominciò un trattamento di olio di ricino caldo, strofinando le sue mani, le braccia, le spalle e le gambe tre volte al giorno. Entro 3 o 4 mesi, le sue condizioni migliorarono a tal punto che ella poté camminare, usare le braccia e stendere le dita, e oggi è completamente guarita. Aveva 76 anni nel momento piú acuto, e oggi ne ha 81 ».

La « variante Reilly » è di usare olio di ricino per ogni dolore artritico, reumatico o muscolare, come unzione.

Usando una lampada a raggi infrarossi, ponetela a 30-45 centimetri sulla parte che deve essere massaggiata.

Applicate l'olio di ricino sulla zona dolente e fatelo riscaldare dalla lampada per circa 5-10 minuti perché lo aiuti a penetrare nella pelle. Poi strofinate con le dita e con la mano finché l'olio sia ben penetrato. Via via che la pelle assorbe l'olio, sostituitelo con un nuovo olio, ripetendo il processo di scaldare e strofinare. Si può continuare da 10 a 60 minuti.

Attenzione: mettetevi dell'olio sul dorso della mano per proteggerla dalla lampa durante il trattamento.

### Altre miscele di Cayce

*Per affrettare la guarigione di legamenti offesi e per essere usata dopo colpi e nella paralisi. Massaggiare il corpo con la seguente combinazione di oli, aggiungendoli nell'ordine indicato.*

| | |
|---|---|
| Nujol, come base | 180 gr. |
| Olio di arachide | 60 gr. |
| Olio di aghi di pino | 30 gr. |
| Olio di radice di sassofrasso | 15 gr. |
| Lanolina (liquefatta) | 15 gr. |

Questa formula venne usata con successo in molti casi di incidenti di sci. (3118-1)

### Per i dolori delle gambe e dei piedi

« A 120 gr. di olio bianco russo aggiungere:

| | |
|---|---|
| Olmo riccio | 60 gr. |
| Alcool rosso (non alcool di legno ma alcool rosso) | 30 gr. |
| Olio di sassofrasso | 3-5 gocce |

« Mischiare insieme. Usarne solo una piccola parte per volta. Cominciate con i fianchi e strofinate in giú (premendo in su con le mani).

« Andrà bene per chiunque deve stare molto in piedi o ha i piedi dolenti... ». (555-5)

### **Per strappi muscolari, mal di schiena e contusioni** (formula data da Cayce nella lettura 326-5)

« A 30 gr. di olio di oliva aggiungere:

| | |
|---|---|
| Olio bianco russo | 60 gr. |
| Olmo riccio | 15 gr. |
| Tintura di benzoino | 15 gr. |
| Olio di sassofrasso | 20 gocce |
| Olio di carbone | 180 gr. |

Strofinare piccole quantità bene addentro le parti affette, una o due volte al giorno, e applicare calore se è desiderato ».

## Per vene varicose, tendiniti, strappi e fratture; buono specialmente per gli arti inferiori

« Usate una miscela di olio di oliva (riscaldato) e tintura di mirra in parti eguali, per massaggiare ginocchia, gambe e piedi subito dopo averli bagnati in acqua calda. Massaggiare questi oli bene addentro ». (3523-1)

« Massaggiare con mirra e olio di oliva: contrariamente a quanto viene consigliato di solito, *riscaldare* (non bollire) la mirra e l'olio e mischiarli cosí da ottenere un unguento piuttosto che una soluzione per il massaggio quotidiano; specialmente le membra inferiori. (4873-1)

« L'attività del massaggio, specialmente sugli arti inferiori, dovrebbe essere di una volta al giorno. Scaldate la mirra e aggiungere l'olio (sí, questo è contrario a quanto viene di solito consigliato) ma SCALDATE la MIRRA e mescolate. Questo non significa bollire, ma riscaldare e mischiare; perché questo farà piú di una unzione (mentre l'altro consiste in una soluzione interamente diversa) ». (4873-1)

« Il giorno dopo useremo il sale (puro cloruro di sodio; non tale da avere altre proprietà, ma ben polverizzato) e puro aceto di mele.

« Usate l'uno un giorno e l'altro il giorno successivo. Continuate in questo modo, e si vedrà che questi ingredienti forniscono calcio, acidi e oli che prevengono l'accumularsi di acqua... o prevengono che i tendini diventino cosí tesi da non permettere il movimento del ginocchio e della rotula ». (438-5)

## Per l'artrite

« Aggiungere questi ingredienti nell'ordine:

| | |
|---|---|
| Usolina o Nujol come base | 120 gr. |
| Olio di oliva | 60 gr. |
| Olio di arachide | 60 gr. |
| Olio di aghi di pino | 15 gr. |
| Olio di radice di sassofrasso | 15 gr. |
| Lanolina (liquefatta) | 30 gr. |

« Scuotere prima di applicare ». (3363-1)

« ...Per prevenire il ricorrere dell'irrigidimento nelle forze muscolari del ginocchio e della gamba, cosí da sciogliere nuovamente i legamenti, massaggeremo tutta la gamba ogni giorno come segue: un giorno useremo parti eguali di olio di oliva e di tintura di mirra per il massaggio ».

## Per la mancata coordinazione del sistema nervoso, tic facciali, prostatiti

« Stimolate delicatamente i gangli, particolarmente nella 3ª cervicale, 4ª e 5ª dorsale, 9ª dorsale e nell'area cervicale, stimolando anche le gambe; le braccia, le spalle e il collo. Non troppo rudemente ma con fermezza e delicatezza, usando la combinazione di olio di canfora e olio di arachide in parti eguali... » (2952-1)

## Per costipazione e tumori

« ...due parti di olio bianco russo, o usolina, o nujol, per una parte di olio di pino. E usate il regolare olio di pino, non pece né olio di aghi di pino, ma olio di legno di pino, chiaro? ». (2966-1)

## Per disturbi nervosi centrali (tosse; anche pertosse infantile)

« Poi, quando siete pronti per andare a letto... un lieve massaggio sul sistema cerebro-spinale... Burro di cocco o una qualsiasi buona crema (cold cream) possono essere usati nel massaggio... ». (143-7)

## Per rimuovere le cicatrici

« Per far scomparire in gran parte la cicatrice sulla gamba sinistra, useremo olio dolce [di arachide] combinato con olio canforato in parti eguali. Massaggiare con questo ogni giorno per 3-6 mesi, e la cicatrice verrà in gran parte ridotta ». (487-15)

### Lozione per il massaggio delle cicatrici (1)

## **Per bruciature e cicatrici esterne** (dalla lettura 2015-10)

| | |
|---|---|
| Olio canforato | 60 gr. |
| Lanolina (disciolta) | ½ cucchiaino |
| Olio di arachide | 30 gr. |

« Massaggiare una volta al giorno le aree cicatrizzate, usandola in quantità che la pelle possa assorbire completamente. Evitare il contatto con gli occhi e con le mucose ».

(1) Può essere ottenuta in una formula semplificata. Vedi « Fonti di rifornimento » alla fine del volume.

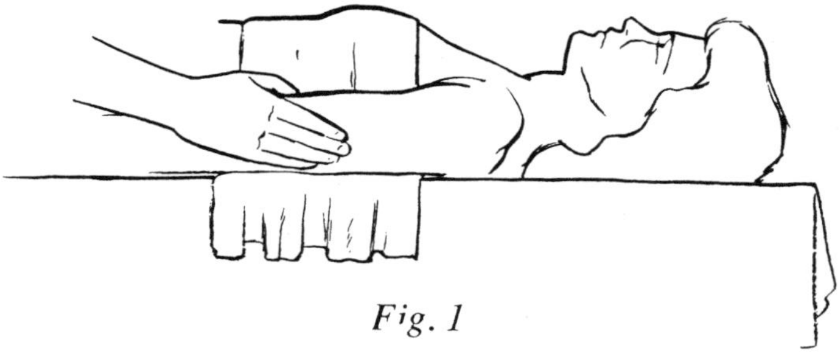

*Fig. 1*

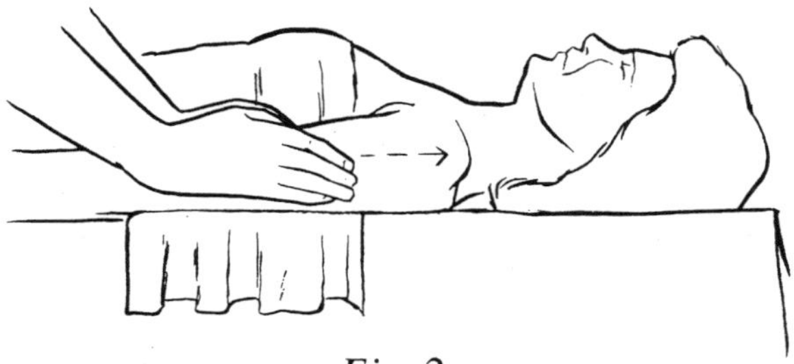

*Fig. 2*

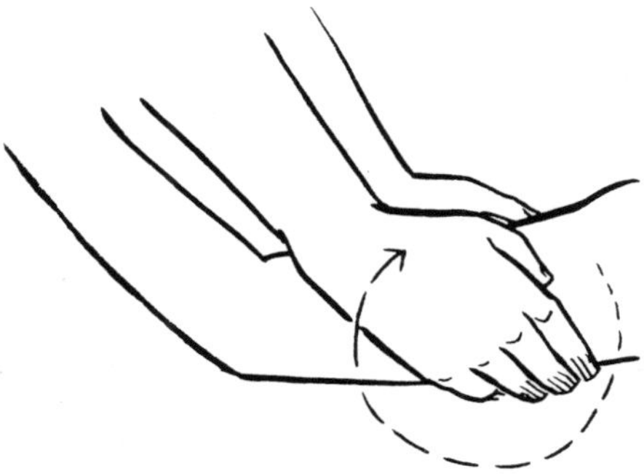

*Fig. 3*

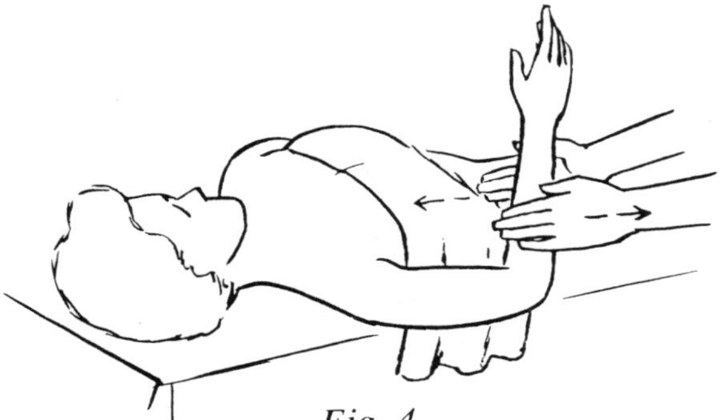

*Fig. 4*

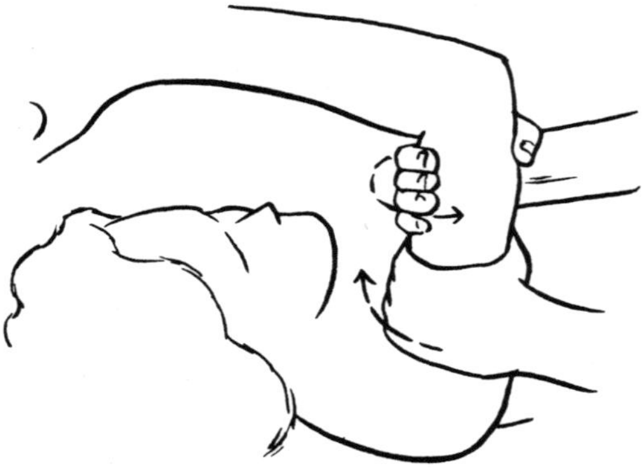

*Fig. 5*

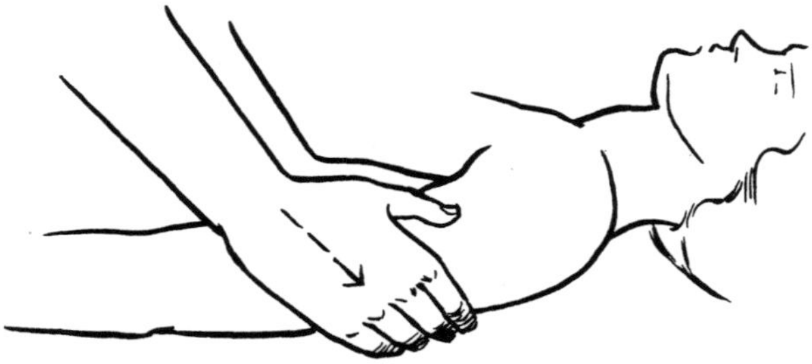

*Fig. 6*

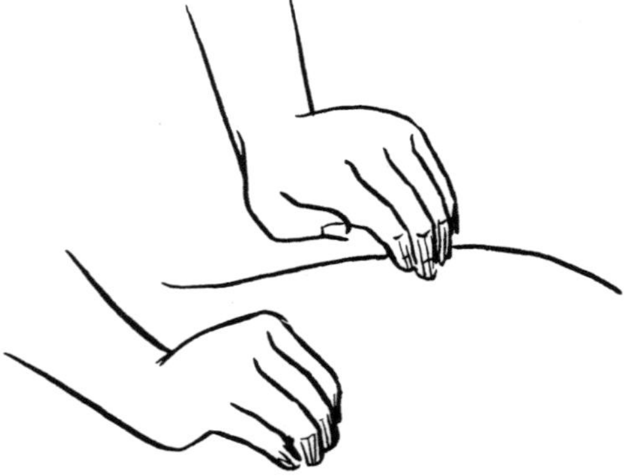

*Fig. 7*

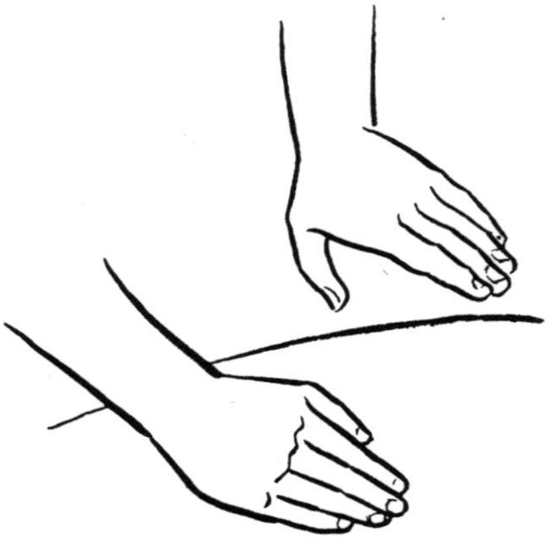

*Fig. 8*

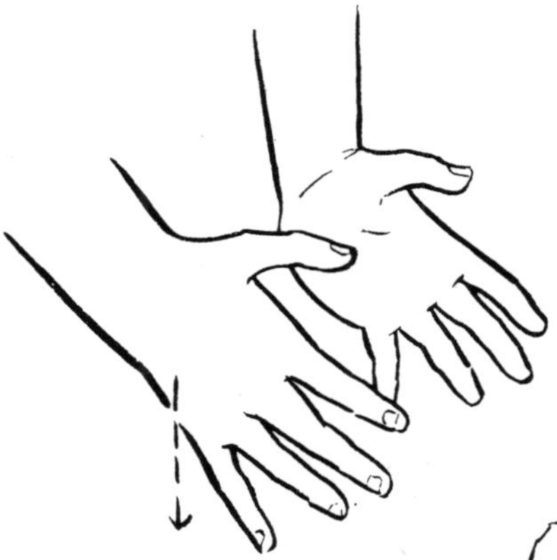

*Fig. 9*

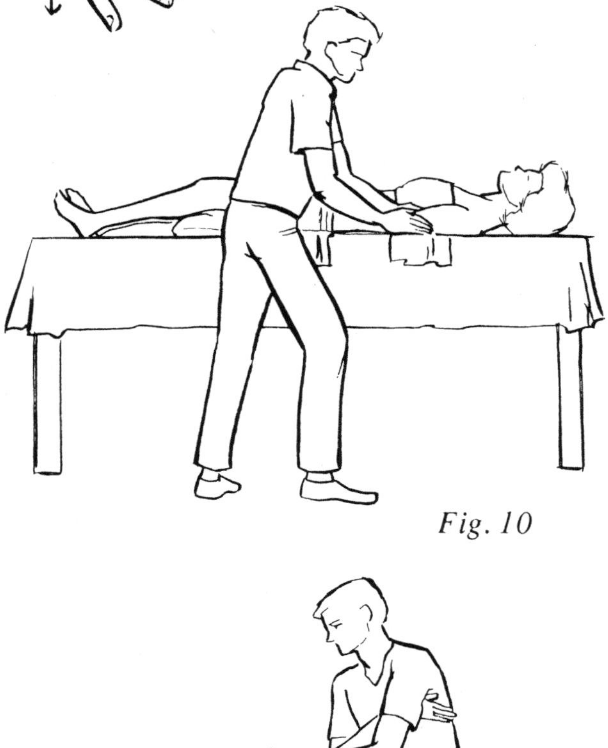

*Fig. 10*

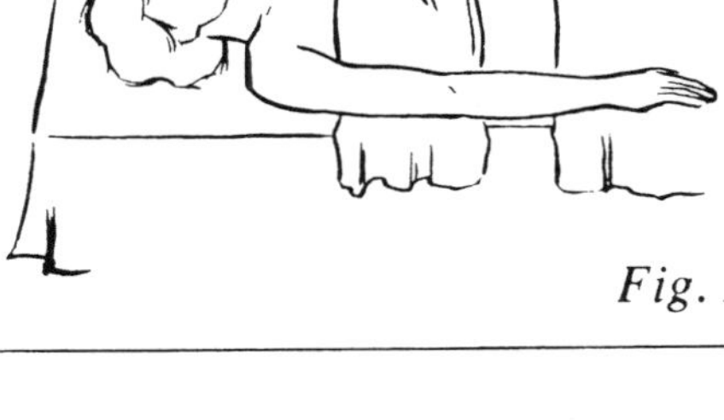

*Fig. 11*

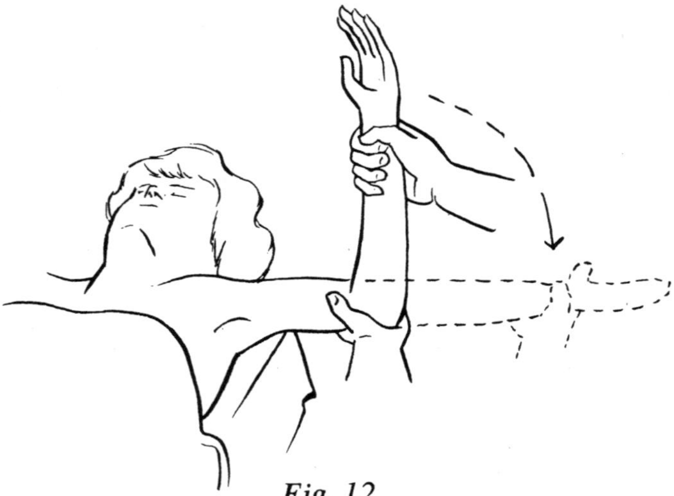

*Fig. 12*

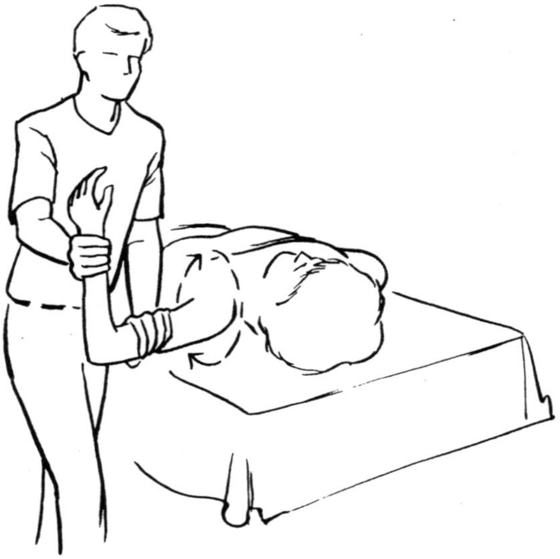

*Fig. 13*

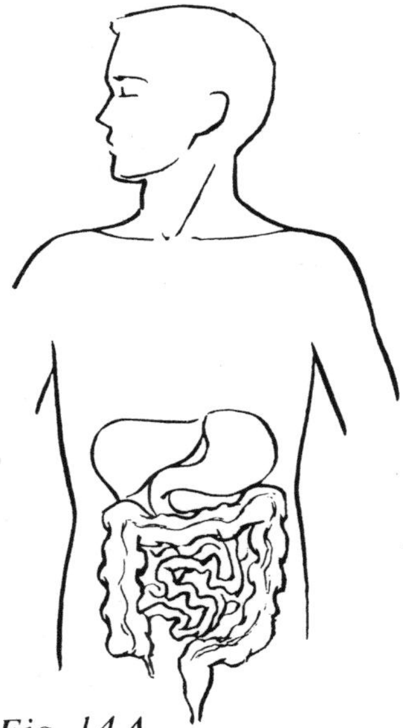

Fig. 14A

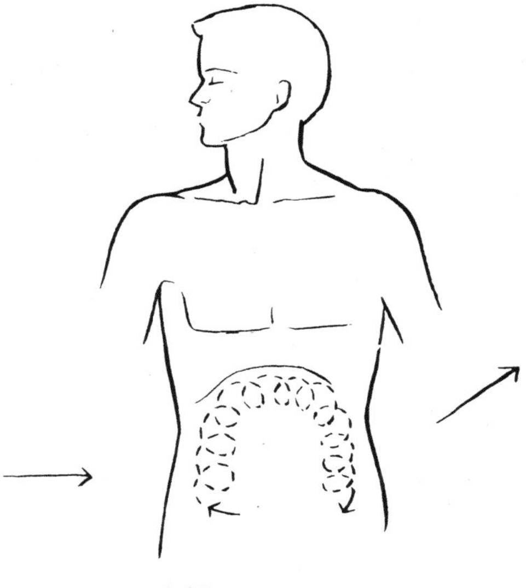

Fig. 14B

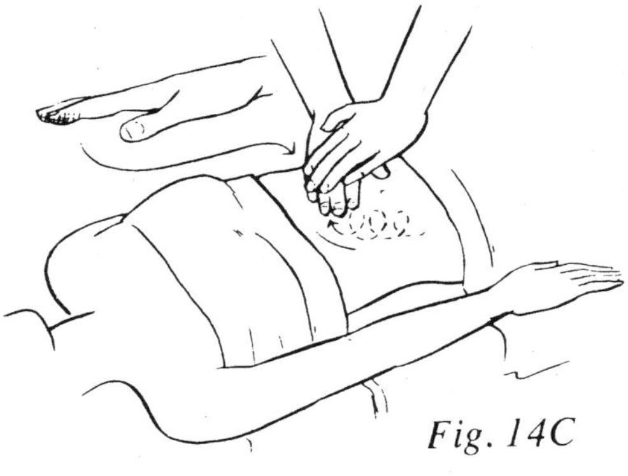

Fig. 14C

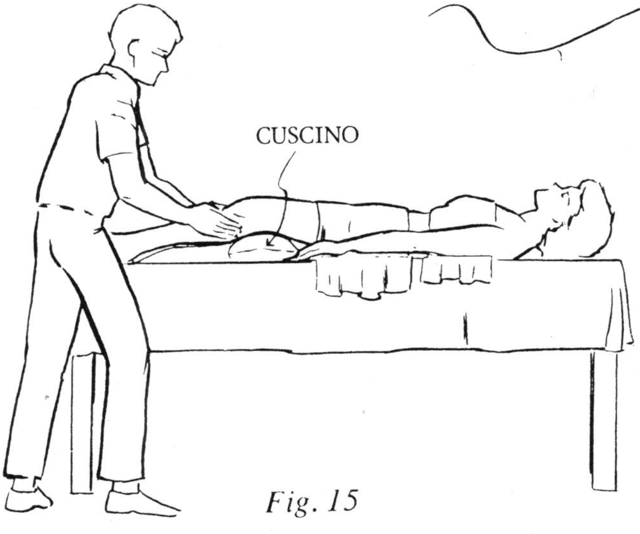


Fig. 15

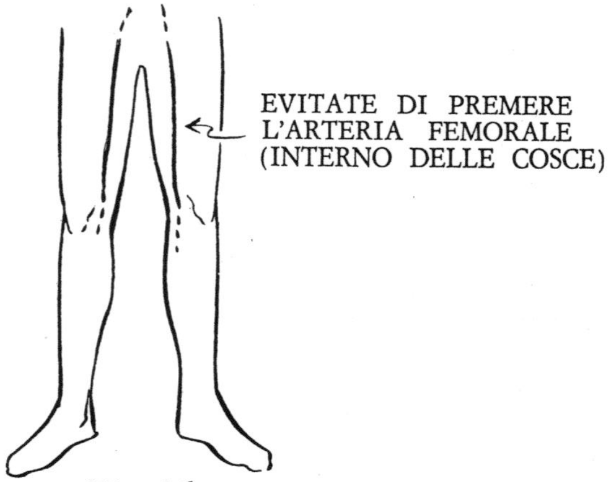


*Fig. 16*

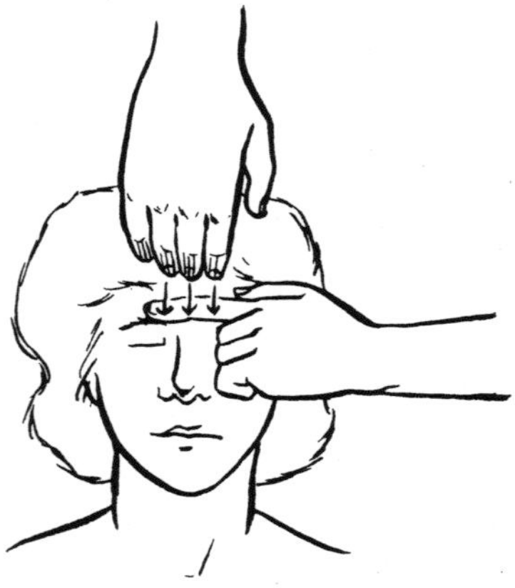

*Fig. 17*

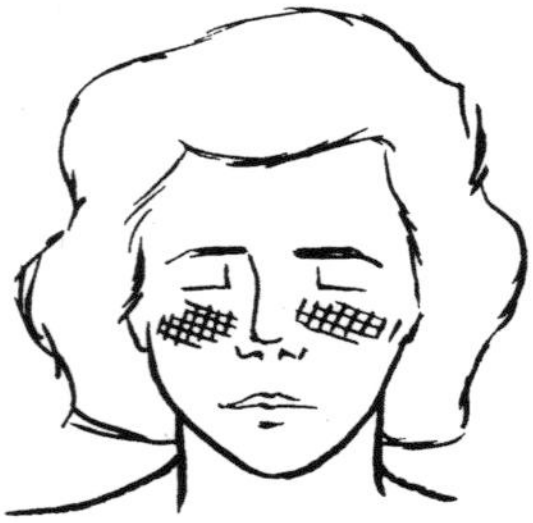

*Fig. 18*

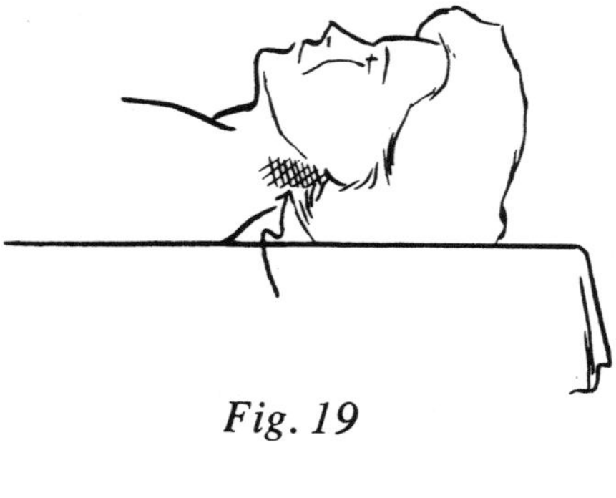

*Fig. 19*

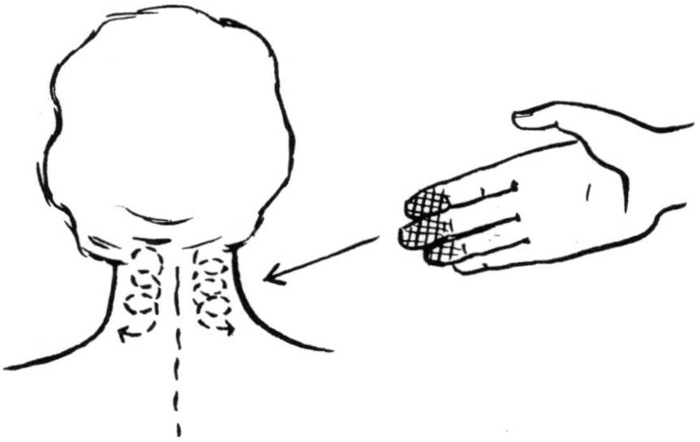

*Fig. 20A*

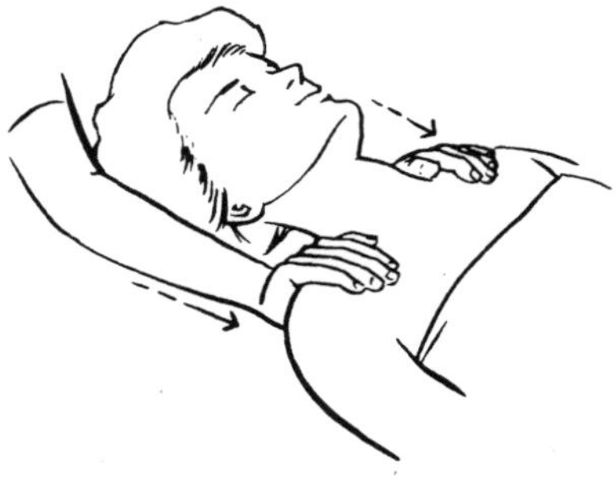

*Fig. 21*

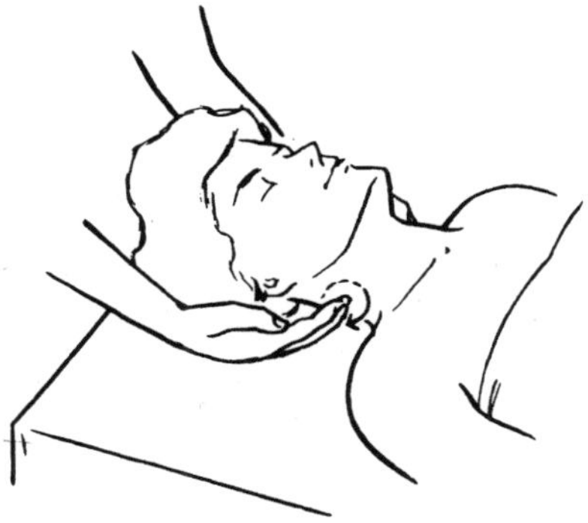

*Fig. 20B*

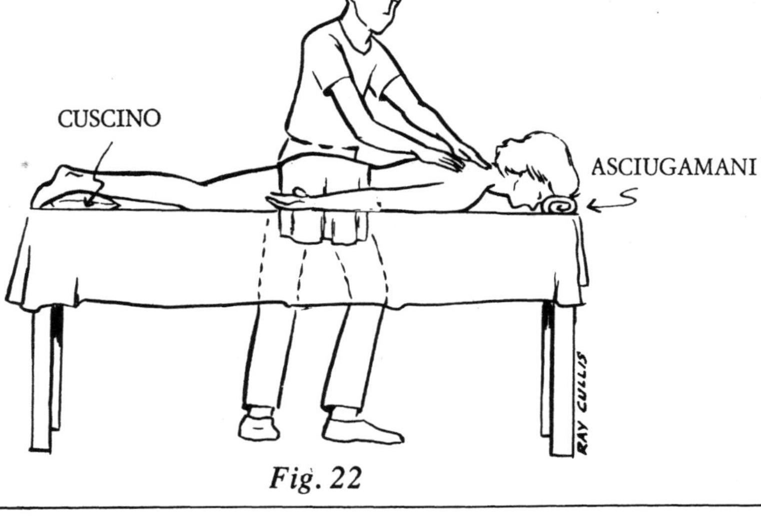


*Fig. 22*

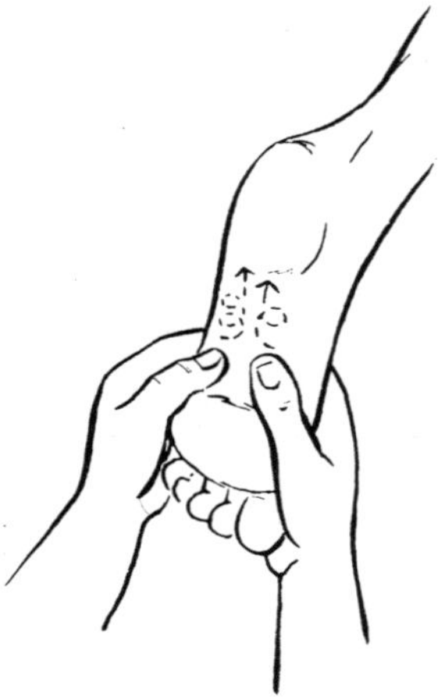

*Fig. 23*

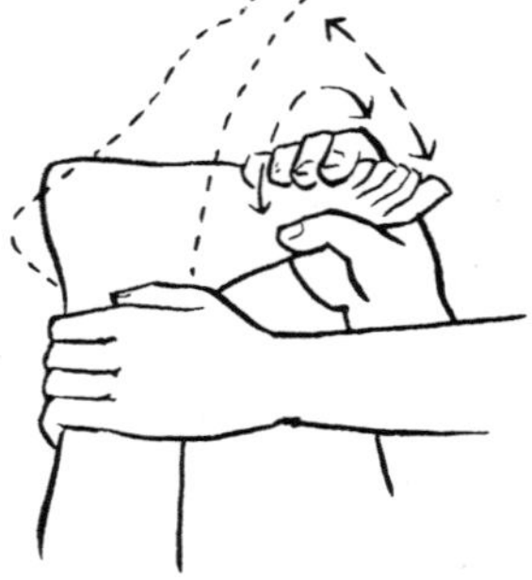

*Fig. 24*

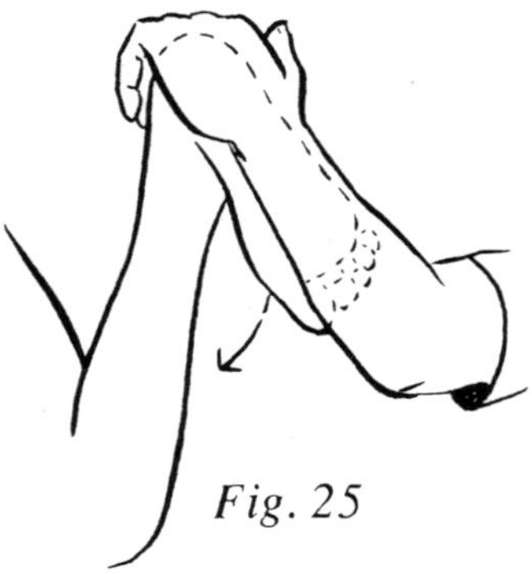

*Fig. 25*

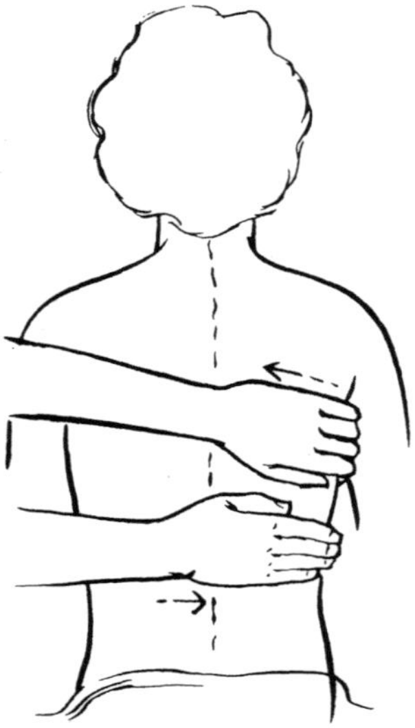

*Fig. 26*

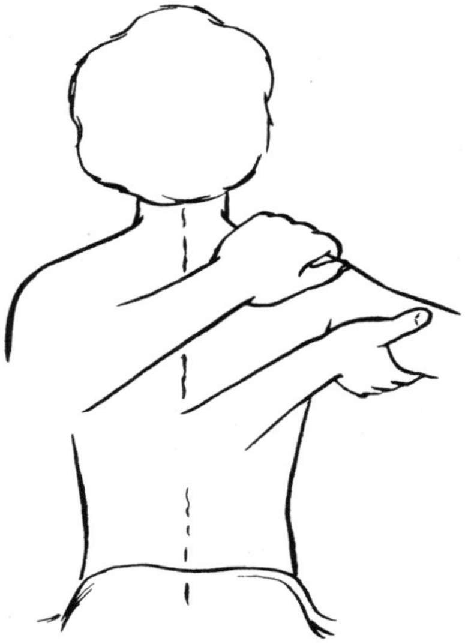

*Fig. 27*

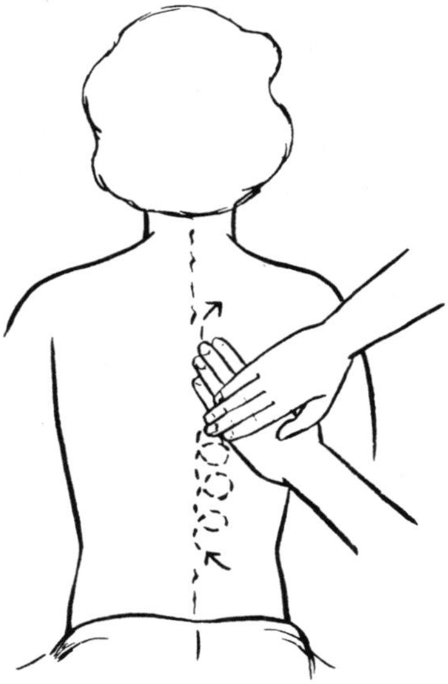

*Fig. 28*

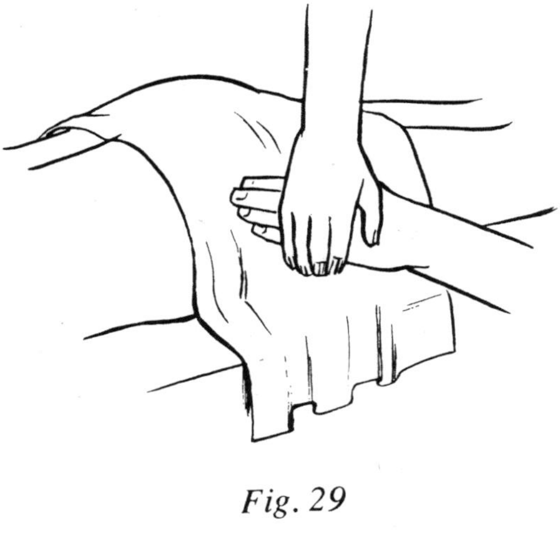

*Fig. 29*

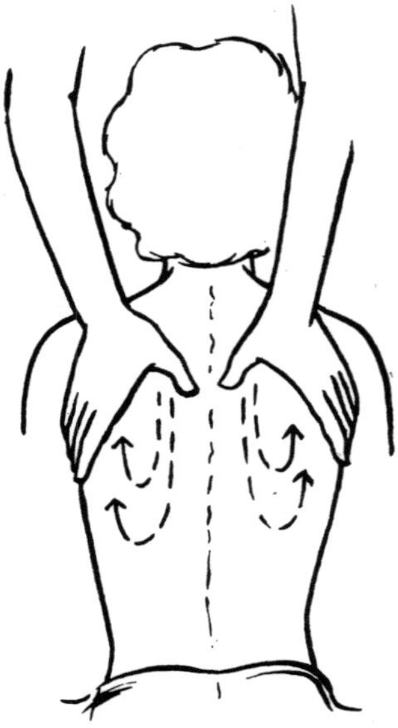

*Fig. 30*

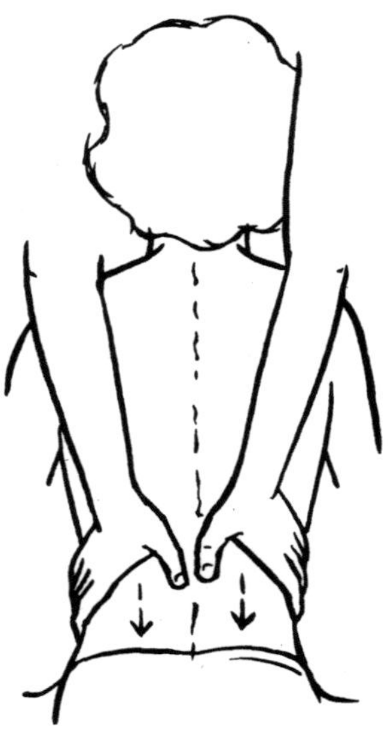

*Fig. 31*

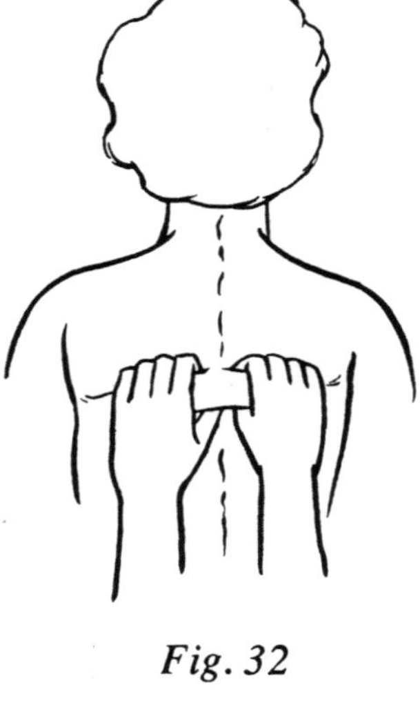

*Fig. 32*

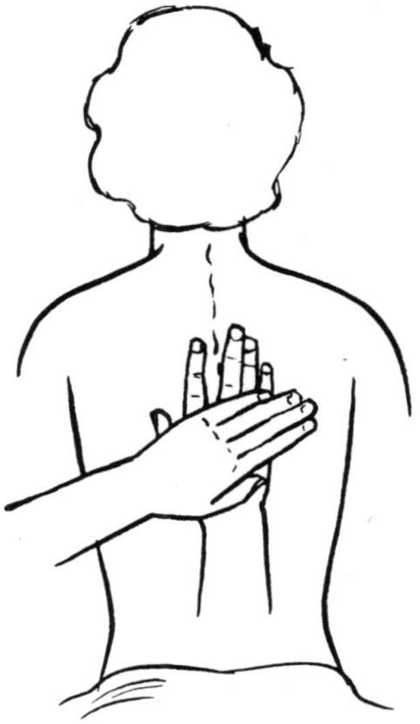

*Fig. 33A*

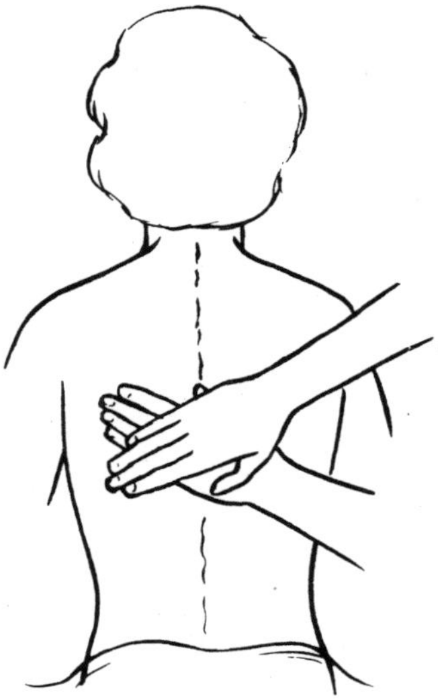

*Fig. 33B*

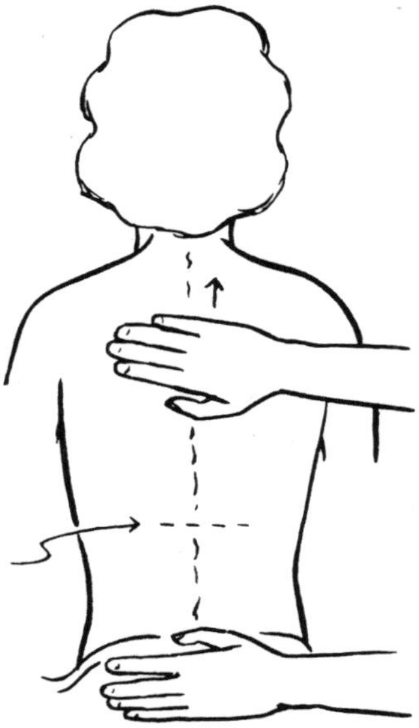


*Fig. 34*

capitolo **10**

# *Idroterapia: la guarigione con l'acqua*

*D. 7. Quante volte dovrebbe essere applicata l'idroterapia?*
*R. 7. Dipende dalle condizioni generali. Quando vi è pigrizia, senso di pesantezza, sonnolenza, tendenza a trascinarci a fatica e dolorosamente, allora il trattamento è opportuno... Risolleverà il corpo.* (257-254)

EDGAR CAYCE

Attraverso i tempi l'acqua è stata identificata con la magia, il miracolo, le piú nobili aspirazioni dell'uomo e la guarigione. L'uomo, desiderando vincere la vecchiaia e la morte, cerca continuamente una « Fonte della giovinezza ». I miracoli di Lourdes provengono da una sorgente benedetta da Dio; la Bibbia è piena di miracoli collegati all'acqua. I bambini vengono accolti in questo mondo con un battesimo d'acqua e i morti sono preparati a entrare in un altro mondo venendo lavati con acqua. La maggior parte delle religioni usa l'acqua per pulire, santificare e purificare. L'acqua è divenuta un simbolo importante e apportatore di cultura dai bagni romani ai bagni in comune giapponesi, a quel miracolo americano di idraulica che è la stanza da bagno moderna.

Acqua e vita sono sinonimi. La vita non può esistere senza l'acqua. L'uomo può vivere per cinque settimane senza cibo, ma solo per una settimana senza acqua; quindi ha dovuto costruire le sue case, le sue fattorie, le sue città e le sue industrie vicino all'acqua. L'uso dell'acqua per guarire, come per bere, per lavarsi e per il semplice piacere, esiste da migliaia di anni.

Nella mia carriera, l'idroterapia — che è la scienza dell'applicazione dell'acqua sotto tutte le forme per avere guarigione e salute — è associata con alcune delle mie piú memorabili esperienze.

Negli anni Quaranta, mia moglie e io facemmo una vacanza a Key West, in Florida, dove eravamo divenuti intimi amici di Jessie Porter (signora E. L.) Newton, la « grande dama » della stazione climatica della Florida, fondata a sviluppata dai suoi avi. La casa della signora Newton era un centro di raduno di artisti, scrittori, musicisti e intellettuali di ogni campo: tutto il fior fiore della creatività del paese.

Un giorno mi chiamò d'urgenza per « mettere a posto » la schiena di uno dei suoi ospiti. L'uomo era in età avanzata, con una folta chioma grigia. Fu molto tranquillo e riservato durante il trattamento, e solo quando ebbi finito venni a sapere di aver curato il famoso poeta Robert Frost. Lo trattai tre o quattro volte, finché la sua schiena non fu guarita. Era un paziente molto buono, un uomo timido e modesto. In un'altra occasione, in casa di Jessie, trattai John Dewey.

Un'altra volta, Jessie mi mandò a chiamare in un'assolata giornata d'inverno, poco dopo che ero arrivato da New York. Si era interessata a un ragazzo di 14 anni paralizzato fin dalla nascita per spina bifida (un difetto di nascita in cui vi è l'incompleta fusione della corda spinale). Per di piú questo ragazzo era nato con i piedi volti all'indietro, e i medici avevano dovuto tagliare i tendini per riportare le gambe in posizione naturale. Era condannato a non poter mai camminare. Viveva praticamente isolato nelle sue stanze, tagliato fuori da ogni forma di vita, servito da servitori negri. Jessie, commossa dalle sue condizioni, decise di fare qualche cosa per la tragedia di questo ragazzo. Il suo primo atto fu di convincere i suoi genitori a portarlo a fare una vacanza a Key West.

Il ragazzo (chiamiamolo David) era poco piú di un vegetale; il suo corpo devastato dissimulava la sua età. Peggio ancora, il suo sguardo smorto annunciava che egli aveva perso da tempo il desiderio di vivere. Era qualche cosa di piú di un caso clinico, e sono sicuro che solo il tenace spirito di Jessie Porter Newton mi trattenne dallo scuotere la testa senza speranza come avevano fatto altri medici nel lasciare la luminosa e assolata stanza della sua casa in cui ella aveva fatto trasportare il ragazzo dal Kentucky.

« Harold, so che voi potete fare qualche cosa per questo giovinetto ». La voce di Jessie era dolce, ma nel suo tono vi era una volontà di ferro. Non so se fu il mio desiderio di compiacerla, o se fu la Grande Intelligenza che risveglia in noi quell'ispirazione creativa da cui nascono le opere d'arte, di musica, di letteratura e le scoperte della scienza. Certo è che ebbi un'ispirazione immediata: presi il ragazzo fra le braccia, andai verso la spiaggia e mi immersi nell'acqua con lui. Le acque del Golfo e della zona attorno a Key West sono dolci, calde e salutari. Piú tardi mi ricordai che Cayce aveva consigliato a Tom Sugrue, dopo che era rimasto paralizzato, di stabilirsi a Clearwater e bagnarsi nel Golfo.

« Fu un miracolo, un vero miracolo come quelli della Bibbia », disse Jessie alla signora Brod quando venne intervistata. « Harold prese il ragazzo fra le braccia e lo portò letteralmente all'oceano e alla vita ».

« Quello che fece fu di dare una motivazione al ragazzo, di dargli una ragione per desiderare di vivere », ricordò la signora Newton. « Gli disse: " Figlio mio, ognuno ha i suoi limiti, i suoi svantaggi. L'unica cosa che ti è impossibile è di essere un atleta professionista. Ma puoi essere un medico, un avvocato, un giudice, un senatore, tutto quello che vuoi. E presto andrai all'università " ».

« Ebbene, il dott. Harold insegnò al ragazzo a nuotare, a esercitarsi, a sviluppare la parte superiore del suo corpo, dapprima nell'oceano e poi in terraferma. Insegnò al servitore di David come doveva massaggiarlo, manipolarlo e farlo esercitare ».

Il ragazzo fece progressi meravigliosi, ma vi era ancora una grande menomazione da superare. Come tutti i paraplegici, non poteva controllare le sue funzioni di eliminazione. È questo l'aspetto piú demoralizzante della maggior parte dei minorati.

E allora mi venne un'altra ispirazione. Applicai impacchi di acqua gelata sull'inguine e sul basso ventre di David per scuotere il sistema nervoso autonomo, che controlla i muscoli involontari, per contrarli con un urto brusco: forse col tempo, come i cani di Pavlov, essi avrebbero reagito. Dissi al bravo servitore di David, che si era molto interessato a tutte queste nuove tecniche terapeutiche, di seguire il ragazzo ventiquattro ore su ventiquattro. Ogni volta che avveniva un'azione involontaria della vescica o degli intestini, doveva applicare un impacco di acqua gelata sull'inguine o sul basso ventre. A questo scopo mettemmo presso al letto un bacile pieno di acqua e cubi di ghiaccio, in cui era immerso un tovagliolo per l'impacco.

Occorsero mesi di devozione e di addestramento, ma il metodo funzionò. David rimase paralizzato dalla vita in giú, ma i muscoli che ricevono segnali dal sistema nervoso autonomo si contraevano come in una persona normale. Finalmente David poté andare all'università. Imparò a usare le braccia e il bastone, a guidare l'automobile, ad andare in giro e a condurre una vita quasi normale.

In seguito ho usato questo sistema di impacchi di acqua gelata con molti pazienti paraplegici e con eguale successo. Tutto quello che occorre è la devozione di qualche membro della famiglia disposto a lavorare con la persona menomata. Recentemente l'ho usato con un veterano del Vietnam la cui spina dorsale si era spezzata, e con un giovane rimasto paralizzato in un incidente di automobile e che adesso studia legge; su Lenny Contino, di cui ho raccontato la storia in un capitolo precedente, e su altri.

Quando portai David in mare stavo, senza saperlo, emulando Ippocrate, il grande greco padre della medicina moderna, che, già nel quinto secolo a.C., a quanto si dice, usò in questo modo le salutari acque del mare attorno alla sua isola per trattare i pazienti. Sappiamo che egli consigliava di bollire l'acqua prima di berla, anticipando cosí il resto del mondo di parecchi secoli, e che scrisse molto sull'uso interno ed esterno dell'acqua nel trattamento delle malattie.

L'uso dell'acqua a scopo terapeutico esiste da migliaia di anni. Si parla in sanscrito di bagni e di cure con l'acqua già nel 4000 a.C. Il Lama Bianco mi disse di aver trovato una descrizione di terapia con l'acqua in antichi scritti tibetani. I Babilonesi, gli Egiziani, i Cretesi e i Persiani usavano tutti, vastamente, bagni e idroterapia molto prima che i Romani scrivessero la loro storia nelle architetture dei loro lussuosi bagni che lasciarono in tutta l'Europa e l'Africa. In Creta si possono vedere, nei restauri delle antiche rovine di Cnosso, stanze da bagno e l'equivalente dei moderni impianti idraulici con complessi canali per portare acqua fresca e far fluire via quella usata. In Grecia, gli Spartani immergevano i bambini appena nati in acqua fredda per immunizzarli contro le malattie e rafforzarli.

Archimede, il matematico greco che morí intorno al 212 a.C., scoprí l'importante principio che porta oggi il suo nome, per il quale un corpo interamente o parzialmente immerso in fluido è spinto in alto da una forza eguale al peso del fluido spostato.

Questo principio avrebbe indotto un giorno, molti secoli dopo, un presidente americano (Franklin D. Roosevelt), paralizzato dalla polio, a fondare un centro di riabilitazione a Warm Springs, nella Georgia. Il principio di Archimede ha avuto un'importante influenza sul futuro sviluppo dell'idroterapia per pazienti fisicamente menomati.

Galeno, un medico romano del secondo secolo d.C., consigliava pure di bollire l'acqua e di farla poi raffreddare prima di berla. Era un sicuro sostenitore dei bagni, cosí popolari in Roma, e li faceva accompagnare da frizioni o massaggi ed esercizio per compiere le sue famose cure.

Si dice che l'imperatore romano Augusto sia stato uno dei primi e piú famosi pazienti che sia guarito con una cura d'acqua quando tutte le altre terapie erano risultate inutili, rendendo ancor piú popolari i bagni romani, che allora erano ben 850 nella sola Roma.

Durante il medioevo i bagni e l'acqua caddero in discredito per ragioni che solo uno storico potrebbe spiegare, sebbene le pestilenze possano esserne state in parte responsabili. Ma sull'altro lato dell'Atlantico non ancora attraversato, gli Indiani americani usavano i bagni per curare alcune malattie e avevano sviluppato in un'arte evoluta i bagni di vapore, simili a quelli di Cayce, di solito seguiti da un tuffo in acqua fredda. Nel quindicesimo secolo, i Turchi costruirono a Costantinopoli dei bagni meravigliosi e resero popolare il bagno di aria calda, ancora chiamato comunemente « bagno turco ».

Nel 1778, John Wesley, il famoso fondatore della Chiesa Metodista, pubblicò il suo celebre *Primitive Physick Easy and Natural Method of Curing Most Diseases* (Metodo fisico facile ed elementare per curare la maggior parte delle malattie). Wesley usava bagni di acqua fredda per curare piú di settanta malattie, e li usava come parte della terapia per curarne altre duecento. Scrisse: « Il bagno freddo è di grande vantaggio per la salute e previene una quantità di malattie. Promuove la traspirazione, aiuta la circolazione del sangue e previene il pericolo del raffreddore ».

Nella sua prefazione, John Wesley dice: « Osservate sempre la massima esattezza nel vostro regime o maniera di vivere. Astenetevi da tutte le bevande miste e da tutti i cibi molto conditi. Usate una dieta semplice, di facile digesstione e di massima frugalità per quanto si possa conciliare col benessere e la forza. Bevete acqua solo se si confà al vostro stomaco. Cenate alle sei o alle sette, e con i cibi piú leggeri. Andate a letto presto e alzatevi per tempo. Mantenere con tenacia queste abitudini è spesso piú di metà della cura. Soprattutto aggiungete al resto, perché non è certo fatica perduta, quell'antica medicina che è la preghiera, e abbiate fiducia in Dio ».

Il Padre Sebastian Kneipp curò l'arciduca Giuseppe d'Austria del morbo di Bright con l'idroterapia.

Agli inizi del diciannovesimo secolo, Vincent Priesnitz, figlio di un agricoltore austriaco, rimase storpiato in un incidente a soli diciassette anni. Si curò da solo con trattamenti di acqua. I successi ottenuti, praticati poi su agricoltori del vicinato e sui loro animali, lo portarono, verso i trent'anni, a stabilire una « cura di acqua ». La sua fama si diffuse, e quando i reali, il governo e le personalità piú importanti ricorsero a lui per aiuto, la « Cura d'acqua » divenne dominante in Europa, e cure simili apparvero dovunque vi fosse una « sorgente » le cui magiche proprietà potessero essere usate per guarire o almeno sollevare i malati. Gli sforzi di Priesnitz vennero appoggiati dal governo austriaco.

Negli Stati Uniti l'idroterapia divenne molto popolare grazie all'attività del dott. Simon Baruch, padre del famoso finanziere e consigliere presidenziale Bernard Baruch. Il dott. Baruch scrisse e pubblicò *The Principles and Practice of Hydrotherapy* (Principi e pratica dell'idroterapia) nel 1899 e la *Epitome of Hydrotherapy* (Compendio di idroterapia) nel 1920. Egualmente importante fu l'opera del dott. John Harvey Kellogg, che istituí il Battle Creek Sanitarium nel 1876 per aprire la strada a un trattamento dietetico e igienico senza farmaci. Il dott. Kellogg fece molto per stabilire l'idroterapia come sistema scientifico nel suo paese, unitamente alla dieta, all'esercizio e all'elettroterapia. Nel 1900 pubblicò *Rational Hydrotherapy* (Idroterapia razionale), opera completa di 1.100 pagine. Inventò il gabinetto riscaldato con lampade elettriche, e oggi io uso ancora uno dei primi modelli per praticare i bagni di vapore di Cayce.

L'acqua, nei suoi molteplici usi, varianti ed effetti, è impareggiabile come agente terapeutico. È fluida nelle applicazioni come la sua stessa natura. Può rilassare, stimolare, alleviare il dolore, guarire e purificare il corpo all'interno e all'esterno. Funziona in un modo che non può essere ripetuto da qualsiasi altra modalità, con la massima stimolazione dei poteri autoguaritori del corpo e i minimi effetti secondari. La sua naturale flessibilità rende possibile adattare questa terapia a ogni grado di delicatezza o di forza richiesto dalle condizioni del paziente. È facilmente disponibile (o lo era prima che venisse inquinata) e costa poco.

L'idroterapia è la scienza dell'applicazione di acque al corpo umano per la cura o la prevenzione di malattie, la correzione di disordini fisici o mentali e il mantenimento o il miglioramento della salute generale. L'acqua può essere usata in tre forme diverse: come liquido; come solido, o ghiaccio; e come gas, ossia come vapore.

L'applicazione dell'acqua può essere esterna o interna. Può essere usata come semplice detersivo; per la pulizia interna, oralmente o rettalmente; per stimolare la circolazione alternando acqua calda e acqua fredda; per rilassare con un bagno tiepido; per massaggio con pressione o percussione; per azione guaritrice con varie combinazioni delle varie modalità idroterapiche; e per alleviare il dolore col calore o col freddo intenso (come ghiaccio).

L'acqua può portare, per conduzione, caldo o freddo al corpo: bagni tiepidi per il rilassamento; bagni caldi per alleviare il dolore dell'artrite e dei reumatismi, delle nevriti e della gotta; brevi bagni freddi per stimolare, o eliminare la fatica; semicupi per stimolare e prolungare l'attività sessuale. L'effetto di questi bagni, specialmente dei bagni caldi, può essere aumentato aggiungendo sali e sostanze chimiche come zolfo, pino, sale inglese, eccetera. L'acqua per la detersione interna introdotta nel corpo con bevande, irrigazioni, clisteri e docce, è uno dei piú potenti strumenti terapeutici dell'armamentario naturale. I bagni di vapore, fatti per stimolare l'eliminazione direttamente attraverso la pelle, i polmoni e i reni, possono essere resi piú efficaci con l'aggiunta di sostanze chimiche al vapore.

Il ghiaccio, sebbene non sia usato cosí di frequente come l'acqua e il vapore, ha un preciso compito terapeutico. Ce ne serviamo in brevi applicazioni per stimolare e accrescere la circolazione o per aumentare il tono muscolare. Viene usato nella febbre per raffreddare la testa o il collo; per alleviare il mal di testa o la pressione alla testa; come primo aiuto per bruciature o contusioni; per controllare le infiammazioni; e a volte, nelle infezioni gravi, per rallentare la circolazione impedendo cosí l'azione dei batteri patogeni.

La mia idea di usare impacchi di acqua gelata, come feci con David e con altri paraplegici, può essere stata originale, almeno per quanto mi è risultato, ma l'uso di compresse e impacchi freddi, di fomentazioni calde, di panni intrisi in succhi di erbe, in olio o in sostanze chimiche è vecchio quanto la terapia senza farmaci e ha sempre avuto un posto importante nella guarigione.

Il dott. Frederick M. Rossiter afferma: « La pelle di un essere umano è il piú grande e pesante organo del corpo. Sono necessari circa 17 piedi quadrati di pelle per ricoprire un uomo medio... tutta la pelle è una grande membrana sensibile fatta di nervi strettamente intrecciati e di tessuti vascolari. Cosí la terapia di acqua può aiutare l'intero sistema.

« È stato calcolato che in un pollice quadrato di pelle vi sono vari milioni di cellule di vari tessuti, qualche metro di minuti vasi sanguigni, tre metri e mezzo di fibre nervose, un centinaio di ghiandole sudorifere e una quantità di ghiandole che secernono olio » (2).

Cosí è facile capire perché l'applicazione alla pelle di acqua a varie temperature e nelle sue varie forme possa avere influenza su molte parti del corpo.

Edgar Cayce credeva fermamente nelle virtú dell'idroterapia e spesso la prescriveva in varie forme e combinazioni, come avete letto nei capitoli precedenti. In realtà un esame compiuto dal Centro Cayce su 670 persone, trattate per piú di due anni, rivelò che Cayce aveva prescritto una o piú forme di idroterapia 109 volte: la terza terapia piú frequentemente prescritta.

Ecco quello che disse a David Kahn circa la necessità dell'idroterapia:

D. 7. Quanto spesso deve essere praticata l'idroterapia?

R. 7. Dipende dalle condizioni generali. Quando vi è pigrizia, senso di pesantezza, sonnolenza e tendenza a trascinarsi a fatica e dolorosamente, allora il trattamento è opportuno. Questo non significa che solo perché vi è la quotidiana attività del canale di alimentazione non vi sia bisogno di irrigare il sistema. Ma ogni volta che vi è il senso di pigrizia, fate il trattamento. Tirerà su il corpo. Perché questi trattamenti sono necessari quando la condizione del corpo viene intossicata dall'assorbimento di veleni attraverso il canale alimentare o il colon, per l'inerzia del fegato o dei reni, e vi è mancanza di coordinamento fra il sistema cerebro-spinale e il simpatico, fra il rifornimento del sangue e i nervi. *Perché l'idroterapia e il massaggio sono misure preven-*

(2) Frederick M. Rossiter, *Water for Health and Healing* (L'acqua per la salute e la guarigione), Riverside, California: H.C. White Pubblications, 1972, pag. 34.

*tive non meno che curative. Perché la purificazione del sistema permette alle stesse forze del corpo di funzionare normalmente e di eliminare cosí i veleni, le congestioni e le condizioni che diverrebbero acute nel corpo.* (257-254)

A un altro individuo egli spiegò:

« Da quanto vediamo in questo corpo, il bagno idroterapico gli farebbe bene; e consisterebbe nello stare in una grande quantità di acqua o in una tinozza per un lungo periodo, con l'acqua a una temperatura un poco piú alta di quella del corpo; seguirà un massaggio generale fatto da una massaggiatrice. Questo sarà meglio di un aggiustamento o di un trattamento in profondità, sebbene si troverà che, con un massaggio lungo la spina dorsale, con il corpo prono sulla faccia, questo — fatto con le nocche su entrambi i lati della colonna — tenderebbe a portare molti segmenti piú vicino alla normalità, venendo cosí trattati DOPO essere stati completamente rilassati per venti o trenta minuti nell'acqua tiepida o calda, chiaro? ». (635-9)

« Alcuni disturbi sono indicati nelle forze digestive del corpo. Questi dipendono da mancanza di giusta eliminazione anche se vi è regolarità... L'eliminazione richiede di essere aumentata da questi punti di vista. Questo non può essere fatto meglio che con irrigazioni del colon ogni tanto e includendo nella dieta cibi come fichi, rabarbaro e simili ».

« L'idroterapia e l'esercizio fisico, combinati con questi, dovrebbero portare le migliori condizioni per il corpo. Sono questi i modi con cui il corpo, o ogni corpo individuale, può mantenere le migliori attività ». (4003-1)

Nella lettura 2602-2 Cayce spiega inoltre:

« Come indicato — vedi — vi sono canali o vie di uscita per l'eliminazione dei veleni, ossia energie usate dove vi è l'effetto o l'attività della circolazione su forze estranee... Tutte queste, per la segregazione delle medesime nel sistema, producono forze che devono essere eliminate. Noi eliminiamo soprattutto attraverso l'attività dei polmoni, naturalmente, del sistema sudorifero, del canale alimentare e dei reni... I mali di testa sono segnali o avvertimenti che l'eliminazione non avviene in modo appropriato. Molto di questo, in questo corpo, dipende dal canale alimentare, e da quelle condizioni che esistono in parti del colon stesso cosí da produrre una pressione... Di qui il consiglio di una correzione osteopatica, che aiuta, ma che non elimina tutte queste condizioni che sono come accumulazioni nelle parti del colon. Di conseguenza le irrigazioni del colon sono necessarie ogni tanto, come pure una idroterapia generale e il massaggio ».

Nel rivedere il mio schedario, trovo che Cayce consigliò varie forme di idroterapia per i seguenti disturbi: acidità, aderenze, alcoolismo, allergie, anemia, afonia, appendicite, artrite, scarsa assimilazione, asma, grumi sanguigni, bronchite, cancro, catarro, colecistite, circolazione (non coordinata e deteriorata), congestione fredda, colite, debilitazione, dermatite, sordità, scarsa eliminazione, disturbi agli occhi, influenza (effetti secondari), malattie delle ghiandole, glaucoma, mal di testa, emorragia intestinale, orticaria, morbo di Hodgkin, ipertensione, contusioni, strappi, intestini (catarro, congestione del colon, pletora, prolasso, stenosi, non coordinazione del catabolismo e metabolismo), lesioni, mesenterite, crisi nervose, tensione nervosa, nevrastenia, nevrite, obesità, paralisi cerebrale, morbo di Parkinson, disordini pelvici, polio (effetti secondari), prostatite, prurito, psoriasi, tentativi di ringiovanimento e rilassamento, reumatismi, sciatica, spostamenti e sublussazioni delle vertebre, streptococco, tossiemia, tubercolosi e ulcere.

Cayce raccomandò piú volte bagni di schiuma per i pazienti che inviava al Reilly Health Service; bagni di sale inglese, bagni finnici; suffumigi (fatti con una varietà di sostanze aromatiche come l'atomidina, l'olmo riccio ecc.); bagni caldi di senape (per i piedi); bagni di olio di aghi di pino; bagni di acqua salata; spugnature; bagni di vapore; bagni di sabbia; semicupi; bagni di bicarbonato di soda, bagni di sole; doccia scozzese, e bagni turchi, fra le centinaia di bagni che praticavamo all'istituto.

I bagni di fumo o di vapore e le irrigazioni del colon erano prescritti piú di frequente di ogni altro bagno — spesso unitamente e combinati con impacchi di olio di ricino e massaggio, per una purificazione generale del sistema e l'eliminazione delle tossine. Le irrigazioni del colon e gli impacchi di olio di ricino saranno particolarmente discussi nel prossimo capitolo.

Cayce faceva anche molto uso di bagni in tinozza, specialmente quelli con sale inglese o con sostanze aromatiche. E durante la sua vita, quando il Reilly Institute era fiorente, raccomandava spesso i nostri bagni di schiuma — da soli o con olio aromatico di pino —, docce energiche e docce scozzesi. I bagni di schiuma, per inciso, non avevano niente a che fare con i bagni di schiuma di sapone a cui si abbandonano con gioia tante signore: si trattava di un apparecchio che inseriva a forza bolle d'aria nell'acqua per un delicato massaggio. Il bagno a vortice ha una funzione simile ed è usato soprattutto per il rilassamento e per stimolare la circolazione.

Tuttavia, poiché questo libro si propone di farvi stare in buona salute a casa vostra, ci limiteremo a quelle procedure benefiche che voi potete seguire comodamente nella vostra stanza da bagno.

Rivolgiamo anzitutto la nostra attenzione al piú comune uso dell'acqua, quello di berla. A un paziente sofferente di tossiemia (e probabilmente questo si applica oggi a ognuno di noi) Cayce ebbe a dire:

« Bevete acqua in abbondanza in ogni momento, e preferibilmente — quale che sia la sua provenienza — BOLLITELA prima di usarla. Poi raffreddatela con ghiaccio, mettendovelo attorno, non dentro ». (515-1)

« Bevete molta acqua e non stimolanti come tè o caffè...

« La cura del corpo in generale, prendendo molta acqua per il sistema, internamente o esternamente... riporterà il corpo alla sua normale resistenza ». (583-4)

In generale raccomanderei da sei a otto bicchieri d'acqua al giorno, per una persona media, a meno che non soffra di qualche malattia specifica per la quale questa quantità sia controindicata o siano preferibili dosi maggiori.

Cercate di usare acqua di sorgente o acqua distillata, per berla, e assicuratevi che la marca che comprate corrisponda a quello che afferma l'etichetta, e non sia acqua di rubinetto gasata. Anche il ghiaccio dovrebbe essere fatto con acqua sterile. Potete anche prendere acqua in tisane d'erbe.

In un caso interessante, che Cayce diagnosticò come provocato da scarsa assimilazione ed eliminazione, egli analizzò l'importanza dell'acqua come aiuto alla digestione e all'eliminazione.

« In fatto di diete per il corpo, troviamo che sono molto varie a seconda di circostanze e di condizioni su cui spesso il corpo non ha controllo [per il fatto di dover viaggiare molto?]. Soprattutto abituatevi a non trangugiare mai il cibo in fretta. Prendete *tempo* per assimilare e masticare cosí che l'*assimilazione* sia buona, e troveremo che, con questi avvertimenti e con un giusto *equilibrio* tra i cibi che producono acidi e quelli che producono alcali, si digerirà in ogni circostanza. È bene bere acqua *in grande quantità* prima del pasto e dopo il pasto, perché, come abbiamo detto piú volte, quando un cibo *entra* nello stomaco, *immediatamente* lo stomaco diventa un magazzino, o una cassetta di medicinali, che può creare tutti gli elementi necessari per una digestione adatta, nel sistema. Se questo vien fatto dapprima dall'acqua pura, le reazioni saranno piú vicine al normale. È dunque bene, ogni mattina, appena alzati, prendere mezzo o tre quarti di bicchiere di acqua *calda*, non cosí calda da bruciare né cosí tiepida da essere nauseante; e questo purificherà il sistema dai veleni. Questo è particolarmente opportuno per questo corpo. Ogni tanto bisognerebbe aggiungere un pizzico di sale all'acqua cosí bevuta ». (311-4).

Uno dei piú entusiasti fedeli del Reilly Health Institute fu il già menzionato David Dubinsky, direttore della International Ladies Garment Workers Union. Ho avuto l'onore e il piacere di averlo personalmente in cura per piú di quarantacinque anni. Era profondamente interessato ai programmi di salute per i suoi lavoratori. Infatti quando firmò per me la dedica del suo libro, scrisse: « Un lavoratore sano è un buon lavoratore ».

Un giorno mi pregò di andare in auto con lui a Bushkill Falls, in Pennsylvania, dove l'Unity Camp, che doveva servire come luogo di vacanza e stazione di cura per i lavoratori dell'Unione, stava costruendo nuovi edifici. Dubinsky mi chiese se volevo lavorare con il loro architetto nel disegnare i bagni, le stanze del vapore, le stanze del massaggio, della ginnastica e di altre possibilità fisiche. Essi accolsero infatti alcune idee suggerite da me.

Io consigliai loro di creare con lastre di vetro la parete esposta a mezzogiorno delle stanze dei bagni di vapore e del trattamento, cosí che potessero essere bene illuminate dal sole nelle ore diurne. Poi installammo un'illuminazione fluorescente tale da illuminare senza dare riflessi. Disponemmo la pianta in modo che i massaggiatori potessero guardare attraverso portelli nelle stanze dei bagni a vapore mentre lavoravano, cosí da tener d'occhio quelli che vi erano; se qualcuno fosse venuto meno o fosse rimasto oppresso dal calore, avrebbe potuto venire immediatamente tratto fuori. Fu questa una precauzione molto importante.

Il maggior calore, in un bagno turco o sauna, è sempre al sommo della stanza. La gente in genere è seduta o sdraiata in basso o a metà altezza, e, quando si alza, raggiungendo con la testa lo strato d'aria piú caldo, può venir meno, specialmente se vi è una tendenza a un disturbo cardiovascolare, di cui non si è resa conto.

Nei bagni turchi di New York vi erano stati alcuni incidenti che, in una delle istituzioni piú famose, si erano risolti in tragiche fatalità. Un uomo era svenuto e nessuno si era accorto della sua mancanza né lo aveva cercato. Quando gli inservienti tornarono al mattino, lo trovarono disteso sul pavimento, morto. Un simile incidente avvenne a un altro uomo nella stanza dei bagni a vapore di un famoso albergo di New York.

È sempre della massima importanza prendere le precauzioni opportune e avere qualcuno che vigili quando si usa forte calore, sia nei bagni in vasca, sia nei bagni di vapore o nella sauna. È questa una delle ragioni per cui io preferisco i bagni di sudore, nei quali la testa è esposta all'aria.

Un fattore di assoluta e primaria importanza, nell'idroterapia, è la diversa reazione che può essere indotta nel cambiamento di temperatura. Possiamo usare acqua a temperature di 40-120 gradi Fahrenheit (5-50 centigradi). Gli estremi vengono usati raramente, ma vi sono illimitate possibilità per gli effetti terapeutici in questa vasta scala, con in piú la variante della durata del bagno. La pressione dell'acqua è un'altra terapia benefica: la doccia scozzese, la doccia a turbina, i bagni di schiuma, di ossigeno e i bagni Nauheim o di diossido di carbonio. Fare questi bagni in casa è difficile se non impossibile: richiedono un'apparecchiatura costosa. Quello che si può fare efficacemente in casa, e con poca spesa, sono i bagni caldi per il rilassamento, i bagni molto caldi per alleviare i dolori, e i bagni caldi brevi per stimolazione. L'efficacia di questi bagni, specialmente di quelli caldi, può essere aumentata aggiungendo sali di Glauber o egiziani, varie combinazioni di zolfo o vegetali vari come tannino, pino eccetera. I bagni di aria calda o di vapore sono usati per stimolare l'eliminazione attraverso la pelle, perché aprono i pori e liberano la sudorazione. Molto spesso sostanze volatili come olio di pino, benzoino, eucaliptus o clorina vengono vaporizzate per l'inalazione.

Per un piú efficace uso dell'acqua è necessario avere una precisa conoscenza della temperatura, sia in centigradi sia in gradi Fahrenheit. Negli Stati Uniti conosciamo meglio i Fahrenheit. La scala va da 32 gradi, a cui l'acqua gela, a 212, a cui bolle. Queste temperature valgono quando si è al livello del mare o quasi.

Le temperature usate nei bagni in tinozza vanno di solito dai 55 ai 110 gradi (13-40 centigradi circa). Non trascurate mai di usare un termometro da bagno per misurare la temperatura, perché il nostro giudizio sul calore può essere fuorviante. Quando fate il bagno, regolate la temperatura della stanza sui 68-74 gradi (circa 20-23 centigradi). Per l'esercizio attivo può essere un poco piú bassa, sui 65 gradi (18,5 centigradi). La temperatura migliore per i bagni in vasca per il rilassamento è di 90-100 gradi (circa 32,5-37,5 centigradi), per una durata da dieci a trenta minuti, con una media di venti.

## BAGNI CALDI

Per liberarsi dai dolori sono necessari 100-106 gradi (circa 37,5-42 centigradi). Se non siete abituati ai bagni molto caldi, vi consiglierei di acclimatare il corpolentamente, cominciando a 100 gradi e salendo gradualmente a 104. Sebbene 108 gradi e piú, siano molto efficaci, è meglio avere qualcuno a portata di voce, nel caso in cui un principiante venga meno. Perfino i Giapponesi, che si fanno letteralmente bollire a 120 gradi (circa 50 centigradi), fanno questi bagni in comune. I bagni caldi alzano la temperatura del corpo, inducono una terapia di breve febbre e puliscono la pelle dai funghi e dai parassiti. Ma, ripetiamo, se non siete abituati per lunga pratica alle alte temperature, non siate temerari. I Giapponesi possono farlo: si sono lasciati bollire per secoli. Il bagno in vasca a 102-106 gradi dura in genere dai venti ai trenta minuti.

Se cercate di eliminare la rigidità e i dolori, dopo il bagno indossate un accappatoio, andate a letto e copritevi. Se il bagno è stato molto caldo, continuerete a sudare. Il riposo a letto può durare da trenta minuti a due ore, a seconda della vostra reazione, del tempo per cui continuate a sudare e il grado della vostra irrequietezza. Se, quando vi alzate, sudate ancora, asciugatevi con un asciugamano e strofinate leggermente tutto il corpo con un panno inzuppato in alcool o acqua calda. Poi asciugatevi ancora, lentamente.

Fate bagni caldi prima dei bagni freddi ad alta energia.

## BAGNI FREDDI AD ALTA ENERGIA

L'acqua deve essere a 40-55 gradi (5-12 centigradi). Cayce raccomandava bagni freddi a 46 gradi (7,5 centigradi), freschi a 65-85 gradi (18,5-29 centigradi) e tiepidi a 85-95 gradi (29-35 centigradi). Il bagno freddo aumenta l'energia e deve essere breve: un minuto e mezzo per cominciare, fino a due o tre minuti. Tende a stimolare il ritmo cardiaco, aumenta la respirazione e il metabolismo e rinfresca i nervi.

## BAGNI TIEPIDI

Sono usati per rilassare (da 90 a 101 gradi — 32-37,5 centigradi — per dieci o dodici minuti). Molto spesso Cayce faceva aggiungere olio di balsamo o di pino a questi bagni di rilassamento. Non sappiamo che cosa questi oli facciano fisiologicamente, ma sono piacevoli psicologicamente. Infilate un accappatoio e andate a letto.

I bagni tiepidi abbassano la pressione del sangue, dilatano i vasi sanguigni e rilassano i nervi.

## SEMICUPI FREDDI

Cayce e io abbiamo raccomandato molto spesso i semicupi, e io ho trovato che sono uno dei migliori usi dell'acqua, e meritano realmente la pena. Accelerano la circolazione, alleviano la congestione delle ghiandole e degli organi del basso ventre. Sono uno dei migliori metodi per rinvigorire gli organi sessuali e prolungare la loro attività, specialmente per gli uomini. I semicupi freddi alleviano anche la fatica e stimolano l'eliminazione. Indirettamente, aiutano a scacciare il mal di testa e, se fatti prima di andare a letto, spesso assicurano un buon sonno.

Nel nostro dipartimento di idroterapia avevamo due tinozze costruite appositamente per prendere questo bagno semplice ma straordinariamente efficace. Con tale doppio bagno si intensifica la reazione passando rapidamente dalla tinozza calda alla fredda, una, due o anche tre volte. Ma potete avere buoni effetti anche nella vostra tinozza casalinga.

Riempite la tinozza fino a una profondità di 15-25 centimetri, cosí che, seduti, l'acqua vi arrivi all'ombelico. Tenete l'acqua alla temperatura del rubinetto, (24-27 centigradi circa). Copritevi le spalle e il dorso con un asciugamano, avvicinatevi alla tinozza e (ricordando che molti incidenti avvengono in una stanza da bagno) sedetevi. Non state a pensarci troppo e sedetevi con decisione. Tenete i piedi fuori dall'acqua appoggiandoli al margine della tinozza o a un sostegno di metallo o di plastica. Poi contate lentamente fino a sessanta, equivalente di un minuto. Alzatevi con cautela e avvolgetevi un asciugamano attorno alle anche — quello che avevate sulle spalle, se è largo abbastanza — oppure indossate un accappatoio. Poi andate a letto e liberatevi della tensione per almeno trenta minuti, o, se è ora di andare a letto, cercate di dormire. Se dovete lavorare o altro, restate per un'altra decina di secondi, poi asciugatevi e vestitevi lentamente.

Quando il corpo viene riscaldato con l'esercizio, la reazione al semicupio è molto piú efficace. In realtà non si deve mai fare un semicupio freddo, se il corpo sente freddo. Potete riscaldarvi con l'esercizio o stando a letto sotto le coperte; ma, se non siete abbastanza caldi, non fate mai un semicupio freddo. Dopo aver seguito per almeno sei volte questo programma di bagni, e se la reazione è buona (ossia se il corpo, dopo il bagno ha un senso di rilassante calore), potete portare gradualmente la durata della seduta a due minuti contando lentamente fino a 120. Dopo il dodicesimo bagno potete prolungare la seduta fino a tre minuti contando fino a 180. Per molti che usano la tinozza domestica, questo sembra funzionare meglio per una reazione ottima.

## SEMICUPI CALDI

I semicupi caldi hanno molti usi terapeutici, ma vengono praticati soprattutto per rilassare e riscaldare il corpo, specialmente prima di andare a letto. Possono servire anche per riscaldare il corpo prima di un semicupio freddo e per alleviare il disagio di condizioni rettali.

## LA DOCCIA

Un sostituto del semicupio è la doccia sul basso dorso. Offrite la schiena alla doccia e lasciate scorrere l'acqua tiepida verso il basso dorso. Chinatevi un poco cosí che l'acqua colpisca la parte desiderata. Aumentate gradualmente la temperatura fino al limite di tolleranza, per tre o cinque minuti. Poi, piuttosto bruscamente, voltate la manopola sul freddo. Lasciate che l'acqua fredda colpisca le parti calde contando lentamente fino a quaranta. Quando vi sarete abituati potrete mantenere il getto freddo per un tempo doppio, contando fino a ottanta. Dopo questo bagno, avvolgetevi in un lenzuolo da bagno o in un accappatoio e rilassatevi a letto. Il riposo, da dieci minuti in su, sarà quanto mai benefico. Se avete fretta di andar via, finite questo bagno con una doccia fresca o fredda, poi asciugatevi lentamente, vestitevi lentamente e uscite, completamente rinfrescati.

Mentre la maggior parte di noi pensa a una doccia ordinaria come a un processo di pulizia, essa può avere, e ha, un ottimo effetto tonico sulla circolazione. Una lunga doccia calda seguita da una breve doccia fredda è molto stimolante per la circolazione e aiuta a far scomparrie la fatica. Nel passare dal caldo al freddo, evitate che l'acqua fredda colpisca per prime la testa e le parti superiori del corpo; fate che l'acqua fredda cada dapprima sulle gambe e sul basso ventre, poi operate sulle spalle, sul collo e sulla testa e finite su tutto il corpo.

In un'intervista giornalistica di qualche tempo fa, affermai che fare delle docce fredde al mattino durante i mesi invernali è un ottimo sistema per prendersi dei raffreddori, specialmente per l'uomo d'affari, sempre teso e affrettato. Come i miei amici sanno, io sostengo l'uso generale dell'acqua fredda per rafforzare e condizionare il corpo. Ma ripeto: Non fate una breve doccia fredda — specialmente dopo una calda — per poi uscire all'aria fredda. Quando fate un breve bagno freddo il vostro metabolismo viene accelerato e il corpo si scalda. Se voi allora vi vestite e uscite, i vostri pori sono aperti e la sudorazione continua fuori di casa, sebbene inavvertitamente.

Se non siete ben condizionati e abituati, è meglio non tentare di essere pronti in sei lezioni. Un bagno o una doccia tiepidi sono sufficienti se dovete esporvi subito a basse temperature. Oppure potete tentare un semicupio freddo di tre minuti. Potete anche finire un bagno caldo o tiepido con una lenta doccia rinfrescante che porti via dal corpo il calore senza influire troppo sul metabolismo. Ricordate: *lenta* e *fredda*.

## BAGNI CON SALE INGLESE

A scopi terapeutici, Cayce prescrisse bagni con sale inglese in molti casi di artrite. Li raccomandò anche per la circolazione, per i disturbi ghiandolari, per la non coordinazione, le contusioni, le lesioni, la locomozione non equilibrata, la lombaggine, la nevrite, la paralisi, il prolasso, i reumatismi e le forme reumatiche, lo scleroderma, la tossiemia, la sciatica e le malattie veneree (effetti secondari).

Le istruzioni da lui date a molte persone per fare bagni con sale inglese potevano differire radicalmente tra loro. Nel caso 349-12 egli prescrisse quanto segue a uomo che era rimasto ferito in un incidente:

« Farete *ogni giorno* almeno un bagno con una buona quantità di sale inglese, facendolo seguire da un buon massaggio lungo tutto il sistema cerebro-spinale...

« I bagni con sale inglese si fanno durante il giorno. Mettete una libbra di sale per dieci-venti galloni di acqua; un bagno non troppo caldo ma piuttosto tiepido, e rimanetevi finché l'assorbimento e la reazione di tutto il sistema nervoso siano avvenuti. Aggiungete un poco di acqua calda per mantenere la giusta temperatura... da 20 a 30 minuti ».

« Fate questo bagno [con sale inglese] circa una volta la settimana... Usate circa 10 libbre di sale inglese in 40 galloni d'acqua piuttosto calda... per 3 settimane... Sospendete per 6 settimane, poi riprendete, ma aumentate la quantità di sale inglese [fino a 15 libbre. Massaggiare la spina durante il bagno, e poi massaggiare con olio di arachide] ». (5169-1)

E a un altro paziente con l'artrite prescrisse di usare da tre a cinque libbre di sale per venti galloni di acqua calda. E disse al paziente di restare nell'acqua quanto piú potesse e riposare da otto a dieci ore dopo tale applicazione.

Ad altri pazienti vennero consigliate quantità diverse di sale, da cinque a venti libbre. Ho provato su me stesso i vari quantitativi e quando raggiunsi il limite di venti libbre, giuro che ho sentito in bocca il sapore del sale.

## Istruzioni

In generale io consiglio cinque libbre per una vasca moderna (circa venti galloni) o da otto a dieci libbre per una vasca di vecchio tipo, che di solito contiene circa trenta galloni d'acqua, a una temperatura che inizi a 102-104 gradi e giunga ai 106 (rispettivamente circa 55, 57, 60 centigradi).

Una volta un paziente venne da me dicendomi di avere fatto bagni con sale inglese senza avere avuto molto successo. Gli chiesi a quale temperatura avesse fatto quei bagni, ed egli mi rispose: « A circa 100-104 gradi » (circa 37,5-40 centigradi). Allora gli chiesi quanto sale inglese avesse messo ed egli rispose: « Pochi cucchiai ».

Cominciate con acqua profonda da quindici a venti centimetri a circa 101-102 gradi. Usate il termometro. Mettete cinque libbre di sale per una vasca media e assicuratevi che sia completamente sciolto. Aggiungete gradualmente acqua calda, immergendovi, per mantenere la temperatura, e alzatela a poco a poco fino a raggiungere i 106-108 gradi (40,5-41 centigradi), aggiungendo nuova acqua calda finché la quantità sia tale da coprirvi interamente; allora adagiatevi. Se tentate di alleviare un dolore cronico e fate i bagni da tempo, potete portare la temperatura a 110-112 gradi (circa 42-43 centigradi). Come ho già detto, i Giapponesi possono fare il bagno a 118-120 gradi (circa 47 centigradi) e vanno particolarmente poco soggetti a disturbi di pelle e a parassiti. Ma, se volete competere con loro, fatelo lentamente e aumentate la temperatura di pochi gradi per volta. Per alleviare il dolore dovreste stare nella vasca, da principio, dieci o dodici minuti e poi aumentare gradualmente fino a venti. Una borsa di ghiaccio o un asciugamano o una spugna intrisi di acqua fredda e messi sulla fronte o dietro il collo vi aiuteranno a sopportare il calore. NON CERCATE MAI DI STRAFARE. Questa è una terapia particolarmente buona per giunture irrigidite, dolori muscolari, artriti e reumatismi; per aumentare il metabolismo e l'attività del cuore; per alzare la temperatura del corpo e calmare i dolori in genere.

I bagni con sale inglese sono controindicati in caso di disturbi cardiovascolari o di pressione alta. Chiedete al vostro medico se ve li consiglia.

Avvertimento: quando fate bagni caldi di qualsiasi tipo, assicuratevi di avere qualcuno vicino qualora vi prendesse un capogiro o un deliquio. È anche bene avere un contaminuti perché il vostro senso del tempo può essere poco esatto.

## Bagni con sale inglese per la sola mano in caso di artrite o reumatismo

Quando le giunture della mano sono contratte, o vi sono dolori artritici o infiammazione dei tendini, si può avere un considerevole sollievo dai bagni con sale inglese per la sola mano e il massaggio. Non molto tempo fa mi fu mandata una cucitrice da un medico di New York. Io le dissi di fare bagni della mano, con sale inglese, e massaggi per due settimane; e dopo questo periodo, ella poteva chiudere la mano, cosa che non era capace di fare due settimane prima.

Molti anni fa usai lo stesso trattamento con un noto pianista, e in seguito su numerosi virtuosi di musica. Fate una soluzione calda di sale inglese con circa una libbra di sale in una catinella piena a metà di acqua calda. Immergete la mano per cinque minuti e poi massaggiate le dita e la mano stessa con l'altra mano, sotto l'acqua, lavorando sulle dita e piegando le giunture. Poi lasciate ancora immersa la mano per altri cinque o dieci minuti. Dopo circa venti minuti di immersione, togliete le mani dall'acqua e massaggiatene una con olio di arachide risalendo verso il braccio. Ripetere sull'altra mano. Questo stesso procedimento può essere usato per i piedi.

## Bagni di vapore

Ricorderete che ho parlato dell'importanza della pelle nell'eliminazione. Poiché l'eliminazione deve avvenire attraverso la pelle come attraverso il colon, i reni e i polmoni, Cayce faceva largo uso di bagni di vapore — che a volte chiamava « sudorazioni » — come pure di bagni turchi e finlandesi (la cui varietà piú comune è la sauna). Queste sudorazioni, o bagni di vapore, sono un elemento assolutamente essenziale quando vi impegnate in un processo depurativo dell'organismo. (La dieta di mele, le irrigazioni del colon e altri processi purificanti saranno discussi nel prossimo capitolo). La pelle e i polmoni aiutano a eliminare le tossine che altrimenti possono provocare considerevoli malesseri come mal di testa, capogiri, gas, acidità e nausea. I bagni di vapore sono anche molto efficaci nell'abbassare il livello del colesterolo. Recenti ricerche hanno rivelato che l'insaponare il corpo sudato impedisce al colesterolo di uscire attraverso i pori, per cui è bene non usare sapone nei bagni caldi e nei bagni di vapore.

Io ho usato bagni di vapore per piú di sessant'anni con ottimi risultati. Cayce aumentava il loro effetto con l'uso di aloe, allume, atomidina, tintura di benzoino, canfora, balsamo di Gilead, iodina, olio di lavanda, tintura di lobelia, mirra, olio di aghi di pino, olmo riccio, balsamo di tolú, zolfo e gaultheria. Molte volte le sue istruzioni per l'uso di queste sostanze erano molto precise, e in genere sono seguite da frizioni o massaggi con olio. A un uomo di cinquantaquattro anni con totale incapacità di assimilare il cibo, e che soffriva di astenia, egli diede questo consiglio:

« Troviamo che il maggior aiuto vi verrà dal seguente massaggio, fatto almeno un giorno sí e un giorno no, e da un trattamento idroterapico che sarà fatto con bagni di vapore, o in un gabinetto, o in un contenitore aperto in cui vi sia una pinta d'acqua con due cucchiaini di olmo riccio. Fatela bollire. Nessun altro calore se non i fumi di quest'acqua vi rimetterà a posto il corpo. Poi fate un massaggio completo usando parti eguali di olio di oliva, tintura di mirra e tintura di benzoino. Questi dovranno essere massaggiati specialmente lungo il sistema cerebro-spinale, sempre allontanandosi dalla testa » (5372-1)

La moglie di un assicuratore inglese, che soffriva di dolori artritici alle braccia, di disordini pelvici e di disturbi digestivi, fu mandata da Cayce. Egli riconobbe che gran parte dei suoi mali proveniva da un vecchio trauma alla fine della spina dorsale nella regione coccigea, e prescrisse un trattamento che comprendeva bagni di vapore, definiti « bagni di sudore » in una parte della prescrizione, e « bagni di vapore » in un'altra:

« Troviamo anzitutto che bisognerebbe usare bagni di sudore, che non provocano un grande aumento di temperatura nel corpo... ma sono piuttosto bagni di VAPORE, dove vengono usati alternatamente olio di gaultheria e tintura di iodina, o di atomidina in piena forza; l'uno usato un giorno del trattamento, l'altra il giorno successivo... con un massaggio completo ». (1302-1)

Una delle prime forme di depurazione interna fu il bagno di sudore. Il bagno turco è oggi un bagno di calore asciutto con aria calda a circa 160-180 gradi (70-80 centigradi). Inoltre abbiamo il vapore russo-finnico, a circa 150-160 gradi (circa 66-72 centigradi), e la sauna finnica, che può arrivare a 190-200 gradi circa (87-93 centigradi). Nell'autentica versione finnica della sauna, l'acqua è gettata su rocce ardenti che creano un vapore in certa misura simile a quello dei bagni di vapore raccomandati tanto spesso da Cayce. Poi abbiamo il tipico bagno di sudore americano, inventato dal dott. Kellogg: il gabinetto elettrico. Nel gabinetto elettrico, il calore non va molto oltre i 110 gradi (circa 42 centigradi), ma l'azione radiante della luce sulla pelle provoca il sudore. Il modello Kellogg che uso ancor oggi è particolarmente utile per permettere i bagni di vapore di Cayce a persone che non possono tollerare un calore eccessivo, perché la testa non è chiusa in esso e ha libero accesso all'ossigeno o a compresse fredde somministrati da un membro della famiglia o da un amico.

È possibile fare un bagno di vapore in casa. Vi sono sul mercato molte apparecchiature e gabinetti non troppo costosi per fare saune e bagni di vapore in casa. Alcuni, piú elaborati, sono costituiti da sezioni che si possono montare formando un gabinetto; altri sono portatili e, di solito, pendono dalle spalle e possono essere chiusi a cerniera dall'interno permettendo di indossarli mentre si è seduti sopra una sedia o uno sgabello. Sotto la sedia, o sotto lo sgabello (preferibilmente in legno), è posto un vaporizzatore elettrico; un grande asciugamano ripiegato piú volte o una copertina vengono messi in parte sul sedile e in parte lasciati pendere sul davanti e sui due lati per difendere il retro delle gambe e le natiche da un calore eccessivo. (Non parliamo qui degli indumenti tipo sauna che dovrebbero far dimagrire durante la notte, ma di un apparato che racchiude l'intero corpo eccetto la testa).

Alcuni di questi apparecchi portatili sono molto economici (sui quindici dollari). Tuttavia, per coloro che badano al centesimo per far fronte all'inflazione e alle tasse, ecco alcune istruzioni per costruirsi in casa un'apparecchiatura soddisfacente con cui fare bagni di vapore.

## Istruzioni per un bagno di vapore casalingo

Cucite insieme varie coperte o lenzuoli da bagno lasciando un'apertura di circa trenta centimetri di diametro. Preparate uno sgabello o una sedia. Come fonte di vapore servitevi di uno di quei vaporizzatori da pochi soldi che servono per inumidire l'aria o trattare i raffreddori, o di una vecchia caffettiera o teiera elettriche. Riempite d'acqua, a metà, il contenitore per ottenere il vapore. Se usate atomidina state attenti a non metterla in un contenitore di plastica o di metallo, che sarebbero corrosi. Usate vetro o ceramica. Altre sostanze, come olmo riccio, pino, benzoino, eucaliptus o altri oli volatili possono essere messi in contenitori di qualsiasi materiale. Ponetele sull'acqua, cosí che il vapore le vaporizzi. Mettete degli asciugamani o delle coperte sulla sedia o sullo sgabello cosí da non bruciarvi il retro delle gambe o le natiche. Poi sedetevi, mettetevi attorno la tenda e chiudetela bene. Avvolgetevi il collo con un lenzuolo da bagno perché il vapore non sfugga. Se desiderate inalare il vapore o vaporizzarvi il volto, togliete questo lenzuolo e piegate in avanti la testa, nell'apertura. I bagni di vapore sono un accompagnamento essenziale delle irrigazioni del colon, della dieta di mele e degli altri processi di purificazione descritti nelle pagine seguenti. Aiutano a eliminare le tossine che altrimenti possono causare notevoli disturbi (come mal di testa, vertigini, nausea, ecc.), durante la purificazione interna.

Una donna sofferente di dolori artritici riportò ottimi successi con i bagni di vapore casalinghi uniti a massaggio, osteopatia e altre terapie prescritte da Cayce.

« ...Per i bagni di vapore con olmo riccio, che mi erano stati raccomandati, non trovai nessun luogo dove poterli fare. Cosí trovai un vaporizzatore di quelli usati per curare la difterite, un piccolo apparecchio elettrico capace di vaporizzare qualsiasi liquido. Feci la tenda appendendo un lenzuolo a una fune, abbastanza bassa perché io potessi sedermi sopra una comune sedia da cucina, che non sarebbe stata danneggiata dal vapore... L'apertura della tenda mi permetteva di sporgere la testa all'infuori e di leggere un libro. Naturalmente misi il piccolo vaporizzatore elettrico sotto la tenda insieme con la sedia e me stessa. La miscela era di olmo riccio e di acqua in parti eguali. I risultati furono ottimi... ». (2970-2)

È anche possibile fare un bagno di vapore in una tinozza. Dapprima coprite la tinozza con una coperta o un telo di gomma o di plastica. Poi fate scorrere nella tinozza acqua il piú calda possibile. Raggiunto il massimo calore, riempite per un quarto la tinozza con questa acqua molto calda. Lasciate che evapori per alcuni minuti e poi versate acqua fredda fino a ottenere la normale temperatura di un bagno caldo (104-106 gradi, circa 40-42 centigradi), e cercate di entrare nella vasca sollevando al minimo la coperta per conservare il vapore. Fate attenzione che il vostro corpo sia fuori dell'acqua ed esposto al vapore stesso. Se necessario fate andar via parte dell'acqua.

Un altro vecchio sistema raccomandato da Priesnitz è di mettere una piattaforma di legno a circa cinque centimetri dal fondo della vasca. La piattaforma può avere una piccola apertura o lasciare un breve spazio lungo i margini. Allora fissate un'estremità di un tubo flessibile al rubinetto dell'acqua calda e ponete l'altro estremo sul fondo della vasca il piú lontano possibile dal foro di scarico. Fate scorrere l'acqua calda: il vapore salirà dai lati e dall'apertura praticata nella piattaforma. È sorprendente come un poco di acqua calda possa offrirci un bagno di vapore, e, se la vasca è ben coperta, potete chiudere il rubinetto dell'acqua calda dopo pochi minuti senza che il vapore interrompa la sua opera per qualche tempo. Un sottile beccuccio vaporizzante all'estremità del tubo produrrà piú rapidamente il vapore.

## PEDILUVI

Un bagno caldo dei piedi è un eccellente palliativo per i piedi doloranti, o per un mal di testa da congestione al primo segno di febbre, o per un raffreddore. Quando viene usato come terapia per un raffreddore o una congestione, la sua efficacia può essere aumentata aggiungendo all'acqua uno o due cucchiai da tavola di senape. Avvolgete bene il paziente in coperte e fategli sorseggiare acqua o limonata calde.

Per il pediluvio caldo usate un grande bacile, un secchio o una vaschetta apposita. L'acqua deve superare la caviglia e la temperatura, per cominciare, deve essere di circa 110 gradi (circa 60 centigradi). Poiché l'acqua si raffredda, tenete pronta altra acqua calda. Il bagno deve durare da cinque a venti minuti.

Per il bagno caldo delle gambe, è necessario un contenitore piú profondo, o può essere fatto riempiendo la vasca con tanta acqua da coprire le gambe fino alle ginocchia, mentre il paziente sta seduto sull'orlo della vasca stessa. Può essere fatto quando vogliamo produrre una traspirazione, interrompere una congestione, o per dolori o crampi delle gambe, o strappi muscolari.

Come abbiamo già notato, in casi artritici o reumatici, il sale inglese può essere aggiunto all'acqua, massaggiando i piedi come abbiamo descritto in « Bagni con sale inglese per la sola mano in caso di artrite o reumatismo ».

### Senape

Cayce raccomandò pediluvi con senape per aumentare la circolazione nei dolori e bruciori dei piedi. (3776-9).

« Sarebbe bene che i piedi e le membra fossero bagnati in acqua molto calda per aumentare la circolazione in queste parti del sistema, mettendo della senape nell'acqua del bagno... ».

E per i raffreddori e l'influenza:

« Fate un buon bagno dei piedi con acqua di senape, estendendolo alle ginocchia e anche ai fianchi; anche i semicupi con acqua di senape fanno bene se non sono troppo forti; ma è meglio fare delle spugnature lungo le reni e gli arti e poi bagnare le piante dei piedi con una combinazione in parti eguali di grasso di montone, spirito di trementina, spirito di canfora e tintura di benzoino. Scaldatela ogni volta prima di applicarla, non fino al bollore ma in modo che si mescolino bene insieme. Massaggiare le piante dei piedi e dietro le ginocchia, dietro il collo, il volto, specialmente gli arti superiori, sotto gli occhi e intorno alle occhiaie. Troveremo che tutto ciò aiuta materialmente. Fatelo due o tre volte al giorno. (1005-15)

### Fondi di caffè

Cayce prescrisse questo pediluvio a una signora di mezza età la quale si lamentava che i piedi « le davano molto fastidio ».

« Quanto alle gambe, ogni sera, o almeno tre sere su quattro, immergete i piedi e le gambe fino al ginocchio in un fluido ottenuto bollendo vecchi fondi di caffè. Quello che aiuta è l'acido tannico contenuto in essi, e che può essere ottenuto nel miglior modo appunto bollendo i fondi, purché non siano inaciditi...

« Dopo un tale pediluvio, massaggiare completamente, con olio di arachide, il ginocchio, dietro il ginocchio e tutta la zona dal ginocchio al piede... Se fatto con perseveranza, il trattamento allevierà queste tensioni ». (243-33)

D. 5. Che cosa mi allevierà il dolore dei piedi?
R. 5. A quanto vediamo esso è prodotto da scarsa eliminazione attra-

verso il sistema e da circolazione irregolare... Sarebbe bene che i piedi venissero bagnati ogni tanto con una soluzione satura di carbonato di sodio. Non bicarbonato, ma carbonato di sodio. Questo... correggerà gradualmente questa zona e alleverà la tensione del corpo. Questo bagno deve essere caldo quanto il corpo può sopportare... frizionare la gamba fino al ginocchio. (325-7)

D. che cosa può fermare il disturbo che si presenta talora fra le dita dei piedi?

R. Usare ogni tanto olmo riccio nella sua piena forza. Fate il pediluvio — quando lo fate, e fatelo spesso — in acqua *salata*. (903-16)

## BAGNI PER DISTURBI DELLA PELLE

Per dermatiti in genere, irritazioni e orticarie che coprono vaste zone del corpo, i seguenti bagni alleviano il prurito:

1. Sciogliere una libbra di amido in acqua bollente e versarlo nella vasca (70 litri d'acqua) a 104-106 gradi (40-42 centigradi).
2. Mettere circa 1 kg di crusca in un sacchetto di tela e immergerlo nella vasca alla temperatura di 104-106 gradi.
3. Mettere 240 gr. di bicarbonato di soda in una vasca con 70-100 litri d'acqua. È particolarmente buono per alcalinizzare la pelle acida.
4. Se vi siete esposti a qualche pianta velenosa — edera, quercia, sommacco, ecc. — o avete un esantema, insaponate le zone affette con sapone al borace. Lasciate asciugare il sapone e poi sciacquate in una vasca di acqua calda.

## IMPACCHI D'ACQUA

Impacchi caldi vengono usati tradizionalmente per alleviare dolori muscolari per fatica o altre cause; e impacchi freddi, che restringono i vasi sanguigni, possono alleviare la congestione di testa e togliere mal di testa, febbre, insonnia e indigestione. Molti naturopati hanno riportato grandi successi usando impacchi in malattie gravi.

Coloro che sono abbastanza vecchi da ricordare l'attenzione che venne rivolta a suor Kenny per il suo felice e rivoluzionario trattamento degli effetti secondari della polio, ricorderanno che la sua terapia consisteva in gran parte nell'applicazione di vapore di acqua calda per alleviare gli spasmi muscolari, seguita da un massaggio. Molti anni fa, quando seguivo un corso di studi e di esperienze nel Benedict Lust Sanitarium, impacchi di acqua calda e fredda facevano parte della terapia normale.

### Impacchi di acqua fredda

Questi impacchi sono molto efficaci in casi di insonnia, indigestione, gas, mal di testa, congestione, mal di gola, infiammazione, distorsioni, contusioni e come primo aiuto in una grande varietà di lesioni. Vi sono tre tipi di impacchi freddi: immediato, rilassante e derivato. L'immediato viene applicato per breve tempo, da cinque a quindici minuti, per produrre un rapido movimento del sangue alla superficie in casi di infiammazione, lesione, distorsione o contusione. Un impacco freddo per la febbre si riscalda in cinque-otto minuti e deve essere cambiato spesso. L'impacco freddo rilassante è utile nei disturbi nervosi come l'indigestione nervosa, l'insonnia ecc., e può essere ripetuto ogni due ore. Il derivato può essere lasciato per parecchie ore o per tutta la notte ed è il trattamento piú efficace per mali di gola e per ridurre un edema, in particolare la sinovite.

Il primo effetto è la contrazione dei vasi sanguigni causata dall'acqua fredda. Il secondo è la normalizzazione della circolazione; dopo venti minuti o mezz'ora, l'impacco si è riscaldato e aumenta il metabolismo del paziente.

Per preparare un impacco freddo, ripiegate piú volte un panno o un asciugamano; immergetelo in acqua molto fredda e strizzatelo; applicatelo alla gola, o alla caviglia, o al ginocchio o ad altra zona del corpo; copritelo con un telo di plastica e con un altro asciugamano e avvolgetelo strettamente cosí che l'impacco sia a tenuta d'aria. Per un edema o un mal di gola, lasciatelo per tutta la notte.

## Impacco freddo addominale per l'insonnia

Un impacco freddo addominale allevierà l'insonnia quando tutti gli altri tentativi falliscono, ed è eccellente per la stimolazione del fegato, dei reni e di altri organi.

Coprite il letto con un telo di gomma, di plastica, o con un'incerata o con un qualsiasi altro materiale impermeabile, largo circa 50-70 centimetri e lungo da 150 a 180. Preparate un asciugamano abbastanza lungo da avvolgervi il busto. Per una persona media saranno necessari 70-120 centimetri. Poi inzuppate un telo o un asciugamano in acqua fredda a meno di 65 gradi (20 centigradi). Strizzatelo un poco e piegatelo per lungo fino a una larghezza di circa 25 centimetri e avvolgetevelo intorno all'addome, stando in piedi, facendo attenzione che sia bene a contatto con la pelle in ogni punto; se è troppo lungo, sovrapponete i lembi davanti all'addome. Infine ricoprite l'impacco con l'asciugamano piú grande, asciutto, assicurandovi che sia bene stretto per avere la reazione giusta. Questo potete farlo anche da sdraiati dopo aver steso l'asciugamano asciutto sul letto.

Altri rimedi idroterapeutici verranno descritti nei capitoli seguenti.

capitolo **11**

# *Pulizia interna: irrigazioni del colon e impacchi. Cura del comune raffreddore*

« *Pulite il corpo, al pari della mente, di quelle cose che possono essere d'impaccio. Le cose che ostacolano fisicamente sono le scarse eliminazioni. Procuratevi una migliore eliminazione nel corpo* ». (2524-5)

« ...*Se mangiate mele crude, non mangiate altro: tre giorni di sole mele crude e poi olio di oliva, e toglieremo* tutte *le forze tossiche da ogni sistema* ». (820-2)

« *Perché* ognuno — *ogni corpo — deve fare ogni tanto un bagno interno come fa quello esterno. Tutti possono stare meglio se vogliono* ». (440-2)

« *Considerate quello che avviene con l'uso di impacchi d'olio, e la loro influenza sul corpo*...

« *L'olio è ciò che costituisce, in certo modo, la natura dell'attività tra i funzionamenti degli organi del sistema... Proprio nello stesso modo con cui l'olio agisce su un oggetto inanimato: come agente di flessibilità, permettendo i movimenti, l'azione, come nel motore di un meccanismo. È lo stesso effetto prodotto su ciò che è adesso animato dallo spirito* ». (1523-15)

EDGAR CAYCE

Le mani del signor M. B., tremavano visibilmente mentre egli si accendeva una sigaretta aspirando profondamente. « Vedete, dott. Reilly, i medici mi dicono che sono un uomo finito. Mi hanno consigliato di mettere in ordine i miei affari, perché non andrò in giro a lungo sulle mie gambe. Ho solo quarantaquattro anni. Non è facile affrontare quello che mi resta da vivere su una sedia a rotelle ».

L'uomo che mi stava seduto davanti era evidentemente disperato. Era impiegato in una delle principali stazioni radio di Charleston, nel West Virginia, e aveva esaurito tutte le risorse della medicina. Le sue difficoltà provenivano dal blocco della circolazione nelle vene e nelle arterie dei suoi arti inferiori: era il principio del morbo di Buerger, un'infiammazione cronica delle arterie e delle vene degli arti inferiori, prevalente tra i forti fumatori.

« Cosí, quando ho letto di voi nel libro di Jess Stearn, e dei successi che avete riportato con i trattamenti di Cayce, ho pensato di dover fare ancora un tentativo prima di abbandonare tutto e rassegnarmi a una sedia a rotelle », continuò; aggiungendo vivacemente: « Vedete, avevo una terribile tosse lacerante che impediva letteralmente il mio lavoro alla radio, e il rimedio di Cayce [vedi alla fine di questo capitolo] è stato meraviglioso, veramente meraviglioso. Per questo io credo ».

Lo esaminai, e chiesi: « Siete un forte fumatore? ».

« Sí », mi rispose. « Fumo due o tre pacchetti di sigarette al giorno, e a volte di piú ».

« I medici non vi hanno messo in guardia contro il fumo? ».

I medici gli avevano già spiegato questo pericolo.

Io gli descrissi come il blocco del suo sistema circolatorio avrebbe potuto portare a cancrena e ad amputazioni, specialmente se nel passato aveva avuto una minima lesione ai piedi o alle gambe.

Il signor M. B. voleva tentare il processo di disintossicazione con una dieta di mele per quattro giorni, e mi implorava letteralmente di provare su di lui questa terapia.

« Non vi prenderò in cura se non mi promettete di interrompere il fumo », gli dissi. « Non potrete riuscire in alcun altro modo. Dovete seguire un altro andamento di vita che consisterà in dieta, esercizio e terapie di eliminazione come bagni di sudore e massaggi. Se credete di poterlo fare dopo la dieta di mele, vi preparerò un programma ».

I forti fumatori, di solito, tendono a sviluppare degli anticorpi che combattono gli effetti delle sigarette sul sistema. Se un non fumatore fumasse uno o due pacchetti di sigarette in un giorno, potrebbe anche morire per gli effetti secondari. Il corpo di un forte fumatore crea gradualmente un meccanismo di protezione, e parte del suo desiderio di fumare è il risultato degli sforzi del corpo per controbilanciare l'aspirazione del fumo. È un'esigenza chimica non meno che psicologica. Se riusciamo a depurare interamente il corpo — cosa che può essere fatta con l'idroterapia (irrigazioni del colon, con bagni di sudore o di vapore) — con una dieta non stimolante e correttiva, il corpo, col tempo, può liberarsi degli anticorpi e il bisogno del tabacco non sarà piú cosí intenso. Anche un forte fumatore potrà resistervi finché non sarà totalmente scomparso.

Il signor M. B. venne da me ogni tre mesi per irrigazioni del colon, massaggi, bagni di sudore e per un controllo sul suo esercizio e la sua dieta, che praticò tenacemente fino ad ottenere una quasi completa guarigione. Ne fu cosí grato ed entusiasta da stendere una relazione che fu una fervida testimonianza della terapia di Cayce, e venne trasmessa dalle sue stazioni nel West Virginia e poi distribuita a livello nazionale.

Un altro caso drammatico, che è ben documentato medicalmente e testimonia i benefici del regime di Cayce, è quello della signora M. M. di Atlanta, in Georgia.

La signora M. aveva una lunga storia di disfunzioni ghiandolari che risaliva alla sua prima giovinezza e che le provocava attacchi periodici di vertigini, sudorazioni e senso di imminente perdita della coscienza. Aveva avuto anche un tumore nella tiroide, che era stata rimossa chirurgicamente (tiroidectomia) quando ella aveva ventinove anni. Tutti questi sintomi erano gravemente aumentati durante ognuna delle sue quattro gravidanze, e solo durante quella del suo quarto figlio le sue condizioni vennero diagnosticate come ipoglicemia. Fu messa a una dieta che richiedeva sei pasti al giorno e vari grammi di glucosio prima di andare a letto. Tuttavia quando era circa all'ottavo mese di gravidanza, un mattino si svegliò verso le tre con i consueti sintomi di vertigine, sudorazione fredda, ecc. che annunciavano l'attacco. Alcuni mesi dopo la nascita del quarto figlio, fu inviata da uno dei piú famosi endocrinologi degli Stati Uniti per una diagnosi completa.

« Rimasi là, in Augusta [Georgia], per circa due settimane », ella disse, « e quando mi vennero fatti gli esami endocrini fu trovato che i miei livelli tiroideo ed estrogeno erano molto, molto bassi, e le mie funzioni adrenali praticamente inesistenti. La sua diagnosi fu " moderato ipopituarismo ". La mia pituitaria non stimolava sufficientemente le surrenali, la tiroide e altre ghiandole, e mi fu detto che probabilmente avrei dovuto essere trattata con steroidi per il resto della mia vita. Alcuni anni dopo venimmo a sapere di Edgar Cayce, e mio marito e io andammo dal dott. Reilly, nel New Jersey. Seguimmo l'intero regime — esercizio, irrigazioni del colon, bagni di vapore, dieta di mele per tre giorni, massaggi e correzioni spinali quotidiani — e vi restammo quattro giorni, dopo i quali non fui miracolosamente trasformata, ma mi sentii molto meglio.

« Nei mesi successivi, seguendo il regime che il dott. Reilly e Betty Billings avevano stabilito per me, continuai lentamente a migliorare e mi sentii un poco piú in forze. Ma adesso arrivo al bello della storia. Ebbi delle emorragie anormali e il mio ginecologo pensò che avessi una D & C. Poiché a causa del mio ipopituarismo era considerato un po' pericoloso darmi un anestetico senza un trattamento steroide pre-operativo, data la mia bassa pressione e il pericolo di un venir meno della circolazione, venne stabilita per me una serie di esami endocrini prima di un intervento operatorio, specialmente l'esame delle funzioni surrenali. La prima sorpresa avvenne quando mi presero la pressione del sangue: era normale, 120 su 70. Di solito si aggirava sui 90 o 100 su 60. Il chirurgo aveva i risultati degli esami del medico della Georgia e di altri internisti che mi avevano curato in quegli anni facendomi esami supplementari, tutti piú o meno concordanti: alcuni mostravano un leggero miglioramento, ma tutti erano al di sotto della normalità. Dopo la nuova serie di esami, il medico mi chiamò per dirmi: " Signora M., noi non sappiamo come spiegare il fatto, ma adesso i vostri esami sono tutti normali. Io sono perplesso perché con il vostro passato medico dovreste seguire una terapia di cortisone prima di essere sottoposta a una anestesia generale, e questa terapia dovrebbe esservi praticata endovena durante l'operazione chirurgica; ma i nuovi esami indicano che tale procedura non sarebbe piú necessaria ». Era una cosa talmente inaspettata, anche da me, che lo pregai di lasciarmi riflettere un momento. Decisi di chiedergli di provare senza cortisone, ed egli accettò, ma tenne presso di sé un medico per somministrarmi il cortisone in caso di necessità. Quando mi risvegliai nella stanza di rianimazione, il medico mi disse che la pressione era rimasta stabile e che l'idrocortisone non mi era stato dato.

« Quando ero andata dal dott. Reilly per la terapia, non mi aspettavo una cura definitiva: pensavo solo a un miglioramento generale dello stato di salute perché i medici mi avevano assicurato che le mie condizioni erano incurabili. Avevo seguito la dieta di mele un paio di volte all'anno e mi ero sottoposta a regolari trattamenti osteopatici, irrigazioni del colon, massaggi, cercando di seguire la dieta prescritta dal dott. Reilly e da Betty (che esigeva pochi zuccheri e amidi e altri importanti cambiamenti nella mia solita dieta). Eccetto una leggera ricaduta, alcuni anni fa, quando attraversai un periodo difficile per la menopausa, sono rimasta normale fino a oggi. In realtà, alcuni mesi fa ho fatto tutti gli esami, che sono risultati perfettamente normali. Quando lasciai lo studio del mio medico, egli mi disse: " Continuate con quello che state facendo: non so di che cosa si tratti, ma funziona " ».

Un altro caso di cui abbiamo la documentazione è quello di una paziente di ottant'anni che io mandai da un medico del New Jersey per una serie di esami. Il suo colesterolo era a 296. Dopo quattro giorni di dieta di mele con esercizi, irrigazioni del colon, bagni di vapore e massaggi, ella tornò dal dott. A. per un controllo. E, rifacendo gli esami, egli trovò che il suo colesterolo era sceso di cinquanta punti.

Ho accennato al fatto che, dopo aver chiuso l'Istituto al Rockefeller Center e aver cominciato il primo dei miei quattro « ritiri », continuai quella che speravo sarebbe stata una pratica limitata ad alcuni dei miei vecchi pazienti: l'organizzatore sindacale David Dubinsky e Alex Rose; John Harris, la cui impresa immobiliare aveva costruito il Rockefeller Center; David Sarnoff e pochi loro amici. Un giorno, uno dei miei pazienti mi indusse a ricevere un suo amico, R. M. C. Quando egli arrivò, mi accorsi che era in cattivo stato. La sua lettera a Hugh Lynn Cayce del 3 ottobre 1968 descrive le sue condizioni meglio di quanto non possa la mia memoria, come pure i risultati da lui ottenuti da un regime disintossicante e da un tenore di vita disciplinato.

« Sono trascorsi 18 mesi da quando andai per la prima volta alla ARE e cominciai un trattamento con il dott. Harold J. Reilly, qui in New York. Quella che segue è una relazione dei notevoli e durevoli risultati ottenuti con i trattamenti del dott. Reilly.

« Nella mia corrispondenza originale ho detto di avere 40 anni, di essere sposato e di essere stato trattato per piú di dodici anni, quasi in continuità, con farmaci antibiotici per prostatite cronica che, ogni tanto, infettava l'intero sistema genito-urinario. E appunto in questo stato mi trovavo allora. Avevo anche da tempo un'infezione agli occhi (blefarite) e al volto (sicosi della barba da stafilococco), entrambe intensamente trattate da specialisti per piú di due anni, ma senza molto successo.

« All'inizio di ogni trattamento con il dott. Reilly, egli mi fece un elenco di esercizi terapeutici della durata di circa 20 minuti al giorno. Questa venne gradualmente aumentata finché il mio programma casalingo si estese a circa un'ora, perché nel mio caso gli esercizi dovevano essere eseguiti molto lentamente.

« Venne iniziata quasi immediatamente una serie di irrigazioni del colon, e feci semicupi freddi prima di andare a letto. Il dott. Reilly mi suggerí mutamenti di dieta, e la sua assistente, Betty Billings, mi fu di grande aiuto nel darmi precise ricette per la preparazione dei cibi secondo le " Letture ".

« Circa un mese dopo aver cominciato i trattamenti di ogni due settimane vi fu un miglioramento della prostatite sufficiente per interrompere la somministrazione di antibiotici, che da allora non ho piú preso. I farmaci per il volto e per gli occhi erano stati soppressi ancor prima.

« ...Per quel che riguarda la blefarite, vennero applicati agli occhi impiastri di patate crude, seguiti da sciacqui di glicotimolina. Questo trattamento si dimostrò di grande aiuto, e l'unico capace di portare un sollievo in piú di due anni. Tuttavia la blefarite ritorna ogni tanto, e allora ricorro alle sciacquature di glicotimolina e agli impiastri di patata cruda.

« La sicosi della barba veniva trattata da un nuovo specialista quando cominciai con il dott. Reilly, e la malattia guarí poco dopo senza tornare piú.

« In conclusione, pur non essendomi completamente liberato di tutti i sintomi originali, il mio generale stato di salute è effettivamente cambiato in meglio senza l'uso di alcun antibiotico, ed è stato mantenuto dal programma stabilito dal dott. Reilly secondo la guida delle " Letture ".

« Mia moglie e io, adesso, seguiamo molto i consigli dietetici delle " Letture " e siamo veri entusiasti di Cayce, con interessi in vari campi.

« Naturalmente sento di dovere moltissimo al dott. Harold J. Reilly per questi notevoli risultati. Egli però non fa " solo " questo: egli si mette egualmente al servizio del ricco e del povero con conoscenza e abnegazione impareggiabili per il nostro tempo, e con un entusiasmo non offuscato dagli anni di lavoro.

« Sono sicuro che mi è stata data una possibilità del tutto nuova per tornare alla vita normale. E il dott. Reilly ha fatto questo per migliaia di persone: un servizio senza eguali reso a Dio e al genere umano ».

Qual è il segreto di questa terapia miracolosa?

Poiché tutti siamo intossicati in maggiore o minor misura, io ho trovato che una buona pratica di ripulimento con la dieta di mele è il primo passo, per chiunque, verso il miglioramento dell'assimilazione e dell'eliminazione. Se stiamo sostanzialmente bene, la disintossicazione porterà a una quasi euforica sensazione di benessere e offrirà un'economica ed efficace sicurezza contro la malattia. Se non stiamo bene, la ripulitura con le mele è l'eccellente inizio di un programma terapeutico.

Cayce affermò:

« Dovremmo usare la dieta di mele per purificare il sistema; ossia per tre giorni mangiate solo mele della qualità Jonathan... Le Jonathan crescono di solito piú a nord delle Delizia, ma queste sono della stessa varietà e potete mangiarne alcune. Se lo desiderate potete bere del caffè, ma non mettetevi latte né panna, specialmente quando mangiate le mele.

Terminato il terzo giorno, il mattino dopo prendete circa due cucchiai di olio di oliva ». (780-12)

D. 7. Che cosa devo fare per eliminare lo stato di intossicazione nel mio sistema ed essere piú vigile fisicamente e mentalmente?

R. 7. Come ho detto attenetevi a cibi a reazione alcalina, i quali domineranno le forze tossiche.

R. 8. Equilibrate la dieta come indicato. Procuratevi abbondante stimolazione con grano integrale, agrumi e vegetali verdi e crudi. Non troppa carne. Non mele crude; e se prendete mele crude, non prendete altro: tre giorni solo di mele crude e poi di olio di oliva purificheranno il sistema di *tutte* le forze tossiche. Le mele crude non vanno bene se non sono della varietà Jenneting. (820-2)

« Jenneting » è una parola poco usata per indicare le mele allungate con prominenze inferiori, come le Delizia, le Rosse Oregon, le Nere Arkansas, eccetera.

Queste sono le qualità preferite, ma, nella nostra esperienza, l'importante è che le mele siano « naturali » e prive di sostanze chimiche, perché lo scopo della dieta è di purificare il sistema.

Cayce prescrisse la dieta di mele per una grande varietà di disturbi che sarebbe troppo lungo elencare qui, ma, in ogni caso, quando la tossiemia o la tossicità potevano essere la causa o un fattore determinante per disturbi come il mal di testa, la debilitazione, la nevrite, l'artrite, la costipazione, l'irregolarità di assimilazione e di eliminazione, le sublussazioni, l'anemia, gli ossiuri, l'apoplessia e cosí via.

Altre volte, ma meno di frequente, Cayce consigliava una dieta di uva per quattro giorni o una dieta di agrumi per cinque giorni. Ad alcuni, oltre alla dieta di mele prescriveva impacchi di olio di ricino per stimolare una buona eliminazione: « ...Dapprima il sistema richiede una ripulitura con impacchi di olio di ricino e poi dieta di mele, prima di cominciare a ricostruire ». (1409-9)

Agli inizi trovammo che alcuni pazienti non potevano semplicemente tollerare le mele: avevano crampi, tossicità, mal di testa e altri sintomi. A poco a poco, con l'esperienza, cambiammo la dieta di mele con altre terapie di Cayce, e infine la signorina Billings e io preparammo un regime per coloro che venivano da noi per la dieta di mele, che comprendeva irrigazioni del colon, bagni di vapore e altre idroterapie se necessarie, massaggio quotidiano e impacchi di olio di ricino come preparazione prima che venissero da noi, e come proseguimento quando ci lasciavano.

I risultati divulgarono meritatamente la fama della dieta di mele, ma dobbiamo avvertire tutti coloro che decidono di provarla di attenersi alle istruzioni che diamo alla fine di questo capitolo, dopo essersi fatti controllare da un medico (un buon controllo prima e dopo la dieta mostrerà in genere un miglioramento, particolarmente nel colesterolo e nella pressione).

Comunque, la dieta di mele non è l'unico, e nemmeno il principale, fattore nei processi terapeutici e di purificazione. Ho visto molti casi rispondere in modo molto soddisfacente quando la terapia principale consisteva in irrigazioni del colon e in impacchi di olio di ricino con esercizio e massaggio.

Le irrigazioni del colon, con gli impacchi di olio di ricino e la manipolazione, sono veramente il marchio di fabbrica caratteristico della terapia senza farmaci di Cayce. Nella mia pratica ed esperienza hanno prodotto alcune delle piú drammatiche e fantastiche guarigioni.

Avendo tanto insistito sull'importanza vitale dell'eliminazione per la salute, la longevità, la bellezza, il vigore sessuale e la gioia di vivere, non fa meraviglia che Cayce desse questa risposta a chi lo interrogava sulle irrigazioni del colon:

« Quando sono necessarie, sí. Perché *ognuno* — ogni corpo — dovrebbe fare dei bagni interni ogni tanto, al pari degli esterni. Tutti possono stare meglio se vogliono ». (440-2)

E in un'altra lettura disse:

« Un'irrigazione del colon vale da quattro a sei clisteri ». (3570-1)

Cayce diede precise indicazioni per somministrare le irrigazioni del colon:

« ...Abbiate un buon idroterapista che vi dia una completa ma delicata ripulitura del colon... Nelle prime acque usate sale e carbonato di sodio nella proporzione di un cucchiaino colmo di sale da tavola e di un cucchiaio raso di carbonato di sodio, ben disciolti, per ogni mezzo gallone d'acqua. Nell'ultima acqua usate glicotimolina come antisettico intestinale per purificare il sistema, nelle proporzioni di un cucchiaio da tavola per un quarto dell'acqua ». (1745-4)

La glicotimolina è una miscela di poco prezzo facilmente reperibile presso quasi tutti i farmacisti, e fu usata da Cayce in piú di cento letture dedicate a malattie come disordini cardiovascolari, catarro, colite, idropisia, eliminazione, scarsa coordinazione, cirrosi epatica, lombaggine, prolasso, tossiemia, congestione di cuore, emorroidi, erpete semplice, orticaria, ipertensione, ipocondria, ipotensione, compressione, morbo di Parkinson e disordini pelvici. Abbiamo trovato utile la miscela di sale e carbonato di sodio nella costipazione, colecistite, debolezza generale, idropisia, eliminazione, prolasso, sciatica e tossiemia.

All'istituto avevamo quattro stanze in cui venivano praticate irrigazioni del colon con macchine Duerker. Ogni tanto trovavamo qualche irregolarità con il misuratore a mercurio che registrava la pressione. Allora sapevamo che vi erano condizioni tali da esigere l'immediata attenzione di un medico. Invariabilmente il medico trovava tumori o polipi perché il misuratore era cosí sensibile da rivelare l'ostacolo. La Macchina Duerker crea anche un'onda d'acqua che stimola la peristalsi nel colon ed è molto efficace. Usavamo da circa venti a circa trenta litri d'acqua dentro e fuori: parte dell'acqua serviva per fare uscire l'altra. Direi che, su venti litri d'acqua, dieci entrano nel paziente e ne escono, e gli altri dieci sono usati per l'effetto di suzione.

Le irrigazioni del colon vengono fatte per stimolare gli intestini, ma tendono anche a stimolare i reni. La principale differenza tra un clistere e una irrigazione è che il clistere è un processo di sollievo e un'irrigazione del colon è un processo stimolante e correttivo. Molto spesso vi è un'azione extraintestinale per un giorno o due dopo l'irrigazione, che rivela la stimolazione, e questa, combinata con la dieta appropriata, l'esercizio e tutti gli altri connessi, ha dimostrato di essere un valido ed efficace sistema di eliminazione.

Le irrigazioni del colon, purtroppo, non possono essere somministrate in casa, né a se stessi né ad altre persone. Per questo trattamento bisogna rivolgersi a un professionista, e molti istituti non offrono questo servizio. Abbiamo trovato che le macchine Duerker — inventate da un ingegnere che soffriva di alta pressione sanguigna ed era stanco di farsi inserire cateteri lunghissimi — sono le piú soddisfacenti. Queste macchine hanno una serie di leve e di misuratori a mercurio che registrano la pressione dell'acqua e quella degli intestini. Sul mercato vi sono altri modelli piú recenti, ma non presentano miglioramenti e non funzionano cosí bene.

Cayce usava le irrigazioni del colon in molti disturbi cardiovascolari, o piú esattamente in disturbi considerati cardiovascolari. Molti di coloro che mi mandò vennero ripuliti con irrigazioni del colon, impacchi di olio di ricino e altri processi, per eliminazione difettosa, con gas addominali, spesso mascherata da disturbi di cuore e molti altri disturbi.

Uno dei miei pazienti, un fortunato agente immobiliare verso i quarantacinque anni, cadeva in coma tossico, e gli specialisti, a un certo momento, gli diedero solo un anno di vita. Fece irrigazioni del colon presso l'istituto per piú di trent'anni, e visse fino a ottantuno.

Un uomo di cinquant'anni, sofferente per eccessivo acido urico e albumina, con sintomi di disturbi cardiaci, si sentí dire da Edgar Cayce: « ...abbiamo trovato che nel colon ascendente vi è una condizione pletorica che causa l'estensione fino all'area addominale, e naturalmente un prolasso nella parte inferiore del colon discendente. Questa pressione provoca il rallentamento della circolazione tra il fegato e i reni. Provoca anche una pressione che tende a riempire l'arteria aorta a tal punto da causare l'accumulo di trombi. Questo dà respiro corto e pienezza attorno al cuore ». (2489-2)

In questo caso, Cayce prescrisse « una serie di irrigazioni del colon per disperdere la condizione pletorica ».

Il resto della lettura prescriveva certe pratiche osteopatiche e una dieta correttiva. « ...E non mangiate mai troppo. Meglio alzarsi da tavola con un po' di appetito che avere appetito a lungo senza poter mangiare ».

Con questi provvedimenti i sintomi dei disturbi di cuore scomparvero.

Una delle mie pazienti, la signora V. K., una graziosa casalinga sposata a un chiroterapista, venne da me, accusando terribili mali di testa. Nei mesi precedenti si era sentita intorpidita, indolente e sempre meno capace di fare i suoi lavori domestici e di adempiere alle normali funzioni della vita. Suo marito aveva tentato tutte le pratiche che poteva darle senza ottenere alcun miglioramento. Ella passò da medico a medico e uno di essi la giudicò un caso mentale consigliando al marito di farle avere un trattamento psichiatrico.

Io le feci un controllo e un massaggio completo per darle sollievo e familiarizzarmi con le sue condizioni. Durante quella settimana non si sentí affatto meglio. La settimana successiva ebbe un'irrigazione del colon e, in seguito, due irrigazioni alla settimana.

La signorina Billings mi riferí che il miglioramento cominciò dopo la seconda irrigazione. Il suo colorito cominciò a cambiare. Prima, era troppo nauseata dal cibo per poter mangiare. Stava sempre a letto. Aveva rinunciato al suo lavoro nell'agosto, sei settimane prima di venire da noi in settembre, e, come si è detto, non riusciva a cucinare, a far lavori in casa né altro. All'incirca dopo la terza irrigazione, suo marito andò dal dott. Reilly e riferí che, tornato a casa, aveva trovato che la moglie gli aveva preparato un delizioso desinare. Non riusciva a crederci. Una settimana dopo, disse che, tornato a casa, si era accorto che sua moglie aveva messo in ordine tutto l'appartamento. E, dopo la sesta irrigazione, ella uscí per far visita a parecchia gente che non la vedeva da mesi, e tutti le dissero di trovarla di ottimo aspetto e le chiesero che cosa avesse fatto. In un mese questa donna era ringiovanita di vent'anni. Quando era venuta da noi era sulla trentina, ma dimostrava cinquant'anni. Dopo solo otto irrigazioni del colon era veramente trasformata. Tutto il suo male consisteva nell'essere intossicata. Le consigliammo di attenersi alla dieta non tossica di Cayce e ad alcuni esercizi Reilly.

Un altro caso impressionante fu quello della moglie del dott. R.. La signora R., un giorno, era seduta nel gabinetto del bagno a vapore, dopo un'irrigazione del colon, quando disse alla signorina Billings: « Sono sempre andata dicendo a tutti di essere gialla a causa della mia reincarnazione cinese. Adesso ho capito che si trattava solo di tossine, e da quando ho fatto bagni di vapore e irrigazioni del colon ho dovuto comprare un nuovo rosso per le labbra perché quello che si intonava con il colorito giallo contrastava terribilmente con la mia pelle bianca ».

È interessante come la pelle delle pazienti che intraprendono il processo depurativo di dieta di mele, irrigazioni del colon, bagni di vapore e impacchi di olio di ricino, cominci a schiarirsi. Se sono bionde o rosse, la pelle assume un translucido alabastrino; se brune il tono della pelle diventa luminoso e chiarissimo. Il colore della loro iride diviene piú brillante e il bianco degli occhi molto chiaro.

Un'altra paziente, la signora D. S., di Rockland Country, New York, venne la prima volta da me al Rockefeller Center per un braccio e una spalla irrigiditi, che trattammo con successo ristabilendo la completa funzione con massaggi e manipolazioni, impacchi caldi e freddi e diatermia. Solo qualche tempo piú tardi venni a sapere che la signora S. aveva sofferto per piú di trent'anni di bruciore di stomaco e rigurgito di bile.

« Avevo continuato per anni ad andare da medici a causa di questa acidità che sentivo provenire da un disturbo della cistifellea », ella disse alla signora Brod. « Nulla risultava dai raggi X, ed essi continuavano a darmi medicine. Devo avere ingoiato tonnellate di antiacidi: me li indicavano e li prendevo... Nessuno mi è stato di aiuto... Continuavo a cambiarli. Avevo in bocca un sapore orribile. L'acidità e questo sapore amaro persistevano; la bile mi veniva continuamente in bocca e io dovevo vomitare.

« Il dott. Reilly mi fece fare una dieta di mele, irrigazioni del colon e bagni di vapore, e solo questo funzionò. Mi sentii sollevata, e da quando seguo questa terapia sto bene ».

## Clisteri

Se le irrigazioni del colon non servono, fate un clistere al giorno durante la dieta di mele o altro trattamento depurativo.

Nel caso di una donna di 63 anni, sofferente del morbo di Bright (381-2) e costretta al letto, Cayce diede le seguenti istruzioni per un clistere al giorno:

« Comincerete subito con costanza — delicatamente ma ogni giorno — clisteri di acqua tiepida, dilatando gradualmente la parte inferiore del colon e l'ano... È necessario che questo sia fatto gradualmente, ma in un periodo di cinque giorni la pressione del sangue sarà ridotta di 30 o 40 punti, o piú. Cominciate in questo modo per l'acqua del clistere:

« A tre quarti d'acqua aggiungere un cucchiaio raso di sale e un cucchiaino colmo di carbonato di sodio.

« Nell'ultima parte del clistere useremo anche gli oli, che devono rimanere negli intestini il piú a lungo possibile. L'ultimo quarto di acqua lo useremo con almeno un cucchiaio colmo di Petrolagar. Agitate bene nell'iniettarlo ». (381-2)

(Vedere le mie istruzioni per fare clisteri in casa alla fine del capitolo).

## Impacchi di olio di ricino (palma christi)

Quasi tutti coloro che hanno sentito parlare di Edgar Cayce sanno anche del vasto uso da lui fatto degli impacchi di olio di ricino. L'indice della biblioteca ARE a Virginia Beach mostra che egli applicò questa terapia — di solito unitamente alle irrigazioni del colon — in centinaia di casi per piú di cinquanta disturbi, tra i quali afonia, appendicite, artrite, cancro, colecistite, colecistalgia, colite, costipazione, epilessia, calcoli biliari, gastrite, emicrania, epatite, ernie, morbo di Hodgkin, verme solitario, compressione intestinale, stenosi del duodeno, restringimento del duodeno, strozzatura dei reni, cirrosi epatica, indolenza del fegato, nevrite, sclerosi multipla, linfite, paralisi cerebrale, morbo di Parkinson, cellulite pelvica, sterilità e uremia. Inoltre vi sono molti casi elencati come « lesioni », « non coordinamento », « intestini », « tossiemia », « eliminazione », e « adesioni ».

Mentre le proprietà medicinali dell'olio di ricino sono note ai medici e ai guaritori popolari da migliaia di anni, l'uso che Cayce faceva degli impacchi di olio di ricino sembra essere esclusivamente suo. Il dott. McGarey riferisce tuttavia di aver saputo da una paziente che sua madre, la quale era nata in Jugoslavia ed era emigrata negli Stati Uniti nel 1901, le aveva detto che impacchi di olio di ricino erano un trattamento usuale « nel paese vecchio » per tutti i generi di mali di stomaco e di reni e per le coliche infantili.

L'uso esterno dell'olio di ricino per curare le verruche, le ulcere, per cancellare le macchie del fegato, per aumentare il flusso del latte se applicato al seno di una madre che allatta, e per una quantità di altri disturbi minori è menzionato nell'ottimo libro del dott. D.C. Jarvis sulla *Medicina po-*

*polare* (1). Anche Cayce usava olio di ricino, ma l'uso di esso per il trattamento dell'epilessia e malattie gravi, credo che sia caratteristico di lui. Il dott. McGarey fa notare inoltre che Edgar Cayce fu il primo a prescrivere l'uso di impacchi di olio di ricino nel Caso 15-2 (20 settembre 1927) per una donna che soffriva di un tumore all'intestino.

Le istruzioni per fare un impacco di olio di ricino sono molto simili nella maggior parte delle letture, ma la frequenza dell'uso, la lunghezza del tempo per cui devono essere applicati e la quantità di olio di oliva che deve essere presa oralmente insieme a essi, variano da lettura a lettura. Un esempio tipico è il Caso 5186-1, di una donna di 44 anni sofferente di calcoli biliari.

« Piegate tre o quattro volte una vecchia flanella e intridetela bene di olio di ricino; e poi applicate un termoforo. Scaldatelo finché il corpo lo può sopportare, e coprite l'impacco con un incerato per non sporcare le lenzuola. Tenetelo ogni pomeriggio, o ogni sera, per un'ora. Poi togliete [l'olio rimasto sul corpo] con acqua di soda. Fatelo per almeno sette giorni senza interruzione: un'ora al giorno e ogni giorno alla stessa ora. Dopo e durante questi periodi prendete piccole dosi di olio di oliva due o tre volte al giorno. Queste dosi non devono essere tali da provocare tensioni, ma state attenti, dopo il terzo o quarto giorno, a osservare la paziente: dovrebbero esservi indizi che i condotti del fiele si sono svotati, e dovrebbero esservi sabbia o pietre ». (5186-1)

In un altro caso, di un uomo di 60 anni sofferente di colecistite con conseguente gastroduodenite e « mancanza di assimilazione e di digestione per il sistema », Cayce diede le seguenti istruzioni:

« ...Impacchi di olio di ricino. Fateli ogni sera per tre giorni successivi, e poi una buona dose di olio di oliva. Lasciate passare tre o quattro giorni e poi ripetete la serie. Continuate in questo modo finché la condizione sia completamente superata. Allora lasciate passare tre o quattro settimane e ripetete... regolarmente — in serie — anche se non vi è piú un forte dolore ». (294-199)

Nella mia pratica, la signorina Billings ha elaborato un sistema che semplifica, per i pazienti, la procedura degli impacchi. Se ne troveranno le istruzioni alla fine di questo capitolo.

La signora A. P., donna di alta posizione sociale nel Connecticut, imparentata con un membro del gabinetto del presidente Roosevelt, soffriva di un tumore uterino. Il suo medico aveva cercato le letture di Cayce trovando che, in un caso simile, Cayce aveva raccomandato un trattamento con raggi ultravioletti e altre terapie fisiche. Infine, sempre cercando aiuto, la signora P. giunse alla mia porta. Io le somministrai il trattamento come era descritto nelle letture, e gradualmente il tumore diminuí e infine scomparve

(1) D.C. Jarvis, *Folk Medicine*. New York: Crest, Fawcett World, 1969.

totalmente. Il suo medico confermò il miglioramento e il felice risultato che rendeva inutile un intervento chirurgico. Questa stessa paziente, per gratitudine, fece una donazione di tremila dollari alla clinica ARE di Phoenix per iniziare un programma di ricerche sugli impacchi di olio di ricino.

Quando la signora J. M. venne da me, aveva sofferto per tredici anni di eccessive emorragie uterine. Ella aveva unito la sua carriera di cantante lirica, cantando soprattutto in Europa, con i suoi compiti di moglie e di madre. Adesso questo disturbo fisico minacciava insieme la sua carriera e la sua vita privata. Aveva consultato quattro fra i principali ginecologi di New York, i quali tutti le avevano consigliato un intervento chirurgico, da una semplice D. & C. a una completa isterectomia.

La signora M. disse alla signora Brod: « Il dott. Reilly trovò tutti i miei punti dolenti e alcuni che non sapevo di avere. E quando mi disse: " Credo che potremo aiutarvi ", mi sono messa a piangere. Ero sicurissima che aveva ragione, e piena di fiducia ».

La signora M. iniziò un regime che cominciò con irrigazioni del colon e impacchi di olio di ricino per quattro sere con un intervallo di tre sere.

« Betty trovò che ero piena di gas », disse la signora M., « e affermò di non aver mai incontrato una tale mancanza di reazione a un'irrigazione del colon in tutti gli anni che le aveva somministrate. Io non avevo mai collegati i due sintomi, ma avevo sempre avuto un senso di gonfiezza dopo aver mangiato, spesso accompagnato da bruciori di stomaco e altri disturbi, ma non ci avevo fatto gran caso perché avevo avuto una serie di esami gastrointestinali senza che fosse risultato nulla. Il male era proprio lí. Tutto quel gas premeva sugli organi della regione pelvica e causava quelle emorragie.

« Dopo le prime due sere di impacchi di olio di ricino... l'emorragia cessò e il fatto fu tanto piú notevole in quanto avvenne subito dopo il mio periodo mestruale, quando in genere l'emorragia continuava a lungo. Alla fine della settimana cantai in un concerto e mi sentii benissimo.

« Il dott. Reilly mi aveva anche dato degli esercizi da seguire, sdraiata sul pavimento sopra un lenzuolo da bagno a strisce (cosí che potessi essere sicura che il mio corpo era in linea retta) toccandomi le ginocchia con i gomiti, il ginocchio sinistro con il lato destro, entrambe le ginocchia ecc... Uno di essi fu particolarmente efficace: egli mi aveva detto che mi avrebbe rimesso a posto il grembo, l'utero e tutta questa zona. Ci si mette sui quattro arti, sulle mani e sulle ginocchia. Poi, dapprima ci si rannicchia indietro sui calcagni, poi ci si stende in avanti sulle braccia quanto piú lontano si può, tossendo forte due o tre volte. Si pensa che questo serva agli organi pelvici, e parve funzionare. Il dott. Reilly lo chiama il " Kow-Tow cinese " o l'esercizio della " Lode ad Allah ". (Vedi capitolo 7).

« Ebbi una ricaduta quando cominciai a sanguinare ancora un poco dopo i periodi mestruali, e lui e la signorina Billings mi dissero di fare impacchi di olio di ricino per sette sere di seguito. Io lo feci (esattamente per sette sere); sono passati da allora molti mesi e non ho avuto piú emorragie. (Ho continuato per tre mesi a fare impacchi per periodi di quattro sere con intervalli di tre). Ho fatto anche tre serie di irrigazioni del colon, che pure mi hanno aiutato perché non ho piú gas e la mia digestione è enormemente migliorata. Come pure la mia voce. Naturalmente ho cambiato dieta — evitando i cibi speziati — ma gli impacchi di olio di ricino sono veramente meravigliosi. Mi hanno curato anche dall'insonnia, e adesso ho molta piú energia. Sono rilassanti. In quel periodo stavo cosí bene da firmare un contratto che mi avrebbe fatto stare fuori di casa per nove settimane. Il dott. Reilly mi disse che potevo interrompere gli impacchi per sei settimane e poi riprenderli se fosse stato necessario; ma io mi sento cosí bene che fino a oggi [marzo 1974] non ne ho avuto bisogno ».

La straordinaria guarigione della signora M. indusse una sua intima amica, la signora R. C., a venire da me. Ella soffriva terribilmente per un'ovaia infiammata, e i medici le avevano detto che era necessario un intervento chirurgico. Aveva delle tasche nel colon, e tutte le sue aree addominale e pelvica erano cosí dolorosamente dilatate che ella non poteva sopportare di essere toccata. La signora C. era sorella di un medico e quasi non aveva il coraggio di dire alla sua famiglia di essere venuta a cercare il mio aiuto. Dopo una serie di irrigazioni del colon e di impacchi di olio di ricino, il suo miglioramento fu tale che, quando tornò dal suo internista, questi dichiarò che l'operazione non era necessaria.

Il dott. William A. McGarey, che è a capo della clinica di Phoenix e direttore della Medical Research Division della Edgar Cayce Foundation, ha fatto un meraviglioso lavoro di ricerca sugli impacchi di olio di ricino, e in particolare sul loro uso nel trattamento dell'epilessia. Le sue prime scoperte, fondate su uno studio condotto su 81 pazienti con 101 sintomi, furono pubblicate alcuni anni fa in *Edgar Cayce e la Palma Christi* (2), un libro reperibile alla ARE (*Palma Christi*, ossia « Palma di Cristo » è il nome botanico del ricino dai cui semi viene estratto l'olio).

Io ho trovato che gli impacchi di olio di ricino sono inestimabili in tutti i casi di costipazione, in una quantità di disturbi della cistifellea, dei reni e del fegato, nei disordini pelvici, nelle infiammazioni, nei calcoli biliari e renali.

Ho anche trovato che le applicazioni di olio di ricino accelerano la guarigione di ogni ferita, di ossa fratturate e specialmente di danni alle membrane mucose. Quando la signora Brod venne aggredita dai ladri, la sua bocca fu gravemente ferita. Ella venne a trovarmi da New York per chiedermi consiglio su come trattare questa e altre ferite riportate nella lotta, e io le consigliai di sciacquarsi la bocca con glicotimolina e di applicare olio di ricino sull'interno e sull'esterno del labbro. Mi disse che la bocca era guarita in ventiquattro ore.

Nella mia esperienza, recentemente ho avuto una brutta emorragia di un occhio che non rispose a nessuno dei trattamenti tentati, compresi lavaggi e impacchi di glicotimolina e impiastri di patata cruda. Gli impacchi

(2) William A. McGarey, *Edgar Cayce and the Palma Christi*, 2 voll. Virginia Beach, Va.: ARE Press.

di olio di ricino riuscirono, e in seguito venni a sapere che Cayce raccomandava l'olio di ricino per sciogliere la pellicola delle cataratte.

Continuano ad arrivare lettere di medici che stanno provando le terapie di Cayce e di lettori di *Edgar Cayce e la Palma Christi* e di altri libri su Cayce, i quali parlano degli impacchi di olio di ricino confidandoci le loro esperienze personali in proposito e allargando la nostra conoscenza della loro portata e della loro efficacia.

Una donna della Pennsylvania scrisse: « Mi cadde fra le mani il libro di Jess Stearn... *Avventure nella psiche* (3) e ho letto degli impacchi di olio di ricino e delle loro tante cure. Ho fatto un impiastro di flanella inzuppata in olio di ricino e per tre pomeriggi di seguito mi sono distesa con l'impiastro e il termoforo sul fianco. (Per due anni ho avuto dolori al fianco sinistro e al dorso, attorno alle costole. Sono andata sempre peggiorando e la zona era divenuta cosí sensibile che la notte quasi non potevo giacere su quel fianco. Era un dolore lancinante). Ho fatto questo per un'ora e mezzo al giorno. Dopo tre giorni il dolore scomparve completamente e non è piú tornato: un vero miracolo ».

Un uomo di New York ebbe una straordinaria esperienza con gli impacchi di olio di ricino e scrisse al dott. McGarey: « ...poiché sono postino da piú di 5 anni (adesso ne ho 51) i piedi e le gambe sono i miei mezzi di sussistenza. Ho avuto una distorsione al tendine di Achille del piede destro e ho sofferto per molti mesi nel camminare. Dopo aver letto il vostro libro (*Edgar Cayce e la Palma Christi*), decisi di tentare i vostri impacchi, non sul calcagno distorto ma per un dolore spastico ai muscoli del collo e della spalla. Applicai l'impacco su questa area con un termoforo, tenuto a posto da un asciugamano. Mi sedetti comodamente e mi misi a guardare la televisione. Dopo circa un'ora (e senza che nemmeno vi pensassi), mi accorsi di sentire un dolce calore nel mio calcagno destro, ed era cosí piacevole che tenni l'impacco per un'ora e mezzo prima di toglierlo.

« Il risultato finale è stato che adesso non ho piú alcun dolore al calcagno. Mi domando se è stato l'impacco a operare, e in questo strano modo. Nel vostro libro le aree su cui venivano applicati gli impacchi erano per lo piú le zone afflitte o la zona dello stomaco. E tuttavia io ho ottenuto i risultati desiderati ponendo l'impacco nella zona del collo e delle spalle. Sarei lieto di avere il vostro parere ».

Il dott. Robert McTammany, un chirurgo di Shellington, in Pennsylvania, riferisce la seguente storia relativa a una paziente operata di isterectomia postvaginale, la quale fu colta da febbre e presentò un grande ascesso pelvico che migliorò con antibiotici ed enzimi proteolitici ma persistette come una vasta massa molle. Ella rifiutò una seconda operazione, e, dopo varie settimane di malessere, febbre e dolori addominali senza alcun miglioramento, si lasciò convincere a fare impacchi di olio di ricino per un'ora al giorno. Ella migliorò notevolmente e, dopo un mese, gli esami mostrarono che l'ascesso pelvico si era quasi totalmente risolto. La pa-

(3) Jess Stearn, *Adventures into the Psychic*. New York: Coward, McCann & Geoghegan, 1969.

ziente riferí: « Gli impacchi mi fanno sempre dormire e mi danno una sensazione generale di benessere ». Il dott. McTammany è sicuro che questi impacchi possono essere benefici per i pazienti che sono stati operati, per affrettare la cicatrizzazione e diminuire gli incidenti di infezione.

Il dott. Ernie Pecci, specializzato nel ritardo mentale, ha condotto un lavoro fondamentale con gli impacchi di olio di ricino applicati all'addome di bambini e fanciulli di ogni età, nei suoi due centri presso Oakland, in California. Egli scrisse al dott. McGarey:

« In quella che chiamerei una ricerca a fondo, un ricercatore deve condurre studi sull'uso degli impacchi di olio di ricino sulla base dei successi da noi riportati. Questi studi mirano particolarmente a controllare la mia ipotesi che " minimi danni cerebrali " siano in realtà una disfunzione endocrina che può essere aiutata con l'uso di impacchi di olio di ricino. È stato attuato un elaborato sistema di controllo elettroencefalografico che può essere collegato a computer per indicare se l'apprendimento viene realmente migliorato dopo il trattamento. Vi manderò presto dei particolari ».

Una donna che è stata in Germania col marito e i figli racconta una storia che riguarda Elsie Sechrist. Sembra che, quando Elsie viaggia, faccia delle « letture » e in esse appaiono i semplici rimedi sostenuti da Cayce.

« Quando Elsie Sechrist era là nel maggio del 1970, mio marito le parlò delle emorragie renali di Richard: i medici non avevano prescritto farmaci ma solo il riposo a letto, e stavano per fare una biopsia. Elsie suggerí gli impacchi di olio di ricino, che noi facemmo in tre occasioni distinte. Ogni volta gli esami, fatti prima e dopo, indicarono un notevole miglioramento, e infine, dopo la terza applicazione, il normale funzionamento dei reni. Ringraziamo Dio per questa semplice soluzione » (4).

Un rapporto di ricerca (5) venuto da un membro dell'ARE di Irvington, nel New Jersey, narra un avvenimento accaduto a lui stesso. Aveva delle palpitazioni di cuore apparentemente senza causa. Egli usò impacchi caldi di olio di ricino tre giorni alla settimana, applicandoli per un'ora e mezzo sull'addome, e facendoli seguire, il terzo giorno, da un cucchiaino di olio di oliva preso per bocca. Continuò la terapia per quattro settimane. I sintomi scomparvero per undici mesi, poi ricomparvero in seguito a una scossa psicologica. Dopo altre quattro settimane di terapia scomparvero nuovamente e da piú di un anno non sono piú riapparsi.

Il defunto dott. Mayo Hotten, della California, riferí di aver usato impacchi di olio di ricino in due casi per ridurre l'infiammazione del pterigio (lo sviluppo di una membrana mucosa sulla parte interna della congiuntiva) forse in modo sufficiente per prevenire un'operazione. E di recente ho ricevuto la relazione di una casalinga ventiquattrenne, madre di due bambini, che risultò avere una cisti grande come una palla da golf

(4) McGarey, *op. cit.*, vol. 2, n. 7.
(5) *Ivi*, n. 10.

nell'ovaia sinistra quando si sottopose agli esami. Le fu fissata una visita di controllo, ma nel frattempo ella si applicò impacchi di olio di ricino sul basso ventre per un'ora al giorno per quattro giorni alla settimana. Si accorse di essersi liberata inaspettatamente del suo vecchio e noioso disturbo di crampi mestruali, di cui soffriva da lungo tempo. E quando venne nuovamente esaminata per la cisti, questa era totalmente scomparsa.

Un'altra storia che può interessare le madri è quella di una giovane coppia, la quale mi scrisse che per cinque o sei mesi il loro bambino di un anno era stato soggetto a una persistente diarrea. Il dott. McGarey, che li conosceva da vari anni, scrisse loro accennando agli impacchi di olio di ricino e alla possibilità di usare anche impacchi di glicotimolina. Recentemente mi fecero sapere che il bambino, adesso di ventidue mesi, non aveva piú problemi gastrointestinali: erano completamente scomparsi con impacchi di olio di ricino.

Il « Caso dei capelli ricciuti » riferito dal dott. McGarey in *Edgar Cayce e la Palma Christi* è notevole per il suo umorismo e la sua stranezza. Il dott. McGarey stava trattando una giovane donna (Caso 36), la quale, in seguito all'uso di contraccettivi orali, aveva delle difficoltà: emorragia uterina, alta pressione, crampi delle gambe e forte tensione personale aumentata da una situazione domestica molto tesa.

« Ella notò che, quando si lava i capelli », scrisse il dott McGarey, « per la prima volta in vita sua lo shampoo non sviluppava schiuma. Cambiò shampoo tre volte senza risultato, e anche la parrucchiera incontrò lo stesso fenomeno: nessuna schiuma ».

Il dott. McGarey cominciò a trattarla per la pressione e i disturbi uterini dopo che altri medici non erano riusciti ad avere miglioramenti apprezzabili e durevoli. Le diede qualche farmaco per l'ipertensione e prescrisse impacchi di olio di ricino. Dopo una settimana di impacchi la paziente riferí che i suoi capelli facevano schiuma come non mai da circa dieci mesi, ed erano tornati ricciuti.

Per uso domestico, consiglierei gli impacchi di olio di ricino in caso di costipazione cronica, disturbi della cistifellea, inerzia epatica, e molti tipi di disturbi addominali; ma fatevi controllare prima dal vostro medico perché i dolori addominali possono essere sintomo di una malattia seria. Tuttavia, se non avete bisogno di cure mediche, potete seguire le istruzioni che diamo alla fine di questo capitolo. (Il metodo è stato alquanto modificato da come appare nelle letture di Cayce).

Veniamo adesso agli impacchi d'uva. Durante gli anni Venti, Johanna Brandt, del Sud-Africa, fece molta sensazione negli Stati Uniti quando arrivò dalla Germania e sfidò i medici americani a studiarla per confermare la sua affermazione di essere stata guarita di cancro con una dieta di uva e impacchi di uva. Io le fui presentato dal dott. Bernard MacFadden e dal dott. Benedict Lust. La signora Brandt non convinse molto la medicina ufficiale, sebbene le sue documentazioni nel Sud-Africa e in Germania fossero imponenti. Troviamo che l'uva — come dieta e in impacchi — appare nella terapia da piú di seimila anni. Sembra particolarmente utile per i tumori e per alcuni cancri.

Cayce prescrisse impacchi di uva per coliti, scarsa eliminazione, gastriti, disturbi delle ghiandole, non coordinazione, ferite, gas intestinali, disturbi del sistema nervoso, disturbi pelvici, peritonite, avvelenamento da cibo, morbo di Recklinghausen, reumatismi, infezioni da streptococco, tubercolosi, tumori, febbre tifoidea e ulcere.

Nel caso di una donna di 45 anni, prescrisse impacchi di uva e dieta di uva per il cancro della pelle, insieme all'uso di trattamenti con raggi ultravioletti, violetti e infrarossi.

Quando gli fu chiesto: « Per quanto tempo devo seguire questi trattamenti prima di un'altra lettura? », rispose:

R. 4. Dobbiamo lasciar passare almeno una settimana o dieci giorni fra i tre giorni di dieta di uva, chiaro?, e sono necessarie almeno tre serie di dieta di uva prima di un nuovo controllo. Questo permetterà il formarsi di un giusto equilibrio.

D. 5. Nel fare l'impiastro di uva, l'uva deve essere riscaldata o deve esservi mischiata qualche cosa?

R. 5. Non deve esservi mischiato nulla e non deve essere riscaldata. Deve ricevere il calore del corpo e penetrare nel sistema in modo normale. Deve essere schiacciata, chiaro?, mantenendo la polpa e la buccia. Qualsiasi qualità di uva va bene, nella stagione attuale. (757-6)

In due casi di tumore, Cayce disse:

« Troviamo che sarebbe utile dedicare tre o quattro giorni al mese a una dieta di sola uva, e durante questi tre o quattro giorni applicherete impiastri di uva sull'addome ».

D. 3. La qualità dell'uva è importante?

R. 3. L'uva Concordia è preferibile. (683-3)

« Oppure il corpo può affrontare, nelle attuali circostanze, una dieta di sola uva — di *sola* uva, chiaro? —, per periodi di almeno tre giorni; poi tornare alla dieta normale che è stata indicata. Tutta l'uva che volete. E se apparisse qualche disturbo nello stomaco o nel duodeno durante questi periodi, fate un impiastro di polpa e di bucce — raccolto in un telo — e applicatelo su queste zone; oppure sull'addome e sull'area del fegato, chiaro? Questo impiastro abbia lo spessore di circa cinque centimetri per tutta la sua estensione, chiaro? Molta acqua, ma solo uva per tre giorni, nelle *quantità* che il corpo può accogliere ». (757-6, 45)

Egli usava anche la terapia di uva per le ulcere.

« Perché, come troviamo, vi sono ulcere nello stomaco e nel duodeno (o tessuto inspessito), come pure un'infiammazione nell'area del cieco e dell'appendice...

« Troviamo che il corpo deve restare in riposo, anzitutto, per almeno una settimana o dieci giorni; e durante questo periodo stare il piú possibile all'aria aperta.

« Mettetevi anche, *ogni giorno, grandi impiastri di uva sull'area dell'addome e dello stomaco.* Teneteli per almeno due ore al giorno, cambiandoli una volta durante il periodo di due ore, chiaro? Abbiano uno spessore di almeno un centimetro e mezzo. Schiacciate l'uva e applicatela, cruda; l'uva Concordia è preferibile.

« E vivete *praticamente di sola uva durante questo periodo, o di uva e latte*, con un po' di giuncata e qualche cracker. L'uva Concordia è preferibile, ma che non sia mai la stessa usata per gli impiastri. Naturalmente anche le altre qualità possono essere mangiate, ma preferibilmente e soprattutto la Concordia, e piuttosto l'uva nera che la bianca, chiaro?

« Dopo che sono stati fatti gli impiastri di uva per almeno tre o quattro giorni, vi sarà un'irrigazione del colon, data con molta delicatezza; e non tentate di farvela da soli. Fatevela fare da un professionista, che stia attento ai disturbi nell'area del cieco. Riposate durante tutto questo periodo, ma specialmente durante quello in cui viene somministrata l'irrigazione del colon: solo una, ma fatta delicatamente e completamente, dopo che siano stati praticati gli impiastri per tre o quattro giorni, come abbiamo detto.

« Guardatevi da qualsiasi aumento di temperatura, o da eccessivi sudori notturni, o da scarsa eliminazione attraverso il sistema respiratorio. Se avete qualche tendenza in questa direzione, strofinatevi il corpo con alcool ». [Corsivo nostro]. (1970-1)

Mi sono capitati alcuni casi in cui i pazienti mi furono mandati con istruzioni per intraprendere una terapia di uva insieme con irrigazioni del colon, idroterapia, elettroterapia e altre modalità. In molti di essi vi fu una significativa diminuzione di tumori, e in uno la completa eliminazione del tumore stesso. Naturalmente si trattava di tumori benigni, ma ho conosciuto pazienti intraprendere la terapia di uva in istituti naturopatici in cui la terapia era applicata al cancro. Questo suggerirebbe che forse alcune ricerche mediche sistematiche dovrebbero essere iniziate a buon diritto.

Cayce usava anche una varietà di altri impacchi con ottimi successi. Molti anni fa, ebbi un incidente di auto e mi fratturai la gamba sinistra. In quell'occasione ebbi una lettura di Cayce il quale mi consigliò massaggi e impacchi giornalieri con una combinazione di aceto di sidro, tintura di iodio e sale, e questo riportò la mia gamba all'uso normale. A ottant'anni posso ancora camminare per un miglio e piú.

Nel caso 304-3, di un uomo di 69 anni, Cayce prescrisse impacchi di sale e aceto per i legamenti del ginocchio:

« ...Massaggeremo bene con una soluzione quasi satura di puro aceto di mele e comune sale da tavola, preferibilmente quello piú rozzo e non quello troppo carico di.. .ingredienti per prevenire che si rassodi in blocchi ».

Lo scorso aprile dovetti fare una tremenda quantità di manipolazioni e massaggi; dovetti restare molto tempo in piedi e trovai un'estrema difficoltà nel salire le scale: dovevo sostenermi alla ringhiera per tirarmi su. Decisi di attenermi alle mie vecchie letture di Cayce che parlavano di sale e aceto, e usai un impacco di garza ripiegata e inzuppata in aceto di sidro. Avevo notato che in molte letture Cayce raccomandava sale puro — ossia sale grezzo — e ne versai in abbondanza sulla garza avvolgendola poi attorno al mio ginocchio, ricoprendola con plastica per mantenerla a tenuta d'aria, e tenendola per quattro o cinque ore, e a volte per tutta la notte. Lo feci per otto giorni, e alla fine dell'ottavo correvo su e giú per le scale. Da allora ho usato questi impacchi una quantità di volte, per giunture irrigidite e strappi muscolari, e specialmente per tendiniti e infiammazioni del ginocchio. Per i comuni allentamenti dei tendini e delle giunture, la terapia di Cayce, a base di sale e aceto di sidro, è efficacissima:

« Nell'area del ginocchio, dove i legamenti sono stati affaticati, usate un paio di volte la settimana questa combinazione: inumidite del sale da tavola (preferibilmente iodizzato) con puro aceto di mele, non troppo liquido, ma in modo che possa essere delicatamente massaggiato sul ginocchio e sull'estremità dei legamenti. Vi farà un po' di male da principio, ma se continuate ogni giorno per qualche tempo, avrete ottimi risultati ». (3336-1)

Vi è poi un'altra raccomandazione, nelle letture di Cayce, sull'uso della patata grattugiata per gli occhi. È un trattamento molto efficace e sarebbe bene che gli oculisti facessero piú ricerche in proposito. Prendete delle vecchie patate irlandesi (patate bianche, non patate dolci) che non siano state cosparse di conservanti. Grattatele con la buccia e raccoglietene un buon cucchiaio ponendolo direttamente su tutto l'occhio. Mettete sull'occhio un pezzo di garza e tenete l'impacco per una o due ore. Parecchi anni fa, usai questo impacco di patata cruda durante un viaggio che feci a Phoenix per un simposio medico. Guidai per circa seimila miglia proseguendo fino in California dopo l'incontro. Mi stancai notevolmente gli occhi, ma vi applicai un impacco di patata che risultò quando mai efficace. Esso è anche utilissimo per alleviare la sensazione di « sabbia » negli occhi, o di pressione nel bulbo oculare, e per eliminare le macchie sanguigne. Ma assicuratevi di usare patate naturali per questi impacchi.

Un altro tipico impacco di Cayce è quello che si ottiene inzuppando in glicotimolina un telo ripiegato tre volte. Come abbiamo già detto, la glicotimolina è un preparato di poco prezzo che si può avere dai farmacisti senza ricetta medica e che è calmante e antisettico per le membrane mucose. Viene spesso usata per gargarismi e per sciacquare la bocca e Cayce ne prescriveva perfino alcune gocce prese per via interna e per mantenere alcalino il sistema.

È risultato che gli impacchi di glicotimolina sono particolarmente efficaci per le sinusiti, come raccomandava Cayce.

« Useremo Glico-timolina sui canali nasali. Impregnate della tela o della garza, ripiegate 3 o 4 volte, di Glico-timolina calda e applicatela ai canali mantenendo l'impacco per 15 ò 20 minuti per volta, e continuando finché i canali siano puliti. Applicate questi impacchi ogni volta che vi sia un qualsiasi disturbo, sia nei canali nasali sia nel sistema digestivo. Questi impacchi possono essere applicati anche sulla zona addominale e sul volto, chiaro?

« Possiamo prendere la Glico-timolina anche internamente, 2 o 3 gocce in mezzo bicchiere d'acqua due volte al giorno (e dopo bevete un bicchiere d'acqua) finché il sistema sia bene purificato.

« *Poi* — quando il sistema è stato purificato — cominciate a prendere quelle vitamine che meglio stimoleranno il formarsi della resistenza: il complesso B-1. Come sostegno al formarsi della resistenza, prendete anche succo di bue ogni giorno, come medicina, e preparatelo almeno un giorno sí e un giorno no. Questo servirà da stimolo per forza e resistenza in tutto il corpo. Fatene solo una piccola quantità per volta, chiaro?, e non cercate di conservarlo per piú di due giorni ». (2794-2)

Nel caso 808 scrisse:

« In 10-15 minuti ottenni sollievo usando impacchi di glicotimolina per la sinusite. Il dolore viene eliminato completamente quando la condizione è acuta. Io uso una lampada a raggi infrarossi come fonte di calore. Questo trattamento paga da solo il mio essere membro della ARE con il risparmio sui conti del medico. Gli occhi vengono riposati e rafforzati. Poiché il controllo del respiro è importante nella meditazione, questo sistema è estremamente valido, per me, nel dar sollievo ai disturbi del seno nasale.

« Nel febbraio del 1948 ricevetti degli estratti del caso 2794-2 relativi a impacchi di glicotimolina quando soffrivo di un tremendo attacco, il quarto di quell'inverno. Ero piuttosto mal messo, ma... esso aprí le mie cavità e fu quella la prima volta in cui ebbi un sollievo. Continuai per una settimana e il disturbo scomparve completamente.

« L'inverno scorso, ogni volta che sentivo l'avvicinarsi di un attacco, facevo riscaldare la glicotimolina in un recipiente di vetro resistente al calore, messo in acqua bollente, e usavo l'impacco quanto piú caldo potevo sopportarlo sulla tempia. Poi coprivo con un telo impermeabile e vi mettevo sopra il termoforo. Lo tenevo per tre quarti d'ora. Eliminava immediatamente ogni dolore persistente in quella zona, ma era necessario un trattamento di parecchi giorni per superare una grave infezione del seno nasale.

« Mi procurai della glicotimolina e cominciai a usarla per eliminare i catarri del corpo. Dopo un periodo di varie settimane notai un cambiamento nel corpo, perché i catarri non erano piú abbondanti e frequenti come nel passato ». (2794-2)

« La mia figlia adolescente ha disturbi nel seno nasale (vedi 2794-2), e dopo avere chiesto il certificato sanitario, tentò il trattamento di glicotimolina due volte al giorno internamente e altrettante esternamente. Dopo il terzo giorno, l'otturazione scomparve completamente ed ella sentí di avere ottenuto un ottimo risultato ».

## Istruzioni per la dieta di mele

Fatevi controllare dal vostro medico per assicurarvi che non vi siano controindicazioni.

Procuratevi, se possibile, delle mele naturali. Le Delizia sono le piú facilmente trovabili fra tutte le varietà raccomandate. Possono essere usate tanto le rosse quanto le gialle, sebbene molti preferiscano le gialle, che contengono piú pectina, una sostanza che riduce il colesterolo. Cercate di farvi fare un'irrigazione del colon il primo giorno, se vi è questo servizio nella vostra zona.

### Primo giorno

Mangiate quante mele volete. Molti consumano da sei a otto mele il primo giorno, da quattro a sei il secondo e da due a quattro il terzo; altri ne mangiano da otto a dieci tutti i giorni; e altri solo una.

Se naturali, le mele possono essere mangiate con la buccia, altrimenti sbucciatele. Se non vi piacciono le mele intere, pestatele in un contenitore riducendole a una salsa non cotta. In questo modo sono molto gustose e si possono mangiare facilmente. Preferibilmente alla fine del giorno fatevi fare una irrigazione del colon, che tuttavia può essere praticata in qualsiasi momento di questo primo giorno.

Se un'irrigazione non è possibile, farete un clistere alla fine o all'inizio del secondo giorno, o durante esso. Altrimenti potreste cominciare a riassorbire le tossine che avete espulso dalla parte inferiore del colon. Fate anche un bagno di vapore e possibilmente un massaggio e qualche esercizio generale.

### Secondo giorno

Fatevi fare una irrigazione del colon o un clistere, e mangiate tutte le mele che volete.

### Terzo giorno

Continuate con le mele; un'altra irrigazione del colon o un clistere, se possibile.

*Olio di oliva*

Cayce raccomandava tre modi per prendere l'olio di oliva, ma io ne uso solo due. Potete prendere un cucchiaio di olio di oliva ogni sera e, se preferite, potete mischiarlo ad acqua calda, che lo rende piú facile a prendere se l'olio di oliva non vi piace.

L'altro modo è di prendere due cucchiai di olio di oliva alla fine del terzo giorno.

Se avete disturbi alla cistifellea o al fegato, prendete ogni giorno una quantità minima di olio di oliva.

### Clisteri

Per le istruzioni di come fare un clistere, vedi piú sotto.

Prendete i primi due clisteri con una soluzione di sale e carbonato di sodio; per l'ultimo usate glicotimolina.

È anche molto utile fare un bagno di vapore, perché la pelle è un importante organo di eliminazione. (Consultare il capitolo 10 sulla « Idroterapia » per le istruzioni sul come fare, in casa, un bagno di vapore).

Per i miei pazienti, io preferisco usare atomidina nel vaporizzatore; ma alcuni rispondono egualmente bene all'olmo riccio o a un bagno con atomidina alternato con uno con olmo riccio.

## Come fare un clistere

Preparare il recipiente o la borsa del clistere. Sterilizzare il tubo e il beccuccio. Per un semplice clistere usare un quarto di acqua tiepida, un cucchiaino di sale e uno di carbonato di sodio. Se seguiamo una dieta di mele e vogliamo ottenere risultati paragonabili a quelli di una irrigazione del colon, sarà necessario un clistere a tre stadi.

Per un semplice clistere, sdraiatevi sul fianco sinistro. Mettete vaselina sul beccuccio e dilatate gradualmente il retto ungendo con vaselina.

Controllate la velocità con cui l'acqua entra per evitare i crampi. Se sentite di non poter trattenere l'acqua, fate dei profondi respiri e chiudete la valvola finché avete questa sensazione.

Quando il quarto di acqua è entrato, trattenetelo piú a lungo che potete prima di espellerlo. Se non ottenete risultati soddisfacenti, sarà necessario ripetere il processo finché non vi sia l'evacuazione del colon discendente.

Metodo raccomandato. Prendete il primo quarto di acqua, come si è detto, sul fianco sinistro. Secondo stadio. Mettetevi sulle ginocchia e sulle mani e prendete un secondo quarto di acqua e miscela di sale e carbonato di sodio. Terzo stadio. Dopo avere espulso il secondo stadio, riposate un momento e poi prendete il terzo quarto nel quale avrete messo un cucchiaio di glicotimolina invece del sale e del carbonato. Prendete l'ultimo clistere giacendo sul fianco destro.

Alzatevi e camminate un poco prima di espellere l'ultimo clistere. Vi ripulirà piú a fondo e la glicotimolina è ottima per il rivestimento mucoso del colon e dell'intero sistema intestinale.

## Istruzioni per gli impacchi di olio di ricino

### Materiali necessari

1. Flanella di lana (non usate flanella di cotone). Le dimensioni dipendono dalle dimensioni della persona e dall'area che deve essere coperta quando la flanella è stata ripiegata quattro volte. Deve essere abbastanza grande da coprire tutta la parte interessata. (Potete usare vecchie calze di lana, coperte, o magliette, se non trovate della flanella chiara da comprare a metro o è troppo costosa).

Per un impacco addominale. Per una persona di media statura saranno necessari 25 centimetri di larghezza per 30 o 35 di lunghezza. Per altre parti del corpo le dimensioni varieranno, ma la flanella deve essere sempre ripiegata quattro volte.

2. Un telo di plastica di medio spessore (una vecchia tenda da doccia, un telo di gomma, qualsiasi materiale impermeabile andranno bene).
3. Un termoforo elettrico.
4. Un asciugamano da bagno.
5. Due spilli di sicurezza.
6. Vecchi sacchetti di plastica.

Mettete la flanella in una teglia di alluminio o di Pyrex, e versatevi sopra l'olio di ricino finché sia bene impregnata. L'impacco può essere tenuto in permanenza nella teglia e riscaldato quando è necessario. Per conservarlo, mettete la teglia o l'impacco in un sacchetto di plastica. Scaldate la teglia e l'impacco in forno o sopra una piastra elettrica. State attenti che sia solo caldo, non ardente, perché prende facilmente fuoco.

Stendete il telo di plastica sul letto per proteggere le lenzuola. Copritelo con un vecchio asciugamano o una vecchia coperta. Applicate l'impacco alla zona del corpo che deve essere trattata. *Se va messo sull'addome per il fegato, o il cieco, o il colon ascendente, assicuratevi di coprire il lato destro e l'intera area addominale. Per la milza e il colon discendente, stendetevi al lato sinistro.*

Applicate poi una copertura di plastica sulla flanella impregnata, e su questa ponete il termoforo graduato sul « medio » aumentando a poco a poco verso l'« alto » via via che l'impacco si raffredda. Avvolgete un asciugamano piegato nel senso della lunghezza attorno al torso, e fissatelo con spilli di sicurezza: degli asciugamani da bagno o da spiaggia sono ottimi per questo scopo. L'impacco, in genere, deve essere mantenuto per almeno un'ora, e, preferibilmente, per un'ora e mezzo o due ore.

La pelle deve poi essere lavata con acqua preparata come segue per evitare un esantema, a cui alcuni vanno soggetti. A un quarto d'acqua aggiungere due cucchiaini di bicarbonato di sodio, e usatela per lavarvi l'addome o le altre aree trattate.

Conservate l'impacco in una teglia o in un sacchetto di plastica e usatelo ancora. Un impacco non deve mai essere lavato. Aggiungetevi solo olio di ricino se si asciuga con l'uso. Può durare da sei mesi a un anno. Fate un pacco per ogni membro della famiglia e scrivetevi il nome per poterlo nuovamente usare. Assicuratevi di usarlo per la stessa persona una volta che è stato piegato nelle giuste dimensioni.

Frequenza. In linea generale è desiderabile usare gli impacchi per tre o quattro sere consecutive, e poi lasciare un intervallo di tre sere.

Quando fate una serie di impacchi, prendete due cucchiaini di olio di oliva ogni sera e due cucchiai dopo la terza sera.

### Impacchi di glicotimolina

Usate un panno di cotone ripiegato due o tre volte, bene inzuppato di glicotimolina cosí come l'avete comprata dal farmacista. Applicatelo sulle parti interessate, o sulle aree particolarmente indicate per il vostro caso particolare. Può essere usato un termoforo elettrico per mantenere caldo l'impacco. Il panno di cotone inzuppato deve essere applicato per primo, e poi un pezzo di plastica per non sporcare le lenzuola; infine il termoforo, meglio con sopra un asciugamano per tener fermo il tutto.

Deve essere mantenuto per venti o trenta minuti, e anche piú se indicato. Non applicate l'impacco quando la glicotimolina è fredda: ponete piuttsto la bottiglia in un recipiente di acqua calda per intiepidirla prima di usarla.

Nella mia esperienza ho trovato che nella maggioranza dei casi non è necessario riscaldare l'impacco. Potete applicarlo alla temperatura della stanza.

### Impacchi di verbasco

Nel 1943, Cayce mi mandò una signora alla quale era stata data una lettura per una serie di trattamenti idroterapici, massaggi ed elettroterapia con vetro verde. La donna, di circa cinquant'anni, era venuta dall'Utah con un'intima amica per avere una serie di letture dal « profeta dormiente di Virginia Beach ». Fui interessato nel notare che Cayce, nelle letture da lei portate (5089-1) raccomandava l'applicazione di compresse di foglie di verbasco sulle sue gambe per una flebite acuta, solo uno dell'insieme dei disturbi esacerbati dalla menopausa.

« Se continuano a esservi molti disturbi per la flebite e il gonfiore, applicare compresse di verbasco sopra gli arti una volta alla settimana e prendere un tè di verbasco una volta alla settimana. Questo aiuterà a eliminare il disturbo, ma anche la pressione che lo causa deve essere eliminata ».

Negli anni seguenti ho avuto piú volte occasione per essere grato di questo consiglio. Oltre al tè di verbasco, ho applicato foglie di verbasco sulle mie gambe per vene varicose notando con gratitudine l'immediato sollievo. Il verbasco è una latifoglia vellutata che, in primavera, si può cogliere ai margini delle strade; essiccato come tè si può trovare presso gli erboristi. Le larghe foglie vengono applicate direttamente sulla pelle.

## Istruzioni di Cayce per fare compresse di verbasco

« Applicheremo le compresse di verbasco piuttosto su quelle aree che sono le FONTI da cui gli arti ricevono la loro attività circolatoria e sulle zone attorno agli arti per ridurre il gonfiore. Applicateli una volta al giorno per circa un'ora. Il verbasco preso come tè fa pure bene, ma non come le foglie applicate sulle gambe, naturalmente. Se ne prenderanno circa 60 gr. ogni giorno ». (1541-6)

Nota. Quando si usano compresse di verbasco, preparatele in un contenitore di terracotta, o di ferro smaltato o di vetro, NON di lamiera o di alluminio. Quando li applicate usate ovatta: strati di ovatta per mantenere il calore; e poi una garza.

Queste istruzioni furono date in un'altra lettura (1541-7) sugli impacchi di verbasco, e hanno qui il loro posto.

Tritate finemente le foglie e immergetele nell'acqua calda per due o tre minuti. Applicarle direttamente alla pelle e coprirle come si è detto.

## Istruzioni per fare il tè di verbasco

« Prendete 60 gr. di foglie di verbasco e tritatele finemente se usate foglie verdi, oppure 90 gr. di foglie secche, e mettetele in circa un quarto di acqua fredda. Portatele molto lentamente fin quasi al bollore. Quando cominciano a bollire, toglietele. (Vedi 1541-7).

### IMPACCHI DI TREMENTINA

Invece di impacchi di glicotimolina per mestruazioni dolorose, cistiti e altri dolori vaginali, Cayce prescrisse talora impacchi di trementina.

« ...sopra la zona pubica. Questo darà sollievo alle contrazioni del clitoride ed elimineranno il disturbo, alleviando il dolore quando è necessaria l'attività della vescica. Ripiegare almeno 4 o 5 volte una flanella di cotone intrisa in acqua in cui sia stata messa della trementina nella proporzione di un cucchiaino di trementina in 30 gr. o 60 o 90 o 120 gr. di acqua calda. Torcete e applicate al centro del pube ». (243-35)

Cayce aveva un vario repertorio di impacchi, molti dei quali erano efficaci al pari di quelli di olio di ricino per gli specifici scopi per cui erano prescritti.

### IMPACCHI DI SALE INGLESE

Sciogliete circa 400 gr. di sale inglese in una bacinella di acqua, quanta è necessaria per intridere un asciugamano da bagno. Applicarlo piú caldo che sia possibile sulla zona indicata. Continuare a ripetere queste applicazioni calde per due o tre ore a ogni trattamento.

Se possibile, invece di ripetere le applicazioni calde, usate una lampada a raggi infrarossi e poi un termoforo elettrico per tener caldo l'impacco finché il sale inglese si sia completamente essiccato e cristallizzato nell'impacco.

(Vedi le pagine seguenti per un giusto uso degli impacchi di sale inglese).

## PARZIALE ELENCO DI ALTRI IMPACCHI PRESCRITTI DA CAYCE E DEL LORO USO

**Alcool** (di grano): tubercolosi, artrite, asma, disturbi dell'assimilazione, cancro, pustole.
**Argilla smeltica:** sublussazioni della spina, tubercolosi.
**Asclepia:** blefarite.
**Balsamo di piantaggine:** cisti, ferite, tumori.
**Caldi:** aderenze, artrite, disturbi dell'assimilazione e dell'eliminazione, non coordinazione, cancro, colecistite, disturbi della circolazione, dermatiti, calvizie.
**Cipolla:** asma, bronchite, raffreddore, congestione, disturbi dei polmoni, polmonite.
**Fico:** infezioni dei denti.
**Fico e latte:** mal di denti.
**Ghiaccio:** febbre.
**Glicerina:** disturbi pelvici.
**Glicotimolina:** aderenze, artrite, bronchite, cataratta, catarro nasale, congestione fredda, cistite, cisti, epilessia, disturbi degli occhi, delle ghiandole, gozzo, febbre da fieno, emicrania, erpete semplice, ferite, disturbi degli intestini, dei reni, lesioni, paralisi, morbo di Parkinson, disordini pelvici (piú di 40 casi), avvelenamento da ptomaina, sciatica, sinusite, sublussazioni, male di gola, tonsillite, tossiemia, tumori.
**Kerosene:** orecchioni.
**Laudano:** strozzamento dei reni, sinusite.
**Miele:** cisti, disturbi delle mani, infezioni.
**Mirra:** sublussazioni della spina dorsale.
**Olio di aghi di pino:** epilessia.
**Olio di eucaliptus:** tubercolosi.
**Olio di lobelia:** sublussazioni della spina dorsale.
**Olio di sassofrasso:** fistole, disordini del fegato, tumori, dolori artritici, cisti.
**Olio di semi di lino:** contusioni.
**Patata cruda:** blefariti (14 casi), cecità, cataratta, disturbi agli occhi (circa 50 casi).
**Sabbia:** artrite, disturbi della circolazione, colite, debilitazione, disturbi dell'eliminazione, lesioni.
**Sale:** artrite, reumatismi, morsicature.
**Sale caldo:** acidità, aderenze, lesioni, apoplessia, artrite (16 casi), colecistite, disturbi della circolazione, congestione fredda, colite, cistite, cisti, debilitazione generale, edema, disturbi dell'eliminazione, dismenorrea, ascessi alle orecchie, epilessia, disturbi degli occhi, dei piedi e delle caviglie, calcoli biliari, disturbi delle ghiandole, mal di testa, emorroidi, contusioni (12 casi), disturbi dell'intestino e dei reni, irite, lesioni (14 casi),

non coordinazione del fegato e dei reni, lombaggine (8 casi), disturbi dei polmoni, menopausa, sclerosi multipla, strappi muscolari, nausea e vomito, nefrite, nevralgie, disturbi del sistema nervoso.

**Sale e aceto di mele:** colite, disturbi dell'eliminazione, contusioni, strappi.

**Sale e spiritus frumenti:** debilitazione generale.

**Sale inglese:** (usato per la maggior parte dei casi) aderenze, artrite, colite, gastrite, emorroidi, infezioni, lesioni, disturbi dei reni e del fegato (oltre 26 casi), lombaggine, dolori muscolari, nevralgia, nevriti, paralisi, reumatismi, effetti secondari del parto, disturbi della digestione e dell'eliminazione, enteriti, dolori dei piedi, fistole del grembo e della vagina, influenza, sciatica, sinusite, disturbi della spina dorsale, tic dolorosi, tossiemia, tumori, disturbi dell'utero, uremia.

**Uva:** colite, disturbi della eliminazione, gastrite, disturbi ghiandolari, non coordinazione, lesioni, gas intestinali, disturbi del sistema nervoso, disordini pelvici, peritonite, avvelenamento da cibi e da ptomaina, morbo di Recklinghausen, reumatismi, infezioni da streptococco, tubercolosi, tumori, febbre tifoidea, ulcere.

**Verbasco:** abrasioni, foruncoli, cancro del femore, sintomi del cancro, disturbi della circolazione e della linfa, dermatiti, vene varicose.

## IL COMUNE RAFFREDDORE

### Prevenzione

Il miglior modo per combattere il comune raffreddore è, anzitutto, di evitare di prenderlo. Se il corpo è mantenuto in condizioni alcaline (come è descritto nel capitolo 5) resisterà ai germi del raffreddore, che, infatti, richiedono un ambiente acido.

In centinaia di letture Cayce ha detto:

« ...Un corpo è piú suscettibile al raffreddore se ha un eccesso di acidità *o* di alcalinità, ma *soprattutto* in caso di eccessiva acidità. Perché gli effetti dell'alcalinità sono distruttivi per i germi del raffreddore ». (902-1)

Oltre a una cattiva alimentazione, la fatica, le preoccupazioni, la tensione e altri turbamenti emotivi aiutano a produrre condizioni acide che favoriscono l'aggressione dei germi del raffreddore e di altre infezioni.

La recente controversia circa i meriti o demeriti della vitamina C in dosi massicce per prevenire e curare i raffreddori, è una tempesta in un bicchier d'acqua. Questa terapia è un altro sforzo per riportare l'equilibrio alcalino nel corpo, che dovrebbe essere ottenuto mediante una giusta dieta (vedi capitolo 5).

Non vi sono misteri né magie nel liberarsi di un raffreddore quando lo si è contratto. Ogni terapia mira ad alcalinizzare il corpo in un modo o in un altro e nell'alleviare i sintomi conseguenti all'infezione.

Terapia

1. Il riposo è un fattore principale nel curare il raffreddore, perché durante il riposo e il sonno viene riportato l'equilibrio nel sistema nervoso autonomo.

2. Smettete di mangiare per due giorni e bevete quanto piú liquido è possibile: piú di quattro litri al giorno. In particolare succo di agrumi appena spremuti aggiungendo un limone all'arancia o al pompelmo, come è descritto nel capitolo 5.

Inoltre abbiamo avuto notevoli successi con il rimedio popolare divulgato dal dott. D.C. Jarvis, del Vermont. Parte del liquido consumato durante il giorno dovrebbe consistere in quattro bicchieri d'acqua presi all'ora dei pasti e prima di andare a letto, a cui sono stati aggiunti uno o due cucchiai di aceto di mele e due cucchiai di miele. Bevete anche grandi quantità di tè di trigonella.

3. Un altro buon alcalinizzante raccomandato da Cayce è un cucchiaino di bicarbonato di sodio in un bicchiere d'acqua, sorseggiato lentamente ogni ora.

4. L'eliminazione con gli intestini deve essere completa, sia per mezzo di un'irrigazione del colon, sia con una serie di tre clisteri, due con bicarbonato di sodio e sale e uno con glicotimolina. (Seguire le istruzioni date in questo capitolo circa la giusta posizione e le giuste proporzioni). Può anche essere somministrato mezzo cucchiaino di un lassativo vegetale ogni ora finché il tratto digestivo sia ripulito.

5. Il massaggio a percussione è molto utile nell'arrestare un raffreddore (tecnica che abbiamo usato spesso su cantanti famosi che dovevano cantare pur essendo affetti da raffreddore). Se non potete disporre di un fisioterapista o di un massaggiatore, un membro della famiglia o un amico potranno farvelo seguendo le istruzioni date nel capitolo 9.

6. Bagni di vapore con atomidina sono utilissimi per arrestare la congestione e stimolare l'eliminazione attraverso i polmoni e la pelle. E anche pediluvi, specialmente con senape, sono utili nel raffreddore e nell'influenza (vedi capitolo 10).

7. La glicotimolina costituisce un eccellente gargarismo per la gola e un'ottima vaporizzazione per i canali nasali, essendo un trattamento naturale per le mucosità.

## Per il mal di gola

Applicare una compressa fredda avvolgendola con plastica perché a tenuta d'aria, e tenerla per almeno quattro ore o per tutta una notte.

### Per pulire i canali nasali e la gola

INALANTE DI CAYCE

A 60 gr. di puro alcool di grano aggiungere... *nell'ordine indicato*:

| | |
|---|---|
| Olio di eucaliptus | 20 gocce |
| Tintura composta di benzoino | 15 gocce |
| Olio rettificato di trementina | 5 gocce |
| Tolú in soluzione | 20 gocce |
| Creosoto rettificato | 3 gocce |

Scuotere la soluzione, inalare attraverso le narici e attraverso la bocca, due o tre volte per ognuna e due o tre volte al giorno. (1992-3)

## RIMEDI DI CAYCE PER LA TOSSE ED ESPETTORANTI

### Miscela 1 per la tosse

« Per l'influenza o il raffreddore questa sarà buona come espettorante ed eliminante, e per schiarire la raucedine. Fate in questo modo:

« Prendete un uovo che *non* sia stato in frigorifero né in deposito refrigerato. Toglietene la chiara e sbattetela.

« Alla chiara sbattuta aggiungere:

Succo di limone spremutovi sopra molto lentamente. Circa un cucchiaino di miele, anch'esso versato molto lentamente. Circa *tre* gocce, l'una dopo l'altra, di glicerina.

« Sbattere il tutto, naturalmente dopo che sia stata aggiunta la glicerina.

« Prenderne un cucchiaione ogni due o tre ore.

« Si troverà che questo darà sollievo al raffreddore eliminando la tensione nella gola, nei canali nasali, nei bronchi e nella laringe, e sarà molto utile per questo corpo ». (845-3)

« Sarà bene per *questo* corpo che vengano provocati sudori con l'uso di cuscini caldi sull'addome e la parte inferiore dell'area dei polmoni. Troviamo che queste sono le migliori condizioni per questo corpo. Usate cuscini caldi o termofori elettrici sulla spina dorsale o sul dorso, e coperte pesanti o una bottiglia di acqua calda sull'addome.

D. 1. Perché l'influenza provoca effetti diversi?

R. 1. Perché attacca parti del corpo diverse, come è stato indicato. Uno può avere un'influenza intestinale o bronchiale; un altro può averla nasale, o nei polmoni, o nello stomaco, o nel colon. Possiamo avere ogni tipo di influenza.

## Miscela 2 per la tosse

« Come farmaco per la tosse ed espettorante, e per la salute dell'intero sistema:

« Mettete 60 gr. di puro miele in 60 gr. d'acqua e bollite. Schiumate il rifiuto e aggiungete 30 gr. di alcool di grano. A questo, come supporto, aggiungere poi, nell'ordine indicato:

| | |
|---|---|
| Sciroppo di scorza di ciliegio selvatico | 30 gr. |
| Sciroppo di mentastro | 15 gr. |
| Sciroppo di rabarbaro | 15 gr. |
| Elisir di zenzero selvatico | 15 gr. |

« Scuotete bene prima di prendere la dose, che sarà di circa un cucchiaino; e questa può essere presa in tempi ravvicinati o ogni ora. Calmerà la tosse, risanerà le forze che disturbano i bronchi e la laringe, e migliorerà le condizioni attraverso l'eliminazione ». (243-29)

## Miscela 3 per la tosse

« Nel fare applicazioni per il corpo attualmente, prenderemo questo come aiuto per il raffreddore e per favorire l'espettorazione; dovrà essere preso per tre o quattro volte al giorno, o di notte se vi è tendenza alla tosse spasmodica.

« Sciogliere 30 gr. di zucchero candito, come sciroppo, in mezzo litro di buon whisky di segale. Poi aggiungere, nell'ordine indicato:

| | |
|---|---|
| Sciroppo di mentastro | 15 gr. |
| Glicerina | 10 gocce |
| Elisir di pepsina lattata | 10 gocce |

« Scuotete bene prima di prendere la dose ». (303-25)

TERZA PARTE

# IL MANUALE DI BELLEZZA CAYCE-REILLY

# capitolo 12

# *E' meglio eliminarlo (l'eccesso di peso)*

« *...il maggior pericolo per la salute del popolo americano è l'obesità* ».
Dott. Louis M. Orr, già presidente
della American Medical Association

« *Quanto piú lunga è la cintura tanto è piú breve la vita* ».
Anonimo

« *D. 2. Come posso prevenire l'aumento di peso?*
« *R. 2. Potete farlo tenendo basse le calorie e con un trattamento generale, una volta alla settimana, di massaggi e di idroterapia. Per ridurre il peso potete anche seguire la dieta di succo d'uva* ». (1567-3)
EDGAR CAYCE

Un giorno Phil Baker, il noto attore del teatro e della radio, fu udito dire, dal suo sgabello in un gabinetto di calore irradiato, che « Reilly elimina il grasso del paese ».

Nelle sue parole vi era molta verità. Il Reilly Health Institute era sempre pieno di attori che, per le esigenze della loro professione, dovevano mantenersi snelli, vigorosi e agili. Dovevano piacere al pubblico.

Oggi, nella nostra società giovane e consapevole, ognuno di noi deve essere una « stella », deve piacere non solo al pubblico ma anche a se stesso per potersi rispettare. Nell'America moderna, l'uomo grasso non è piú ridicolo: è un frustrato, un respinto, un malato.

Nei miei cinquantacinque anni di pratica, ho notato che la gente cerca sempre di dimagrire, e spesso mi sono meravigliato di come facciano a mantenere sempre un peso eccessivo con tutti i libri di diete miracolose, le migliaia di articoli pubblicati su questo argomento, gli istituti e le stazioni di cura per dimagrire, le vesti e le cinture che fanno dimagrire durante il sonno, e tanti altri congegni casalinghi, medici specializzati, pillole e circoli dietetici che sovrabbondano.

La risposta è che non dimagriscono. Non fanno che togliersi il grasso e rimetterselo addosso, togliere e mettere, togliere e mettere, secondo quella che il dott. Neil Solomon, segretario della sanità e l'igiene dello Stato del Maryland e rispettato endocrinologo, ha definito la « sindrome dello yo-yo ».

Nonostante la nostra preoccupazione nazionale di essere giovani e snelli, gli Americani diventano sempre piú grassi. Secondo le relazioni sulla sanità pubblica, abbiamo oggi 79.000.000 di Americani con peso superiore al dovuto, i quali hanno generato un'industria di dieci miliardi di dollari per combattere il grasso. Un articolo di Grace Lichtenstein (1), sull'*Esquire*, riferisce che i « cibi ipocalorici » (Weight Watchers), i quali costituiscono oggi un complesso internazionale, assommano a 14,9 milioni; le varie reti di stazioni di cura e di istituti per dimagrire costituiscono un movimento di 220 milioni di dollari; il mercato degli attrezzi ginnastici ammonta a un milione di dollari, quello delle pillole dietetiche legali a 54 milioni e quello dei cibi dietetici a un miliardo.

Ho dinanzi a me una raccolta di alcuni fra i piú venduti libri recenti come *Dieta rivoluzionaria del dott. Atkins: metodo ad alte calorie per restare sempre magri* (2), venduto in milioni di copie rilegate e in brossura nonostante il fatto che la American Medical Association abbia denunciato questa dieta come non sana e potenzialmente pericolosa, e il dott. Charles Roland, della Mayo Clinic, sostenga che la tesi di Atkins è una supposizione non dimostrata. La « dieta rivoluzionaria » del dott. Atkins consiste in un consumo senza limiti di proteine e di grassi senza carboidrati. Ai pazienti viene prescritto di procurarsi un bastone di chetone per assicurarsi quotidianamente di trovarsi in stato di « chetosi », uno stato descritto nei dizionari medici come « acidosi », spesso ricorrente nel diabete grave.

Un altro libro vendutissimo è la *Dieta del dott. Quick per perdere il peso* (3), del dott. Irwin Maxwell Stillman, spesso chiamata la « dieta di acqua » perché il soggetto a dieta, pur potendo mangiare senza limiti cibi proteici e niente altro, deve bere otto bicchieri d'acqua al giorno per evitare di danneggiare i reni o di produrre altri disturbi collaterali.

Il dott. Solomon ha cercato di introdurre nel panorama alcuni fatti medici e un po' di buon senso con *La verità sul controllo del peso: come perdere in permanenza le libbre eccessive* (4), e il suo libro ha goduto un rispettabile successo. Ma i libri piú venduti sono sempre quelli del tipo: « dimagrire presto e mangiare tutto quello che si vuole ».

Gli uomini grassi sono ottimisti, e io potrei andare avanti un pezzo. *The Ladies Home Journal* e la rivista *McCall's* hanno consigliato entrambi, per un anno, una dieta diversa al mese. E altre riviste femminili consigliano una dieta in quasi ogni numero. Tutte queste diete funzionano per un poco finché i soggetti tornano alle loro antiche abitudini.

Quanto alle cinture e agli indumenti tipo sauna, che dovrebbero farvi dimagrire senza fatica mentre oziate davanti alla televisione o fate un sonnellino, vi aiutano a perdere acqua per sudorazione, ma questa vi ritorna appena prendete un sorso di liquido. Solo l'*assottigliamento* del contenuto del vostro portafogli sarà, purtroppo, permanente.

(1) Grace Lichtenstein, « Una nazione di uomini grassi » (A Nation of Fat Heads), *Esquire* dell'agosto 1973, pag. 94.

(2) Robert C. Atkins, *Dr. Atkins' Diet Revolution. The High Calorie Way to Stay Thin Forever.* New York: David McKay Co., 1972.

(3) Irwin Stillman e Sam Baker, *The Doctor's Quick Weight Loss Diet.* Englewood Cliffs, N.J.: Prentice-Hall, 1967.

(4) Neil Solomon e Sally Sheppard, *The Truth about Weight Control: How to Lose Excess Pounds Permanently.* New York: Stein & Day, 1972.

La maggior parte dei sistemi che hanno successo commerciale — siano essi libri, congegni, pillole o che altro — affermano: « Nessuna dieta, nessuna ginnastica, nessun farmaco dannoso ». Le mode dei sistemi dimagranti cambiano cosí in fretta, che sono sicuro che, quando questo libro sarà pubblicato, una quantità di nuovi libri, apparecchi, creme, bagni e altre panacee rapide e senza fatica avranno riempito il mercato e quelle che abbiamo menzionato saranno state tutte dimenticate.

Quanti ricordano la bevanda di 900 calorie che era la popolare soluzione del problema del peso alcuni anni fa? Poiché sono piú vecchio della maggior parte dei miei lettori, posso ricordare la moda dei vibratori per assottigliare i fianchi e l'addome; gli speciali cibi o tavolette dimagranti (mangiate tutto quello che volete e questo in piú); i prodotti chimici o i sali da mettere nel bagno; i potenti lassativi e i vari tipi di medicinali dimagranti che sono stati oggi banditi dalla FDA. Molte modelle che posarono per le varie pubblicità di quei « dimagranti », si mantenevano sottili, agili e graziose al Reilly Health Institute con esercizi, massaggi, bagni e diete spartane.

Uno dei maggiori rischi per la salute nel cercare una facile riduzione del grasso è l'uso dei farmaci e degli estratti ghiandolari piú potenti per ottenere una rapida riduzione, o meglio direi distruzione. Alcuni di questi preparati contengono ioduri in varie forme. Eccettuate certe condizioni patologiche della tiroide (e questo dovrà giudicarlo il vostro medico) gli ioduri riducono il peso, ma danneggiano la salute. Gli estratti di tiroide possono, in quantità sufficiente, stimolare il dimagrimento aumentando il metabolismo. Tuttavia questo può causare una irritabilità generale e un grave stato di nervosismo minacciando ancor piú seriamente la salute. Vi sono anche farmaci per far diminuire l'appetito, ma hanno molti effetti collaterali e non sono solitamente consigliati dalle fonti mediche autorevoli. La maggior parte non ha dimostrato di portare beneficio, mentre il loro uso può avere seri effetti negativi sul corpo e sulla mente.

Alcuni anni fa fu vastamente pubblicizzato un farmaco potente. Veniva somministrato da solo o con altri farmaci e cibi. Senza molta sperimentazione clinica, specialmente per quel che riguardava gli effetti secondari e collaterali, questo farmaco venne lanciato a un pubblico senza sospetti. L'idea di dimagrire senza sforzi e senza diete ha un fascino irresistibile, eccettuati forse alcuni scettici che non credono ai miracoli.

Questo nuovo farmaco aveva un potente effetto di stimolazione sul corso del metabolismo. Riduceva il grasso, e rapidamente. Ma danneggiava anche coloro che lo prendevano. Turbava la funzione ghiandolare, provocava un'estrema tossiemia e in alcuni casi portava alla cecità; in altri casi il risultato di questo farmaco dimagrante fu la morte. È triste pensare che, per avidità di pochi dollari, persone senza scrupoli ricorrano a questi processi drastici e fraudolenti per ingannare un pubblico non informato e ottimista.

Un altro pericolo si presenta quando persone inesperte si valgono di un meccanismo terapeutico elettrico. Se il meccanismo è innocuo, di solito è inadeguato per ottenere un'effettiva riduzione di peso. Tuttavia, se viene seguita la dieta che accompagna la maggior parte di queste macchine, si può effettivamente dare testimonianza di aver perso parecchi chili. Ma molto probabilmente avrebbero perso lo stesso numero di chili con la sola dieta e senza la macchina. O anche sostituendo l'uso di essa con dieci o venti minuti di esercizio attivo, aumentando cosí la perdita di peso e diminuendo quella finanziaria.

Vi sono meccanismi da esercitazione usati per movimenti di sforzo, di trazione e di spinta. Alcuni di essi sono stati ideati senza avere molta conoscenza dell'anatomia. Altri offrono qualche vantaggio, ma devono essere usati sotto un'adatta supervisione, altrimenti possono causare distorsioni dorsali, strappi muscolari e rottura della parete addominale. Possono anche causare il cedimento delle valvole delle vene. Sotto una supervisione adatta, o quando si è fisicamente condizionati a usarli, questi congegni possono avere qualche utilità. Ma molti, anche dopo che il fascino della novità è svanito, ed essersi accorti di non dimagrire facilmente come la pubblicità e la letteratura avevano fatto loro credere, persistono ogni tanto a fare qualche tentativo per dimagrire. Ogni poche settimane traggono il congegno da sotto il letto o dal ripostiglio, lo spolverano e provano ancora. I piegamenti e gli stiramenti permettono loro di fare un po' di esercizio, e l'effetto psicologico di avere un meccanismo a portata di mano può indurli a qualche attività fisica invece di trascurare ogni esercizio. Per questo tale tecnica può avere dei risultati e suggerire calorose testimonianze. La fede nel congegno o nelle tecniche spinge molti a fare dell'esercizio con una certa continuità, e io mi guardo bene dal dissuaderli. Ma per quanto è nelle possibilità umane, continuo a dire che i migliori esercizi per dimagrire sono quelli che fate effettivamente... non quelli scientifici e complicati di cui leggete, ma che non tentate mai. La maggior parte dei preparati medici in cui vi imbattete o di cui leggete la pubblicità sono inganni, perché, insieme al peso, possono farvi perdere la salute per tutta la vita.

Attualmente non vi sono sistemi facili per « portarlo via » quando lo avete addosso. Se volete restar magri dopo aver eliminato l'eccesso di peso è necessario un cambiamento radicale di abitudini e di stile di vita, oltre a disciplina e consapevolezza. Il corpo è come una banca, e l'entrata di calorie deve essere equilibrata con l'uscita di energie, sia per ridurre il peso sia per mantenerlo.

Che il pubblico continui a spendere miliardi di dollari per perdere peso, deve significare qualche cosa. Certo vi sono molte ragioni per non desiderare di portare in giro un peso eccessivo. Molti esperimenti hanno stabilito che il diminuire l'entrata delle calorie e l'abbassare il peso possono prolungare del 20 per cento la durata della vita. Il dott. Roy A. Walford, professore di patologia dell'U.C.L.A., ha recentemente riferito in un seminario di scrittori scientifici che ratti di laboratorio sono stati mantenuti in vita e attivi per il doppio della loro esistenza normale riducendo le loro quote di calorie. Egil affermò che ripetuti esperimenti hanno stabilito che le diete con scarse calorie rallentano il deterioramento delle funzioni del corpo, ritardano la normale perdita dei fattori immunologici, e differiscono il ben noto periodo di alta suscettibilità al cancro: dagli attuali sessanta-settant'anni agli ottanta e piú. Gli individui obesi non solo hanno una vita piú breve, ma sono esposti a una vasta varietà di malattie provocate dal loro stile di vita.

Per questo, scorrendo le letture di Cayce raramente troviamo un caso in cui il problema dell'obesità sia la sola eziologia. Cayce trattava la sindrome di obesità unitamente ai casi di tossiemia, mancanza di eliminazione, scarsa eliminazione e assimilazione, allergie, psoriasi, diabete e tendenze diabetiche, ipertensione, disturbi dei reni, disordini ghiandolari (compresa la non coordinazione), nevrastenia, disordini cardiaci e vascolari e molte altre malattie. Cayce probabilmente considerava l'obesità come il sintomo di un cattivo funzionamento del corpo che stava causando in egual tempo altri disturbi.

L'importanza del grasso nella morte prematura e nella malattia è tale che il dott. Louis M. Orr, quando era presidente della American Medical Association, disse durante un'intervista giornalistica: « Il cancro è la malattia piú temuta negli Stati Uniti. Ma il maggior pericolo per la salute del popolo americano è l'obesità ».

Il problema è cosí diffuso da far calcolare che il 25 per cento degli uomini sulla trentina e il 35 per cento di quelli sulla cinquantina hanno un peso eccessivo di per lo meno 8-10 chili, che li rende vittime di attacchi di cuore, apoplessia, enfisema e diabete. L'incidenza per le donne è piú alta: circa il 40 per cento di esse diventano obese sulla quarantina. Inoltre l'AMA mette in rilievo che, nell'eccesso di peso, l'alta pressione sanguigna è due volte piú frequente che negli altri casi; l'indurimento delle arterie si presenta tre volte piú spesso; e il diabete e l'artrite sono piú comuni.

Corinne H. Robinson. la cui *Alimentazione normale e terapeutica* è un testo classico per i dietisti, afferma: « La prevenzione e il trattamento dell'obesità sono fra i piú inquietanti problemi che si presentano ai medici, ai dietisti e in particolare al paziente stesso. La mortalità per malattie degenerative è significativamente piú alta fra gli obesi che fra i magri. Il detto popolare " Quanto piú lunga è la cintura tanto piú breve è la vita " è fin troppo vero ».

« Il peso eccessivo », ella dice, « è strettamente collegato con le malattie cardiovascolari e renali, con il diabete, l'artrite degenerativa e i disturbi della cistifellea. Gli obesi hanno spesso tassi elevati di trigliceridi e di colesterolo e una diminuita tolleranza dei carboidrati. L'obesità implica un dispendio respiratorio in una persona normale per l'aumentata fatica di respirare, la diminuzione del volume dei polmoni e l'ipertensione polmonare. In ogni persona con cronici disordini polmonari come l'enfisema e l'asma, l'obesità aumenta grandemente la fatica di respirare. I rischi di un intervento operatorio, della gravidanza e del parto sono moltiplicati » (5).

(5) Corinne H. Robinson, *Normal and Therapeutic Nutrition*, 14ª ed., New York: Macmillan Publishing Company, 1972, pag. 421.

Il peso eccessivo è uno svantaggio fisico e insieme un grave rischio per la salute. Gli obesi si sentono molto a disagio durante la stagione calda perché gli spessi strati di grasso fanno da isolante per il calore interno del corpo. Devono spendere piú energie per fare un dato lavoro, a causa dell'aumentata massa corporea. A causa della loro diminuita agilità sono piú suscettibili agli incidenti. Il senso di fatica, i dolori di schiena e i disturbi dei piedi sono comuni fra gli obesi.

Gli interventi chirurgici sono doppiamente rischiosi per chi ha un peso eccessivo.

Sono stato chiamato da chirurghi a far massaggi e terapie manipolative a pazienti nei quali non si riusciva a far cicatrizzare i tessuti a causa del loro grasso. In un caso particolarmente memorabile fui chiamato da un chirurgo al Pierre Hotel per aiutare una certa signora Fernandez. Il medico mi disse con accento europeo: « Le abbiamo tolto un rene e l'operazione è stata molto difficile, ma ha avuto successo. Tuttavia adesso non riesce a cicatrizzare. È molto grassa, e il grasso le mantiene aperta l'incisione ».

Arrivai al Pierre, in un magnifico appartamento pieno di servitori che andavano in giro preoccupati e parlando sottovoce. Tende e tappeti dappertutto. Mi domandavo chi fosse la signora Fernandez. Risultò che era la Regina Madre d'Egitto, la madre del re Faruk.

La regina era siriana e aveva un volto molto grazioso. Aveva un bel seno, la vita sottile, gambe snelle e piedi delicati. Ma era grassa nei fianchi e nell'addome come un vaso orientale, e il peso del grasso teneva aperta la ferita ogni volta che respirava o si moveva.

Per un mese e mezzo le praticai ogni giorno uno speciale massaggio e manipolazione di due o tre ore per volta, per promuovere la circolazione. A poco a poco la ferita cominciò a cicatrizzare. In seguito, poiché ero troppo occupato per continuare, mandai mia sorella Violet perché si prendesse cura di lei. Violet andò da lei ogni giorno, e infine la regina volle portarla in Egitto con sé.

Un altro caso, molto recente, fu quello di Marie Rippe, di sessant'anni, che per otto anni aveva avuto emorragie sempre piú frequenti e abbondanti. Era andata da molti ginecologi, ma essi temevano di operarla per il suo vasto addome cascante. Gli esami per il cancro erano negativi. Io la vidi nel marzo del 1973, e lei sanguinava senza soste dal gennaio. Venni alla conclusione che l'emorragia era causata dalla pressione del grasso sui suoi organi interni. Pesava oltre 82 kg ed era alta solo un metro e cinquanta; la maggior parte del suo peso era accumulata nel basso ventre. Le dissi che doveva dimagrire, ma lei rispose che era impossibile. Aveva tentato quasi ogni metodo conosciuto, ma non riusciva a perdere il peso.

Io mi mostrai molto deciso dicendole che non sarei tornato da lei e non le avrei dato alcun aiuto se non perdeva almeno una libbra alla settimana. Non potevo prescriverle degli esercizi a causa dell'emorragia, ma le feci massaggi e manipolazioni speciali e le insegnai come preparare e usare gli impacchi di olio di ricino di Cayce. Quanto alla dieta, gliene prescrivemmo una, cominciando col ridurre la sua alimentazione. Invece di due crostini al mattino gliene concedemmo uno solo. Riducemmo i dolci e i cibi che era solita mangiare e li sostituimmo con insalate e altri menu opportuni. In agosto aveva perduto oltre 15 kg alla media di circa 450 gr alla settimana. Guarí, e l'emorragia fu arrestata. Solo ogni tanto appariva una macchia di sangue se stava a lungo in piedi. L'intervento chirurgico non fu piú necessario.

## PERCHÉ HO UN PESO ECCESSIVO?

Le cause dell'eccesso di peso sono molte, e varie. Oltre a quelle piú comuni, il mangiar troppo e il fare poco esercizio, possono anche esservi fattori ereditari, ambientali e razziali, condizioni sociali ed economiche, e, meno frequentemente, malattie.

Il miglior modo per evitare l'obesità è di « scegliersi genitori magri ». Gli studi riferiti dal dott. Jean Mayer indicano che « è stato ripetutamente dimostrato che l'obesità si trasmette nelle famiglie in base a fattori genetici e ambientali. Studi condotti negli Stati Uniti hanno mostrato che meno del 10 per cento dei figli di genitori normali sono obesi, ma che la proporzione sale al 50 per cento se uno dei due è obeso, e all'80 per cento se lo sono entrambi. Lo studio di gemelli identici ha mostrato che le abitudini nutrizionali non sono il fattore principale. Invece di negare il fatto dell'ereditarietà, sarebbe molto piú intelligente ed efficace servirsene per scoprire e identificare le persone inclini all'obesità e per cercare di prevenire lo sviluppo del peso nei fanciulli che ne sono suscettibili. L'obesità è molto piú maligna quando inizia precocemente (6).

Corinne Robinson scrive: « Il modello dell'obesità è spesso stabilito nell'infanzia, quando la madre nutre eccessivamente il bambino, nell'erronea convinzione che " un bambino grasso è un bambino sano ". Spesso il mangiare troppo diventa un'abitudine per il bambino... durante l'adolescenza il cibo è spesso usato per sommergere i tanti problemi che un ragazzo o una ragazza devono affrontare. La migliore speranza di prevenire l'obesità consiste in un'educazione di vasti programmi di nutrizione diretta particolarmente ai fanciulli nell'età scolare, agli adolescenti e alle madri » (7).

La tragedia del mito del « bambino grasso » si rivela negli studi del dott. Jules Hirsh e dei suoi associati della Rockefeller University, i quali hanno dimostrato che è possibile contare il numero delle cellule grasse nel corpo umano. Il dott. Hirsh ha concluso che il numero effettivo delle cellule grasse è determinato nei primi mesi di vita, e il dott. Jerome L. Knittle, medico e dietista dei National Institutes of Health, ha confermato l'opera del dott. Hirsh dimostrando che gli obesi hanno un maggior numero di

(6) Jean Mayer, « Correlazione fra il metabolismo e l'alimentazione ed eziologia multipla dell'obesità » (Correlation between Metabolism and Feeding Behavior and Multiple Etiology of Obesisty), *Bulletin of the New York Academy of Medicine, 33* (Novembre 1957), pag. 744.

(7) Robinson, *op. cit.*, pag. 420.

cellule grasse dei non obesi e che in essi le cellule grasse sono generalmente piú grandi che nei non obesi.

Secondo i lavori dei dottori Sims e Horton, all'Università della Vermont School of Medicine, la madre che nutre troppo il suo bambino lo condanna a essere grasso per tutta la vita o a seguire per tutta la vita una dieta, un duro esercizio e una vigile disciplina. Via via che un individuo aumenta di peso, le cellule grasse aumentano di volume come una spugna che si imbeva. Quando tuttavia la spugna viene spremuta, o la persona dimagrisce, sebbene il numero delle cavità, nella spugna (o delle cellule grasse, nella persona), rimanga lo stesso, essi si svotano gradualmente, e la loro dimensione viene ridotta.

Dato il nostro modello di sopravvivenza, molte persone hanno la capacità di aumentare le possibilità di immagazzinamento delle loro cellule grasse. Coloro che sono nati con un processo di digestione efficiente devono stare attenti a quello che ingeriscono e fare piú attività fisica per mantenere un peso normale, e di regola gli uomini e le donne nati in ambiente favorevole richiedono meno attività fisica per la loro vita quotidiana. Anche l'ambiente può influire sul peso. Se siete stati allevati in una famiglia di forti mangiatori e siete continuamente esposti a un'abbondante varietà di cibi allettanti, poiché la natura umana è quello che è, sarete portati con ogni probabilità a mangiare troppo. Anche la capacità di assimilazione del corpo varia da individuo a individuo. Se il vostro ambiente vi ha offerto una grande varietà di cibi, può avervi portato a una dieta bene equilibrata, ma può anche avervi incoraggiato a mangiare troppo. Dovete sapere che lo stomaco può essere condizionato a mangiare meno: mangiate meno e il vostro stomaco si restringerà.

Un altro fattore del peso può essere la conformazione geografica del paese. Coloro che vivono in zone molto collinose sono in genere meno obesi degli abitanti delle pianure. In questi ultimi il cibo è generalmente piú abbondante e variato e l'attività fisica molto inferiore. Il vivere in una regione aspra, collinosa o montana richiede di solito una piú vigorosa e varia attività fisica. Mentre il torace dei montanari è di solito piú vasto per contenere piú ossigeno, poiché l'aria è piú leggera, raramente vi è eccesso di grasso nel loro corpo, se non vi è deficienza di iodio. Coloro che vivono lontani dal mare, dove lo iodio è scarso nell'acqua, nell'aria e nel suolo, diventano obesi per la mancanza di questo elemento importante. Quando manca lo iodio, la tiroide diviene meno attiva e il soggetto ingrassa e impigrisce. È il cosiddetto ipotiroidismo. Questo può essere prevenuto usando sale iodizzato nella dieta quotidiana. Gli esami medici possono facilmente stabilire se questa deficienza esiste, e il vostro medico può consigliarvi le cure opportune.

Anche la bassa statura può dipendere dall'ambiente. Molti fanciulli nati in America da genitori stranieri bassi e magri diventano alti e grossi. È stato riconosciuto che fanciulli di razze piccole e snelle acquistano nella statura e nel peso quando l'ambiente è piú favorevole. Figli di genitori giapponesi nati nelle Hawaii sono molto piú alti e pesanti dei loro genitori, cosí come figli di genitori inglesi nati in Australia sono piú grandi dei genitori.

Lontani dalla vita irreggimentata del vecchio mondo e dall'estenuante sciamare delle genti asiatiche, le menti e i corpi di questi fanciulli si sono estesi in altezza e in lunghezza.

Un altro fattore che influisce sul problema generale del peso è la struttura ossea. Una persona con l'ossatura grossa e pesante può registrare un peso eccessivo solo sulla carta, mentre in realtà non è troppo grasso. Bisogna tener conto di questo nel giudicare un peso eccessivo. Tuttavia, quando queste persone accumulano grasso, diventano molto pesanti a causa della loro ossatura massiccia e devono quindi fare particolari sforzi per non ingrassare.

Vi è poi il tipo astenico, col corpo corto e le gambe lunghe. Queste persone possono rientrare nel peso normale e avere tuttavia un eccesso di grasso, specialmente nell'addome. In egual modo coloro che hanno il corpo lungo e le gambe corte possono facilmente superare il peso normale senza avere molto grasso.

Questo significa forse che, a causa dei vostri geni e delle vostre primitive abitudini di alimentazione, che vi hanno dotato in permanenza di molte cellule grasse, voi non potete far nulla per dimagrire?

No certo. Naturalmente è piú difficile, e voi dovrete perseverare e forse darvi da fare per tutto il resto della vita. Per questo le diete entusiasticamente reclamizzate e gli arnesi per dimagrire rapidamente non fanno per voi. Ed è precisamente a causa dei geni e delle cellule grasse che non siete riusciti e non riuscirete a restare magri una volta dimagriti, se non cambiate interamente lo stile di vita.

Oggi si tende molto ad attribuire l'obesità al nostro stato psicologico o emotivo. Questa teoria è sostenuta dal fatto che l'ipotalamo, detto anche cervello medio, ha molto a che fare con il nostro meccanismo di controllo automatico. L'ipotalamo è la parte del cervello che controlla l'appetito. È interessante il fatto che molti scienziati credono anche che sia la parte del cervello che agisce come tavola di comando traducendo idee ed emozioni in atti fisici attraverso i nervi e gli ormoni.

Tutti conosciamo persone che mangiano e bevono per semplice noia o per sfuggire a condizioni spiacevoli. Spesso un amore sfortunato provoca in una donna un forte aumento di peso. Le persone infelici, o frustrate, o prive di sicurezza trovano uno sfogo e un compenso nel cibo: in genere cibi grassi e dolci o bevande alcooliche. Esse simulano cosí la reazione di piacere che dovrebbe provenire dall'amore, dall'affetto e dal successo.

Il dott. William McJefferies, endocrinologo e ricercatore di Cleveland, dice: « È allettante dire: " Poiché una data persona tende ad avere ghiandole surrenali troppo sensibili è spiegata la sua inclinazione a essere un forte mangiatore ". Quando queste persone si trovano sotto tensione, si sentono meglio mangiando perché il loro sistema emette una maggiore secrezione surrenale chiamata idrocortisone, che tende ad aumentare l'appetito. Questo potrebbe anche spiegare il fatto che queste persone sembrano preferire i carboidrati alle proteine. Ma d'altra parte potremmo rovesciare la situazione e dire che tutto ciò forse non è la causa ma l'effetto ».

Quando una persona ha un peso eccessivo, questo può alterare il metabolismo del suo corpo cosí che le surrenali tendono a essere troppo sensibili. È una situazione simile a quella dell'insulina, un ormone prodotto dal pancreas. Le persone obese, nel complesso, tendono ad avere un pancreas troppo sensibile, che produce eccessive quantità di insulina. Quando esse ingeriscono una certa quantità di carboidrati, hanno una produzione di insulina superiore a quella delle persone magre. Qual è il carro e quale il cavallo? È importante capire che quando l'obeso, mediante una dieta bene equilibrata, torna al peso ideale, la sua produzione di ormone surrenale torna normale.

Cosí quando certe persone attribuiscono la loro obesità alle loro ghiandole, hanno in parte ragione. Le loro ghiandole sono colpite al pari dei loro organi, della coordinazione del sistema nervoso e di tutti i processi del loro corpo. Ma, eccettuati alcuni casi rari in cui vi è una grave disfunzione della tiroide, delle surrenali o del pancreas, raggiungendo e mantenendo un peso normale si correggeranno questi disordini. In realtà una dieta limitata ma equilibrata e un adeguato esercizio sono i consueti trattamenti medici per l'ipoglicemia e altri disordini ghiandolari.

L'importanza dell'esercizio e dell'attività fisica è spesso trascurata dagli obesi, fuorviati da un'informazione incompleta.

Un soggetto scoraggiato potrebbe dire: « Se camminando posso solo eliminare due calorie al minuto, a che serve fare tanta fatica? ». Ma le due calorie diventano 120 in un'ora, e se aumentate la velocità della marcia, passando da 3 km e mezzo all'ora a 5 o 6, consumerete 5,2 calorie al minuto ossia 312 in un'ora. (Vedi la tavola dell'attività delle calorie alla fine di questo capitolo).

Inoltre, l'effetto dell'attività fisica sulla chimica del corpo e il meccanismo di controllo dell'appetito, che dirige il vostro senso di fame o di sazietà, è considerevole e viene oggi esplorato da eminenti ricercatori con risultati interessanti.

Il dott. Williams, in *L'alimentazione contro la malattia*, fa notare: « Molti di noi nascono con meccanismi di controllo dell'appetito perfettamente funzionanti. Quando non lo sono, può essere intervenuto qualche cosa che li rende difettosi. La mancanza di esercizio ha un effetto paralizzante su questi meccanismi...

« Perché l'esercizio è cosí importante per la salute? Sappiamo di essere strutturati in modo di sottoporre a sforzi il nostro fisico, allo scopo di procurarci il cibo e per altre necessità, e che il soddisfare queste necessità senza alcuno sforzo non è in armonia con il nostro ambiente biologico. È probabile che una migliorata circolazione, indotta dall'esercizio, sia un fattore importante per il nostro benessere. È anche probabile che l'esercizio promuova un miglioramento nella qualità del nostro sangue. *Importanti sostanze ormonali possono essere liberate come conseguenza dell'esercizio, e tali so-*

*stanze possono contribuire a un migliorato ambiente cellulare per i meccanismi di stimolazione dell'appetito e altri* » (8).

In ogni caso, rimane il fatto, che ha messo in evidenza il dott. Yudkin, che « il meccanismo di controllo dell'appetito funziona bene solo con almeno una moderata quantità di attività fisica. Quello che per un individuo può essere un esercizio adeguato, può non esserlo per un altro ».

Recenti relazioni confermano il fatto che un esercizio o un'attività vigorosi e prolungati abbassano i livelli di colesterolo. Un medico svizzero, la dott.ssa Daniella Gsell, e il dott. Jean Mayer hanno confrontato i livelli di colesterolo della popolazione di un remoto villaggio svizzero con quelli di un gruppo di controllo della città industriale di Basilea. La popolazione del villaggio ingeriva molti grassi e, inoltre, mangiava ogni giorno un centinaio di calorie in piú dei suoi cugini cittadini. E tuttavia compiva un duro lavoro ed era fisicamente molto attiva perché tutte le provviste dovevano essere portate al villaggio a dorso di mulo o dagli stessi residenti. Il dott. Mayer riferisce che « i livelli di colesterolo degli uomini e delle donne fisicamente attivi del villaggio erano molto piú bassi di quelli dei residenti a Basilea » (9).

Da questo lato dell'Atlantico, la storia è la stessa. Uno studio comparato della mortalità per malattie di cuore fra gli impiegati delle ferrovie ha mostrato egualmente l'importanza dell'attività. La sezione dei manovali, che fanno il duro lavoro di riparare le massicciate, diede relazioni molto migliori di quella dei deviatori (attività piú leggera, di semplice camminare), la quale, a sua volta, era molto meglio di quella degli impiegati sedentari.

Nonostante il noto e proclamato rischio dell'eccesso di peso e la nostra preoccupazione culturale di essere giovani e snelli, sembra necessaria una motivazione molto forte per indurre una persona a dimagrire e a seguire poi uno stile di vita che mantenga in permanenza il suo peso normale. Se la paura fosse un deterrente bastevole non vi sarebbe piú un solo fumatore di sigarette negli Stati Uniti.

La chiave sta nella motivazione.

Ricordo uno dei miei primi importanti incarichi con Beniamino Gigli, stella del Metropolitan. Egli era convinto di dover avere uno stomaco ampio e molto grasso per mantenere il volume della sua voce. Cosí un giorno, in *Giulietta e Romeo*, si inginocchiò sul palcoscenico davanti alla sua bella e non riuscí a rialzarsi. L'impresario del Metropolitan gli disse di dimagrire. Indurre Gigli a fare dell'esercizio non era facile, e frenare il suo appetito per la pasta asciutta era un lavoro erculeo. Io dovetti portarlo da 111 kg a meno di 90, e mantenerlo a questo peso perché potesse continuare a cantare le parti romantiche da lui preferite.

Lo mantenni in forma per undici anni, e durante questo periodo, mentre dimagriva, si curava anche dell'artrite che lo aveva costretto a perdere alcuni spettacoli.

(8) Williams, *Nutrition Against Disease*, pagg. 100-102.

(9) Jean Mayer, « Cosí pensate di esercitarvi abbastanza » (So You Think Your are Exercising Enough), *Family Health* (Luglio 1973), pagg. 34-35.

A un certo momento feci « risorgere » Gigli: se era un po' addormentato, gli afferravo il diaframma massaggiandolo vigorosamente da ogni lato. Gli feci tempestare di pugni il sacco, trascinare la mola, cavalcare il cavallo meccanico, a volte segare e spaccare legna che poi davamo ai poveri. Spesso lo accompagnai nelle sue tournée e durante i banchetti mi sedevo accanto a lui. Quando mangiava troppo, gli davo un colpetto col piede sotto il tavolo, come discreto avvertimento che era tempo di controllarsi.

Tutto questo va bene per una stella dell'opera o per un professionista che devono dimagrire per la loro carriera, ma non è cosí per la casalinga Suzy o per il contabile Joe. Qual è la loro motivazione? Ognuno deve scoprire la propria motivazione. Essa può consistere in un miglior lavoro: io posso assicurarvi che, se dimagrite in modo sano e costruttivo, avrete piú energia, penserete con maggiore chiarezza, sarete capaci di affrontare e risolvere meglio i problemi e certo potrete assorbire lo sforzo e la tensione di una vita stressante e competitiva.

La motivazione può consistere nel piacere a un uomo o a una ragazza.

Per una donna sposata da tempo può significare indossare un abito sexy: l'abito in cui non siete riuscite a entrare da molti anni o dal giorno delle vostre nozze. Andate subito a comprarlo, appendetelo in un luogo che sia sempre sotto i vostri occhi e pensate solo al giorno in cui potrete indossarlo.

Per una coppia sposata la motivazione potrebbe consistere nel desiderio di una seconda luna di miele, o in un viaggio, o nell'acquisto di una nuova automobile, in qualsiasi ricompensa che potrete godere quando avrete raggiunto la vostra meta.

Mettete per scritto non solo il peso che volete raggiungere, ma anche il premio che vi aspetta quando lo avrete raggiunto. Incollate il foglio allo sportello del frigorifero per averlo sempre davanti. E, per esserne ispirati, incollate anche, sul frigorifero e sulle credenze, una vostra fotografia da giovani, quando eravate snelli.

Se meditate o pregate, visualizzatevi quali vorreste essere e leggete le affermazioni ispiratrici che abbondano nella letteratura di Cayce o in quella di altri veggenti.

Ricordatevi: tutti possono dimagrire. Riducete il cibo. In qualche parte del mondo molti abitanti sono cronicamente sotto il peso normale. La persona media, se non è travolta dalla paura, può fare a meno del cibo per venti o trenta giorni, e alcuni casi eccezionali dimostrano che si può digiunare fino a settanta giorni. Ma noi, che possiamo procurarci cibi di tante allettanti varietà che tentano la vista e l'olfatto e suscitano tante piacevoli sensazioni associate con il mangiare, dobbiamo applicare una continua disciplina. Eccettuati pochi casi di anormalità ghiandolare, noi aumentiamo di peso per il semplice fatto che le calorie in entrata sono superiori a quelle in uscita.

L'accumulare grasso è un meccanismo del corpo. Era utile nei tempi primitivi per far superare al corpo i periodi di carestia, perché allora l'alimentazione dipendeva in gran parte dall'abbondanza o dalla carestia. Immagazzinare i grassi era necessario per sopravvivere quando il cibo mancava, e senza dubbio il grasso in piú che forma gli arrotondati e piacevoli contorni della figura femminile era utile per costituire riserve per la madre e il potenziale bambino. I metodi per immagazzinare e conservare il cibo sono migliorati via via che la civiltà avanzava, ma la capacità del corpo di accumulare grasso è rimasta quella che era e l'energia fisica richiesta un tempo per procurarsi il cibo non è piú necessaria. Di conseguenza per dimagrire in modo durevole dovete aumentare il dispendio di energie fisiche o ridurre l'apporto di energie sotto forma di cibo, ossia di calorie.

Anzitutto, controllate col vostro medico, o con uno specialista endocrinologo, se vi sono anormalità. Se non ve ne sono, siete pronti per iniziare il programma dimagrante R (isoluzione) I(nformazione) P(erseveranza). Cayce e io vi daremo l'« informazione ». Voi dovete provvedere la « risoluzione » e la « perseveranza ».

È importante avere una bilancia sulla quale possiate pesarvi per prima cosa ogni mattina. Fate che ogni giorno il vostro peso diminuisca facendo attenzione alla dieta e all'esercizio. Progettate una ricreazione che implichi un'attività fisica.

Cominciate stabilendo un diario dietetico. Prendete nota di ogni boccone di cibo che consumate normalmente e aggiungete le calorie e il contenuto di carboidrati e di altre sostanze nutrienti. I contatori di calorie e di carboidrati si possono trovare a poco prezzo in molti negozi, come anche le tavole dei valori nutritivi degli alimenti.

A seconda del vostro peso iniziale e delle condizioni generali, una perdita di una o due libbre alla settimana è una buona meta a cui mirare. Un maggiore dimagrimento è possibile, ma non desiderabile senza una supervisione.

Ricordate che il grasso mantiene gli organi addominali al loro posto e che, nella perdita di peso, bisogna considerare un fattore strutturale. Se dimagrite troppo rapidamente, prima di avere avuto il tempo di sviluppare il tono muscolare che deve sostituire il grasso, può risultarne un prolasso (caduta degli organi dell'addome).

Per perdere una libbra dovete ridurre di 3.500 le vostre calorie settimanali, e di 7.000 per perderne due. Da questo numero di base potete sottrarre le calorie che consumate nell'esercizio e nell'attività fisica. Consultate, alla fine di questo capitolo, la tavola del numero di calorie che bruciate nelle varie attività fisiche. Ho avuto pazienti che hanno perso fino a 108 libbre seguendo il regime qui descritto.

Dovete anche prendere le vostre misure per determinare e rappresentarvi il vostro aspetto.

All'inizio potete prendere le misure una volta alla settimana, e, se la riduzione di peso è soddisfacente, ogni due settimane per le prime sei settimane. Misurarsi è un processo complesso. Dovete essere sempre sicuri di misurare le varie parti nello stesso punto e di tenere il nastro sempre con la stessa tensione. È molto facile lasciare che l'entusiasmo superi l'esattezza. In realtà, anche inconsciamente, potete ingannarvi di quattro o cinque centimetri. Assicuratevi di usare un nastro da sarti, fatto di materiale cerato che non si allunga né si accorcia e non è alterato né dal caldo, né dal freddo, né dall'umidità.

Esaminiamo ora i dati che otterrete con le misure. Cominciamo con la figura maschile. Consideriamo che un uomo abbia una bella figura quando il petto è di almeno tredici centimetri piú largo della vita e i fianchi metà di questa differenza, ossia sei centimetri e mezzo meno larghi del petto. L'addome non dovrebbe essere piú largo della vita di piú di cinque centimetri, e due centimetri e mezzo sarebbero preferibili. Si avrebbero cosí le seguenti misure medie:

| | | | |
|---|---|---|---|
| Petto | cm. 102 | Addome | cm. 94 |
| Vita | cm. 89 | Fianchi | cm. 95½ |

Per un fisico veramente buono preferiremmo il petto venti o venticinque centimetri piú largo della vita con i fianchi nella stessa proporzione data. Questo non è facile da ottenere, ma vi siamo riusciti con un gran numero di uomini compresi alcuni che avevano superato la cinquantina.

Per le donne. La prima tabella risponde a una forma composita tratta da vari modelli di alta moda che avrete visto centinaia di volte vestita nelle piú affascinanti creazioni dei piú noti costumisti.

| | | | |
|---|---|---|---|
| Peso | kg. 53 | Busto | cm. 84 |
| Altezza | cm. 173 | Vita | cm. 58½ |
| Collo | cm. 30½ | Fianchi | cm. 80½ |
| Braccio | cm. 23 | Cosce | cm. 48 |
| Polso | cm. 15 | Caviglie | cm. 20 |

Abbiamo poi la piú realistica figura molto adatta a una giovane signora. Ella potrebbe cercare una linea piú snella, ma se manterrà le stesse misure e proporzioni relativamente alla sua altezza e al suo peso fino all'ottantesimo compleanno, tutto per me andrà benissimo.

| | | | |
|---|---|---|---|
| Età | anni 25-35 | Busto | cm. 89 |
| Altezza | cm. 165 | Vita | cm. 68½ |
| Peso | kg. 60 | Addome | cm. 76 |
| Braccio | cm. 29 | Fianchi | cm. 94 |
| Caviglie | cm. 24 | Cosce | cm. 54 |

Nel tipo vecchia-signora, infine, vi sono alcune misure che danno un bell'aspetto quando si è vestite, o anche in costume da bagno. Nel delinearlo abbiamo fatto qualche concessione all'età e all'accumulazione di grasso che fa parte dell'invecchiamento, ma, se vi condizionate entro queste misure fin dall'inizio, non vi è alcuna legge che vi proibisca di avvicinarvi al tipo « giovane signora » o a quello « alta moda ».

| | | | | | |
|---|---|---|---|---|---|
| Età | anni | 35 in su | Busto | cm. | 94 |
| Altezza | cm. | 164 | Vita | cm. | 71- 76 |
| Peso | kg. | 62-66 | Addome | cm. | 81- 89 |
| Braccio | cm. | 30 | Fianchi | cm. | 89-100 |
| Caviglie | cm. | 25½ | Cosce | cm. | 57 |

(L'espressione « peso eccessivo » è applicata a persone che sono dal 10 al 20 per cento al di sopra del peso normale. Si parla di obesità quando il peso supera di piú del 20 per cento il peso normale).

Sulla base delle statistiche dell'assicurazione sulla vita, il peso piú vicino all'ideale, da mantenersi per tutta la vita, è quello proprio dei venticinque anni a seconda dell'altezza e della struttura. (I pesi ideali nelle attuali condizioni sono un poco piú bassi di quelli degli anni '40).

Le letture di Cayce ci hanno dato due magnifici metodi per dimagrire: la dieta di mele e quella di succo d'uva in acqua, per tre giorni, presa quattro volte al giorno, mezz'ora prima dei pasti e prima di andare a letto.

« Se vi sarà un cambiamento nella dieta per ridurre il peso, la normalizzazione del peso sarà di grande aiuto perché vi è tendenza all'alta pressione del sangue in tutto il corpo.

« Useremo dapprima la dieta di mele per purificare il sistema: ossia per tre giorni mangiate solo mele, possibilmente della qualità Jonathan, di cui le Delizia sono una varietà. Le Jonathan, di solito, crescono piú a nord delle Delizia, ma queste sono della stessa varietà. Potete bere caffè, se lo desiderate, ma non mettetevi latte né panna, specialmente quando mangiate le mele.

« Alla fine del terzo giorno, il mattino dopo, prendete circa due cucchiai di olio di oliva.

« Poi cominciate a prendere... circa mezz'ora prima di ogni pasto e prima di andare a letto, 90 gr. di succo d'uva in 30 gr. di acqua pura.

« Non prendete bevande gasate. Eliminate i dolci, ma, se lo desiderate, potete prendere ogni tanto del miele in piccole quantità...

D. 1. E il resto della dieta?

R. 1. Eliminate i dolci e abbondate con i vegetali verdi ». (780-12)

Nella lettura 1268 Cayce dà molti particolari sulla dieta:

« Al mattino: agrumi. Crostini di pane integrale o cereali (non nello stesso pasto con agrumi). Non usare, nello stesso pasto, latte di mucca... A mezzogiorno: solo vegetali, che possono essere di vari tipi e mescolati tra loro. Alla sera: solo vegetali verdi, ben cotti, oppure accompagnati con un poco di pollo, pollame o pesce, o agnello e patate ». (1268-1)

Altri consigli sulla dieta vengono dati nella lettura 1339-1:

« Nella dieta: astenersi da grandi quantità di amidi. Se prendete pane, sia pane di segale. Un pasto al giorno consista in vegetali verdi crudi. Non patate con carne. Gli amidi che hanno grassi non devono essere presi con le carni. Usate succo d'uva piuttosto che acqua, e se ne prendete due, tre, quattro o cinque bicchieri al giorno, sia metà acqua (non gasata) e metà succo d'uva puro ».

Altri commenti di Cayce sull'obesità sono conformi alle conoscenze scientifiche sull'alimentazione:

D. Vi sono degli esercizi che posso fare per ridurre il mio peso e che non mi danneggino il dorso?

R. Prendete regolarmente succo d'uva quattro volte al giorno, circa 100 gr. mezz'ora prima di ogni pasto e prima di andare a letto. Usate 90 gr. di puro succo d'uva con 30 gr. circa di acqua pura, non gasata. Questo, con le sudorazioni o i bagni, abbasserà il peso ed eliminerà i veleni. (3413-2)

D. Perché il corpo deve prendere succo d'uva?

R. Per gli zuccheri necessari senza aumentare il peso. (457-8)

D. 11. Perché è difficile aumentare il peso in date parti del corpo e diminuirlo in altre?

R. 11. La naturale tendenza o orientamento nello sviluppo del feto agisce al suo inizio e quindi le attività generali operano in queste direzioni. Questo, certamente, riguarda piú le condizioni psicologiche che le patologiche, come abbiamo indicato mediante quelle fonti relative al legame tra il soggiorno dell'entità e le sue forze corporee sulla terra. (288-38)

Cayce raccomandava anche il massaggio e l'idroterapia per tenere limitato il peso:

D. 1. Come posso evitare di aumentare il peso?

R. 1. Questo si può fare tenendo basse le calorie e con un trattamento generale, una volta alla settimana, di massaggi e di idroterapia.

Per ridurre il peso possiamo seguire anche il metodo del succo d'uva, ossia:

« Mezz'ora prima di ogni pasto e prima di andare a letto, bevete circa 60 gr. di succo d'uva in 30 gr. di acqua pura (non gasata).

« Astenetevi dagli zuccheri, dai dolci e simili.

« Questo provocherà una migliore condizione nell'assimilazione e nella eliminazione ». (1567-3)

Nella mia pratica ho trovato che l'applicazione della dieta di mele quattro volte l'anno e un regime di alimentazione equilibrata e limitata seguendo la dieta d'uva di Cayce, l'esercizio, i bagni, le irrigazioni del colon, invariabilmente funzionano. Ho una quantità di pazienti che sono dimagriti e sono rimasti magri, e io stesso ho limitato il mio peso seguendo queste medesime istruzioni.

La professoressa R. H., dell'Illinois, era terribilmente grassa. Insegnava canto e aveva disturbi cronici nelle cavità nasali, continuo gocciolamento e mal di gola. Un otorinolaringoiatra del New Jersey le consigliò di dimagrire. Venne allora al Reilly Institute del Rockefeller Center, e, quando esso si chiuse, cominciò a venire a casa mia, nel New Jersey due o tre volte l'anno per una dieta di mele e un regime disintossicante, onde tener basso il peso e in buono stato le sue cavità nasali e poter cosí continuare l'insegnamento. Adesso, dopo venticinque anni, insegna ancora e dice: « Mi sento piú giovane e molto piú attiva di quando ero sulla quarantina. Nel processo di miglioramento della salute con i massaggi e gli esercizi che il dott. Reilly mi ha insegnato, ho potuto superare una grave diverticolite ».

Devo fare un'osservazione circa una caratteristica propria della maggior parte delle diete dimagranti: il permesso di bere illimitate quantità di caffè nero. Questo è controproducente per il paziente che, seguendo tale indirizzo, sentirà piú che mai gli stimoli dell'appetito. Il dott. E.M. Abrahamson, nel suo *Corpo, mente e zucchero*; presenta le ragioni scientifiche di questo fenomeno:

« Una eccessiva indulgenza verso i dolci tende a sensibilizzare le isole di Langerhans assoggettandole a ripetute stimolazioni e attività. La caffeina stimola la corteccia surrenale a produrre maggior quantità di ormoni, che a loro volta inducono il fegato a trasformare il glicogeno in glucosio, che entra nel flusso sanguigno. Per questo una tazza di caffè vi " tira su ". Il disturbo si sviluppa perché le isole di Langerhans non possono distinguere tra gli effetti di bere caffè e mangiare cibo. Esse non sanno e non si curano di sapere se lo zucchero proviene dal cibo digerito o dal glicogeno precedentemente immagazzinato e trasformato dall'azione della caffeina sulla corteccia surrenale. Per le isole di Langerhans lo zucchero è zucchero. Esse continuano a lavorare per tenere lo zucchero del sangue al suo normale livello. Nel corso del tempo, a causa della loro ripetuta stimolazione, le isole diventano cosí sensibili da rispondere eccessivamente a uno stimolo normale » (10).

È dunque ovvio che chiunque cerchi di perdere peso e beva caffè nero per placare i morsi dell'appetito, non fa che peggiorare le cose. Il ripetuto stimolo sulle isole di Langerhans le rende piú sensibili, e il risultante basso tenore di zucchero nel sangue non fa che rendere piú difficile la dieta. La dieta dimagrante è molto piú facile se il caffè, come la caffeina sotto altre forme (quali il tè forte, la cioccolata e bevande che contengono questo alcaloide), viene escluso.

Concludendo, vorrei riferire una divertente ma significativa conversazione che tenni una volta con un cliente multimilionario che veniva al Reilly Health Institute da circa una ventina di anni. Si faceva fare irrigazioni del colon, bagni di sudore, massaggi, docce scozzesi e tutte le terapie passive

(10) E.M. Abrahamson e A.W. Pezet, *Body, Mind and Sugar*, New York: Pyramid Books, 1951.

che offrivamo. Egli aveva una grossa pancia cascante, e un giorno, mentre lo massaggiavo, vi batté sopra dicendo: « Dottor Harold, sono vent'anni che vengo qui e ho ancora questa pancia. Non ve ne vergognate? Perché non ci fate qualche cosa? ».

Io risposi: « È vero, signor X., ma non sono mai riuscito a farvi fare dell'esercizio. Voi siete un uomo molto brillante, un genio negli affari e avete migliaia di persone che lavorano per voi e per la vostra compagnia, ma vi è una cosa a cui non avete mai pensato: come assoldare qualcuno che faccia esercizio per voi ».

Nessuno può farlo per noi, ma tutti possono dimagrire. Basta cessare di mangiare piú di quanto si possa eliminare: metà della popolazione del mondo è al di sotto del peso normale perché non ha abbastanza da mangiare.

## CIBI SCELTI PER CHI VUOLE DIMAGRIRE

1. I seguenti cibi dovrebbero far parte della vostra dieta.
   a) Ogni sorta di vegetali crudi come asparagi, crescione, cardi, foglie di senape, cavolo riccio, sedano, lattuga, fagiolini, scorzonera, carote, pomodori, foglie di pepe, ravanelli, eccetera.
   Si possono mangiare con gelatina: dovrebbe essere gelatina Knox, presa al minimo tre volte la settimana, ma meglio ogni giorno.
   Usate le ricette della gelatina Knox; la gelatina può anche essere presa con succo di pomodoro o altri succhi. (La gelatina è stata definita un catalizzatore del corpo, aiutandolo a valersi delle vitamine e di altre proprietà delle verdure e dei frutti).
   b) Pane nero in quantità limitate (pane di segale o di grano integrale, o di altri semi integrali).
   c) Noci e simili, specialmente mandorle e nocciuole (quelle crude sono migliori di quelle tostate e salate), semi (di zucca, di girasole, di sesamo), una volta alla settimana come sostituto della carne.
   d) Pesce e frutti di mare, pollame, agnello, cacciagione, fegato.
   e) Succhi vegetali, succhi di agrumi ogni tanto, quando non si mangiano cereali. Succo d'uva da prendersi quattro volte al giorno e prima di andare a letto, come diremo piú avanti in questo capitolo sotto « Programma di una cura dimagrante ».
   f) Agrumi, bacche.
   g) Verdure cotte, scorzonera, pastinaca, bucce di patate cotte in forno ma non la polpa.
   h) Topinambur una volta alla settimana (sono radici).
   i) Molto crescione e cime di rapa (queste aiutano in particolare l'eliminazione).

j) Si può mangiare molta frutta, preferibilmente fresca. (Le mele dovrebbero essere cotte o infornate, eccettuata la dieta di mele crude. I meloni dovrebbero essere mangiati da soli.

2. I seguenti cibi dovrebbero essere evitati:
   a) Mele crude, banane.
   b) Vegetali ricchi di amidi.
   c) Cibi fritti, grassi, ogni genere di carne di maiale, compresa la pancetta.
   d) Bevande di malto, acque gasate in qualsiasi bevanda dolce.
   e) Alcool, spezie e altri stimolanti.

## MODELLO DI UNA DIETA DIMAGRANTE FONDATA SUI PRINCIPI CAYCE-REILLY DI DIETA E ALIMENTAZIONE

*Succo d'uva*

Quattro volte al giorno, trenta minuti prima dei pasti e di andare a letto, bere almeno 120 gr. di una combinazione di succo d'uva e acqua: 90 gr. di succo d'uva e 30 gr. di acqua. Assicuratevi che il succo d'uva sia naturale e non dolcificato. Usato per un certo periodo di tempo, questo aiuterà la digestione e l'eliminazione favorendo la perdita di peso.

*Pane e cereali*

Limitate il pane a una o due fette al giorno, o a una fetta di pane e ¾ di tazza di cereali integrali secchi o ½ tazza di cereali integrali cotti. *Usate solo pane integrale.*

### Colazione

Agrumi. Mescolate 4 parti di succo di arancia o di pompelmo con una parte di limone o cedro; o succo di un pompelmo e succo di due o tre arance. *Non mischiate mai succo di agrumi con cereali.*

Se prendete agrumi, potete mangiare un uovo bollito con una fetta di pane tostato. Se prendete cereali, consumate frutta o succo di frutta con gli altri cibi.

### Pranzo

Pesce, pollame, ogni tanto agnello magro, noci, mandorle o nocciuole o legumi, alla griglia, in forno o arrosto. Mai fritti.

Verdure cotte, non radici tuberose, sebbene le patate possano essere prese una o due volte la settimana; mangiate la buccia delle patate e la polpa presso la buccia, e scartate il resto.

Usate, cotta, qualsiasi verdura che cresce sopra la terra, con pochissimo burro o grassi. Potete prendere due verdure col 3% di carboidrati e una piccola insalata o una verdura con il 5% di carboidrati e una con il 5% o insalata.

### Cena

Insalata di ogni tipo di verdura cruda condita con olio, oppure con gelatina (vedi la ricetta nel capitolo 5).

*Oppure*

Minestra di verdure (non grasse né amidacee); tè di erbe.

### Derivati del latte

120 gr. di siero di latte o yogurt ogni giorno — non prese con altri cibi — mangiate solo come pietanza o fra le pietanze.

Una volta alla settimana potete sostituire 90 gr. di gelato a una di latte e una di grasso. I tè di erbe possono essere presi con ogni cibo: potete usare un cucchiaino di miele una o due volte alla settimana. Possono essere presi succhi di frutta o frutta fra i cibi, quando non sono stati presi a colazione.

### Grassi

Si può mettere un cucchiaio di olio (preferibilmente di semi) sull'insalata da una a tre volte la settimana. Potete sostituire l'olio con un cucchiaino di burro o burro di cocco.

### Evitare

Amidi, grassi, zuccheri e prodotti zuccherati (paste, dolci, canditi, sciroppi, miele, ecc.), frutta secca, alcool, carbonati, aperitivi, spezie (eccettuate le erbe).

**Vegetali con pochi amidi e con il 3% di carboidrati**

Abelmosco
Asparago
Barbabietola
Broccolo
Cardo
Cavolfiore
Cavolo
Cavolo riccio
Cavolo-rapa
Cetriolo
Cicoria
Crescione
Fagiolini
Finocchio
Foglie di pepe
Foglie di senape
Funghi
Germogli di bambú
Germogli di fagioli dorati
Indivia
Lattuga
Melanzana
Melopopone
Pomodoro
Rabarbaro
Rapa
Ravanelli
Sedano
Spinaci
Zucchini

**Vegetali con amido e con il 5% di carboidrati**

Castagne
Fagioli
Frumento
Granturco
Patate
Patate dolci
Piselli
Riso
Segale
Zucca

## PESI OTTIMALI PER UOMINI E DONNE SECONDO IL PESO E LA STRUTTURA DAI 25 ANNI IN SU

| Altezza in cm. | Ossatura sottile | Peso in chilogrammi<br>Ossatura media | Ossatura pesante |
|---|---|---|---|
| | | Uomini | |
| 157 | 50-54 | 53-59 | 57-64 |
| 159,5 | 52-55 | 55-60 | 59-65 |
| 162 | 53-57 | 56-62 | 60-67 |
| 164,5 | 55-59 | 58-63 | 61-69 |
| 167 | 56-60 | 59-65 | 63-71 |
| 169,5 | 58-62 | 61-67 | 64-73 |
| 172 | 60-64 | 63-69 | 67-75 |
| 174,5 | 62-66 | 64-71 | 69-77 |
| 177 | 64-68 | 66-72 | 70-79 |
| 179,5 | 65-70 | 68-75 | 72-81 |
| 182 | 67-72 | 70-77 | 74-83 |
| 184,5 | 69-73 | 72-79 | 76-86 |
| 187 | 71-76 | 73-82 | 78-88 |
| 189,5 | 73-78 | 76-84 | 81-90 |
| 192 | 74-79 | 78-86 | 82-93 |

| Altezza in cm. | Ossatura sottile | Peso in chilogrammi<br>Ossatura media | Ossatura pesante |
|---|---|---|---|
| | | Donne | |
| 137 | 42-44 | 43-48 | 47-54 |
| 139,5 | 43-46 | 44-50 | 48-55 |
| 152 | 44-47 | 46-51 | 49-57 |
| 154,5 | 45-49 | 47-53 | 51-58 |
| 157 | 46-50 | 48-54 | 52-59 |
| 159,5 | 48-51 | 49-55 | 54-61 |
| 162 | 49-53 | 51-57 | 55-63 |
| 164,5 | 50-54 | 53-59 | 57-64 |
| 167 | 52-56 | 54-61 | 58-66 |
| 169,5 | 53-58 | 56-63 | 60-68 |
| 172 | 55-59 | 58-65 | 62-70 |
| 174,5 | 57-61 | 60-67 | 64-72 |
| 177 | 59-64 | 62-68 | 66-74 |
| 179,5 | 61-65 | 63-70 | 68-76 |
| 182 | 63-67 | 65-72 | 69-79 |

NOTA: Preparato dalla Metropolitan Life Insurance Company. Derivato primariamente dai dati del *Build and Blood Pressure Study*, 1959, Society of Actuaries. (Nella traduzione dei pollici in centimetri e delle libbre in chilogrammi sono state arrotondate le cifre).

## COSTO DI ENERGIA DELLE ATTIVITÀ

| Attività | Calorie per libbra e per ora (1 libbra = 453 gr.) | Attività | Calorie per libbra e per ora (1 libbra = 453 gr.) |
|---|---|---|---|
| Rifare il letto | 1,9 | Rumba | 2,8 |
| Andare in bicicletta (corsa di 100 m.) | 4,0 | Valzer | 1,9 |
| Andare in bicicletta (velocità moderata) | 1,6 | Lavare i piatti | 0,9 |
| Pugilato | 5,7 | Vestirsi e spogliarsi | 0,8 |
| Carpenteria | 1,5 | Guidare l'auto | 0,9 |
| Suonare il violoncello | 1,1 | Mangiare | 0,7 |
| Pulire le finestre | 1,7 | Ginnastica molto leggera | 0,9 |
| Lavoro all'uncinetto | 0,7 | Ginnastica leggera | 1,1 |
| Danza moderata | 2,2 | Ginnastica moderata | 1,9 |
| Ginnastica severa | 3,0 | Leggere ad alta voce | 0,7 |
| Ginnastica molto severa | 4,0 | Vogare | 5,0 |
| Scherma | 3,8 | Vogare in gara | 7,8 |
| Calcio | 3,6 | Correre | 3,7 |
| Giardinaggio, sarchiatura | 2,3 | Segare legna | 3,1 |
| Golf | 1,2 | Cucire a mano | 0,7 |
| Equitazione (passo) | 1,1 | Cucire a macchina a pedale | 0,8 |
| Equitazione (trotto) | 2,5 | Cucire a macchina elettrica | 0,7 |
| Equitazione (galoppo) | 3,5 | Cantare a voce alta | 0,9 |
| Stiratura | 1,0 | Star seduti tranquilli | 0,7 |
| Lavorare a maglia | 0,8 | Pattinare | 2,1 |
| Lavoro in laboratorio | 1,5 | Sciare (velocità moderata) | 5,2 |
| Bucato leggero | 0,6 | Stare in piedi sull'attenti | 0,8 |
| Giacere da svegli | 0,5 | Stare in piedi rilassati | 0,7 |
| Lavoro d'ufficio | 0,8 | Spazzare con la scopa | 1,1 |
| Suonare l'organo | 1,2 | Spazzare con l'aspirapolvere | 1,2 |
| Pitturare mobili | 1,2 | Spazzare con l'aspirapolvere a bidone | 2,2 |
| Sbucciare patate | 0,8 | Nuotare (2 miglia all'ora) | 4,1 |
| Giocare a carte | 0,7 | | |
| Giocare a ping-pong | 2,5 | | |
| Suonare il piano (a esempio *Canzone senza parole* di Mendelssohn) | 0,9 | | |

| Attività | Calorie per libbra e per ora | Attività | Calorie per libbra e per ora |
|---|---|---|---|
| Suonare il piano (a esempio l'*Appassionata* di Beethoven) | 1,1 | Scrivere a macchina rapidamente | 1,0 |
| Suonare il piano (a esempio la *Tarantella* di Liszt) | 1,4 | Scrivere a macchina elettrica | 0,7 |
| Lavare i pavimenti | 1,0 | Suonare il violino | 0,8 |
| Scrivere | 0,7 | Camminare (3 miglia l'ora) | 1,4 |
| Scendere le scale, ogni 15 gradini | 0,011 | Camminare rapidamente (4 miglia l'ora) | 2,0 |
| Sartoria | 0,9 | Camminare molto rapidamente (5,3 miglia l'ora) | 4,3 |
| Tennis | 2,8 | Salire le scale ogni 15 gradini | 0,034 |

Adattato da *Fondamenti dell'alimentazione* (*Foundations of Nutrition*) di Clara Mae Taylor e O.F. Pye. Macmillan Publishing Co., Inc.

capitolo **13**

# *Risvegliate la vostra bellezza dormiente*

« *Se vogliamo avere vita, diamola. Se vogliamo avere amore, rendiamoci degni di amore. Se vogliamo avere bellezza nella vita, rendiamo bella la nostra vita. Se vogliamo avere bellezza nel corpo, nella mente o nell'anima, creiamo questa atmosfera, e ciò che causa la vita stessa causerà queste stesse forze* ». (2096-1)

EDGAR CAYCE

È vero che solo Dio può creare un albero o una grande bellezza, ma l'ingenerosità umana, il lavoro e l'accortezza hanno fatto fiorire i deserti. Egualmente ogni donna può divenire bella, ogni uomo attraente, se il desiderio, la volontà, la motivazione e la disciplina sono abbastanza forti.

Marilyn Monroe, l'idealizzata dea della bellezza e del sesso, era anzitutto ben dotata dalla natura e da Dio. Tuttavia la chirurgia plastica la aiutò a creare un piú armonioso profilo del suo volto. Quanto al suo leggendario seno, vi è una storia in proposito che spiega come Marilyn divenne famosa nel Reilly Health Service, e una fonte di ispirazione per molte delle nostre clienti.

Al tempo in cui lo scrittore Maurice Zolotow si dava da fare con me, all'Istituto, per mettere un po' di peso e di muscoli nella sua alta e angolosa figura riuscendo infine ad acquistare cinquanta libbre nei punti giusti, uno dei fattori del nostro comune successo fu il seno di Marilyn Monroe, ed ecco come.

Maurice venne un giorno al Rockefeller Center e mi disse che stava per prendere l'aereo per la California per intervistare Marilyn Monroe: intervista che portò poi alla prima completa biografia di lei (1). Maurice mi domandò se potevo suggerirgli qualche domanda da farle. Non avevo mai incontrato personalmente Marilyn Monroe, ma ero cosí certo di una mia supposizione che risposi: « Sí, potete domandarle di mostrarvi la sua palestra e i manubri e gli altri attrezzi che usa per mantenere l'aspetto esteriore del suo seno e gli altri segreti di bellezza che amerebbe condividere con le altre donne ».

Zolotow rimase un po' sorpreso. « Come sapete che usa manubri o fa qualche cosa per il suo seno? », mi chiese.

« Credetemi sulla parola, supponete che lo faccia e domandateglielo.

(1) Maurice Zolotow, *Marilyn Monroe: a Biography*. New York, Harcourt, Brace & Co., 1960.

Scommetto tutto quello che volete che lo fa, e se vinco rimarrete legato a me finché non vi abbia messo addosso cinquanta libbre ».

Vinsi la scommessa e Zolotow ebbe le sue cinquanta libbre, perché venne a sapere che Marilyn Monroe aveva in casa una palestra bene equipaggiata, e che lavorava con manubri di diversi pesi almeno due volte al giorno, dedicando particolare attenzione a esercizi per lo sviluppo del petto e del busto: un segreto di bellezza che adesso vi riveleremo. Il suo esempio fu un grande incentivo psicologico per Maurice e il suo problema, e in seguito mi valsi di questa storia per incoraggiare molti altri clienti quando la carne e lo spirito erano deficienti.

Pur riconoscendo che la vera bellezza viene dall'intimo, dalla bellezza dell'anima — ed Emerson disse: « Nulla abbellisce la carnagione, la forma e il portamento come il desiderio di diffondere gioia e non pena attorno a noi — non vi è nulla di male nell'abbellire il tempio in cui l'anima abita.

Edgar Cayce spesso ci ammoní che « il corpo è il tempio » e che non è vanità né frivolezza averne cura e trarne il meglio.

Nella lettura 3350-1 raccomandò quanto segue agli adolescenti e in particolare alle fanciulle:

« ...in tale programma... includete anzitutto l'educazione spirituale e poi quella fisica: quella dell'esercizio, del ben vestire, della giusta cura dei capelli e del corpo, delle giuste attività che sviluppano i migliori attributi di ogni individuo. Perché tutti hanno teste, occhi, piedi, braccia e un corpo, ma tutti possono farne usi diversi...

« L'educazione fisica, mentale e spirituale, le attività sociali, tutto deve avere uno scopo, non quello di soddisfare eccessivamente le emozioni, ma quello di fare del tuo corpo, in quanto tempio del dio vivente, il piú bel luogo per il tuo culto... ».

Inoltre le letture di Cayce sono piene di consigli e di rimedi per ottenere e mantenere un corpo piú bello sotto tutti gli aspetti: cura della carnagione, rimedi contro i difetti della pelle, dei capelli, la calvizie, la forfora; e cura delle unghie (fino alle unghie dei piedi poco sviluppate) e dei piedi. In breve le letture di Cayce offrono una guida cosmetica capace di aumentare la bellezza di ogni ragazza e di ogni donna che utilizzi tutte le informazioni del programma di Cayce delineato nei precedenti capitoli per migliorare la salute, senza di che nessuno può raggiungere una grande bellezza, oltre alle informazioni sulla bellezza che diamo in questo capitolo.

Per risvegliare la vostra bellezza dormiente e fare emergere un altro voi stesso piú bello, dovrete prendere un taccuino e una matita e fare un onesto inventario dei vostri pregi e dei vostri difetti. Quali che siano, il vostro programma di bellezza deve cominciare con una completa « pulizia della casa », utilizzando le tecniche esposte nel capitolo 11. Nessuno può avere una carnagione chiara e luminosa, capelli lucidi, occhi brillanti, unghie in ordine o un aspetto piú bello se è carico di tossine.

E qui vorrei ricordarvi l'importante avvertimento di Edgar Cayce circa la scelta del tempo per curare il corpo.

« ...scegliete tre giorni di una settimana ogni mese — non tre giorni a caso ogni mese, ma tre giorni di una data settimana, sia essa la prima, la seconda, la terza o la quarta — e fate i trattamenti di idroterapia generale, compresi i massaggi, i raggi e tutti i trattamenti che possono abbellire e mantenere giovani tutte le forze del corpo ». (3420-1)

La dieta ha un compito molto importante nell'aiutare la crisalide della vostra bellezza a divenire una bella farfalla. Proteine adeguate, giuste quantità di carboidrati e di grassi, vitamine e minerali sono tutti necessari per ricostituire i trilioni di cellule del corpo. Cayce mise in rilievo il tempo, facendo piú volte notare — e la scienza ha confermato le sue teorie — che i capelli opachi, la calvizie, gli occhi smorti, le unghie fragili sono dovuti anzitutto a un cattivo funzionamento della tiroide e a un'assimilazione, eliminazione e circolazione inadeguate.

« Dallo squilibrio delle forze chimiche nel sistema, o dalla mancanza di sufficiente iodio nel sistema stesso, troviamo che le tiroidi sono le fonti dei disturbi piú rilevanti.

« Tutti questi ne sono la conseguenza, ossia sono disturbi della forza ghiandolare, i quali fanno sí che alcune parti del corpo — ossia le funzioni del corpo, specialmente in relazione con la circolazione superficiale — provochino disturbi ». (2936-1)

Si vede dunque che è importante avere un controllo fisico da parte del nostro medico, e far controllare la tiroide con uno dei buoni esami metabolici piú comuni. Inoltre rileggete il capitolo 5, sulla dieta e l'alimentazione, riferitevi ai suoi grafici e fate un piano per cambiare le vostre abitudini di dieta cosí da scegliere cibi che alimentino la vostra bellezza al pari del vostro appetito.

## PORTAMENTO

Recentemente un settimanale popolare chiese a un eminente personaggio della televisione qual era la prima cosa che egli avrebbe notato in una ragazza che lo aspettasse all'aeroporto per accompagnarlo alla stazione televisiva locale.

« Penso », rispose quel personaggio, « che non vi sia niente di piú piacevole che vedere una donna camminare eretta come se portasse tutto il mondo in palmo di mano ».

Sono d'accordo con lui che la vera bellezza si annunci con un buon portamento. Il portamento proclama al mondo l'immagine psicologica di noi stessi, e il mondo è fin troppo pronto a coglierci nelle nostre debolezze e ad aiutarci ad attuare l'immagine del fallimento. In egual modo, se state eretta e vi comportate come una regina, il mondo vi tratterà come tale.

Le abitudini a un buon portamento devono avere origine nell'infanzia. Correggere un cattivo portamento è specialmente importante quando il fanciullo è stato soggetto a malattie, cattiva nutrizione e impedimenti emotivi.

Quando questi svantaggi sono stati superati o per lo meno minimizzati, incoraggiate il fanciullo a camminare eretto, a stare eretto e a sedersi eretto. È una cosa che può suscitare in lui pensieri elevati, e sarà un fattore positivo nello sviluppo del suo corpo, della sua mente e del suo spirito.

Cominciate a istillare l'orgoglio del portamento in vostro figlio all'età di dieci anni: può essere un fattore molto importante per la sua salute generale e il suo benessere quando entrerà nell'adolescenza. Spesso, in questo periodo, si ha un improvviso aumento di altezza. Via via che i muscoli vengono adattati e rafforzati, cercate di aiutare il ragazzo incoraggiandolo a tenere la testa alta, le spalle erette, la spina dorsale ben dritta. Fatelo mediante la spiegazione, l'esempio e alcuni esercizi di portamento, non con critiche e rimproveri. In quegli anni, inoltre, molte ragazze pensano di divenire troppo alte e assumono cosí una posizione curva per rendere meno evidente la loro altezza. Insegnate loro a esserne orgogliose, e aggiungete che le nostre modelle piú belle e meglio pagate sono le « bellezze americane » longilinee, molte delle quali raggiungono il metro e ottanta. I genitori dovrebbero anche avvertire l'adolescente di non cercare di nascondere il naturale sviluppo del suo corpo. Lasciar cadere la testa e tenere il corpo rannicchiato provoca terribili conseguenze all'aspetto e allo spirito e ritarda le normali funzioni delle ghiandole e degli organi. In questo periodo della loro vita, il dare esempi e il comprendere e guidare questi ragazzi e queste ragazze nei giuochi e negli esercizi di portamento, migliorerà definitivamente la loro salute, il loro aspetto e il loro morale. Potrà essere necessaria l'assistenza di un insegnante.

Fate notare al ragazzo l'aspetto elegante e maschile che gli verrà dato da un buon portamento; e alla ragazza quanto può essere piú attraente con la testa alta e una figura eretta, piacevolmente equilibrata.

Nel capitolo 7 ho discusso per esteso il problema del portamento, e nello stesso capitolo troverete gli esercizi che vi aiuteranno ad assumere un portamento regale.

Veniamo poi ai contorni della figura. Sarebbe folle e impossibile stabilire una regola di tanti centimetri per il busto, la vita, i fianchi, le gambe e le braccia, perché siamo in qualche modo limitati al tipo di corpo con cui siamo nati. Abbiamo tentato di darvi qualche guida sulle misure per i vari tipi nel capitolo 12 sul controllo del peso. Tuttavia il busto può essere ampliato, la vita, i fianchi e le gambe assottigliati e l'altezza aumentata per ottenere un insieme piú armonioso. Kathleen Henderson, della Barbizon School of Modeling, dice che il modello generale delle proporzioni è che il busto e i fianchi abbiano la stessa ampiezza; per le proporzioni di una modella la vita dovrebbe essere di circa venticinque centimetri piú sottile. Per la donna media venti centimetri sono del tutto sufficienti.

Se avete un peso eccessivo, dovete cominciare un programma dimagrante riducendo il cibo e aumentando l'esercizio prima di dedicarvi a rimodellare le vostre forme.

## IL RIMODELLAMENTO

È possibile aumentare o diminuire ogni parte del nostro corpo eccettuata la testa. (Non considero i riferimenti a teste ingrossate e simili). Nella maggior parte delle persone il corpo è estremamente adattabile ai cambiamenti fisiologici e psicologici. E questo meccanismo di adattabilità ha permesso alla razza umana di abitare in quasi tutte le parti del mondo, dai deserti antichi alla giungla equatoriale.

Naturalmente cambiamenti radicali nell'aspetto richiedono maggior tempo che cambiamenti piú modesti, e in alcuni individui tali cambiamenti avvengono piú rapidamente che in altri. Inoltre il fattore tempo del cambiamento è influenzato dalla struttura emotiva, fisiologica e psicologica dei diversi individui. Ma il cambiamento può essere fatto, con conoscenza e perseveranza.

Molto spesso mi è stato chiesto: « Qual è una figura perfetta? ». La risposta dipende da quale figura intendiamo, se maschile o femminile, classica, estetica o funzionale. Alcune donne con bella figura non potrebbero fare lavori agricoli. Ma una donna abbastanza forte per fare questi lavori, non avrebbe un bell'aspetto su un calendario. (Vedere le misure nel capitolo 12 per i vari tipi). Naturalmente è possibile combinare le due esigenze e, per avere una figura perfetta, anche la maggior parte delle donne che fanno lavori agricoli può fare esercizi di bellezza e di agilità. Sarebbe necessario cambiare l'arco, l'angolo o il ritmo di ogni lavoro pesante ripetitivo. A volte tutti e tre questi cambiamenti sono necessari. Il fare piú e piú volte lo stesso lavoro o i movimenti di un esercizio molto pesante, tende a dare un aspetto non equilibrato. Possiamo sviluppare curve innaturali nella spina dorsale, accumulare grandi masse nelle braccia e nelle gambe e creare o accentuare cattivi portamenti.

Se lo eseguite con eccessiva violenza, potete anche sviluppare un brutto aspetto con l'esercizio stesso. Spieghiamo questa affermazione.

Anzitutto un esercizio eccessivo con lo stesso ritmo e con l'eccessiva pratica degli stessi movimenti favorisce protuberanze e ingrossamenti nelle membra che vengono cosí esercitate. Molti pattinatori, ad esempio, sviluppano protuberanze, muscoli e grasso sulle gambe. I ballerini hanno lo stesso problema: eseguono gli stessi movimenti con lo stesso ritmo per ore e ore. È una cosa che favorisce la perfezione funzionale in certi movimenti della danza e del pattinaggio, ma che non contribuisce molto a creare una bella figura. In realtà conosco molti pattinatori e ballerini che tendono ad accentuare un aspetto sgraziato per la pratica eccessiva di movimenti sempre eguali, che provoca ingrossamenti nelle gambe già troppo pesanti. Ho anche visto molti ballerini che hanno (e continuano a sviluppare) una lordosi, ossia un'esagerata curvatura all'indietro nella zona renale della spina dorsale.

Tra i miei ricordi piú cari mi viene in mente il problema di Sonja Henie, la grande pattinatrice. Il suo peso era di 59,500 chili, la sua altezza di 1,55, e l'insieme era una massa di solidi muscoli. Quando venne da me la prima volta aveva tentato in ogni modo di dimagrire. Mi disse: « Faccio da sei a otto ore al giorno di severo pattinaggio, e i miei muscoli diventano sempre piú grossi. Dovete fare qualche cosa per me». Seppi che questa giovane donna aveva un lucroso contratto cinematografico, cosa che rendeva assolutamente necessario un suo rapido dimagrimento. Era una sfida interessante. Avevo davanti una persona la cui dieta era perfettamente normale, che si esercitava tutti i giorni e che tuttavia aveva problemi di peso e di aspetto. Da tutto ciò che avevo sperimentato e sapevo, potevo vedere di dover combattere due fattori: i naturali depositi di grasso che differenziano normalmente la donna dall'uomo, e la muscolatura che aveva risposto alla naturale economia dei movimenti del corpo. Entrambi aumentavano il volume dei muscoli accorciati che venivano usati in una sistematica, ripetitiva e limitata serie di movimenti. Mentre alcuni di questi movimenti erano necessari per la perfezione, troppi provocavano un aspetto pesante e poco armonioso.

Il primo procedimento era di limitare la pratica di pattinaggio e sostituirla con esercizi rotatori come stiramenti e movimenti delle gambe fatti da sdraiati sul dorso, o sul fianco o sull'addome (vedi capitolo 7). Vennero consigliati esercizi ritmici per tutto il corpo. Poiché il tempo era importante e la nostra pattinatrice aveva urgenti impegni professionali, facemmo uno speciale programma di massaggi per due giorni. A mezzogiorno venne dato un massaggio generale tonico e rinvigorente. Un secondo trattamento venne dato la sera, dopo lo spettacolo. Per il trattamento serale insegnai alle mie massaggiatrici alcune speciali tecniche manipolative che vengono fatte a persone giacenti in una tinozza di acqua calda. Questo mira a rilassare completamente tutti i muscoli tesi e affaticati; aiuta ad accelerare l'eliminazione delle tossine, a far defluire la circolazione linfatica e a distendere e sciogliere i muscoli. Questi processi, insieme con gli esercizi speciali, diedero un risultato molto soddisfacente. La giovane pattinatrice scese a 47 chili e perse tutti i grossi e brutti gonfiori sui polpacci e sulle gambe. La sua flessibilità e la sua resistenza aumentarono notevolmente, e, dopo piú di quarant'anni, l'abilità artistica e la figura di Sonja Henie sono ricordate e le danno un posto fra i maggiori artisti del mondo.

Dopo aver controllato per cinquantacinque anni le figure di migliaia di uomini e di donne, sono del parere che, col tempo, con l'intelligente collaborazione e con lo spirito perseverante, è possibile migliorare e perfino cambiare radicalmente, ogni tipo di figura. Non posso garantire di fare molti cambiamenti nella lunghezza delle vostre braccia e delle vostre gambe, ma posso allungare l'altezza della vostra vita o la linea del collo. Dalla testa ai piedi è possibile aumentare o diminuire ogni parte dell'anatomia con la conoscenza e la perseveranza.

## RIDUZIONE E SVILUPPO

Vi sono alcuni importanti principi che devono essere conosciuti e ricordati quando si cerca di rimodellare il proprio corpo. Gli stessi esercizi possono farvi dimagrire o ingrassare, possono ridurre una parte del corpo o svilupparla. Tutto dipende dalla velocità e dal ritmo.

1. Se vi esercitate molto rapidamente, tendete ad aumentare la massa dei muscoli in movimento. Se movete rapidamente le braccia, tendete i muscoli delle spalle e aumentate la massa (consistente di duro grasso e di muscoli) delle spalle stesse. Se movete rapidamente le gambe, aumentate la massa dell'alto delle cosce e delle natiche.

2. Il miglior modo per ridurre il volume di qualsiasi parte del corpo è di eseguire gli esercizi a velocità moderata, cercando però di aumentare l'arco o l'angolo ogni volta che si eseguono. Portate la gamba sempre un poco piú di lato, e se movete in cerchio, cercate di renderlo sempre piú largo.

3. Un altro punto da ricordare è che dovete rilassare completamente i muscoli tra i movimenti dell'esercizio e poi contrarli. La pausa e il rilassamento hanno una doppia azione. Se tenete i muscoli contratti fra i movimenti, ottenete solo metà dell'azione.

4. Se volete sviluppare e rassodare il corpo, compite l'esercizio lentamente usando pesi: manubri, libri, sacchi di zucchero o di farina, recipienti per cibo, qualsiasi cosa che possiate afferrare facilmente e che vi permetta di aumentare gradualmente il peso.

Poiché costano pochissimo, raccomando allo zelante ricercatore di bellezza di acquistare dei manubri. Questi possono essere usati per rassodare il corpo, migliorare la muscolatura e strutturare il fisico. Aumentando la resistenza o usando gradualmente pesi maggiori, è possibile aumentare le dimensioni del corpo, sia globalmente sia in qualche singola parte.

5. Per giungere a una sostanziale alterazione delle vostre misure dovrete compiere gli esercizi piú volte al giorno di quanto sarebbe necessario per una semplice tonificazione generale.

6. Ricordatevi di prendervela con comodo e di aumentare gradualmente. Se avete cominciato con i manubri da un chilo o due, non fate troppi movimenti con essi, e aumentate il numero di volte di circa due la settimana. Quando poi vi sentirete completamente a vostro agio eseguendo l'esercizio ventiquattro volte con il manubrio da due chili, potete passare a quello da tre chili. Tuttavia, con questo maggior peso, tornate a compiere l'esercizio sei volte, e aumentate fino a ventiquattro volte (dodici due volte al giorno). Il manubrio di tre chili è sufficientemente pesante per la media delle donne.

7. Cominciate tutti gli esercizi controllando la vostra posizione, respirando profondamente e tendendovi, come è descritto nei capitolo 6 e 7.

8. Per aumentare il volume di qualsiasi parte del corpo, gli esercizi devono essere compiuti *molto lentamente*, con completo rilassamento tra i movimenti.

9. Fatevi controllare dal vostro medico per possibili disordini cardio-vascolari, ernie o altri parametri di precauzione.

# GUIDA DI ESERCIZI PER RIMODELLARE LA VOSTRA FIGURA

## Il busto

Il massaggio, combinato con l'esercizio, può aiutare ad allargare o ridurre il busto. Per ognuno di questi scopi, dunque, abbiamo fatto un elenco di un valido aiuto di massaggi ereditato da Edgar Cayce.

### Per allargare il busto

*Esercizio*. Se si vuole ampliare il busto, è utile cominciare *stendendo ed espandendo la cassa toracica.*

Sdraiatevi sul pavimento, piegate le ginocchia e tenete i piedi poggiati sul pavimento stesso. Alzate le natiche e il torace, mantenendo la testa sul pavimento e appoggiando il peso sulle spalle, e contate fino a sei. Poi tornate nella posizione di partenza. Ripetere, agli inizi, da tre a sei volte, aumentando poi fino a dodici.

Aumentare anche la pratica degli esercizi di spingi-e-tira: capitolo 7, V 6 (fig. 15). Eseguiteli fino a ventiquattro volte due volte al giorno.

Fate girare le braccia, con le palme in su e i pollici all'indietro (fig. 14): cominciando con un movimento all'indietro, molto lentamente, eseguito dapprima dodici volte e aumentando di due volte la settimana fino a giungere a ventiquattro o trenta.

Dopo di ciò, potete cominciare a usare manubri leggeri di un chilo e poi di un chilo e mezzo o di due chili, facendo questi esercizi sei volte e aumentando di due la settimana fino ad arrivare a ventiquattro o trenta. Allora potete passare a pesi superiori, da due a tre chili. Operate con calma, cosí da non affaticare i muscoli delle spalle o da sviluppare borsiti.

Tenete i manubri con le braccia abbassate lungo i fianchi e il dorso delle mani in avanti. Alzate il braccio destro sopra la testa tenendolo il piú rigido possibile. Poi, mentre abbassate il destro alzate il sinistro. Oltre ad alzare e rassodare il petto, questo movimento esercita le braccia, le spalle, il torace e la schiena; e rassoda la parte inferiore delle braccia. Cominciate con manubri da un chilo e aumentate fino a due chili.

Tenendo i manubri in ogni mano, tendete le braccia all'infuori, da ogni lato, portandole al livello delle spalle. Poi piegate il gomito e portate gli avambracci, con i manubri, piú vicino alle spalle che potete.

Cominciate con sei volte e aumentate di due volte la settimana, due volte al giorno, fino a ventiquattro volte. Questo rialzerà il pettorale maggiore e il minore (i piú grandi muscoli del petto).

Fate anche:

La cornice: capitolo 7, V7A e V7B (figg. 16A e 16B).

L'Alleluia: capitolo 7, V8 (fig. 17).

Il mulino a vento, senza manubri: capitolo 7, V10 (fig. 19).

MASSAGGIO

« Questo ha risultati un po' ritardati da principio [la donna aveva trentadue anni], ma, se si pratica il massaggio della ghiandola mammaria con burro di cacao — non sul petto, ma sotto il braccio e sull'area inferiore fra i seni — potete renderli piú grandi o piú piccoli a volontà ». (934-13)

PER RIDURRE IL BUSTO

*Esercizio*. Se un busto ampio contiene una grande quantità di grasso, l'esercizio del mulino a vento (V10 - fig. 19) combinato con un susseguente massaggio delle spalle e del braccio, e con gli esercizi del dorso del capitolo 7, può servire a normalizzare le dimensioni senza usare i manubri.

MASSAGGIO

« Usare una soluzione di burro di cacao con un poco di allume; un pizzico di allume *completamente* mischiato — *completamente* mischiato, naturalmente — meglio se con un mortaio e un pestello, con 30 gr. di burro di cacao. Massaggiare questa soluzione sopra il petto, chiaro? — non presso la punta dei seni, naturalmente, ma sulle *ghiandole* e la *base* del petto; molto delicatamente, ma tanto che possa essere assorbito cosí che vi sia la naturale contrazione dei due ingredienti [agenti] sul petto stesso. Questo non solo darà forma, ma la giusta normalizzazione e la giusta posizione al busto ». (275-45)

## Il resto del corpo

PER MIGLIORARE IL PORTAMENTO (E AUMENTARE L'ALTEZZA)

Controllate il vostro portamento contro il muro come è spiegato nel capitolo 7, e poi mettetevi un libro sulla testa e camminate per la stanza tenendolo in equilibrio. Via via che vi impratichite, usate un libro piú pesante o una scatola piena di bulloni come è spiegato nel capitolo 7 sotto « Portamento », e poi un bicchiere pieno a metà di acqua. Quando potrete muovervi facilmente senza versare l'acqua, usate una brocca piena d'acqua. Se avete visto donne di campagna portare sulla testa acqua, o grandi quantità di bucato, o legna o altro, avrete notato il loro bel portamento.

Il principale difetto nel portamento delle donne, è che, quando vogliono assumere una buona posizione, tendono ad alzare il mento e a spingerlo in avanti accentuando la linea della mascella. E questo sforza la cervicale. Notate il portamento degli allievi di una scuola militare: il mento è spinto indietro. Questo può produrre un doppio mento che può essere eliminato con gli esercizi del volto che seguono. Il tenere in equilibrio qualche cosa sulla testa farà sí che la vostra testa sia nella giusta posizione.

### Per le spalle curve

Gli esercizi per le spalle e le braccia del capitolo 7 possono correggere le spalle curve: vedi V4A, Spallucciata; V4B, Rotazione delle spalle; V5, Rotazione delle braccia (fig. 14); V6, Spingi e tira (fig. 15); V7A e B, La cornice (figg. 16A e B); e Il mulino a vento, V10 (fig. 19).

### Per la lordosi (dorso incavato)

Eseguite lo Sforzo pelvico, H12A e B (figg. 21A e B); Bacio gomito-ginocchio, H13A (fig. 22); Doppio bacio gomito-ginocchio, H13B (fig. 23).

### Per rafforzare la spina dorsale e il dorso

È impossibile avere un buon portamento se la colonna, il dorso e i piedi non sono abbastanza forti per sopportare il peso del corpo. Praticate dunque:

Gli esercizi dei capitoli 6 e 7; lo strisciare del gatto, di Cayce, e gli esercizi testa-e-collo del capitolo 7 (figg. 3A, B, C e D); e gli esercizi per il dorso del capitolo 7: H25, Alzare la gamba indietro (fig. 40); H26A, Alzare il braccio e la spalla (fig. 41); H26B, Sollevamento completo (fig. 42); e H27, Piegamento del dorso all'indietro (fig. 43).

### Per rafforzare i piedi

Fate:

Gli esercizi per i piedi del capitolo 7: H28, Cerchi con le caviglie; H29, Caviglie sollevate; H30, Tensione delle caviglie (fig. 44); H31, Tensione del tendine (fig. 45); H32A, Passo alla Charlie Chaplin (fig. 46); H32B, Passo del piccione (fig. 47); H32C, variante; H33, Rullare il piede; H34, Presa; e H35, Dimenare le dita.

### Per aumentare l'altezza

Fate:

Estensione, V11 (fig. 20); Alleluia, V8 (fig. 17); e La corda indiana, V9 (fig. 18).

### Per ridurre le braccia

Eseguite gli esercizi con l'asciugamano e i verticali: A1, Calcio in piedi (fig. 7); A2, Pendolo (fig 8); A3, Spaccare la legna (fig. 9); A4, Piegamento delle ginocchia (fig. 10); A5, Rotazione del busto (fig. 11); A6, Tutt'in giro (figg. 12A, B, C e D).

Anche:

V4A, Spallucciata; V4B, Rotazione delle spalle; V5, Rotazione delle braccia (fig. 14); V6, Spingi e tira (fig. 15); V7A, La cornice (figg. 16A e B); V7B, variante; V8, Alleluia (fig. 17); V9, La corda indiana (fig. 18); V10, Il mulino a vento (fig. 19).

### Per ridurre la vita

La cosa importante da ricordare è che il movimento che alza la vita verso la cassa toracica tende ad assottigliare la vita stessa. Per questo l'Estensione è cosí importante. Non solo aumenterà la vostra altezza, ma ridurrà anche di parecchi centimetri la vostra vita.

Usate gli esercizi di Cayce per il mattino — sollevandovi sulla punta dei piedi e tendendovi — del capitolo 6; le rotazioni del tronco, di Cayce, pure del capitolo 6 (figg. 1 e 2), e A5, Rotazione del busto (fig. 11); Estensione, V11 (fig. 20); Torsione del ginocchio, H14A, B e C (figg. 24, 25 e 26).

### Per ridurre l'addome

Fate:

Gli esercizi addominali orizzontali H12A e B, Sforzo pelvico (figg. 21A e B); Bacio gomito-ginocchio, H13A e B (figg. 22 e 23); Torsione del ginocchio, H14A, B e C (figg. 24, 25 e 26); e Lo star seduti, H15 (fig. 27).

Le forbici (H19): buono per il basso ventre e i fianchi se eseguito lentamente.

Quando sarete divenuti padroni di questi esercizi riuscendo a farli ventiquattro volte al giorno, potrete aggiungere questi altri due:

1. Sdraiatevi sul pavimento con il volto in su. Ponete le gambe sopra un cuscino o un piccolo sgabello, sollevandole da terra. Poi stendete le braccia e le mani, per tutta la lunghezza, sopra la testa. Alzatevi a sedere, toccate le dita dei piedi tornando poi nella prima posizione e riposatevi. Cominciate facendolo tre o quattro volte e aumentate di due alla settimana fino ad arrivare a dodici volte.
   (Se sentite dolori alla schiena nel fare questo esercizio, non fatelo).
2. La V della Vittoria. Sedetevi sul pavimento. Alzate le gambe e le braccia cosí da formare una V e dondolatevi avanti e indietro. L'esercizio è buono per le gambe e per le braccia come per l'addome.

### Per ridurre i fianchi

Il massaggio a percussione è utilissimo per ridurre i fianchi. Se non avete un parente o un amico volenterosi per battervi i fianchi, potete farlo da soli chiudendo la mano a pugno e colpendo e impastando il grasso che si è formato sui fianchi. Praticate anche qualche urto contro il muro battendo contro una parete le sporgenze piú grasse.

Tutti gli esercizi del capitolo 7 fatti giacendo su un fianco servono a ridurre i fianchi.

### Per ridurre le cosce

Eseguite gli esercizi del capitolo 7.

Calcio in piedi, A1 (fig. 7); Cerchi calcagno-dita con le gambe, H16A, B e C (figg. 28, 29, 30 e 31); Alzare le gambe e Doppia alzata di gambe, H17A e B (figg. 32 e 33); Doppio circolo delle gambe, H18 (fig. 34); Le forbici, H19; Alzare le gambe lateralmente e Portare la gamba indietro, H20A e B (fig. 35); Doppia alzata laterale delle gambe, H21 (fig. 36); Bacio ginocchio-mento e Doppio bacio ginocchio-mento, H22A e B (figg. 37 e 38); Cerchi laterali con le gambe e Doppi cerchi laterali con le gambe, H23A e B; e Forbici laterali, H24A e B (fig. 39).

### Per consolidare la carne nell'interno delle cosce

È questa la zona piú difficile da mantenere giovane e solida, perché deve resistere a una forte attrazione gravitazionale che provoca in essa un aspetto molle e cascante.

Vi sarà necessario un pallone da ginnastica di circa due o tre chili o un cuscino.

Sedetevi sopra una sedia a sdraio, preferibilmente a braccioli. Mettetevi bene avanti, con il pallone o il cuscino tra le cosce, e poi tenendolo ben stretto, alzate e abbassate le gambe. Appoggiate le braccia sui braccioli per ottenere il massimo contrappeso. Cominciate facendo questo esercizio sei volte, per due volte al giorno e aumentate di due volte la settimana fino a fare ventiquattro movimenti, due volte al giorno, per avere cosce piú snelle, solide e aggraziate.

### Per ridurre i polpacci

Se avete polpacci troppo grossi, evitate il salto della fune e la bicicletta, perché tendono a sviluppare i muscoli dei polpacci.

Gli esercizi per le gambe del capitolo 7, specialmente quelli che cambiano la posizione del calcagno e delle dita del piede, se compiuti con attenzione e con vigore, possono allungare i muscoli del polpaccio portando a una linea piú snella e aggraziata.

Vedi, nel capitolo 7, i seguenti:

Cerchi calcagno-dita con le gambe, H16A, B e C (figg. 28, 29, 30 e 31); Alzare le gambe e Doppia alzata di gambe, H17A e B (figg. 32 e 33); Doppio circolo delle gambe, H18 (fig. 34); Forbici, H19; Alzare le gambe lateralmente e Portare la gamba indietro, H20A e B (fig. 35); Doppia alzata laterale delle gambe, H21 (fig. 36); Bacio ginocchio-mento e Doppio bacio ginocchio-mento, H22A e B (figg. 37 e 38); Cerchi laterali con le gambe e Doppi cerchi laterali con le gambe, H23A e B; e Forbici laterali, H24A e B (fig. 39).

### Per ridurre le caviglie

Usate questi stessi esercizi oltre quelli speciali per le caviglie: Cerchi con le caviglie, H28; Caviglie sollevate, H29; Tensione delle caviglie, H30 (fig. 44); Tensione del tendine, H31 (fig. 45); e il Passo alla Charlie Chaplin, il Passo del piccione, H32A, B e C (figg. 46 e 47).

Uno speciale esercizio particolarmente buono per eliminare gonfiori delle caviglie e delle gambe e per curare le vene varicose viene eseguito cosí:

Sdraiatevi sul dorso sul pavimento o sopra un letto duro. Sostenete la testa e le spalle con cuscini. Piegate le ginocchia e afferrate le gambe immediatamente sopra le caviglie. Aprite le cosce il piú possibile e ponete la braccia sulle cosce aperte tenendole cosí ancora piú separate. Poi ruotate le caviglie dapprima in senso orario, poi in senso antiorario. Movete i piedi su e giú piú volte. Piú le cosce sono aperte e piú benefico è l'esercizio perché le principali arterie e vene dell'inguine vengono cosí aperte e la circolazione nelle gambe è aumentata.

PER RIDURRE LE NATICHE

Fate:

Il Passo di Fanny (H36) e il Salto di Fanny (H37). E usate il massaggio a percussione, simile a quello prescritto per i fianchi.

## ESERCIZI PER IL VOLTO

L'unico modo per alterare i lineamenti del volto con cui siete nati è la chirurgia plastica, e un numero sempre crescente di individui giovani e di mezza età seguono questa via per correggere gli errori della natura. Certo la sempre maggiore perizia dei chirurghi specializzati è una vera benedizione quando vi sono serie deformità per bruciature, incidenti e ferite di guerra.

Tuttavia la piú comune chirurgia estetica — il tirar su la faccia — può essere rimandata o evitata del tutto con un programma di buona nutrizione, di esercizio generale, di massaggi e di idroterapia, e con speciali esercizi del volto. La faccia, come ogni altra parte del corpo, è fatta di ossa, vasi sanguigni, tessuto connettivo, grasso, nervi e muscoli volontari (ventisei). Quando i muscoli diventano molli, il volto cade, si indebolisce e invecchia. Pensieri negativi e scarsa circolazione accelerano la comparsa di rughe, difetti, colore terreo, mentre la scarsa eliminazione non solo produce acne, foruncoli e pelle arida o oleosa, ma è una delle cause principali delle piú gravi malattie della pelle.

Marjorie Craig, che per anni ha diretto il programma di bellezza e di esercizio nell'istituto di Elizabeth Arden, nel suo eccellente libro *Esercizi per il volto* (2), dice: « Un volto solido è il simbolo della gioventú, ma non è necessariamente proprietà esclusiva dei giovani. Se i muscoli del corpo possono essere riportati al loro tono primitivo, cosí lo possono i muscoli del volto, e con gli stessi mezzi: l'esercizio ».

Cayce e io andiamo oltre e diciamo che lo spirito, la serenità e il pensiero positivo, al pari della buona salute, possono riflettersi nel volto.

L'intonazione, il condizionamento e l'esercitazione del volto possono es-

(2) Marjorie Craig, *Miss Craig's Face-Saving Exercises*. New York: Random House, 1970.
Consigliamo anche la lettura di: *Ginnastica Facciale*, di James Hewitt, Hermes Edizioni, Roma 1987.

sere meglio ottenuti, cambiando di espressione, gonfiando palloncini e usando gli esercizi testa-e-collo di Cayce.

Noi abbiamo ereditato da Cayce una inaspettata possibilità di bellezza che abbiamo trovato essere un eccellente « tirar su la faccia » non chirurgico.

## « Tirar su la faccia » con metodo non chirurgico

Il seguente procedimento venne prescritto a una donna di 67 anni per la caduta del palato, una conseguenza piuttosto rara dell'invecchiamento. Comunque la signorina Billings lo usò sulla madre settantenne, sempre per la caduta del palato, e si accorse che un ulteriore beneficio del trattamento fu il ringiovanimento di tutto il volto. Certo esso sembra correggere il cedimento della mezza età.

Un uomo, caso 3632-1, aveva chiesto: « Qual è la causa della mia tosse, e quale trattamento può guarirla? ».

Cayce rispose: « Annodatevi un ciuffo di capelli al sommo della testa. Tenetelo annodato come una parrucca. Annodatelo bene stretto ogni giorno e ogni tre giorni stringetelo un poco di piú, sempre di piú; presto arresterà la tosse sollevando il palato ».

Vi solleverà anche tutto il volto costituendo un vero e proprio « tirar su la faccia ».

## Gli esercizi testa-e-collo di Cayce

Gli esercizi testa-e-collo descritti nel capitolo 6, se compiuti con costanza ogni giorno, stimoleranno la circolazione in tutto il volto, la testa e il collo. Tenete ferma la gola e la mascella e preverrete il formarsi di un doppio mento.

## Gonfiare palloncini

Questo esercizio, che io uso soprattutto per l'asma, l'enfisema e altri problemi respiratori, è un eccellente esercizio facciale per mantenere ferme le gote, eliminare le borse e mantenere elastici i muscoli attorno alle labbra.

## Cambiare espressione

Cercate di far seguire al gonfiamento di palloncini, che fa raggrinzare le labbra, sogghigni e sorrisi che tirano i muscoli in direzione opposta.

Tutte le espressioni che indicano emozioni possono essere usate per esercitare la faccia. Compitele molto lentamente e rilassate i muscoli fra un movimento e l'altro.

*Per la fronte.* Anzitutto accigliatevi, poi mostrate sorpresa. Alternate i movimenti.

*Per il naso.* Raggrinzite il naso « come un coniglio », o come se annusaste qualche cosa di sgradevole.

*Per gli occhi.* Usate gli esercizi per gli occhi del capitolo 7, in particolare lo Strizzare gli occhi.

Praticate anche l'Alzare le sopracciglia, alzandole piú che potete.

*Per le guance.* Gonfiate palloncini.

Strizzate un occhio e tenetelo cosí; poi l'altro. Mostrate disprezzo tirando la bocca da un lato e strizzando l'occhio dallo stesso lato. Fate altrettanto sull'altro lato. Ridete forte: ah, ah, ah!

Sporgete la lingua in fuori e in basso piú che potete, con forza.

*Per la bocca.* Fate gli esercizi testa-e-collo di Cayce. Tendete le labbra sui denti e allargatele in un sorriso, con forza.

Fate come i cantanti, e cantate le vocali andando su e giú lungo la scala piú forte che potete (con beneficio anche delle guance).

Oh - Oh - Oh - Oh - Oh
Ah - Ah - Ah - Ah - Ah
Eh - Eh - Eh - Eh - Eh
Ih - Ih - Ih - Ih - Ih

Sporgete le labbra piú che potete, portando il labbro inferiore oltre il superiore.

*Per il mento.* Per evitare che si formi il doppio mento, usate gli esercizi testa-e-collo di Cayce.

Controllate anche l'andamento.

*Scrivete col mento.* Mettetevi fra i denti una penna o una matita. Alzate il mento. Movete il mento in circoli e linee rette come se ve ne serviste per scrivere l'alfabeto. Poi scrivete parole col mento. Il vostro nome o « Ciao » o una qualsiasi frase. Cambiate le parole ogni giorno. Fatelo lentamente e senza troppa energia. Questi movimenti elimineranno il grasso e la mollezza del collo e del mento dando a essi solidi contorni.

Se si è in due o piú, se ne può fare un giuoco. Uno porrà domande a voce e gli altri risponderanno scrivendo col mento. Domande semplici come: « Quanti ne abbiamo oggi? ». E si risponderà con numeri.

Si può tentare di scrivere col mento sopra un foglio di carta fissato alla parete all'altezza della testa, stando in piedi o seduti. Potete anche servirvi di un pennello sottile e cercare di dipingere.

## Massaggio facciale e impacco di fango

Quando fate un massaggio, state attenti a non lacerare i muscoli o i tessuti del volto. Cayce, richiesto se il tamburellare con le dita sul tessuto del volto fosse utile « per impedire ai muscoli di afflosciarsi », rispose: « Sí. Tamburellare sui tessuti è un'ottima cosa ». (811-4)

Consultare il capitolo 9 sul « Massaggio » per il modo giusto di massaggiare il volto.

A Cayce fu chiesto:

D. 16. Come si può evitare di invecchiare nell'aspetto?

R. 16. Con la *mente.*

D. 17. Come si può evitare l'afflosciamento dei muscoli del volto? Come si può correggere?

R. 17. Col massaggio e con l'uso delle creme che abbiamo indicato, sul mento e sulla gola, attorno agli occhi e sulle aree [di afflosciamento]. Ogni tanto l'uso di impacchi di fango è ottimo ». (1947-4)

« ...circa due volte al mese... faremo impacchi di fango; sulla faccia e sul collo, sulle spalle e sulla parte superiore del collo, specialmente estendendoci sull'area della tiroide: come astringente e stimolante per una migliore circolazione nel sistema ». (1968-3)

D. 2. Devo continuare gli impacchi di fango?

R. 2. Questi fanno bene una volta tanto, non troppo spesso... Per averne beneficio faremo impacchi di fango una volta al mese ». (1968-7)

# capitolo 14

# Consigli e cure di bellezza di Cayce

## GUIDA PER LA CURA DELLA CARNAGIONE E DELLA PELLE

### Bruciature da sole

Il grande nemico di una bella carnagione è il sole. Cayce ammoní circa il non esporsi troppo ai suoi raggi:

« Non siate troppo attivi verso la metà del giorno né esponetevi troppo al sole. Le prime ore del mattino e le ultime del pomeriggio sono da preferirsi. Perché il sole, fra le undici o le undici e mezzo e le due convoglia una *eccessiva* quantità di raggi attinici che costituiscono forze distruttive per la circolazione superficiale... ». (934-2)

Per trattare le bruciature da sole, Cayce consigliò:

« Ogni buona lozione farà bene a queste scottature, come acqua di seltz o qualsiasi applicazione che agisca da balsamo in forma di qualche tipo di olio che tolga il bruciore dalle parti colpite, come la Glico-Timolina ». (3051-1)

« Non vi è di meglio del puro aceto di mele.
« Naturalmente l'uso di qualsiasi detergente o olio. Gli oli per abbronzare, l'Unguentina, o applicazioni simili fanno bene. Ma, con le dovute precauzioni, non vi è niente di meglio del puro aceto di mele ». (601-22)

Richiesto un rimedio per lo screpolarsi della pelle a causa del sole, diede questa risposta:
« Lavatevi con sapone Palmolive e stendete poi un poco di pura vaselina bianca sulle parti screpolate ». (1709-10)
« Nei casi acuti, applicate alcool canforato con un batuffolo di cotone. Una o due ore dopo, fate un bagno tiepido e poi applicate olio di arachide ». (303-33)

## PROBLEMI DI BELLEZZA

La bellezza comincia con la pulizia, interna ed esterna. Quindi suggerisco che iniziate il vostro nuovo programma di bellezza con la purificante dieta di mele descritta nel capitolo 11 sulla « Pulizia interna ».

## Difetti della pelle

A Cayce fu richiesto:
D. 1. Che cosa si può fare localmente per togliere le impurità del volto?
R. 2. ...Tenete aperta l'eliminazione. (452-2)

In un altro caso gli fu chiesto:
D. 1. Che cosa si può fare per rendere piú chiara la pelle?
R. 2. Migliorate l'eliminazione. (480-22)
D. 9. Non vi è un trattamento o un metodo che possa essere usato dal soggetto per togliere l'acne dal volto?
R. 9. La generale costruzione delle forze del corpo e lo stabilirsi di una giusta coordinazione dell'eliminazione. A poco a poco l'acne sarà rimossa.

« Si possono usare decoloranti o creme detergenti, ma a volte danno piú disturbo dell'acne stessa. Operate radicalmente come si fa adesso con l'uso di vapori, massaggi e raggi violetti [macchina a mano, lampada elettrica] ». (2072-9)

« Anzitutto nel rifornimento del sangue troviamo indicazioni di scarsa eliminazione attraverso il canale alimentare; e questo porta alla produzione di forze tossiche che provocano uno scarso coordinamento fra la circolazione superficiale e quella interna.

Di qui i disturbi come l'esantema, l'acne, i foruncoli, i pori dilatati, che sono stati tutti indicati ». (2154-2)

Se le eruzioni della pelle e i problemi persistono dopo un completo ripulimento interno, invece di spendere denaro in creme e lozioni, andate dal vostro medico per un controllo fisico e fatevi esaminare la tiroide. Cayce raccomandò spesso l'ingestione di 1-5 gocce di atomidina (1) per questi problemi, insieme alla correzione della dieta, idroterapia, esercizio, osteopatia e massaggi. *Ma in nessun caso l'atomidina deve essere presa senza la supervisione di un medico.*

## Dieta di bellezza

La dieta fu sempre al centro dei rimedi di Cayce per la pelle. In molte letture egli mise in guardia contro l'eccessivo consumo di carne, grassi e dolci. Insistette perché la dieta consistesse principalmente in vegetali, noci, nocciole, mandorle e simili e frutta, specialmente se si dovevano risolvere problemi di pelle.

« Dovremo attenerci ai cibi che contengono buone quantità (ma non eccessive) di calcio e di iodio. Questi saranno i piú efficaci se verranno assimilati da cibi piuttosto che somministrati in altro modo. Perché l'influenza benefica passa allora attraverso l'intera attività di assimilazione e distribuzione delle energie. E con questa assimilazione si diffonde nel corpo ». (619-10)

(1) L'atomidina (iodio atomico) è uno iodio molecolare di cui abbiamo parlato nei primi capitoli. Per rifornirvene scrivete al *Membership Service*, ARE (vedi alla fine di questo libro per l'indirizzo).

## Lozioni, saponi ecc. per il volto e per il corpo

Una ragazza di 16 anni chiese a Cayce: « Che cosa devo fare per migliorare le condizioni della pelle del volto e della schiena, della cute e dei capelli? ».

R. 5. Almeno una volta la settimana, dopo un buon esercizio di tutto il corpo seguito da un bagno, massaggiate il dorso, il volto, il corpo, gli arti con puro olio di arachide. Questo farà bene alla bellezza. *E sappiate che se prenderete ogni giorno due mandorle, non avrete mai difetti di pelle, non sarete mai soggetta al cancro né a quelle cose che portano imperfezioni nelle forze stesse del corpo.* E *con i massaggi di olio una volta la settimana non avrete mai reumatismi né quei disturbi concorrenti* per inerzia del fegato e dei reni. [Corsivo nostro]. (1206-13)

« Per procurarsi e mantenere una buona carnagione — per la pelle, le mani, le braccia e il corpo — preparerete un composto da usarsi come massaggio almeno una volta o due alla settimana.

A 180 gr. di olio di arachide aggiungere:

| | |
|---|---|
| Olio di oliva | 60 gr. |
| Acqua di rose | 60 gr. |
| Lanolina disciolta | 1 cucchiaio |

Questo sarà usato dopo un bagno tiepido nel quale il corpo sia rimasto per almeno quindici o venti minuti, dando al corpo [durante il bagno] un massaggio completo con un buon sapone, per stimolare le forze del corpo stesso. Qualsiasi buon sapone neutro può essere usato per questo.

Poi massaggiate con questa soluzione dopo averla bene scossa. Naturalmente questo [quantitativo] sarà sufficiente per parecchie volte. Scuotere bene e metterlo in un piattino dove potrete intingere le dita. Cominciate con il volto, il collo, le spalle, le braccia; e poi tutto il corpo sarà completamente massaggiato con la soluzione, specialmente sugli arti e sulle aree dei fianchi e del diaframma.

Questo non solo avrà un effetto stimolante insieme con gli altri trattamenti indicati [idroterapia, massaggio e osteopatia] fatti ogni tanto, e darà al corpo una buona base per stimolare la circolazione superficiale, *ma la soluzione sarà utile per mantenere la bellezza del corpo, ossia per tenerlo immune da difetti di ogni natura* ». (1968-7)

« A un cucchiaio di burro di cacao fuso aggiungere, mentre è ancora liquido:

| | |
|---|---|
| Acqua di rose | 1 cucchiaio |
| Tintura di benzoino | 1 cucchiaio |

Servitevene per massaggiare i tessuti. L'attività di questi ingredienti *ravviverà* e aiuterà: insomma sarà questo un ottimo purificatore della pelle per chiunque ». (1016-1)

D. 6. Come posso evitare le eruzioni della pelle?

R. 6. Mantenete una buona eliminazione e usate cosmetici che non siano troppo astringenti.

« Nella dieta guardatevi dai troppi grassi di ogni natura e dagli zuccheri, e mantenete una buona eliminazione ». (1206-15)

D. 5. Quale sapone, quale sistema detergente, quali creme e trucchi sono meno dannosi e piú efficaci per migliorare e abbellire la pelle?

R. 5. Il puro sapone neutro è il miglior detergente. Come crema detergente, i prodotti Black and White sono i piú vicini alla normalità. (2072-6)

« Come lozione per il volto troviamo che una crema, quanto meno è acida, tanto piú è benefica. Se ne può fare la prova prima di usarla. Le prove al tornasole rosso e azzurro sono le migliori. Qualsiasi crema interamente alcalina e non acida è preferibile ». (275-37)

D. 8. Datemi un buon rinfrescante per la pelle.

R. 8. A mezza pinta di olio di oliva aggiungete 30 gr. di acqua di rose, poche gocce di glicerina e 30 gr. di una soluzione al 10% di alcool, e mischiatele bene. Rinvigorisce la pelle. (404-8)

## Pelle arida

D. 2. Potete suggerirmi un trattamento per la pelle arida delle mani e del corpo?

R 2. Usate qualsiasi buon olio, come olio dolce o simili, per le mani e per il corpo, che ne avranno beneficio. Ma il miglior cambiamento avverrà dai di dentro per una migliore assimilazione di ciò che si mangia, e questa sarà migliorata con gli esercizi di tendere le braccia sopra la testa o di appendersi a una sbarra. Questo non significa che dovete correre ad appendervi a una sbarra ogni volta che avete mangiato, ma che lo facciate a periodi regolari. Fate questi esercizi quando fate dell'attività perché essi stimoleranno il flusso gastrico e permetteranno a ciò che si è ingerito di fluttuare in qualche cosa; e quindi mangerete un poco di piú. (2072-14)

## Deodoranti

« L'uso di sapone puro è preferibile a ogni altro sistema deodorante. *Qualunque* deodorante che attenui la traspirazione ostacola necessariamente l'attività del sistema respiratorio e traspiratorio.

## Lentiggini

D. 3. E per le lentiggini?

R. 3. Fareste meglio a mantenere le vostre lentiggini che a cercare di liberarvene. I prodotti Black and White per la pelle sono preferibili per le efelidi, ma esse sono nel pigmento della pelle, e, se non volete provocare qualche altro disordine, non cercate di scolorirne piú di quante ne abbiate in condizioni normali. Dipendono in parte dal fegato, ma non siate troppo suscettibili alle lentiggini: a voi fanno bene. (5223-1)

## Peli superflui

D. 14. Sapreste darmi una formula per distruggere i peli superflui senza danneggiare in alcun modo la pelle?

R. 14. Una tale formula non esiste. Il risultato può essere meglio ottenuto con la dieta, e con applicazioni sulla pelle per tenere aperti i pori e migliorare l'attività corporea. (1947-4)

D. 9. Poiché la dieta non mi ha fatto andar via i peli sulle labbra, non vi è qualche cosa da usarsi esternamente per combatterli? Il tagliarli o lo scolorirli ne aumenta la crescita?

R. 9. Non radeteli, né cercate di scolorirli o di tingerli, ma usate questa miscela:

| | |
|---|---|
| Burro di cacao | 5 gr. |
| Calomelano | 0,15 gr. |
| Sale inglese | 1,3 gr. |

Mischiateli bene con mortaio e pestello. Massaggiate delicatamente questo unguento sulle zone in cui vi sono peli superflui e, dopo avervelo lasciato per quindici o venti minuti, toglietelo. Usato come unguento, toglierà i peli senza recare danno. Certo nel calomelano vi è mercurio, che è un veleno, ma in questa combinazione e in questa quantità non è sufficiente per essere assorbito e danneggiare le forze del corpo.

Dopo averlo usato, per migliorare le condizioni della pelle usate crema Black and White (2582-4)

D. 2. Come si possono togliere in permanenza i peli superflui?

R. 2. A quanto troviamo, questo dipende da una *condizione* generale che deriva dall'attività della dieta e dall'attività delle ghiandole che *fanno crescere* i peli sul corpo...

Per questo corpo, dunque, troviamo che sarebbe bene usare iodio atomico o atomidina [*da non usarsi se non dietro consiglio medico*]; una o due gocce in mezzo bicchiere d'acqua prima della colazione del mattino e la sera prima di andare a letto, per periodi di 4 o 5 giorni. Poi sospendere per una settimana e riprendere ancora...

La dieta consisterà in frutti di mare una o due volte la settimana, chiaro? Le bucce di patata o le patate molto piccole mangiate con la buccia sono preferibili alla polpa. Tutti i vegetali che comportano ferro o silicone, come melopopone, cetrioli, ravanelli, scorzonera e simili, dovrebbero fare molto spesso parte della dieta per mantenere il giusto equilibrio nell'attività delle ghiandole che fanno crescere i peli. Perché se questi cibi vengono presi con le normali attività, troveremo che non solo produrranno la *giusta* crescita dei peli ma li manterranno del loro colore naturale. Naturalmente, tuttavia, questo è un metodo molto lento e deve essere persistentemente continuato da chi lo usa. (920-2)

### Esantemi

D. 7. Che cosa provoca queste eruzioni? E si può fare qualche cosa di specifico contro di esse?

R. 7. Come abbiamo trovato e indicato, una volta messe in ordine le eliminazioni, gli esantemi dovrebbero scomparire. Sarebbe bene che ogni tanto venissero lavati con questa miscela, sebbene il bagno tenda ad aumentare l'irritazione. Ma dopo il bagno si usi questa miscela che fa molto bene per chiunque abbia un esantema o calore, o umore nel sangue.

A 60 grammi circa di acqua di rose aggiungere:

| | |
|---|---|
| Glicerina | 30 gocce |
| Soluzione di calcio al 10% | 15 gr. |

Scuotere bene e strofinare sulle mani, i polsi e le parti del corpo che sono state colpite. (555-8)

R. Dopo il bagno cospargete con polvere balsamica. Guarisce e non tende a inaridire troppo. (2752-1)

R. Poi impolverate con stearato di zinco e balsamo (una polvere di talco contenente tolú o balsamo peruviano e stearato di zinco), che troviamo preparato da Johnson e Johnson. Oppure possiamo ottenere questa combinazione dall'antica ditta Eimer & Amend. (322-5)

### Sfoghi da calore (nei bambini)

« Questo allevierà i disturbi da calore ». (2781-11)

« [E per un bambino di due anni]... darà sollievo al prurito ». (5520-6)

« Se l'irritazione della pelle continuasse, usate qualche buona polvere — come polvere di stearato di zinco — con balsamo. Si usi questo per l'esantema che colpisce parti del corpo ». (69-6)

## CAPELLI E CUTE

### Perdita di capelli, calvizie e canizie

La perdita di capelli e la calvizie, che affliggono l'80 per cento degli uomini americani, sono adesso divenute comuni anche nelle donne. Uno dei maggiori parrucchieri di New York ha riferito che per il 30 per cento le sue clienti sono calve o avviate alla calvizie. Io posso garantire l'efficacia della cura di Cayce per la calvizie in quanto ho cominciato a farmi crescere capelli nuovi all'età di settantacinque anni.

Il trattamento da me usato fu uno di quelli da lui raccomandati in molte letture.

D. 3. Qual è la causa della caduta dei capelli e che cosa si può fare per prevenirla?

R. 3. Dipende da una mancanza di attività nelle ghiandole che secernono gli elementi necessari per produrre attività in quelle parti della tiroide che agiscono sulla circolazione in quelle zone del sistema.

« La dieta influisce principalmente su questo, sebbene quelle parti dove questo è indicato debbano essere stimolate da un massaggio, che può avere le proprietà che favoriscono la circolazione della cute, come una piccola quantità di petrolio greggio. Strofinatene un poco sulla cute una o due volte al mese; dovrebbe essere sufficiente a rinnovare le cellule, se vi è la stimolazione attraverso il flusso gastrico nelle forze digestive e la stimolazione attraverso la distribuzione generale delle forze circolatorie del corpo.

« Ogni volta, dopo il massaggio con petrolio greggio, quando il petrolio è stato strofinato, lo si elimini con una soluzione di alcool di grano al 20 per cento nell'acqua ». (480-23)

Il petrolio greggio non è quello che si trova comunemente in commercio. Occorrerà quindi procurarselo dove sia disponibile. La ragione per cui l'alcool di grano è preferito a quello denaturato è che il primo « non *inaridisce* come l'alcool denaturato ». (275-30)

D. 5. Quale olio deve essere usato per la cute prima di lavarsi?

R. 5. Come abbiamo trovato (e spesso abbiamo detto) i petroli greggi sono i piú soddisfacenti per stimolare la cute, per prevenire la caduta dei capelli, per renderli piú lucidi e stimolarne la crescita. Alla frizione con petrolio deve seguire il lavaggio con alcool all'uno per venti, ma deve essere alcool di *grano*, perché gli ingredienti ustionanti e quelli che servono per denaturarlo spezzano e bruciano i capelli. (276-4)

« Cominceremo anche a prendere atomidina internamente come purificatore delle ghiandole e per stimolare l'attività della tiroide. Questa può cambiare momentaneamente la regolarità del cuore, ma se viene giustamente somministrata e le correzioni osteopatiche sono fatte con esattezza, troveremo cambiamenti operati nelle attività dell'epidermide e collegati o correlati ai capelli ». (3904-P-1)

### Trattamento alternato

« Per la cute prepareremo una cuffia molto aderente — di tela cerata — da usarsi una volta la settimana lasciandola durante la notte, dopo che la cute è stata massaggiata con puro grasso di maiale. Non quello che è stato mischiato con sostanze vegetali, ma puro lardo di maiale. Massaggiatelo alla sera e dormite con esso sui capelli e sulla cute usando la cuffia come protezione. Al mattino fatevi un completo shampoo con olio di oliva, massaggiando poi la cute con vaselina bianca tagliata con un poco di soluzione di alcool appena sufficiente per depurarla; circa una goccia di alcool di grano in un'oncia di acqua, quanto basta per cambiarne l'attività. [O quanto basta per lavare via la maggior parte della vaselina dai capelli]. (3904-1)

Un miglioramento di dieta può anche aiutare a stimolare l'attività ghiandolare per superare la calvizie, e Cayce raccomandò questa dieta:

« Mangiate piú frutti di mare, piú carote e — sebbene per essi debbano essere scelti certi periodi — piú cipolle e aglio ». (3904-1)

« Usate diete che comportino iodio nelle sue forme naturali. Usate solo sale di mare e molti frutti di mare.

Non troppi dolci. Prendete il rosso dell'uovo, ma non la chiara ». (4056-1)

« Nella dieta usate minestre di bucce di patate irlandesi, e, molto spesso, verdure crude come lattuga, sedano, crescione, ravanelli, cipolle, foglie di senape e tutte quelle che possono essere preparate in insalata. Le carote, unite a queste, renderanno lucenti gli occhi e miglioreranno la vista in genere ». (4086-1)

La pulizia interna fu anche raccomandata da Cayce per la cura della calvizie:

« Ottenete la completa evacuazione del canale alimentare almeno una volta al giorno, e almeno una volta al mese purificate il colon con un clistere profondo. Potete farvelo da soli purché usiate un tubetto che raggiunga il colon...

State molto attenti all'eliminazione generale.

Tenetevi lontani da cose come bevande alcooliche, acque gasate e simili e avrete migliore salute e migliore circolazione superficiale ». (4086-1)

D. 2. E per impedire ai capelli di incanutire o di cadere?

R. 2. Non preoccupatevi dei capelli, teneteli solo in ordine e lisci. Trattateli spesso col tonico Drene o col tonico all'olio di oliva, facendo seguire una lavatura con petrolio greggio e sapone al catrame. Questo, pur irritandovi dapprima, manterrà le migliori condizioni per il corpo. (5261-1)

## Per aumentare la crescita dei capelli

D. 5. Che cosa dovrebbe fare il corpo per far crescere i capelli sulla fronte?

R. 5. Lí non possono esservi molto giudizio e, insieme, molti capelli, chiaro? Si può tuttavia avere un giovamento usando frizioni di vapore o di listerina che manterranno i capelli in sane condizioni normali, chiaro? (257-11)

D. Che cosa può rendere piú folti i capelli?

R. Massaggiate la cute con petrolio greggio, *pulendola* poi con una soluzione al venti per cento di alcool di grano. Questo renderà folti i capelli e assicurerà le migliori condizioni per la cute. (4501-1)

## Shampoo e tonici

D. 6. Quale sapone bisogna usare per lavare i capelli?

R. 6. Preferibilmente quelli che contengono catrame come base o che comunque contengono catrame e glicerina...

D. 7. Quale tonico per capelli farebbe bene alla mia cute?

R. 7. Preferibilmente l'alcool, che abbiamo indicato, perché è il principio attivo in tutti i tonici dell'industria. Cosí questo, nel suo stato perfetto, senza l'aggiunta di altri oli, va bene. Seguito, naturalmente, da una leggera frizione con pura vaselina bianca. (276-4)

## Forfora

D. 5. Vi è un qualche speciale trattamento per la forfora? E può essere curata?

R. 5. Se userete questo, potrete curarla perfettamente. A 120 gr. di acqua pura aggiungete 20 gocce di alcool all'85%, con due gocce di olio di pino. Strofinatelo su tutta la cute cosí da ottenere la giusta reazione. Poi, quando è ancora umida, massaggiate completamente la cute con una piccola quantità di vaselina bianca. Infine lavatevi la testa con sapone al catrame. Fatelo una volta alla settimana e la forfora scomparirà. (261-2)

## Massaggio della cute e dei capelli

Non trascurate l'importanza dell'esercizio e del massaggio per mantenere una chioma bella e folta. Gli esercizi testa-e-collo di Cayce sono eccellenti per stimolare la circolazione. E lo strisciare del gatto e la rotazione del busto, descritti e illustrati nel capitolo 6 (figg. 5A e 5B) stimoleranno le ghiandole con beneficio dei capelli, della pelle e delle unghie.

Per massaggiare la cute, ponete su di essa le punte delle dita. Poi movete la cute stessa su e giú in circoli, ma senza strofinare: lo scopo è di sciogliere la cute dal cranio e di aumentare la circolazione.

A volte troviamo che Cayce raccomanda il massaggio della cute fatto in questo modo.

« Durante questo periodo fate un completo massaggio alla cute con petrolio greggio usando il vibratore elettrico con l'ordigno di suzione. Questo deve essere fatto completamente, senza fretta, per almeno trenta o quaranta minuti comprendendo il massaggio con petrolio greggio, e poi l'applicazione di vaselina bianca e poi il vibratore elettrico con la coppa di suzione ». (4056-1)

Cayce prescriveva al paziente di ripetere il processo dopo cinque giorni durante i quali egli doveva prendere ogni mattina una goccia di atomidina.

Poi, dopo un riposo di due settimane, un'altra serie completa, ma « fra le due serie, lasciate passare due settimane. Facendo cosí troverete che, in sei o otto mesi, comincerete a stimolare le attività per la crescita dei capelli ».

*L'atomidina, raccomandata da Cayce in 610 letture perché, diceva, « purificherà il sistema ghiandolare cosí da resistere alle influenze contrarie » (1521-2), non deve essere presa senza la prescrizione di un medico. Possono esservi gravi pericoli nello stimolare troppo la tiroide senza la supervisione di un professionista.*

# OCCHI

## Per migliorare la vista

Vi sono numerose raccomandazioni di Cayce per migliorare la vista e per fare affiorare la piena bellezza delle « finestre dell'anima ».

« Prendete molte carote, piselli e fagiolini, cipolle e barbabietole ». Dovevano essere presi tutti i giorni. « Hanno una diretta influenza sull'applicazione di ciò che è assimilato dalle forze ottiche ». (3552-1)

« Agiungete alla dieta circa il doppio di arance, limoni e cedri come parte della dieta attuale. E una grande quantità di carote, specialmente combinate con gelatina, se volete aiutare e rafforzare i nervi ottici e le tensioni tra il sistema simpatico e il cerebrospinale ». (5401-1)

D. 1. Come posso migliorare la vista?

R. 1. Quando eliminiamo la pressione delle forze tossiche, miglioriamo la vista. Anche gli esercizi della testa e del collo sono molto utili. Fateli regolarmente e non solo qualche volta, saltuariamente: fate questi esercizi regolarmente ogni mattina e ogni sera per sei mesi, e vedrete una grande differenza. Stando seduti eretti, piegate per tre volte la testa in avanti e per tre volte indietro, tre volte a destra e tre volte a sinistra, e infine fate ruotare la testa tutt'intorno per tre volte. Non affrettatevi, ma fatelo con calma. Avrete buoni risultati. (3549-1)

D. 2. Come posso rafforzare gli occhi cosí da non dover piú portare gli occhiali?

R. 2. Con gli esercizi della testa e del collo all'aperto, passeggiando per venti o trenta minuti ogni mattina. Ma non fatelo una mattina dicendo poi: « Oggi piove e io non posso uscire », o « Oggi devo andare da un'altra parte », e pensando che queste condizioni di forza maggiore vi dispensino dal fare la passeggiata mattinale. (2533-6)

D. 1. Qual è la migliore dieta per questo corpo?

R. 1. La dieta bene equilibrata. Usate spesso verdure crude preparate con gelatina, almeno tre volte la settimana. Preferite quelle che crescono sopra la terra a quelle che crescono sotto la terra. Quando le preparate includetevi le carote, specialmente quella parte piú vicina al sommo. Questa parte può apparire piú dura e meno piacevole, ma porta con sé le energie vitali, *stimolando le reazioni ottiche* fra i reni e i nervi ottici. (3051-6)

## Occhi affaticati

D. 1. Che cosa bisogna fare per riposare gli occhi?

R. 1. Bagnateli con una debole soluzione di glicotimolina. Usate una tazzina per gli occhi con due parti di acqua distillata (preferibilmente) e una parte di glicotimolina. Questa irritazione fa parte del disturbo dei reni che proviene dal disordine delle forze digestive. (3050-2)

« Useremo murina per lavare gli occhi stanchi, circa una volta alla settimana, preferibilmente la sera del sabato o la mattina della domenica cosí che gli occhi possano riposare nel periodo successivo. Questo è solo come stimolazione del flusso delle membrane mucose attorno al globo oculare. (1968-3)

## Per i granuli delle palpebre

D. Che cosa bisogna fare per i granuli delle palpebre?

R. Usate una debole soluzione di acido boracico. Circa due volte la settimana usate gli impiastri di patate grattugiate applicati all'occhio per una sera. (409-22)

(Vedi il capitolo 11, « Pulizia interna », per le istruzioni con cui preparare gli impacchi di patata).

## Orzaiuoli e infiammazioni

Non molto tempo fa, una donna di Riverside, nell'Illinois, riferí a Virginia Beach che gli impacchi di olio di ricino caldo sono efficaci nel trattamento degli occhi. « Ho visto subito come gli impacchi di olio di ricino caldo tolgano l'infiammazione degli orzaiuoli, avendo provato questo trattamento, su base limitata, sulla mia famiglia ».

L'estate scorsa ebbi un ascesso a un occhio, che non rispondeva né ai trattamenti con glicotimolina né agli impacchi di patata cruda, ma guarí benissimo con impacchi caldi di olio di ricino.

Altri hanno riferito miglioramenti nei primi stadi della cataratta quando furono trattati con impacchi di olio di ricino.

# BOCCA E DENTI

## Per prevenire la perdita dei denti

D. 10. Datemi una cura per i denti, cosí che possa mantenerli sani.

R. 10. Usate come *massaggio per le gengive e per i denti* una combinazione in parti eguali di *comune sale da tavola e bicarbonato di sodio*; circa una volta al mese aggiungere solo una goccia di cloro a mezzo litro d'acqua e sciacquare con essa la bocca. *Non* inghiottite, ma sciacquatevi la bocca e poi lavatevi i denti. Questo li preserverà e aiuterà anche a empire le cavità. (2981-2)

D. 6. Come prevenire la perdita dei denti [che ho avuto in modo imponente negli ultimi tre anni]?

R. 6. Non trascurateli e aggiungete ogni tanto della atomidina al sistema per mantenere meglio il controllo dell'attività delle ghiandole che provocano la circolazione nei denti e nella parte strutturale del corpo. Una goccia per 5 giorni consecutivi e poi una pausa di 2 settimane. E poi ancora, per tutto un anno: avrete i denti in ottime condizioni se farete attenzione al resto. (5313-4)

D. 3. Qual è il miglior modo per avere cura dei denti?

R. 3. Fate attenzione locale e non trascurateli. Usate una soluzione in parti eguali di sale e bicarbonato di sodio per massaggiare le gengive e i denti. Non usare lo spazzolino (per massaggiarli), *ma il vostro dito*. (3484-1)

D. 2. Questi denti si formano normalmente?

R. 2. Vanno molto bene. Una debole soluzione di Ipsab per le gengive abbasserebbe la pressione e favorirebbe la normale attività delle ghiandole salivali e rafforzerebbe i tessuti della bocca. Massaggiate le gengive con un batuffolo di cotone intriso nella soluzione. Questo, inoltre, aumenta il sale, il calcio e lo iodio per l'attività delle ghiandole della bocca e del collo. (299-2)

« Inoltre, durante questo periodo della formazione dei denti, prendete sufficienti quantità di iodio nei cibi, come pure di calcio e cosí via. Si troverà che un massaggio delle gengive fatto ogni tanto con quelle proprietà conosciute come Ipsab sarà utile... perché questi processi sono portati avanti attraverso l'attività della tiroide ». (314-2)

D. 5. Che cosa posso fare per mantenere i miei denti tutta la vita?

R. 5. Non potete, perché questi hanno già cominciato a richiedere attenzione locale. Se verrà mantenuto il giusto equilibrio nelle vitamine, sarà di aiuto; ma queste precauzioni dovrebbero cominciare... ebbene, dovrebbero cominciare proprio durante il periodo della gestazione, ma per un corpo dovrebbero cominciare almeno nel primo o nel secondo anno di vita.

« La cura generale dei denti con un buon dentifricio, come pure un buon massaggio per le gengive saranno utili. Usate l'Ipsab almeno due volte alla settimana per le gengive... Massaggiatevi le gengive con Ipsab, e avrete una maggiore probabilità per mantenere i denti molto a lungo ». (3436-1)

Cayce aveva alcune idee molto originali sui denti. A esempio diceva: « I cicli cambiano per i denti durante il secondo anno di ogni ciclo di sette anni. Durante questo anno prendete almeno 3 o 4 serie di dosi di Calcios o di un suo equivalente, per supplire il calcio, e aiuterete non solo i denti ma anche le attività della tiroide ». (3051-2)

Il Calcios, una forma di calcio facilmente assimilabile, non viene piú preparato, ma si può ottenere lo stesso effetto con l'ingestione di cibi ricchi di calcio, specialmente vegetali e semi.

## Mal di denti e di gengive

In una delle sue trance, Cayce ebbe la formula e il nome di un preparato detto Ipsab, che viene adesso preparato e venduto al minuto. Cayce raccomandava l'uso dell'Ipsab in molti disturbi delle gengive e dei denti. L'ingrediente principale è la scorza di frassino spinoso, che gli Indiani chiamano « scorza del mal di denti », e alla quale Cayce si riferiva con la stessa espressione.

In una lettura diede questa ricetta:

« A 180 gr di acqua distillata aggiungere 60 gr. di scorza di frassino spinoso. Ridurre scaldando fin quasi al bollore, senza bollire, fino a 60 gr.. Filtrare e aggiungere sale comune in polvere fino ad avere una pasta sottile. Sciacquare o frizionare le gengive con questa, una volta ogni due giorni fino alla cessazione del dolore ». (4436-2)

Un'altra versione è in forma liquida e contiene, oltre agli ingredienti indicati, cloruro di calcio, menta piperita e iodio.

« Useremo lo stesso [Ipsab] non sul cotone, per questo corpo, ma sul dito, per massaggio; non solo per le gengive dove ci sono i denti, ma anche dove non ci sono. E troveremo che la stimolazione delle attività della gola stessa, delle ghiandole salivali e perfino dell'area delle tonsille verrà materialmente aiutata dall'attività della combinazione del calcio con lo iodio, come pure dagli antisettici che provengono dalle forze vegetali combinate con il cloruro di sodio ». (569-23)

## Gengive sanguinanti e stomatite aftosa

« Usate Ipsab per tenere *i denti puliti dal tartaro* e [*per curare le gengive sanguinanti*]. (257-13)

Il seguente è il trattamento degli inizi dei casi acuti in cui l'infezione è presente, le gengive sanguinano e i denti tentennano ma non senza rimedio.

1. Massaggiare completamente le gengive per cinque minuti, due volte al giorno, con Ipsab. Applicare ripetutamente una generosa quantità di Ipsab sulla punta dell'indice e massaggiare vigorosamente le gengive su tutta la superficie. Nei casi estremi, prendete un piccolo batuffolo di cotone bene im-

pregnato di Ipsab e usate un paio di pinzette per strofinare questo cotone imbevuto tra le gengive e i denti che tentennano. Questo assicurerà il contatto dell'Ipsab con gli organismi crescenti. Dopo il massaggio, sciacquare la bocca con una soluzione non diluita di glicotimolina, seguita da acqua di rubinetto. *Non inghiottite alcuna di queste soluzioni.*

2. Spazzolatevi i denti una volta al giorno, la sera, prima di coricarvi, con una mistura composta di sale comune e bicarbonato di sodio in parti eguali. Spazzolatevi i denti ogni mattina, dopo la colazione, con un buon dentifricio.
3. Mangiate ogni giorno un'abbondante insalata di verdure crude.
4. Fate curare dal dentista ogni dente cariato.

L'Ipsab è stato molto efficace in molti casi di stomatite aftosa. Un altro rimedio di Cayce, che molti medici hanno trovato egualmente efficace, è l'applicazione di atomidina con un tampone di cotone sulla stomatite aftosa, combinata con frequenti lavaggi della bocca con glicotimolina mischiata con acqua. Strofinate anche la stomatite con glicotimolina pura. A questo proposito, ecco quello che scrisse il Caso 257: « Non so se è il massaggio delle gengive con Ipsab o se è il frequente e regolare lavaggio della bocca con glicotimolina, ma non ho piú avuto queste terribili stomatiti aftose a cui ero abituato... ».

Altri sciacqui della bocca frequentemente raccomandati da Cayce erano la listerina e il lavoris.

Abbiamo anche trovato che l'olio di ricino ha poteri risanatori per tutte le membrane mucose, comprese quelle della bocca, e molti pazienti hanno riportato buoni successi con il suo uso nelle stomatiti aftose.

## Piorrea

D. 1. Che cosa posso fare per la mia piorrea alveolare?

R. 1. Usate regolarmente Ipsab ogni giorno e sciacquatevi la bocca con glicotimolina. (5121-1)

« Le gengive scollate e le tendenze alla piorrea si possono alleviare con l'uso continuo di Ipsab come massaggio per i denti e le gengive. Queste devono essere anche trattate localmente con gli attrezzi del dentista [e anche] con piccoli tamponi di cotone imbevuti di Ipsab e applicati nelle aree affette, alla base o all'orlo delle gengive ». (3696-1)

« Questo *purificherà* e aiuterà tale condizione favorendo la correzione del disturbo dove vi è stato indebolimento dei denti o dello smalto dei medesimi ». (1026-1)

Il Caso 257, già citato, scrisse quanto segue nella stessa lettera: « Grazie all'Ipsab, i 18 denti che avrei dovuto perdere circa 5 anni fa secondo la prognosi di due dentisti dell'Ohio, sono ancora tutti al loro posto. Devo ancora combattere la piorrea, ma adesso mi basta usare l'Ipsab una volta la settimana, e *qualche settimana mi dimentico di farlo* ».

## Altri disordini dei denti

D. Come posso impedire che i denti si logorino?

R. Seguite una dieta a reazione alcalina; molto succo di arancia con un poco di succo di limone, a esempio quattro parti di succo di arancia e una parte di limone; pompelmi, vegetali crudi, bucce di patata... (365-3)

« Per disturbi locali usate Ipsab come massaggio per le gengive; usatelo tre volte la settimana. Poi usate un buon dentifricio; preferibilmente uno che abbia le stesse combinazioni chimiche dell'Ipsab, ma senza iodio: Ipana ». (3051-1)

D. 23. Che cosa causa la pellicola grigia sui denti?

R. 23. L'equilibrio chimico del sistema e l'emissione o scarica del respiro nei polmoni. Questo è la fonte da cui le scorie sono tolte dal sistema, e cosí, passando attraverso i denti, ve ne rimangono le tracce. Tenendoli puliti con una combinazione di parti eguali di *carbonato di sodio e sale almeno* tre o quattro volte la settimana, essi [i denti] saranno liberati dal disturbo. L'uso di Ipsab per risciacquare la bocca e le gengive sarà di ulteriore aiuto per mantenere la pulizia, insieme all'uso di un buon dentifricio una o due volte al giorno. [Corsivo nostro]. (457-11)

D. 2. Che cosa si può fare per i suoi denti, nelle presenti condizioni dello smalto? Sono dovute alla sua dieta, o il dentista può provvedere in qualche modo?

R. 2. ...Includeremo nella dieta, due volte al giorno, quelle proprietà che si trovano nel Calcios. [Aumentate i cibi ricchi di calcio: il Calcios non viene piú prodotto]. Questo porterà molto beneficio. [Prendetene] circa mezzo cucchiaino raso, due volte al giorno, *con* i cibi. (903-31)

D. L'oro in bocca contribuisce a dare una sensazione di amarezza?

R. Sí. Nessun dente dovrebbe essere riempito con metalli pesanti, come l'oro. (325-55)

« Quando vi sono indizi che sacche di pus si sono formate alla radice del dente, eliminatele, perché sono solo un magazzino di veleni ». (325-54)

## Alitosi

L'alito cattivo, nella maggior parte dei casi, proviene da eliminazione insufficiente e/o da denti guasti. Cayce raccomandava la pulizia interna con irrigazioni del colon, impacchi, una dieta bene equilibrata, e, in molti casi, l'ingestione di glicotimolina in acqua come antisettico intestinale.

D. 1. Come posso liberarmi del cattivo alito?

R. 1. Migliorando la vostra alimentazione. Prendete della glicotimolina come antisettico intestinale, due o tre volte al giorno. Mettete sei gocce di glicotimolina nell'acqua. È una liberazione per i polmoni, per le forze del corpo, dai veleni che influiscono sull'attività cellulare, o attraverso il corpo, per le forze della linfa che diventano fecali. (5198-1)

## UNGHIE

Una giusta dieta, una buona eliminazione e una buona circolazione sono essenziali per la crescita delle unghie e il loro mantenersi in buono stato. Bisogna stare particolarmente attenti ad avere, nella dieta, adeguati quantitativi di calcio e di minerali. Nei casi estremi fatevi controllare dal vostro medico il metabolismo della tiroide.

Un rimedio di Cayce per la cura delle unghie ha aiutato molti pazienti.

D. 1. Che cosa devo fare per le mie unghie che si spezzano?

R. 1. Massaggiate il dito, attorno alla cuticola, con atomidina. Questo tenderà a colorirlo per un po', ma, con i trattamenti indicati, e le frizioni [massaggi] e le diete, e usando questo una o due volte la settimana cosí da permettere la crescita, avremo dei miglioramenti... (3025-1)

Per l'immissione di calcio, in questo caso, Cayce raccomandava il Calcios (un preparato di calcio già menzionato che non viene piú prodotto) e un preparato antiacido, l'Acigest (che pure non viene piú prodotto): mezzo cucchiaino sciolto in un bicchiere di latte non bollito, preferibilmente omogeneizzato. Vi sono sul mercato altri antiacidi di simile composizione chimica.

D. 9. Che cosa devo fare per impedire alle unghie di spaccarsi?

R. 9. Aggiungere le vitamine necessarie cosí che le forze ghiandolari, e specialmente della tiroide, siano migliorate.

Prendete ogni tanto poche gocce di atomidina, diciamo una volta al mese, subito prima del periodo mestruale: una goccia di atomidina in mezzo bicchiere d'acqua prima della colazione del mattino, per tre o cinque giorni.

Massaggiate anche le unghie con atomidina. Sul principio si macchieranno un poco; ma col migliorare del sistema, le cose saranno diverse. (2448-1)

D. 3. Che cosa provoca le profonde rigature del pollice e qual è il trattamento?

R. 3. Sono le attività della forza ghiandolare; l'aggiunta di cibi che portano grandi quantitativi di calcio migliorerà la condizione .. Prendete spesso il collo di pollo e masticatelo. Cuocete bene i piedi e il collo di pollo, e troveremo che aggiungono calcio al corpo. Mangiate anche lische di pesce, ad esempio quelle del pesce in scatola. E anche pastinaca e scorzonera; naturalmente nelle loro stagioni. Cacciagione di ogni genere, ma masticatene le ossa... ». (5192-1)

D. 2. Che cosa bisogna fare per correggere l'abitudine di rodersi le unghie?

R 2. Questo è effetto di nervosismo, per il rodío interno che è stato indicato e che è esistito per qualche tempo nel sistema, chiaro? E con queste correzioni e con la tendenza del corpo a essere vigile e ad aver cura di sé questa [abitudine] può essere eliminata... Perché, se rimoviamo la causa, l'abitudine può essere piú facilmente mutata. *Infatti correggiamo le abitudini formandone delle altre. E questo è vero per tutti.* [Corsivo nostro]. (475-1)

# PIEDI E GAMBE

## Callosità, calli e duroni

D. 8. Che cosa provoca le callosità sui piedi, e che cosa bisogna fare se si rinnovano?

R. 8. Questo avviene per irritazione; e la cosa migliore per ridurle, a quanto abbiamo trovato, consiste in un massaggio con bicarbonato di sodio bagnato con spirito di canfora. Questo farà bene per chiunque abbia zone callose, perché le rimoverà interamente. (276-4)

« Bagnatevi la gamba, dal ginocchio in giú, in olio di oliva caldo. Poi applicate una soluzione satura di spirito di canfora e bicarbonato di sodio. Cospargete bene, in uno strato sottile, chiaro? Bendate con il panno *leggero* tutta la gamba e il piede, chiaro? Lasciate cosí per tutta la notte, chiaro? ». (3776-13)

D. 3. Che cosa posso fare per curare le callosità del mio piede sinistro?

R. 3. Troveremo che un'applicazione al mattino e alla sera [farà bene], non fissandola, ma massaggiando completamente: e questo significa non spalmarla soltanto e lasciarla cosí, ma massaggiare per tre o cinque minuti. Dapprima, per cinque o dieci giorni usate comune bicarbonato di sodio impregnato di spirito di canfora. Poi, dopo che questo è stato usato fino a rimuovere l'irritazione, usate parti eguali di olio di oliva e tintura di mirra, e il piede diverrà come quello di un bambino. Massaggiare sulla parte in cui vi è il disturbo. (574-1)

## Unghie dei piedi incarnite e infettate

« Queste... [le unghie incarnite] risponderanno ad applicazioni di bicarbonato di sodio e spirito di canfora, mettendone una piccola quantità su cotone, o sola, sotto l'estremità dell'unghia, presso la parte irritata. Questo, se usato di giorno o di notte, eliminerà il disturbo ». (1770-4)

« ...Per i disturbi delle dita e delle unghie usate bicarbonato di sodio impregnato di olio di ricino. Mettetelo nei punti in cui le unghie incarnite vi fanno male. Questo può provocare dolore in un primo momento, ma frizionate con spirito di canfora. Ne potrà derivare un irruvidimento, ma il corpo sarà liberato dalle sue tendenze all'unghia incarnita ». (5104-1)

« Una volta la settimana useremo l'atomidina come massaggio per la pianta del piede e come medicazione per le unghie dei piedi... questo guarirà le unghie incarnite. Sollevate l'unghia e inserite batuffoletti di cotone impregnati di atomidina sotto il margine dell'unghia stessa. Fatelo almeno una volta la settimana ». (2988-1)

D. 1. [Che cosa si può fare] per un'unghia infettata?

R. 1. Le applicazioni suggerite saranno utilissime, ma come unguento useremo vaselina carbonata e poi unguento Cuticura. (5068-1)

## Tricofizie del piede

Un paziente riconoscente scrisse: « Solo due righe per dirvi che ho scoperto un nuovo uso per la buona, vecchia *atomidina*: ha completamente guarito la mia tricofizie del piede. Ricordavo il vostro avvertimento di non mettere mai bendaggi sopra una piaga dopo avere applicato l'atomidina, cosí mi sono assicurato che le dita fossero bene asciutte e aereate prima di mettermi le calze e le scarpe. Ha funzionato miracolosamente ».

Pure raccomandato, per la tricofizie del piede, in un gran numero di letture di Cayce, è l'unguento di Ray, una lozione fatta di nuiolo, olmo riccio, olio di sassofrasso e cherosene puro.

## Dolori dei piedi e degli arti

« Se i piedi e gli arti fanno molto male, applicheremo impacchi di verbasco sopra queste zone delle caviglie e del piede. Poneteli a caldo e poi avvolgeteli con una imbottita o con ovatta per mantenere il calore. Applicate questi impacchi almeno due volte al giorno. Preferibilmente usate il verbasco verde e fresco. Questo verrà schiacciato, messo in acqua molto calda e lasciatovi per alcuni minuti, poi tratto fuori e applicato, fra due garze, sulla parte affetta ». (2227-3)

## Pelle arida dei piedi

D. 5. Che cosa provoca eccessiva aridità o desquamazione della pelle delle piante dei piedi?

R. 5. La scarsa circolazione. Di qui la necessità di massaggi e di frizioni con olio, che, naturalmente, si estenderanno alla gamba e specialmente al piede tonificando le forze muscolari e la cavità del piede stesso. [Olio di arachide e di oliva in parti eguali]. (1770-5)

## Piedi piatti

« Ogni sera, prima di andare a letto bagnarsi i piedi e le gambe fino al ginocchio in acido tannico molto diluito, che, per questa condizione, può essere ottenuto nel miglior modo dai fondi di caffè. Quando sono pronti metteteli in 5 litri circa di acqua. Fate bollire per cinque minuti, versate e fate raffreddare abbastanza perché il piede possa esservi immerso. Massaggiate la gamba e il piede, specialmente i talloni, gli archi e le dita, per tutto il tempo in cui sono immersi, chiaro? Naturalmente dovrà essere usata l'intera quantità. Togliete i fondi e tenete i piedi nell'acqua per venti minuti.

« Dopo averli tolti dalla soluzione, massaggiateli con questo composto per 5-10 minuti, mettendo gli ingredienti nell'ordine dato:

| | |
|---|---|
| Olio bianco russo | 0,25 lt. |
| Olio riccio | 60 gr. |
| Alcool | 120 gr. |
| Olio di sassofrasso | 3 gocce |
| Tintura di capsico | 2 gocce |

« Massaggiare solo con la quantità che la pelle può assorbire. Scuotete continuamente la soluzione perché l'olio di sassafrasso tenderà a venire alla superficie, chiaro? Versatene una piccola quantità in un piattino e massaggiate il piede e la gamba fino al ginocchio compreso. E fatelo da soli. E vi libererete da ogni disturbo, mentre il corpo ne avrà beneficio sotto molti rispetti. Camminerete per dieci miglia invece che per cinque ». (386-3)

D. 2. Qual è la migliore cosa da fare per questi piedi piatti?

R. 2. Trattateli osteopaticamente. Cinque trattamenti correggeranno il disturbo. (1735-1)

## Vene varicose

« Gli stati acuti che oggi danno piú disagio sono quelli delle vene varicose... che appesantiscono e stancano il corpo. Grande è la pena causata quando il corpo sta a lungo in piedi, non solo nelle cosce e nelle gambe, ma anche nei piedi.

« Questa pressione generale, con il corpo teso, causa la pressione dei nervi che per riflesso diviene aggravante per tutto il corpo.

« Questo, naturalmente, si riflette in parte sulle condizioni generali in cui la superacidità ha causato il male. E ha causato un'attività irregolare anche nei reni.

« Come troviamo attualmente, queste pressioni che esistono nell'asse lombare e sacrale, come pure nelle zone inferiori — o termine coccigeo della spina dorsale — sono le aree che richiedono la massima correzione per alleviare le tendenze della circolazione che porta il sangue lungi dal cuore e tuttavia è cosí lenta nel riportarvelo, causando cosí l'allargamento delle vene negli arti inferiori.

« Prenderemo anche tè di verbasco. Questo dovrebbe essere fatto con foglie fresche, tenere e verdi. Versare ½ litro circa di acqua bollente su 30 gr. di foglie di verbasco e lasciare macerare per venti o trenta minuti. Poi filtrare e mettere in frigo per mantenere fresco il liquido. Prendetene ogni giorno 30 gr. o 45 gr. circa. Preparatelo fresco almeno ogni due o tre giorni. Continuate, e questo aiuterà la circolazione, l'eliminazione degli elementi acidi del sistema e la circolazione nelle vene malate.

« Quando potete riposare, applicate gli impacchi caldi di verbasco sulle zone del ginocchio e lungo le cosce, e proprio sotto il ginocchio, dove le vene sono piú colpite. Ma il tè preso internamente è piú efficace.

« Tenete attiva l'eliminazione.

« Massaggiate i piedi e gli arti inferiori ogni giorno, con una soluzione di acido tannico, preferibilmente con quella ottenuta dai fondi di caffè — che contiene un debole acido tannico e ha altre proprietà benefiche — intendiamo il caffè, chiaro? Bolliteli e usateli, al pari del liquido, per bagnarvi i piedi, la sera.

« Fate una cura osteopatica dell'asse lombare-sacrale e dell'area del coccige; e coordinate il resto del corpo per la stanchezza e per il rilassamento dei nervi quando avete fatto tutto ciò ». (243-38)

(Vedi anche gli esercizi nel capitolo 7 per le gambe, i piedi e le caviglie; e i semicupi nel capitolo 10).

D. 4. Da che cosa derivano questi terribili dolori nelle dita dei piedi presso il mignolo, specialmente nel piede sinistro?

R. 4. Dalla scarsa circolazione negli arti inferiori. Le vene varicose, naturalmente, non riescono a portare la circolazione, causando il gonfiore degli arti e il disturbo del corpo. (243-39)

## NEI, VERRUCHE E CISTI

D. 3. Quale trattamento potrebbe eliminare il neo che ho sul petto? Ed è consigliabile?

R. 3. Massaggio con olio di ricino due volte al giorno; non strofinare rudemente, ma con *delicatezza* attorno e sopra il neo. E scomparirà. (573-1)

D. 1. Si possono togliere i nèi sulla schiena? E in tal caso con quale metodo?

R. 1. A quanto troviamo, non devono essere disturbati con influenze materiali esterne.

« Il massaggio... con solo olio di ricino ne impedirà la crescita... L'insistere in questi massaggi li eliminerà totalmente ». (678-2)

D. 1. Che cosa si può fare per il piccolo neo o escrescenza molle sul lato sinistro del dorso, sotto la scapola, che a volte si irrita ed è doloroso?

R. 1. Usate una piccola quantità di olio di ricino in cui sia mischiato un poco di carbonato di sodio. Lo farà dolere per un giorno o due, ma poi scomparirà.

D. 2. Frizionando?

R. 2. Frizionando, due o tre volte al giorno per due o tre giorni non successivi. (4033-2)

La signora 934 scrisse:

« Il massaggio con olio di ricino funzionò benissimo. Quel vecchio e grosso neo bruno essiccò e cadde. Era nel mezzo della mia guancia destra e sembrava un insetto. Non ci volle molto; credo una decina di giorni ».

La signora T. L. scrisse:

« L'olio di ricino viene applicato al neo che è sul volto di mio marito e che dà segno di attenuarsi.

« Anche mia suocera usa olio di ricino per il neo che ha sul petto, e dice che adesso, dopo due settimane di applicazione, va squamandosi ».

D. 14. La piccola escrescenza sul primo dito della mia mano destra è ancora lí. Si può fare qualche altra cosa?

R. 14. Può essere massaggiata con puro olio di ricino e scomparirà, chiaro?

D. 15. Con quale frequenza?

R. 15. Circa due volte al giorno: prima di andare a letto e quando vi alzate. (261-10)

D. 1. Che cosa provoca le verruche sulla mano, e come possono essere rimosse?

R. 1. Questo... avviene per lo piú negli individui nei periodi del mutamento che proviene dalla reazione ghiandolare; ed è l'effetto della localizzazione dei centri che cercano di *crescere*, e che effettivamente crescono.

« A quanto troviamo, esse possono essere rimosse toccandole con una soluzione al 20% di acido cloridrico. Ma non strappatele quando avviene la decolorazione e quando cominciano a decomporsi. Lasciate invece che si consumino invece di strapparle, chiaro? Perché questo comporterebbe un grande rischio di infezione per l'irritazione, causando disturbi. Lasciandole stare scompariranno da sole.

« Nel toccarle con l'acido è preferibile usare un pestello di vetro (ossia un bastoncello di vetro a punta arrotondata) o uno scopettino ». (487-22)

D. 4. Qual è il miglior modo per togliere le verruche?

R. 4. Questo le toglierà gradualmente. Mettete sulla punta dell'indice parti eguali di olio di ricino e di carbonato di sodio, e massaggiate: farà un po' male, ma porterà via le verruche. (308-13)

D. 6. Come [il Caso 1179] potrà liberarsi delle sue verruche?

R. 6. Adoperi una pasta di bicarbonato di sodio e olio di ricino ben mischiati e applicati ogni sera. Nelle proporzioni da farne quasi una *gomma*; non una pasta densa, ma piuttosto una gomma, chiaro? Un pizzico con tre o quattro gocce sul palmo della mano, ben mischiati e poi applicati; poi fasciare. Può provocare irritazione dopo la seconda o la terza applicazione, ma interrompete per una sera e poi applicate ancora. Le verruche scompariranno. (1179-3)

Questo è il trattamento per una verruca della pianta del piede di P.L. H., di sei anni, fatto dalla madre, B. S. H., membro dell'ARE. « Il dott. J.A. White rimosse la verruca con un ago elettrico; dopo una settimana essa si era riformata. Io applicai una pasta di olio di ricino e bicarbonato di sodio due volte al giorno, per circa due ore, per cinque giorni. Circa sette giorni dopo osservai il piede del mio bambino, e la verruca era completamente scomparsa ».

B. L. W., di Chelan, Washington, scrisse:

« Due settimane fa, andai da un dermatologo per alcuni piccoli punti neri sul volto (circa un centinaio). Erano una forma di piccole verruche piatte che si diffondevano. Egli prescrisse una miscela acida mostrandomi, su alcuni punti del volto, come doveva essere applicata accuratamente con uno stuzzicadenti intriso nella soluzione. Quattro ore dopo, ebbi una delle peggiori reazioni che il medico avesse mai visto a questo farmaco: grandi vesciche ardenti. Eliminai l'acido e adesso uso compresse calde di olio di ricino. Sono felice di riferire che le verruche cominciano già a scomparire ».

La signora L. E. B., di West Palm Beach, Florida, mandò questo rapporto:

« Il libro su Edgar Cayce consigliava spirito di canfora per le verruche, i nèi e i calli. La mia povera maestra di musica aveva una verruca sul volto. Era divenuta cosí grande da farle cadere gli occhiali. Io le parlai di questa prescrizione. Lei la usò e la verruca scomparve. Ella invia i suoi vivi ringraziamenti per averle fatto risparmiare 50 dollari, che non aveva ».

### Unguento di piantaggine per verruche e nèi

« A quanto troviamo, bisogna fare questo nel caso presente.

« Anzitutto suggeriamo di preparare un unguento con foglie di giovane piantaggine, che in questa stagione dell'anno [luglio] cresce nei luoghi in cui questo corpo vive [Kentucky]. Sí, è proprio quell'erba di cui spesso desiderate sbarazzarvi nel cortile, nel giardino o lungo il viale. Non usate i semi nell'unguento. Raccogliete le foglie tenere nella quantità che può essere stipata, senza pigiarla troppo, entro un recipiente da mezzo litro. Poi mettetele in un recipiente smaltato da un litro (con un coperchio smaltato o di vetro) e aggiungete mezzo litro di panna tolta dalla superficie del latte.

« Cuocete finché sia piuttosto densa, ma senza far bruciare.

« Poi usatela come unguento per quelle aree in cui queste protuberanze si raccolgono in certi periodi, perché variano. Esse diventano come verruche o nèi, che si infettano e dolgono. Questo unguento tenderà a essiccarle ». (3121-1)

La piantaggine è un'erbaccia. Le foglie crescono piatte sul terreno, il fiore sboccia in primavera e in estate come un soffione selvatico. Un segno per identificarla sono le nervature longitudinali delle foglie. È anche ottima per le bruciature ed è noto che guarisce le abrasioni in alcuni cancri della pelle.

D. Che cosa provoca le macchie rosse del mio naso e che cosa può essere fatto per eliminarle?

R. Dipendono da cellule spezzate. Non irritatele troppo, perché potrebbero degenerare in nèi o verruche, che deturperebbero il corpo. Applicatevi un poco di canfora o di unguento di canfora, la sera. (288-51)

D. Che cosa provoca questa piccola escrescenza sulla mia palpebra e come posso eliminarla?

R. È una cisti, per lo spezzarsi delle forze cellulari. Massaggiate con olio di ricino puro. (1424-4)

4. Che cosa provoca il grumo sulla mia palpebra sinistra?

R. È un accumulo di tessuto cellulare spezzato. A quanto troviamo, scomparirà se sarà corretto il flusso circolatorio in tutte queste aree... [osteopatia]. (1523-5)

Il reverendo L.L., di Bernardsville, Nord Carolina (1423-4), mandò questo messaggio:

« Per le cisti uso olio di ricino sulle palpebre, e, grazie a Dio, funziona. Sono grato a Edgar Cayce per questo aiuto ».

## Miscele per massaggiare le cicatrici

(Vedi anche capitolo 9, « Miscele di Cayce per massaggi »).

D. L'uso continuo di unguento di canfora eliminerà gradualmente la cicatrice sul braccio [causata da una grave bruciatura due anni fa]?

R. Usate l'unguento di canfora, o meglio, a quanto troviamo, l'olio canforato. Oppure preparate l'olio canforato proprio per il corpo in queste proporzioni:

| | |
|---|---|
| Olio canforato | 60 gr. circa |
| Lanolina disciolta | ½ cucchiaino |
| Olio di arachide | 30 gr. circa |

Questa combinazione rimoverà rapidamente la cicatrice. (2015-10)

« Le cicatrici saranno aiutate a scomparire, da un tempo sufficiente, dalla precauzione e dalla persistenza nell'attività; e col massaggio sulla zona con piccole quantità di tintura di mirra con olio di oliva, e olio canforato. Questi saranno massaggiati in momenti diversi, naturalmente: un giorno l'uno e un giorno l'altro, chiaro? Nel preparare l'olio di oliva e la tintura di mirra, scaldate l'olio e aggiungete la mirra in parti eguali, e preparando solo la quantità che sarà usata in ogni applicazione. L'olio canforato può essere ottenuto in qualsiasi quantità. Massaggiate solo quantità che possano essere assorbite dalla cuticola e dall'epidermide. Questo richiederà, naturalmente, un lungo periodo, ma ricordate che l'intera superficie può essere totalmente mutata se il trattamento viene fatto con persistenza e costanza. Nel massaggiare non siate così rudi da provocare irritazione. Le proprietà devono essere assorbite. Non limitatevi ad applicare la soluzione e non usate batuffoli di cotone o altro per spalmarla: intingete le dita nella soluzione, che non le danneggerà, anzi farà loro bene. E poi massaggiate la zona affetta.

« L'olio di oliva, esattamente preparato (dunque si deve usare solo puro olio di oliva), è uno degli agenti piú efficaci per stimolare l'attività muscolare, o quella delle membrane mucose. Quindi, combinato con la tintura di mirra, sarà efficacissimo; perché la tintura di mirra agisce sui pori della pelle in maniera tale da penetrare, conducendo la circolazione nelle parti affette dove il tessuto della cicatrice è stato prodotto dall'attività superficiale delle forze attive del corpo stesso, operando per coagulazione in ogni parte del sistema sia esterno sia interno. E, come indicato nelle specifiche condizioni [della cicatrice] a cui ci riferiamo in relazione a questo corpo, [tale massaggio] sarà molto efficace. L'olio canforato è semplicemente la stessa forza di base [l'olio di oliva] a cui sono state aggiunte le proprietà della canfora nel suo stato piú o meno originale rispetto agli spiriti della stessa. Tale attività sull'epidermide non solo produce il lenimento delle aree affette, ma stimola la circolazione in modo cosí efficace da combinarsi con le altre proprietà nel produrre ciò che può essere definito, nel corso di due anni o due anni e mezzo, una nuova pelle ». (440-3)

QUARTA PARTE

# LONGEVITÀ: AGGIUNGERE VITA AI VOSTRI ANNI

Da « The Aging Process » (Il processo di invecchiamento), *Journal of American Geriatrics Society,* di Edward Henderson, dottore in medicina, fondatore della American Geriatrics Society.

capitolo 15

# *Un programma anti-invecchiamento*

« *Non vi sono scorciatoie per la longevità. Guadagnarsela è opera di tutta una vita* ».

Sir James Crichton Browne, M.D.

« *Il mio interesse è per il futuro: perché è là che devo passare il resto della mia vita* ».

Charles Kettering, già presidente del consiglio della General Motors Corporation, nel suo settantesimo anno.

« *Ricordate che il corpo si rinnova continuamente. Non considerate le condizioni che sono esistite [la malattia] come tali da non potere essere sradicate dal sistema* ». (1548-3)

« *Perché in un corpo normale tutto contribuisce a un rinnovamento. E, se si raggiungerà questa coscienza, non vi sarà mai la necessità che un organismo fisico invecchi* ». (1299-1)

« *Molti organi e condizioni mostrano che i cambiamenti provengono dalle condizioni naturali, o* cosiddette *naturali, via via che il corpo soccombe agli effetti dell'età o del logorío del sistema. Molto di tutto questo può essere superato. L'uomo può vivere molto piú a lungo di quanto gli sia solitamente concesso, e lo farà* ». (244-2)

*Edgar Cayce*

Uno dei piú eccitanti racconti gialli del nostro tempo non si troverà nei programmi settimanali della TV, popolati di investigatori di ogni tipo e aspetto che inseguono furfanti. Un crescente esercito di moderni segugi va dispiegandosi da ogni parte del mondo inseguendo il nemico pubblico n. 1 del genere umano nei remoti picchi del Caucaso, nell'Hunza del Pakistan occidentale, in Vilcabamba nell'Ecuador e in centinaia di illustri laboratori di tutto il mondo. Questo nemico è il misterioso ed elusivo fattore invecchiamento.

Che cosa ci fa invecchiare? Qual è il nome e l'identità di questo ladro che ruba la freschezza alle piú graziose guance, il colore ai capelli, il sangue al cuore, il suono e il canto agli orecchi, la memoria al cervello, l'aria stessa ai polmoni e la grazia e l'agilità al nostro corpo e alle nostre membra finché, come Socrate, ci lamentiamo: « Non posso mangiare, non posso bere; i piaceri della gioventú e dell'amore sono fuggiti; una volta v'era il bel tempo, ma adesso se ne è andato e la vita non è piú vita ».

A Camelot nessuno invecchiava. Con l'aiuto del mago Merlino tutti ringiovanivano col passare degli anni. E questo è il sogno che quei moderni Merlini in camice bianco, armati di microscopi, di strumenti di misura e storte di vetro, vanno perseguendo: l'effimera « Fonte della Giovinezza » che portò Ponce de León in Florida e che in seguito è rimasta un rifugio per coloro che cercano di sfuggire alla nemesi del tempo. Ponce de León, come altri esploratori della sua epoca, aveva le idee un po' confuse in geografia, perché la mitica fontana, a quanto si diceva, era in qualche parte dell'India meridionale. Altri ricercatori dell'eterna giovinezza sono andati fuori del bersaglio al pari di lui. Perché in ogni epoca vi sono stati negromanti che hanno offerto ogni concepibile rimedio per ingannare il Padre Tempo: lo sperma di coccodrillo, il testicolo e il cuore del leone e della tigre, i genitali della volpe, la pietra filosofale, gli amuleti, le nauseanti misture vendute come elisir, le torte a forma di genitali con spezie magiche, la miscela esotica chiamata « Orvietana » cosí popolare al tempo di Luigi XIV, l'andare a letto con vergini (come, secondo la Bibbia, fece il re Davide con scarso successo), e perfino la castrazione poiché gli eunuchi sembravano invecchiare piú lentamente dei loro piú virili fratelli.

I Cinesi inventarono l'alchimia, e una delle mete di essa, oltre allo scoprire come tramutare in oro i metalli vili, era di trovare l'elisir che avrebbe riportato la gioventú. Molti Cinesi credono che l'elisir sia stato già scoperto nel Fo-ti-Tieng, un'erba (*Hydrocotyle asiatica*) che si trova solo in certe giungle dei tropici orientali. Fo-ti-Tieng significa « elisir di vita », o « elisir di lunga vita ». Deve la sua reputazione al fatto che un famoso erborista cinese, Li Chung Yun, visse, a quanto si dice, fino a 256 anni, morendo nel 1933, dopo avere usato questa erba per tutta la vita. *The New York Times* pubblicò una estesa storia di quest'uomo notevole, la cui età fu apparentemente confermata dal governo cinese dopo una completa investigazione condotta dal direttore dell'Università Chang-Tu. Li era sopravvissuto a trentatré mogli e viveva con la trentaquattresima al momento della sua morte.

Lo stesso Li attribuiva la sua longevità a questa erba, che, secondo le sue affermazioni, aveva potenti qualità di ringiovanimento, insieme con la radice di ginseng, ed egli mangiava solo vegetali cresciuti sopra la terra e frutta. Oltre al suo completo vegetarianismo, si diceva che Li avesse un atteggiamento calmo e sereno verso la vita. Comunque altri venerabili Cinesi hanno fatto uso del Fo-ti-Tieng e della radice di ginseng e hanno tenuto in gran conto le loro proprietà di ringiovanimento.

Su questa pianta sono state fatte alcune ricerche da parte degli occidentali, ma forse se ne dovrebbero condurre di piú.

Un'altra erba, che si dice non meno efficace della pianta cinese, è il gotu cola, che cresce soprattutto in India, nelle isole dell'Oceano Indiano e in alcune zone dell'Africa meridionale.

Il *Ceylon Daily News* del 22 dicembre 1932 portava un articolo in cui il gotu cola veniva definito « Il segreto della perpetua giovinezza ». L'articolo descriveva questa pianta come « una piccola erba che striscia a terra, con foglie a ventaglio di un colore verde pallido. Si afferma che questo vegetale aumenta la vitalità dei settantenni e degli ottantenni portandola a quella di un uomo di 40 anni. Le foglie hanno un notevole effetto energicizzante sulle cellule del cervello e possono conservarle indefinitamente. Non sono uno stimolante, ma un alimento del cervello ».

Gli anziani e i vecchi stanno molto bene nelle culture orientali e nelle società tribali e agricole. In Giappone i vecchi portavano fodere di seta rossa nelle maniche dei loro kimoni, quando raggiungevano una certa età, come segno di rispetto e di eminenza. Nelle comunità montane, che vengono oggi studiate cosí per esteso, i longevi vengono favoriti, impiegati utilmente, e la loro saggezza viene onorata nelle riunioni finché non abbiano portato a termine la loro permanenza in questa vita.

In netto contrasto, la senilità è molto temuta nelle società industriali dell'Occidente. Perché, oltre alle penalità del vigore e delle facoltà in declino e all'aumento delle malattie croniche, vi sono altri svantaggi e pregiudizi che offuscano seriamente l'oro dell'« età dorata ». Il ritiro precoce limita gli apporti ed esclude il talento e le capacità che potrebbero essere i contributi della piú ricca maturità, dell'esperienza e della saggezza al benessere della comunità e alla propria vita personale. I vecchi vengono confinati, dagli organizzatori della vita pratica, in recinti per bambini dove i « pensionati » possano rimanere occupati in giochetti infantili cosí che non siano di impaccio alla direzione familiare, agli affari e ai negozi dei loro parenti piú giovani. Le malattie dispendiose divorano i risparmi che potrebbero essere meglio impiegati nello stimolare attività e imprese utili. Una incapacità seria diviene terrificante quando si profila la prospettiva di una inumana casa di ricovero come soluzione dell'incapacità o della cattiva volontà della famiglia a fronteggiare una malattia cronica e definitiva. Forse la peggior tragedia è l'instaurarsi della senilità in un corpo ancora funzionante.

Deve essere cosí? Possiamo sfuggire a questo destino comune?

La risposta deve essere sí, perché nella storia vi sono imponenti eccezioni: uomin e donne che sono miracoli di energia mentale, fisica, artistica e creativa a un'età molto superiore ai biblici settant'anni.

Tiziano produsse alcuni dei suoi maggiori dipinti all'età di 99 anni; Roscoe Pound scrisse cinque volumi di giurisprudenza americana dopo gli 86; Alonzo Stagg falciò il suo prato con una falce a mano a 98 anni; Thomas Parr, un uomo dello Shropshire nella Vecchia Inghilterra, non solo trebbiò il grano a 130 anni e visse fino a 153, ma fu accusato e processato per violenza carnale a 102 anni. Il danese Drakenberg, sepolto nella cattedrale di Aarhus, in Danimarca, visse fino a 146 anni, e a 130, plurisposato e sempre verde, si innamorò di una ragazza di sedici anni e le fece delle proposte; il barone italiano Baravicino de Capellis si sposò per la quarta volta a 84 anni ed ebbe sette figli prima di morire a piú di 107 anni.

Negli annali dell'eterna giovinezza si ricordano molti maschi che hanno avuto figli a settanta, ottanta e novant'anni e perfino dopo il secolo, perché mentre le donne misurano la loro gioventú con la loro bellezza e il loro aspetto, gli uomini la misurano con la virilità e il vigore sessuale. Peter Albrecht ebbe sette figli dopo essersi risposato a 85 anni, e visse fino a 123; lo svedese Gurgen Douglas ebbe otto figli dopo essersi rsposato a 85 anni, uno dei quali nacque quando Douglas ne aveva 103. Anche in tempi moderni molti uomini hanno figli nel loro sesto e settimo decennio. Il dott. Harvey, il famoso medico inglese che studiò Thomas Parr e altri individui longevi, riferí che la condizione della loro circolazione e dei loro genitali era ottima.

Nel 1956, Javier Pereira, un vecchio della Colombia, nell'America meridionale, venne portato a scopo di studio nell'Ospedale di New York, il Cornell Medical Center. Il Pereira, un indiano Chibcha, di una vecchia tribú di cui molti membri vivono piú di cento anni, rimase nell'ospedale due settimane durante le quali i medici fecero tutti gli esami possibili sui suoi 167 anni di età in ottime condizioni. I dottori Frank Glenn e Arthur J. Okinaka, nel 1964, pubblicarono un eccellente rapporto sullo studio condotto sul Pereira (1). Il dott. Glenn notò che i Chibcha, al pari dei residenti di Vilcabamba, sono quasi tutti agricoltori che vivono per lo piú di cereali, frutta e prodotti del latte. Mangiano poca carne e bevono grandi quantità di caffè fatto con i semi del caffè locale. Si diceva anche che il paziente aveva fumato « tabacco nero » e masticato cacao.

Al nostro tempo e nella nostra società, tutti abbiamo ammirato quei prodigi di talento e di persistente gioventú che furono Pablo Picasso, Pablo Casals, Bernard Baruch, Harry S. Truman, Igor Stravinsky, Bertrand Russell, Winston Churchill, Konrad Adenauer, e l'eterno trentanovenne Jack Benny, oltre agli ancora viventi (nel 1975) e ben vivi Marc Chagall, Charlie Chaplin, Mae West, Gloria Swanson, Golda Meir, Marlene Dietrich, Leopold Stokowski, Jimmy Durante e l'amico del defunto Jack Benny, egualmente giovane, George Burns. L'elenco potrebbe continuare senza fine e mi scuso con coloro che ho omesso. L'esempio di tutti questi notevoli individui dà speranza a ognuno di noi. Forse ancora piú importante è il fatto che se alcuni possono farlo — ossia battere il Padre Tempo — devono esservi dei segreti nascosti nella natura, i quali possono aprire la magica porta a una gioventú e a una vita prolungate per la maggior parte del genere umano.

Questa speranza ha spinto folle di medici, di giornalisti e di cineasti nei tre centri della longevità e della giovinezza, dove intere popolazioni sembrano avere scoperto il segreto: in Hunza, in Vilcabamba e nell'Abchazia, regione della Georgia. E in realtà in Georgia — regione montana della Russia — la maggior parte della popolazione, e non solo pochi individui eccezionali, vive normalmente fino a novant'anni e oltre i cento, immune da malattie di cuore, cancro e altre malattie croniche che angustiano gli ultimi anni di piú di metà degli uomini e delle donne degli Stati Uniti e di altre società industrializzate.

(1) Frank Glenn e Arthur Okinaka, « Surgical Problems and Pulmonary Function in the Geriatric Patient. Including Observation on a Man Purported to Be 167 Years Old ». *Journal of the American Geriatric Society*, vol. XII, n. 7 (luglio 1964), pag. 632.

In Vilcabamba — parola inca che significa « valle sacra » — i ricercatori hanno trovato che il 16,4 per cento della popolazione superava i 60 anni (in confronto con il 10 per cento dell'America), e che 9 degli 819 abitanti superavano i cento. I longevi e gli altri erano agricoltori che lavoravano duramente e vigorosamente per tutta la vita. Là non vi è né la parola né il concetto di « ritiro ». La loro dieta è molto scarsa di proteine animali e di grassi, aggirandosi attorno alle 1.200 calorie, ed è composta principalmente di frutta, vegetali e cereali. Ma essi fabbricano un forte rum locale di zucchero di canna, che cresce nella vallata, bevono caffè e masticano foglie di coca.

Il locale uomo della medicina cura con rimedi casalinghi che comprendono il tabacco e il whisky — per il trattamento di una quantità di mali — le foglie di coca e le acque di una sorgente minerale che si suppone abbia grandi proprietà curative.

Sebbene l'igiene sia inesistente (un residente ammette di non aver fatto un bagno in dieci anni) e la mortalità infantile sia molto alta, gli adulti non vanno soggetti alle comuni malattie che colpiscono i loro conterranei che vivono nelle città. La maggior parte della popolazione è europea — non di origine indiana — e la disposizione genetica alla longevità è stata ben protetta dall'isolamento della valle.

Hunza, governata da una linea ereditaria di capi conosciuti come Mir, è una delle regioni piú inaccessibili della terra. Purtroppo, negli ultimi trentacinque anni, molti ricercatori hanno violato la cerchia delle sue montagne, e di conseguenza la salute straordinariamente perfetta degli Hunza comincia a subire l'influenza delle abitudini civili agli zuccheri e ad altre sostanze contaminanti.

Un dietista del Pakistan, che ha studiato la dieta di 55 maschi adulti dell'Hunza, fa salire la dieta media giornaliera a 1.923 calorie: 50 grammi di proteine, 36 grammi di grassi e 354 grammi di carboidrati. La carne e i prodotti del latte rappresentano solo l'1 per cento del totale.

Di altre relazioni sappiamo che la dieta è composta di cereali, verdure, radici, legumi secchi, latte fresco, siero di latte, burro e formaggio, albicocche e more fresche o seccate al sole e vino. Olio estratto dai semi di albicocca viene usato per cucinare.

Al pari dei Vilcabamba, gli Hunza lavorano duramente per strappare di che vivere dalle rocciose colline, e « si vede un insolito numero di vecchi che si arrampicano agilmente e con vigore per le scarpate della valle ».

Renee Taylor, in *I segreti della salute hunza* (2), mette in rilievo che la cosa piú notevole in questo popolo è che esso è immune da attacchi di cuore, cancro e... guerre.

Gli Hunza sono rimasti geneticamente puri per il loro isolamento, cosí che la loro longevità è stata trasmessa e può essere fatta risalire ai loro antenati.

Nell'Abchazia, tuttavia, il fattore genetico è meno importante perché, su cento individui, ne troviamo molti che non sono georgiani, ma russi, ebrei,

(2) Renee Taylor, *Hunza Health Secrets*. New York: Award Books, 1869, pag. IX.

armeni e turchi. L'Abchazia è solo una delle tre repubbliche sovietiche che costituiscono la regione georgiana: le altre due sono la Georgia e l'Armenia. In tutta questa regione, una quantità molto maggiore di individui vecchi si trova nelle aree montane piuttosto che a livello del mare.

Il dott. G.Z. Pitzkhelaur, capo del Centro Gerontologico della Repubblica della Georgia, riferisce che il censimento del 1970 ha stabilito il numero dei centenari per l'intero Caucaso fra 4.500 e 5.000. In termini di percentuale, in Abchazia quasi il 3 per cento della popolazione vive oltre i cento anni.

Nel Caucaso viene consumata una quantità notevolmente superiore di prodotti del latte (specialmente yogurt e formaggio) perché la produzione dei latticini è molto attiva; ma il formaggio ha un contenuto di grassi molto basso e il consumo totale di grassi è solo di 40-60 grammi al giorno, a confronto con il consumo medio americano che è di 157 grammi giornalieri.

Considerando gli altri fattori che rientrano nella longevità, gli Abchaziani non hanno una parola per indicare i « vecchi ». Coloro che hanno raggiunto o sorpassato i cento anni di età vengono definiti « gente dalla lunga vita ». Tutti lavorano rudemente fino al giorno del trapasso. Nella loro vita vi sono poche tensioni — sebbene, al pari di tutti i popoli di montagna, lavorino duramente — e la competizione è sconosciuta.

Vi è un detto abchaziano che suona: « Senza riposo un uomo non può lavorare, e senza lavoro il riposo non dà alcun beneficio ». Oltre al duro lavoro fisico, passeggiate quotidiane, nuoto e corse a cavallo sono praticati anche dai vecchi.

Fin dalle prime pagine di questo libro ho citato le parole di Edgar Cayce sulla possibile lunghezza della vita, che egli stabiliva fra i 121 e i 150 anni, e oggi troviamo molti gerontologi e scienziati che sono d'accordo con lui. Perché, dunque, godiamo una vita media di 71,2 anni per gli uomini e di circa 76,1 per le donne, che è piú alta di quella di un tempo, ma tuttavia di molti anni piú breve di quanto potrebbe essere?

Ovviamente il nostro stile di vita nel moderno mondo occidentale è molto diverso dalle abitudini rinvigorenti del popolo montano del Caucaso, dell'Ecuador e dell'Hunza. Né potremmo, anche se volessimo, trovare tutti una montagna per viverci. Ma possiamo disciplinarci per duplicare quegli elementi che favoriscono lunghi anni di vita sana, giovane e vigorosa, e nelle pagine di questo libro vi abbiamo dato i segreti e i consigli che dovete seguire per raggiungere questa meta.

Quando fu chiesto a Cyace: « È possibile che i nostri corpi ringiovaniscano in questa incarnazione? », egli rispose:

« È possibile. Perché, dato che il corpo è una struttura atomica, le unità di energia intorno a cui avvengono i movimenti delle forze atomiche che sono sempre il sentimento o modello di un universo — poiché questi atomi, queste forze strutturali sono fatti per conformarsi al fattore o attività spirituale, o per fondarsi su di esso, o per unificarsi con esso — rivivificano e favoriscono forze costruttive.

L'*anima* non può morire perché è di Dio. *Il corpo può essere rivivificato e ringiovanito*. E a questo scopo può, il corpo, *trascendere* la terra e la sua influenza ». (262-85)

« ...Perché ogni cellula nella forza atomica del corpo è di per sé un mondo e ognuna — ogni cellula — essendo in perfetto unisono, può fabbricare quel che è necessario per ricostruire le forze del corpo in tutti i suoi bisogni ». (93-1)

« Ricordate che il corpo si rinnova sempre e gradualmente. Non considerate le condizioni che sono esistite come non sradicabili dal sistema... Attenetevi a questa *conoscenza* e non consideratela una semplice teoria: e cioè che il corpo PUÒ rinnovarsi e si RINNOVA ». (1548-3)

Soffermiamoci un momento a confrontare la saggezza delle piú primitive forme di vita e i concetti di Cayce con i ritrovati della scienza moderna.

I piú popolari — o almeno i piú pubblicizzati — metodi di ringiovanimento in questo secolo, fino a oggi, sono fondati sulle opere di medici « giovani » quali il dott. Paul Niehans, svizzero, e la dott.ssa Ana Aslan, romena. Il dott. Niehans, eminente terapeuta dei tessuti cellulari, che ebbe fra i suoi pazienti famosi Konrad Adenauer, Somerset Maugham e il papa Pio XII, iniettava nei suoi pazienti vecchi embrioni freschi e sminuzzati di agnello, che si suppone ringiovaniscano gli organi e le cellule. La dott.ssa Aslan inietta nei suoi pazienti una miscela di procaina.

Entrambi questi terapisti (i cui pazienti giurano sull'efficacia delle rispettive terapie) mettono i pazienti stessi a un rigoroso regime: niente alcool né fumo e niente bagni di sole (che invecchiano notevolmente, come abbiamo notato nel capitolo di consigli di bellezza).

Inoltre la dott.ssa Ana Aslan, quando tratta i pazienti nel suo ritiro romeno di Bucarest, li trattiene per un periodo di tempo durante il quale essi sono disciplinati e regolati quanto alla dieta, all'esercizio, al riposo e a un'attenta osservazione. La sua T.L.C (Tender, Loving Care: cura dolce e affettuosa) può spiegare perché la dott.ssa Aslan ha ottenuto risultati migliori di quelli degli altri medici che hanno tentato il trattamento con la procaina sui loro pazienti. Essa ha anche pazienti che ritornano per una « iniezione supplementare » — quello che io chiamo il « battere sulla spalla » — che ha sempre un effetto molto benefico nel mantenere il miglioramento raggiunto. Il dott. Alex Comfort, eminente gerontologo inglese, e altri scienziati hanno suggerito che la « cura » e l'attenzione rivolte ai pazienti, l'esercizio e la migliore dieta, con il riposo, provocano i risultati piuttosto della procaina stessa. Dobbiamo attendere il verdetto di ulteriori ricerche.

Il prodotto della dott.ssa Aslan, il Gerovital 3, viene adesso provato su pazienti umani in numerosi centri clinici degli Stati Uniti per ottenere la licenza di usarlo dalla FDA. Rispettabili ricercatori nel campo della gerontologia e della farmacologia come i dottori Josef P. Hrachovec e M. David MaxFarlane, scienziati dell'Università della California meridionale, e altri riferiscono che l'elemento efficace della procaina può essere qualche cosa che impedisce l'ossidasi della monoamina (MAOI).

Il MAOI è un enzima che sembra correlato con la depressione degli individui al di sopra dei quarantacinque anni, e può essere uno degli elusivi mali del processo di invecchiamento stesso, argomento che discuteremo piú avanti in questo capitolo. Il dott. Nathan S. Kline, professore associato di psichiatria al Columbia University's College of Physicians and Surgeons, e direttore del centro di ricerca del Rockland State Hospital di Orangeburg, New York, sta coordinando la ricerca sul Gerovital 3. Tuttavia, quando, e se, questo farmaco sarà permesso, lo sarà come antideprimente e non come cura della vecchiaia.

Sebbene il dott. Niehans sia morto recentemente in tarda età — oltre agli ottanta — (senza valersi lui stesso, secondo i suoi biografi, delle sue iniezioni di embrione di agnello), il suo lavoro viene proseguito dalla sua Clinica Svizzera La Prairie, e altri giovani dottori hanno adottato i suoi metodi. Quando altri non ottennero gli stessi risultati da lui ottenuti, il dott. Niehans attribuí il loro insuccesso al fatto che avevano usato materiale morto invece che appena ucciso, o che non avevano operato nel modo esatto, o a qualche altra ragione. Il famoso romanziere Somerset Maugham si riprese dalla senilità quando si assoggettò al trattamento e seguí la disciplina di non fumare né bere; ma la terza volta che fu trattato, per essere ricaduto nella sua cattiva abitudine di fumare e di bere, non ricevette alcun beneficio. Di conseguenza, poiché la terapia delle cellule non fu sottoposta ai rigidi controlli clinici che vengono adesso applicati al lavoro di Ana Aslan, è difficile darne un giudizio. Non sappiamo se quello che aiuta è l'embrione di agnello o la disciplina. Bisogna anche considerare il carisma del medico, che influenza la mente e lo spirito del paziente. E nessuno che creda nell'opera di Edgar Cayce sottovaluterebbe il valore di questi due elementi, perché il corpo, la mente e lo spirito sono una cosa sola.

Tornando ai piú prosaici e scientificamente fondati metodi per chiarire il mistero del perché invecchiamo e di che cosa provochi l'invecchiamento, troviamo che, se la ricerca corrente non ha ancora dato tutte le risposte, ha per lo meno eliminato molti equivoci e messo in evidenza alcuni validi indizi che possono aiutarci ad affrontare i problemi della vecchiaia finché non se ne trovi la cura.

Uno dei primi concetti sbagliati che vennero eliminati è quello che si muore « di vecchiaia ». Il dott. Robert H. Dorenmuehle, del Duke University's Center for Aging, dice: « Non si muore di vecchiaia, ma solo di malattia ».

Il defunto dott. Edward L. Bortz, del Philadelphia's Lakenhau Hospital, già presidente della AMA e della American Geriatrics Society, soleva dire: « Non vi è alcun caso conosciuto di morte per vecchiaia. Nessun patologo ha mai stabilito, sul tavolo dell'autopsia, che una persona morta in età avanzata per cause naturali avesse i tessuti del corpo in buono stato e adeguati sotto ogni rispetto eccettuato il fatto che fossero logorati nel processo di invecchiamento. La gente non muore di vecchiaia ma muore di malattie che avvengono col passare del tempo e che sono tutte riconoscibili ».

Teoricamente, come abbiamo detto nel capitolo 1, l'uomo può vivere per sempre. Ogni giorno il suo corpo fabbrica trilioni di nuove cellule. Le uniche cellule che non si riproducono sono quelle dei muscoli e del cervello. Cellule del tumore e del cancro sono state mantenute vive per anni in soluzioni di laboratorio e potrebbero esserlo eternamente. Cayce, in alcune delle sue letture, disse che gli uomini nei tempi biblici vivevano fino a un migliaio di anni.

« Dovrebbe esservi un avvertimento per *tutti* i corpi circa tali condizioni; perché se l'assimilazione e l'eliminazione fossero mantenute presso la *normalità* nella famiglia umana, i giorni potrebbero essere estesi a qualsiasi periodo desiderato; perché il sistema viene *costruito* dall'assimilazione di ciò che esso ingerisce, e può portare il risuscitamento finché l'eliminazione non lo impedisce ». (311-4)

Questo concorda con le ultime ricerche sull'invecchiamento, le quali studiano quello che avviene nelle cellule quando una persona invecchia. Quando siamo sul nostro letto di morte siamo pieni di cellule che hanno solo ventiquattro ore di vita. Gli scienziati tendono sempre piú a credere che quello che avviene alle cellule che muoiono possa contenere il segreto dell'invecchiamento e della mortalità, come Cayce suggerí mettendo l'accento sulla « eliminazione ».

Quando cellule giovani vengono messe in una soluzione chimica, esse si suddividono cinquanta volte prima di morire: la lunghezza di vita che viene programmata in esse geneticamente dal DNA e dal RNA. Quando le stesse cellule vengono fortemente congelate dopo venti suddivisioni e poi scongelate, continuano a suddividersi finché raggiungono il loro programma completo di cinquanta suddivisioni. D'altra parte, se le cellule vengono prese da una persona vecchia, si suddividono da dieci a venti volte e poi muoiono.

Alcuni genetisti, specialmente quelli attivi nel nuovo campo della scienza biologica molecolare, teorizzano che l'estensione della vita sia programmata nei geni, e che per questo persone longeve nascono da genitori longevi e hanno nonni e antenati longevi.

Perché i moscerini muoiono in quaranta giorni, le effimere in ventiquattro ore, i topi dopo tre anni, l'uomo dopo settanta (sebbene la durata della sua vita dovrebbe essere di almeno centodieci e piú), e la tartaruga a duecento? Il codice genetico dice: « Tanto e non piú. Come in un disco fonografico, la vostra canzone è finita e voi passate al di là ».

Altri genetisti non approvano questa concezione fatalista. Essi credono che, come graffiature sul disco fonografico della nostra vita o sul nastro magnetico, avvengano errori nella ripetuta copia del messaggio genetico e che questo interferisca con l'esatta comunicazione del messaggio che assegna la vita. Il dott. Josef P. Hrachovec sottoscrive questa seconda interpretazione e dice nel suo nuovo libro, *Rimanere giovani e vivere piú a lungo* (3), « ...il corpo umano è fatto per funzionare efficientemente fino a un'età indicabile con tre cifre. Ma la maggior parte delle persone non può portare al termine questo potenziale per gli effetti accumulati di una varietà di tensioni.

(3) Josef P. Hrachovec, *Keeping Young and Living Longer*. Los Angeles: Sherbourne Press, 1972, pag. 4.

Il permettere a queste tensioni di agire su di noi giorno dopo giorno, mese dopo mese, anno dopo anno comporta quegli errori che provocano le malattie e accorciano la vita minando le nostre forze e anticipando la morte... Una manutenzione preventiva ci permette di portare al termine la potenziale durata della vita oltre i 100 anni, che sono il nostro diritto di nascita ».

Il dott. Williams, dietista biochimico, ammette che l'eredità è importante e « può essere un serio ostacolo per una continua buona salute e una lunga vita... e [una persona] può vedersi sbarrata la longevità se mangia e vive come i suoi simili. Se tuttavia, usando espedienti inconsueti, può procurarsi un conveniente assorbimento di tutto ciò che le cellule del suo corpo richiedono, può mantenere una parte di gioventú fino alla vecchiaia, anche se, inizialmente, può essere stata svantaggiata dall'eredità » (4).

Il dott Williams dice qui che noi possiamo superare l'ostacolo, o svantaggio, dell'eredità. La sua soluzione è una nutrizione adeguata.

Il dott. Clive M. McKay, della Cornell University, e i suoi collaboratori, in esperimenti condotti già nel 1932, dimostrò che, sottonutrendo dei topi, si poteva aumentare del 33 per cento il corso della loro vita L'esempio dei « longevi » di Vilcabamba e degli « uomini di lunga vita » della Georgia e dell'Hunza, che vivono con una dieta di scarse calorie, sembrerebbe confermare la teoria per gli esseri umani come per i topi.

Tuttavia il dott. Williams ha messo in evidenza che quando i topi sono sottonutriti essi vivono piú a lungo perché maturano piú *lentamente* e a un'età piú *tarda*. E conclude: « Con esseri umano sottonutriti con buon cibo potrebbe risultare un ritardo nella maturità (forse sarebbe necessario portare a trent'anni l'età del voto). La praticità sociale di aumentare il corso della vita negli esseri umani con la sottonutrizione può essere dubbia ».

Nondimeno nessuno nega che l'obesità sia una seria minaccia per la longevità e che, quando si invecchia, è saggio ridurre l'apporto di calorie purché venga usato un nutrimento essenziale. Il dott. Nathan Shock, del Gerontology Research Center del National Institute of Child Health and Human Development, afferma: « Se si potesse eliminare d'un tratto, con un colpo di bacchetta, tutta l'obesità della popolazione, aumenteremmo probabilmente la durata della vita piú che con qualsiasi altro metodo » (5). L'abbassare il peso riduce i rischi dell'apoplessia, dell'ipertensione, degli attacchi di cuore, del diabete e di altri mali mortali che aumentano dopo i sessant'anni.

Il dott. Denham Harman, dell'Università del Nebraska, combatte i cosiddetti « radicali liberi », che producono nelle cellule pesanti depositi di lipofuscina conosciuta anche come pigmento della vecchiaia. Il dott. Harman, in una conferenza nazionale sulla vecchiaia, organizzata dall'Istituto Huxley il 6 marzo 1972, disse che il deposito è « molto caratteristico del periodo senile ». E proseguí affermando che « piuttosto di discutere se la senilità e la perdita di memoria siano un problema psichiatrico o biochimico, perché tutti i cambiamenti — organici o funzionali — sono fondamentalmente dovuti a reazioni chimiche, io vorrei considerare un possibile approccio al ral-

(4) Williams, *Nutrition Against Disease*, pagg. 140-141.
(5) Riportato in *Newsweek*, 16 aprile 1973.

lentamento della degradazione nel cervello e altrove, cosí da aumentare il numero dei nostri anni di salute, produttrice di vita ».

« Questo problema ha due aspetti », egli continuò. « L'uno è di rallentare la velocità della degradazione (deterioramento) del corpo nel suo insieme; l'altro è di assicurarci che il cervello si deteriori di pari passo, o piú lentamente, col resto del corpo, cosí che le funzioni piú alte rimangano essenzialmente intatte fino alla morte ».

Il dott. Harman cita, come esempi, la combustione della benzina e lo sviluppo della rancidità del burro per illustrare le reazioni dei radicali liberi. Negli esseri umani questo processo produce dannosi perossidi quando i lipidi (grassi) si combinano con l'ossigeno.

Il dott. Harman avverte che i lipidi polinonsaturati (oli), come quelli degli oli di cartamo e di cereali, aumentano il livello delle reazioni dei radicali liberi a confronto con eguali quantità di lardo o olio di oliva. Questo è stato confermato sperimentalmente nutrendo topi e ratti con diete in cui l'unica fonte di lipidi erano il lardo, o l'olio di oliva, o l'olio di cereali, o l'olio di cartamo. *Aumentando il grado di non saturazione dei grassi della dieta si faceva sí che gli animali morissero molto prima.*

Questa informazione esplosiva contraddice direttamente tutti gli ammonimenti educativi di autorità mediche che cercano di salvarci da una morte prematura per attacchi di cuore provocati dal colesterolo che impregna le arterie. Essa sembra mettervi davanti a uno sconfortante dilemma: o rischiamo disturbi cardiovascolari e arteriosclerosi per grassi animali (saturati), o andiamo incontro a una morte prematura perché i polinonsaturati si combinano con l'ossigeno per produrre dannosi perossidi che accorceranno la vita delle nostre cellule e quindi la nostra.

Tuttavia non disperiamo. Il rimedio è a portata di mano. Come fa notare il dott. Williams in *Nutrition Against Disease* (6):

« La perossidazione dei lipidi (grassi), la formazione di dannosi perossidi per l'interazione fra l'ossigeno e i grassi altamente non saturati (polinonsaturati) devono essere controllate nel corpo. Tanto l'ossigeno quanto i lipidi polinonsaturati sono essenziali per la nostra esistenza, ma, se la protezione contro la perossidazione è inadeguata, possono risultare seri danni per le varie proteine del corpo.

« Si pensa che la vitamina E sia il principale agente per prevenire la perossidazione e la produzione di radicali liberi associata con essa e con la radiazione. La vitamina E, insieme a un numero relativamente alto di altri antiossidanti — ubiquinoni dell'acido ascorbico (vitamina C), composti sulfidrilici e il microelemento selenio — compiono il loro lavoro in modo molto complesso. Proteggono il corpo dai dannosi prodotti che si formano quando l'ossigeno reagisce direttamente con sostanze grasse altamente non saturate, che sono parti essenziali del nostro meccanismo metabolico..

« In pratica, il provvedere grandi quantità di vitamina E e di acido ascorbico — entrambi innocui antiossidanti — è indicato come mezzo possibile per prevenire un invecchiamento precoce ».

(6) Pagg. 141-142.

La vitamina C, o acido ascorbico, è spesso menzionata in relazione al deterioramento e alla perdita di flessibilità del collageno, che provoca l'irrigidimento delle giunture via via che invecchiamo.

« Poiché l'acido ascorbico è assolutamente essenziale per la fabbricazione di un sano collageno », dice il dott. Williams, « sembra probabile che un abbondante rifornimento di questa vitamina tenda a rallentare il deterioramento che accompagna una insufficiente produzione di collageno ».

Il dott. Caleb E. Finch, dell'Università della California meridionale, vede nell'ipotalamo, nell'interno del cervello, il segreto agente della vecchiaia. Il dott. Finch ha riferito che cambiamenti al livello di ormoni dei nervi come la noradrenalina coincidono con la vecchiaia. Egli sospetta che tali cambiamenti possano influire sulla vicina ghiandola pituitaria, il principale regolatore endocrino del corpo, la quale influirebbe a sua volta su tutte le altre ghiandole endocrine del corpo, comprese le surrenali, le ovaie e i testicoli. Egli suppone che, nel futuro, « dovremmo poter prendere due millimetri di sangue di una persona, controllare i suoi livelli ormonici e poi darle una miscela di succhi per rimediare alcuni squilibri impliciti nell'invecchiamento ».

Vi è anche l'interessante lavoro che viene condotto dal dott. Roy L. Walford sulla teoria secondo cui, via via che invecchiamo, il sistema di immunità del corpo viene turbato e le cellule dell'organismo combattono fra di loro cosí che il corpo uccide se stesso.

Il dott. Walford ha raddoppiato la durata della vita di certi pesci riducendo di cinque o sei gradi la temperatura dell'acqua in cui essi abitano. Altri ricercatori ammettono con lui che questo sembra indicare che una temperatura del corpo umano inferiore solo di un grado o due, potrebbe aggiungere venticinque o trent'anni alla nostra vita. Ma come farlo se — con droghe, ibernazione o altro sistema — rimane ancora oggetto di ricerca?

Altri scienziati credono che le cellule, dopo un dato numero di divisioni, perdano il loro potere generativo e uccidano l'intero organismo. Via via che le cellule deteriorano e perdono le loro qualità, materie sterili si raccolgono in esse a ogni divisione. Queste materie, accumulandosi, interferiscono con il processo chimico e le cellule cominciano a fare piccoli errori durante le divisioni. Il corpo allora sviluppa meccanismi di difesa contro queste materie sterili, che, come afferma il dott. Walford, fanno sí che le cellule dell'organismo combattano fra loro e uccidano il corpo.

Quando i biochimici troveranno un modo per eliminare queste materie sterili dalle cellule prima che danneggino il processo chimico, non vi sarà ragione per cui le cellule cessino di dividersi in continuità sostenendo cosí una vita eterna. (Finora solo le cellule del cancro in coltura sembrano capaci di una vita eterna).

Ricordiamo i reiterati ammonimenti di Cayce a ripulire il corpo, a *eliminare* per *rigenerare*.

Guardiamo come Cayce fosse in accordo con la contemporanea ricerca cellulare quando, molti, molti anni fa, diceva:

« Se viene lasciata nel sistema una cellula che dovrebbe essere eliminata, o se essa è in questa condizione di inattività, tutte le cellule raccolte attorno non possono risanarla. Devono produrre sufficiente linfa o leucociti... per rimuoverla dal sistema e lasciare posto al nuovo rifornimento...

« Cosí come, per fare un paragone... una mela guasta lasciata in un paniere può corrompere tutte le altre; per quanto sane, invece, siano quelle che le sono attorno, quella corrotta non potrà mai essere risanata ». (243-7)

Sebbene nessuno di noi potrà mai avere una vita eterna su questo pianeta, è incoraggiante sapere che tanti scienziati sono adesso alacremente all'opera per risolvere il mistero dell'invecchiamento. Invero vi sono prospettive molto ottimistiche di potere estendere la gioventú fino alla mezza età e alla vecchiaia.

Il dott. Bernard L. Strehler, professore di biologia e direttore di ricerca ed esercitazione biologica nel Gerontology Center dell'Università della California meridionale, si chiede, riferendosi al processo di invecchiamento: « Riusciremo mai a sapere come manovrare i comandi all'incontrario? ».

La sua risposta è quanto mai ottimistica: « Dal modo con cui vanno oggi le cose nel campo medico, non sarei affatto sorpreso se, entro il 21° secolo, lo venissimo a sapere ».

Numerose piste interessanti vennero indicate nella conferenza su « La crisi della cura della salute in vista dell'invecchiamento », a cui ci siamo già riferiti.

Il dott. Richard C. Adelman, Ph. D., del Fels Research Institute e Dipartimento di biochimica della Temple University School of Medicine di Filadelfia, riferí che vi sono crescenti prove che il sistema immunizzante « probabilmente eserciti un'influenza critica sulla crescita e che il venir meno della comunicazione biologica possa essere responsabile non solo del cancro e di molte altre malattie ma anche dell'invecchiamento ».

Diventa cosí sempre piú chiaro che l'avanzare della ricerca sull'invecchiamento risolverà probabilmente anche il mistero del cancro, e viceversa, perché le due cose sono strettamente collegate.

La dott.ssa Eleanor A. Jacobs, Ph. D., Professoressa assistente clinica nel Dipartimento di psichiatria della Scuola di Medicina dell'Università dello Stato di New York, a Buffalo, e psicologa clinica del VA Hospital a Buffalo, riportò un notevole successo facendo regredire la senilità e la perdita di memoria provvedendo ossigeno ai pazienti sotto « aumentata pressione barometrica » in una camera speciale preparata per questo scopo.

Il dott Edwin Boyle Jr., direttore di ricerca del Miami Heart Institute, riportò un successo simile « immergendo (il paziente) in ossigeno puro alla pressione di 3 atmosfere, circa la stessa di una pressione di 10 kg in un pneumatico di automobile ed equivalente a quella di un'immersione di 18 kg con un apparecchio respiratore ». Il dott. Boyle ammette che non tutti i pazienti cosí trattati rispondono bene, ma molti « lo facevano perfettamente ».

Poiché le camere iperbariche sono cosí costose e disponibili solo per pochi privilegiati, si fanno ora studi sulle possibilità del metabolismo di tracce metalliche, sulle amine biogeniche, sugli aminoacidi sulfurei e sulle vitamine antiossidanti, specialmente l'acido ascorbico e la vitamina E, che possono ottenere gli stessi risultati ed essere piú facilmente reperibili e somministrati.

Altri esperimenti che promettono di essere utili nel risolvere il mistero dell'invecchiamento o nel trattare i suoi sintomi e rovesciare il suo corso, vengono condotti con il DMSO, una membrana penetrante che passa attraverso ogni tessuto del corpo eccetto le unghie e i denti. Secondo il dott. Stanley W. Jacob, professore associato di chirurgia alla Medical School dell'Università dell'Oregon, che ne ha riferito, « il DMSO riduce il dolore impedendone la conduzione in alcune delle piú piccole fibre nervose ». Si sostiene che abbia « proprietà antinfiammatorie, dissolva le cicatrici deturpanti, migliori il rifornimento del sangue, e gli scienziati hanno dimostrato che un paziente può essere effettivamente nutrito sciogliendo le proteine, i grassi e i carboidrati nel DMSO e applicando la miscela sulla pelle ».

Altrove è riportato che il DMSO è un potente stimolante sessuale per l'uomo e che poche gocce sulla pelle possono provocare un'erezione anche in un impotente. (Questo rapporto non è stato verificato e poiché il prodotto non è reperibile in questo paese e non è stato approvato dalla FDA, non abbiamo su di esso dati attendibili. Può essere un'esagerazione poiché l'impotenza è composta di molti fattori psicologici oltre che fisiologici).

Il dott. Alex Comfort, direttore del Gerontology Research Group dell'University College di Londra, gerontologo di fama mondiale, meglio conosciuto dagli spettatori della televisione americana e dai compratori di libri come autore di *La gioia del sesso* (7), riepilogò in una conferenza tutto l'argomento con tale precisione e tale concisione che desidero citarlo:

« La persona media, richiesta se vorrebbe vivere fino a 150 anni, risponderebbe: " No, perbacco ", perché sa che cosa sarebbe a 150 anni. Noi non cerchiamo di prolungare la vita senza badare alla qualità di ciò che prolunghiamo. Quello che cerchiamo di fare è di prolungare il vigore dell'età adulta, cosí che la vecchiaia arrivi piú tardi.

« Per raggiungere questo scopo vi sono varie e fondamentali linee di attacco. Tutte sono oggi in cammino, e tutte richiedono maggiori fondamenti per poter progredire piú in fretta.

« La prima è l'enzimologia regolatrice, lo studio del perché i processi metabolici cambiano con l'età.

« La seconda è lo studio della teoria dell'errore, fondato sulla supposizione che possano esservi degli sbagli nell'esattezza dei processi di copia corporea, tali da provocare sviluppi difettosi negli ultimi anni (attraverso il DNA e l'RNA).

« La terza è l'immunologia. Perché i meccanismi immunizzanti funzionano male con l'età? I poliziotti sono meno abili, o i ladri piú numerosi, o entrambe le cose? Al momento sembra che si tratti di entrambe. Nel nostro studio in questo campo vi è la vera possibilità di un progresso importante.

« La quarta è la natura dell'effetto dietetico. Fin dal 1930 sappiamo che possiamo far vivere topi e ratti il 40% in piú manipolando il contenuto calorico della loro dieta (abbassandolo).

(7) Alex Comfort, *The Joy of Sex*. New York: Crown, 1972.

« L'ultima linea di attacco è l'effetto antiossidante. Il dott. Harman è dell'idea che, se gli effetti della radiazione assomigliano a quelli dell'invecchiamento, i farmaci antiradiazione potrebbero rallentare l'invecchiamento naturale stesso, in particolare quelli che prevengono l'attacco ossidante. Noi facciamo proprio questo preservando la gomma o il burro con l'aggiungervi sostanze dette antiossidanti che rallentano i processi della decomposizione.

« Cosí vi è una quantità di esperimenti in corso che, fra tre o cinque anni, dovrebbero darci una migliore idea di quello che è il processo dell'invecchiamento, o, per lo meno, di quello che non è ».

Mentre gli scienziati stanno decidendo perché invecchiamo, può essere importante per noi mantenerci sani e giovani per quanto è adesso possibile con le conoscenze e i mezzi di cui disponiamo. Io credo sinceramente che tutto ciò che abbiamo imparato da Cayce, controllato clinicamente per anni e riferito nelle pagine di questo libro, possa aiutarci in questo.

Tutti sono d'accordo sull'importanza dell'alimentazione nel mantenere la buona salute e il vigore della gioventú. Oltre ai sani consigli esposti nel capitolo 5 sulla dieta e l'alimentazione, Cayce aveva alcune idee utili sulla nutrizione e l'invecchiamento, a cui merita prestare attenzione.

« Le conclusioni comuni sull'attività dell'oro, quando viene assimilato, sono inesatte, perché esso nutre direttamente i tessuti del cervello stesso, e, somministrati in modo giusto, l'argento e l'oro possono quasi raddoppiare l'attuale corso della vita ».

Buone fonti di oro sono i crostacei, le carote, la sassefrica (scorzonera), molto considerata da Cayce per le sue proprietà minerali.

« Possono essere anche ottenute dalle uova di tartaruga quelle influenze per la longevità che possono essere create in certe forze cellulari del corpo ». (659-1)

In *Nutrition Against Disease*, il dott. Williams dice che, « mentre nessuno pensa seriamente a una pietra filosofale che prolunghi indefinitamente la vita, le prove che abbiamo sottomano indicano che una buona alimentazione, che comprenda quantità generose di vitamina C e di vitamina E, può contribuire materialmente a prolungare il corso di una vita sana per coloro che hanno già raggiunto la mezza età. La migliore speranza di allungare la durata della vita può essere offerta se l'alimentazione — dal momento dello sviluppo prenatale alla vecchiaia — è continuamente della migliore qualità » (8).

Il dott. Ronald Walker, del Surrey University's Department of Biochemistry, commentando l'opera del dott. Comfort e di altri ricercatori che stanno sperimentando con cibi antiossidanti su numerosi animali da laboratorio, avverte: « Non sappiamo ancora come gli antiossidanti agiscano sulla perdita delle funzioni corporee. Dobbiamo essere cauti in vista di possibili effetti collaterali... Io raccomanderei di cercare molti di quei cibi naturali che contengono antiossidanti in abbondanza. La miglior dieta proviene da fonti vegetali piuttosto che animali ».

Questo consiglio è certo in accordo con quello ripetutamente dato da

(8) Pag. 144.

Cayce di nutrirsi con cibi naturali piuttosto che con pillole, eccetto casi di malattie gravi.

## ESERCIZIO

Il dott. Harchovec, in *Keeping Young and Living Longer* (9), dice che « l'esercizio è la cosa piú vicina a una pillola anti-invecchiamento non reperibile ». Il dott. Herbert A. De Vries, che lavora al Gerontology Research Center, U.S.C., ha fatto esperimenti comprovanti che i cambiamenti delle funzioni di vari organi del corpo umano, da noi collegati con l'età, sono molto simili ai cambiamenti che possono essere prodotti in ogni uomo giovane tenendolo semplicemente inattivo.

Nei capitoli 6 e 7, io ho rivolto notevole attenzione e spazio al principio dell'esercizio, dando istruzioni su alcuni esercizi particolari. Essi possono mantenervi giovani, efficaci, sani e vigorosi negli anni. Vorrei ricordare ai « ringiovanenti » il particolare valore dell'esercizio del gatto, del circolo pelvico e degli esercizi testa-e-collo di Cayce, che sono tutti buoni stimolanti delle ghiandole. Prendete anche nota dell'andare in bicicletta per controllare ed evitare l'incontinenza. Cayce considerò l'esercizio come parte della terapia essenziale in quasi mille e quattrocento letture; io posso dire, per esperienza personale, che l'esercizio mi ha mantenuto valido tanto che adesso, nel mio ottantesimo anno, posso ancora superare nel lavoro la maggior parte dei miei piú giovani studenti, stando in piedi tutto il giorno e facendo manipolazioni ai pazienti.

Un detto favorito di Cayce era:

> « Dopo la colazione, lavora un poco.
> Dopo desinare, riposa un poco.
> Dopo cena, cammina per un miglio ». (3624-1)

Cayce e io siamo sempre stati forti sostenitori dei benefici delle irrigazioni del colon, dei semicupi e dei massaggi a percussione per la protezione e il trattamento della prostatite. Ho usato queste terapie con ripetuti successi su pazienti vecchi, ed esse sono anche misure preventive egualmente efficaci. Cayce era convinto che un uomo il quale faccia un'irrigazione del colon ogni mese non soffrirà mai di questo disturbo comune ai maschi anziani. Le istruzioni per le irrigazioni del colon (e per i clisteri) si trovano nel capitolo 11, e anche le istruzioni per i semicupi. Il massaggio a percussione sulle natiche è descritto nel capitolo 8, sul massaggio e la manipolazione.

Cayce si preoccupava molto del sistema ghiandolare e attribuiva grande importanza alla pituitaria quando l'*Anatomia* di Gray la descriveva come qualche cosa di inutile dopo i primi anni di crescita. Cayce attribuiva anche mol-

(9) Pag. 129.

ta importanza alle macchie di Peyer, una serie di noduli linfatici nell'interno dell'intestino tenue.

Il dott. McGarey riferisce in uno dei bollettini di ricerca medica che Allan Goldstein, direttore della Biochemistry Division della University of Texas Medical Branch, a Galveston, affermò che i livelli della timosina nel sangue diminuiscono drammaticamente con l'età, « in modo significativo fra i 25 e i 45 anni ». La timosina è un ormone prodotto dalla ghiandola timo, e Goldstein trovò che iniettando questo ormone nei topi si aumentava la loro immunità e la loro resistenza alle malattie. Il timo dirige il sistema immunizzante, e si sa da dieci anni che le cellule emigrano dal timo in altre parti del corpo (a esempio, le macchie di Peyer) e diventano centri di attività linfatica.

Le macchie di Peyer sono piú marcate nei giovani, diventano poco distinte nella mezza età e spesso scompaiono completamente nell'età avanzata. Le letture di Cayce suggeriscono che queste macchie tendono a diminuire di numero via via che il corpo si indebolisce, e che l'uso regolare di impacchi di olio di ricino sull'addome tende a ringiovanire questa ghiandola e serve cosí come fattore determinante nel ringiovanimento di tutto il corpo.

« Quando vi è un eccessivo esercizio del fisico e specialmente delle forze mentali, a esempio per preoccupazione o ansietà, certo si presenta la necessità di queste attività eliminatrici, o di quelle macchie che vengono chiamate con il nome di un uomo (macchie di Peyer). Queste diminuiscono allora di numero e cosí provocano un acceleramento o una ansietà, facendo sí che il flusso del sangue nel cuore... si dilati ». (294-212)

« Ora nelle forze fisiche del corpo (come si è visto e capito nel sistema nervoso del corpo) vi sono ghiandole che secernono fluidi i quali nella circolazione sostengono e mantengono il fluido di reazione negli stessi canali dei nervi » (271-5)

Il dott. McGarey prosegue spiegando che, « mettendo insieme tutti questi frammenti di informazione, si può dire che la mancanza di tensioni, o l'incapacità di controllarle opportunamente, può essere correlata direttamente con il numero delle macchie di Peyer presenti nel corpo, le quali, a loro volta, possono avere una forte influenza sul come si vive. Si può supporre che impacchi di olio di ricino possano benissimo influire sulla durata della vita ».

L'uomo è qualche cosa piú di un corpo, e un programma per aggiungere anni alla nostra vita e vita ai nostri anni deve considerare molti altri fattori. La maggior parte dei miei pazienti e clienti che si trovavano o che si trovano fra gli ottanta e i novanta, erano, o sono, attivi e operosi nei loro affari e nelle loro professioni. David Dubinsky, a ottant'anni, era capace di battere un giovane attore; Bob Hope, che adesso ne ha settanta, ha lo stesso bell'aspetto di quando faceva esercizio al Reilly, e in una recente intervista ha confessato di aver dovuto combattere l'eccesso di peso per tutta la vita. Il lavoro e l'esercizio, un'alimentazione moderata e l'iniziativa lo tengono in forma.

Gloria Swanson è celebre per le sue crociate in favore di un'alimentazione migliore, piú pura e naturale. Il suo atteggiamento mentale, espresso in un'intervista con la signora Brod per il *Philadelphia Bulletin*, alcuni anni fa, è una buona ricetta di giovinezza per tutti: « Mai divenire vecchi, mai divenire adulti », disse alla signora Brod. Il vicepresidente Nelson Rockefeller attribuisce la sua salute giovane e vigorosa e la sua vitalità all'eredità (suo padre visse fino a ottantasei anni e suo nonno fino a novantotto). Non ha mai fumato, beve solo del vino come aperitivo, il suo peso massimo non ha mai superato piú di sessantacinque kg., il suo peso minimo durante un'estenuante campagna politica; fa escursioni, cavalca e gioca a golf, e infine attribuisce molto al suo osteopata personale, il dott. Kenneth Riland.

« Vedo il dott. Kenneth Riland circa due volte la settimana », mi scrisse Rockefeller. « Questa è la migliore medicina preventiva possibile e mantiene rilassati, cosa importantissima di fronte alle tensioni e alle responsabilità della vita pubblica.

« Sono anche convinto che la salute e la vitalità dipendano tanto da uno stato fisico quanto da uno stato mentale. Sono intensamente interessato in quello che faccio. Cerco di risolvere problemi. Filosoficamente sono un ottimista incorreggibile, e infine tutto il mio modo di vedere è condizionato da una fede religiosa positiva che mi è stata instillata fin dall'infanzia da genitori devoti e amorosi ».

Rockefeller concluse: « La buona salute è fondamentalmente un vivere consapevole e un vivere per uno scopo, che, a mio giudizio, sono le migliori medicine che siano mai state composte ».

Il progetto Cayce-Reilly per ritardare la vecchiaia può essere espresso in sette punti:

1. Mantenimento della salute.
2. Equilibrio delle attività mentali e fisiche.
3. Disciplina emozionale.
4. Lotta per esprimere l'ego attraverso l'iniziativa.
5. Motivazione per una vita utile.
6. Dare e ricevere amore e amicizia.
7. Adattazione intelligente, come l'adattarsi alle proprie condizioni finanziarie.

Penso che in tutte le pagine precedenti sia stato detto abbastanza per guidarvi verso un opportuno mantenimento della salute e un equilibrio della vostra attività fisica e mentale. Oltre all'importanza dell'esercizio, vorrei aggiungere quella di avere il senso dell'umorismo. Abraham Lincoln una volta disse: « Con le tremende tensioni che operano su di me notte e giorno, se non sapessi ridere, morirei ». E Mahatma Gandhi disse: « Se non avessi il senso dell'umorismo, mi sarei ucciso già da un pezzo ».

Bisogna mantenere una giusta prospettiva dei guai, grandi e piccoli, che affliggono la nostra vita. Via via che si invecchia bisogna avere una maggiore saggezza e un migliore giudizio. Il male è che, per la maggior parte, ci intossichiamo e diventiamo presto irritabili. Dobbiamo stare attenti a questa irritazione. Il « no » ha un effetto molto piú dannoso su un vecchio che su un giovane. Un modo per opporsi a questo è di avere una buona filosofia della vita: basta che vi proiettiate a cento anni di distanza e non avrete nulla di cui preoccuparvi. Gli Irlandesi hanno un'espressione che mi piace: « Andate indietro di cent'anni e non potrete dire quali erano le ossa che indossavano la giacca sbrindellata ».

Anche i Cinesi hanno un detto molto saggio: « Il potere che la gente ha di danneggiarmi, glielo lascio ». È una buona massima da ricordare quando le cose cominciano ad ammucchiarsi su di noi.

Questo per quel che riguarda la disciplina e l'equilibrio emozionale. Veniamo ora al concetto di « iniziativa » e alla motivazione per una vita utile.

Il dott. Roy M. Hamlin, uno psicologo ricercatore del Danville Veterans Administration Hospital, Illinois, ha portato a termine uno studio nel quale dimostra che la gente vive tanto a lungo quanto lo crede necessario. « Se un vecchio ha necessità di vivere oltre i 70 anni, avrà i mezzi per farlo e vivrà piú a lungo », afferma il dott. Hamlin.

Il giudice William O. Douglas, in un articolo intitolato « Verso una maggiore vitalità », dice: « La vitalità prospera sull'iniziativa, purché vi sia speranza » (10).

Non c'è bisogno di scalare le montagne, come fa il giudice Douglas, perché l'iniziativa si può trovare dappertutto. Nella nostra piccola comunità abbiamo Pat Curran, un uomo che si ritirò dalla Mobil Oil Company dopo quarant'anni e venne a vivere qui. Per prima cosa preparò per l'inverno la sua casetta estiva e, quando ebbe finito, si diede da fare col Golden Age Club di Milton, New Jersey. In breve tempo galvanizzò tutti i membri del Club trasformandoli in volontari per ogni genere di attività civile, religiosa o benefica. Ha organizzato gite e ricreazioni che tengono occupati questi anziani fisicamente e mentalmente.

« Abbiamo fatto un viaggio in autobus fino alla regione di Amish », disse Curran alla signora Brod, « una tirata di dodici ore che avrebbe messo alla prova anche un trentenne. Siamo tutti sul finire della sessantina, della settantina e dell'ottantina. In genere i settantenni e gli ottantenni se ne stanno su una sedia a dondolo sonnecchiando e invecchiando di minuto in minuto. Ma non cosí nel nostro gruppo. Quello che conta è la gioia di vivere, il desiderio di vivere e lo slancio. Abbiamo anche dei malati, ma essi escono con gli altri e dimenticano i loro acciacchi. Quando una delle nostre signore cadde nel salire su un autobus e si ferí una gamba, questo incidente ci fece capire che dovevamo imparare qualche cosa circa un primo intervento e portare una cassetta di pronto soccorso; cosí tutti seguimmo il corso ».

« Una delle cose che cerco di fare con questo gruppo », proseguí Curran, « è di instillare nelle loro vite molta fiducia, rispetto di sé e dignità. Come regola generale, piú vecchi si è e piú siamo lasciati da parte ».

Oggi, in tutto il paese vi è in fermento una vera e propria rivolta

(10) William O. Douglas, « Towards Greater Vitality », *Modern Maturity* (maggio 1973), pag. 54.

contro questo essere messi da parte dalla società. Gruppi come l'AARP (American Association of Retired Persons) e le Pantere Grigie sono mobilitati per cambiare le leggi sul pensionamento obbligatorio e portare avanti altre riforme che permetteranno alle persone sane e vitali di continuare a operare nel flusso attivo della società.

Il dott. Wendell M. Swenson, della Mayo Clinic e della Mayo Foundation, osserva circa la confusione che esiste oggi nella scienza psicologica riguardo alle capacità senili dell'uomo: « Fino a non molto tempo fa, i corsi di psicologia insegnavano che le capacità intellettuali dell'uomo raggiungevano il massimo verso i 18-20 anni, dopo di che i suoi poteri mentali tendevano a declinare e a deteriorarsi dapprima lentamente ma poi con una considerevole rapidità. Ma studi recenti, particolarmente gli studi longitudinali di valutazione delle capacità intellettuali durante l'avanzare dell'età, condotti all'Università di California, hanno mostrato che questa visione non è precisamente esatta. I dati di questi studi, fatti su un gran numero di persone che furono seguite dall'età universitaria fino ai 50 o 55 anni, con le stesse prove, dimostrarono in modo significativo che virtualmente non erano avvenuti cambiamenti nelle capacità intellettuali », (« *The Many Faces of Aging* ». *Geriatrics* - ottobre 1962, pag. 661).

Non vi è ragione per cui si debba andare in pensione a cinquantacinque o sessant'anni se si è sani e si desidera continuare l'impiego attivo.

Comunque, finché non arrivi il giorno del cambiamento, è importante « non ritirarsi », ma cambiare attività, anche se essa non sarà pagata rimanendo solo volontaria.

E, infine, seguite il consiglio di Cayce, il quale, alla domanda: « Come posso meglio prepararmi alla vecchiaia? », rispose:

« Preparandoti al presente. Lascia che l'età ti maturi, perché si è giovani quanto lo sono il nostro cuore e i nostri propositi. Sii dolce, sii amichevole, sii affettuoso se vuoi essere giovane ». (3420-1)

E allora potremo dire con Robert Browning:

> Invecchia con me!
> Il meglio deve ancora venire
> Il termine della vita per il quale fu fatto l'inizio:
> I nostri tempi sono nella sua mano.

# Indice analitico

Rüdiger Dahlke - Doris Ehrenberger

LA PURIFICAZIONE DEL CORPO

*Rimedi, sistemi e terapie per depurare, purificare e liberare l'organismo*

Quest'opera esamina l'importanza fondamentale della disintossicazione dell'organismo quale presupposto di un successo terapeutico duraturo. Nella moderna agricoltura, infatti, vengono utilizzate sostanze chimiche i cui effetti durano nel tempo; esse non solo contaminano la natura, ma si sviluppano nel corpo umano: l'intera popolazione della Terra è oggi esposta all'influsso di sostanze chimiche e inquinanti. Ciò avviene anche per gli animali. Il pregio fondamentale di quest'opera è di aver preso in esame tutti i farmaci e i rimedi naturali conosciuti per verificare se, e in quanto tempo, siano in grado di eliminare le sostanze nocive dal corpo. Gli autori suggeriscono rimedi che hanno origini in antiche culture, quali la Medicina Tradizionale Cinese e l'Ayurveda, e in alcune tradizioni occidentali, come Ildegarda di Bingen e Paracelso, integrandoli con le più note sostanze depurative appartenenti alla "medicina alternativa" quali l'olio del tè, l'aceto di mele, l'aloe, i fiori di Bach, l'estratto di pompelmo, gli antiossidanti, la spirulina, le diete e il digiuno e molti altri. Infatti, un'alimentazione scarsa, ma completa, con alcune fasi di digiuno terapeutico, si dimostra il sistema più efficace per migliorare la vita, prolungandone di circa un terzo la durata media.

---

Rüdiger Dahlke - Baldur Preiml - Franz Muehlbauer

I PILASTRI DELLA SALUTE

*Come migliorare la qualità e la durata della vita*

Già Ippocrate (460-351 a.C.), il padre della medicina scientifica, parlava dei cinque pilastri che permettono di migliorare la qualità della vita. Essi sono:

– il movimento

– l'alimentazione

– il rilassamento

– la coscienza

– la responsabilità nei confronti dell'ambiente

Il dottor Dahlke – noto ormai a un vasto pubblico per i suoi studi nell'ambito della medicina psicosomatica (interpretativa), coadiuvato in questo caso da due trainer e scienziati sportivi – partendo da queste millenarie considerazioni, propone un nuovo interessantissimo manuale per il benessere in senso olistico.

I molti esercizi proposti, dai più facili ai più impegnativi, e una gran quantità di consigli e incoraggiamenti ne fanno una guida per una vita più sana.

Un libro stimolante, ricco di moltissimi spunti di riflessione, facile da leggere e reso piacevole da innumerevoli divertenti illustrazioni.

Robert Tisserand

MANUALE DI AROMATERAPIA

*Proprietà e uso terapeutico delle essenze aromatiche*

L'Autore espone in quest'opera – con grande chiarezza e rigore – le proprietà e l'uso di una trentina di essenze nella pratica dell'aromaterapia. Il testo fornisce dettagliate informazioni sul modo di realizzare le varie preparazioni (oli per massaggi e per bagni, unguenti, maschere di bellezza, liquidi per inalazioni e oli medicinali), sulle qualità fisico-chimiche delle essenze, sui tassi di evaporazione, sulle intensità degli odori e sui rapporti delle essenze con i pianeti e le polarità Yin e Yang.
Ampio spazio è dedicato ai massaggi del viso e del corpo, con l'illustrazione delle varie tecniche massoterapeutiche, dallo shiatsu al massaggio svedese, al massaggio aromaterapico vero e proprio. Numerosi capitoli, inoltre, trattano l'uso delle essenze nel bagno, i loro effetti sull'organismo (sul soma, sulla psiche e sulla sfera affettiva) e il loro impiego nella cura della pelle, che può indurre un reale processo di ringiovanimento dell'epidermide.
Tabelle, indici terapeutici e glossari aiutano il lettore nella comprensione e nell'apprendimento di questa terapia naturale di portata rivoluzionaria, che impiega nel modo più giusto e armonioso le risorse salutari che il mondo delle erbe e delle piante mette a disposizione dell'uomo.

Toni Pizzecco

# LA MEDICINA DELL'OTTIMISMO

*Pensare bene per stare bene*

Un libro semplice, che parla direttamente al cuore della gente, ricco di divertenti vignette e di dialoghi immaginari che aiutano a comprendere il messaggio in esso contenuto. Un testo originalissimo adatto a tutti, giovani e meno giovani, donne e uomini, operai e manager.

È un breviario, un vademecum su come funziona il nostro pensiero e su come fare per vedere sempre "il bicchiere mezzo pieno".

Attraverso chiari esempi e storie di vita quotidiana, l'autore esplora il mondo della nostra mente, dando indicazioni e consigli su come pensare senza farsi del male.

La medicina dell'ottimismo è una guida importante e divertente per il viaggio dentro di sé che ognuno prima o poi deve fare se vuole mantenere le idee chiare nella confusione dei tempi moderni.

Carlo Guglielmo

IL GRANDE LIBRO DELL'ECODIETA

*Una nuova visione della salute*

Dal dialogo tra la scienza moderna e l'antica dialettica yin-yang, nasce una nuova visione della salute, più fluida e in sintonia con la natura. La prima parte del *Grande libro dell'Ecodieta* contiene un'appassionante esplorazione delle origini dell'alimentazione umana, un'esauriente presentazione degli studi scientifici sugli effetti dei vari alimenti, e una chiara introduzione al metodo yin-yang. La seconda parte è dedicata ad illustrare concretamente il modello alimentare più adatto a favorire il nostro benessere, e il modo di adattarlo alle nostre caratteristiche e necessità personali. Il testo raccoglie trent'anni di esperienza nel campo dell'alimentazione naturale sintetizzati in un'opera destinata sia alla persona comune interessata a migliorare la propria alimentazione, sia al medico aperto a nuove prospettive di conoscenza e intervento a favore dei propri pazienti.

"Questo libro offre al medico occidentale e al suo paziente una visione alternativa su come 'equilibrare' la dieta, e agli scienziati uno stimolo per sperimentare nuovi modi di studiare la relazione fra cibo e salute. (...) La gente vuole sapere, ma non ha i mezzi culturali per orientarsi in un oceano informativo, infestato di sirene e di pescecani, dove è costretta a navigare senza bussola. Il libro non ha l'ambizione di fornire una bussola, ma almeno qualche istruzione per orientarsi con le stelle". (Dalla prefazione del Dott. Franco Berrino)